中国工程院院士

是国家设立的工程科学技术方面的最高学术称号，为终身荣誉。

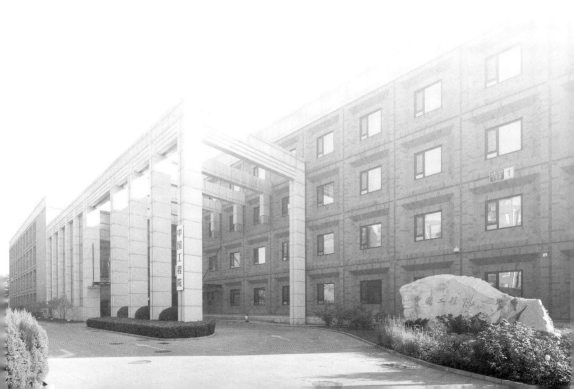

中国工程院院士传记

孙燕传

李更义 著

人民卫生出版社

图书在版编目（CIP）数据

中国工程院院士传记．孙燕传 / 李更义著．—北京：
人民卫生出版社，2020

ISBN 978-7-117-29575-8

Ⅰ．①中… Ⅱ．①李… Ⅲ．①孙燕–传记 Ⅳ.
①K826.2

中国版本图书馆 CIP 数据核字（2019）第 297170 号

人卫智网	www.ipmph.com	医学教育、学术、考试、健康，购书智慧智能综合服务平台
人卫官网	www.pmph.com	人卫官方资讯发布平台

中国工程院院士传记——孙燕传

著　　者：李更义

出版发行：人民卫生出版社（中继线 010-59780011）

地　　址：北京市朝阳区潘家园南里 19 号

邮　　编：100021

E - mail：pmph @ pmph.com

购书热线：010-59787592　010-59787584　010-65264830

印　　刷：河北新华第一印刷有限责任公司

经　　销：新华书店

开　　本：710×1000　1/16　印张：33　插页：6

字　　数：429 千字

版　　次：2020 年 3 月第 1 版　2020 年 3 月第 1 版第 1 次印刷

标准书号：ISBN 978-7-117-29575-8

定　　价：96.00 元

打击盗版举报电话：010-59787491　E-mail：WQ @ pmph.com

质量问题联系电话：010-59787234　E-mail：zhiliang @ pmph.com

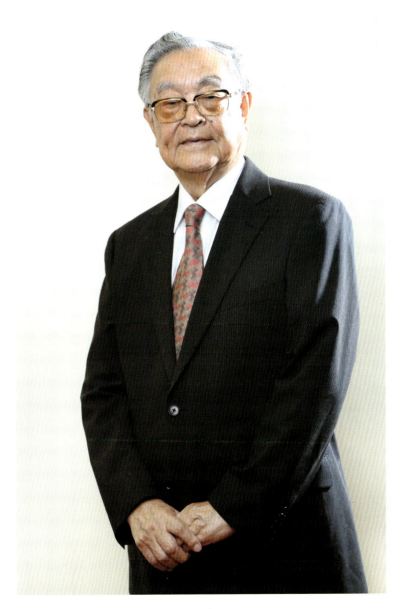

孙燕

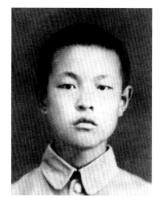
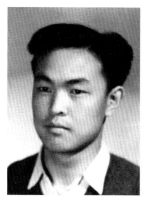

1942年孙燕在昌黎汇文
附小学习

1948年孙燕汇文中学
毕业

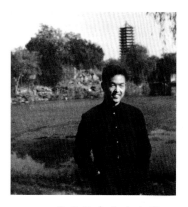
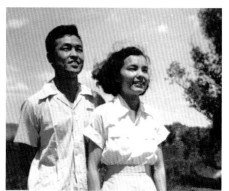

1948年孙燕在燕京大学

1953年孙燕与崔梅芳在颐和园

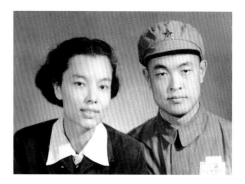
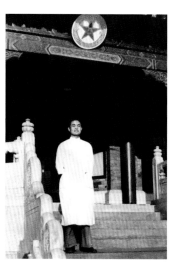

1954年孙燕与崔梅芳的结婚照片

1956年孙燕协和毕业

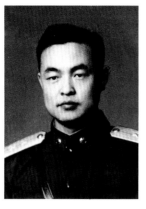

1956年孙燕穿着新军装

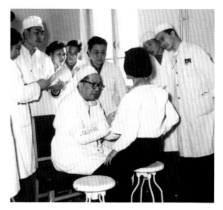

1960年乳腺癌综合治疗查房
（坐位为吴桓兴,站立左起李翠兰、
孙燕、王正颜、关增文、李冰、胡豫、
胡郁华）

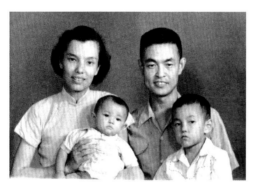

1961年全家福

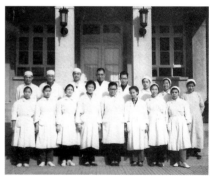

1965内科病房成立

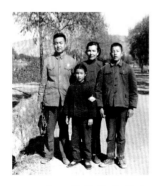

1970年5月孙燕全家在
定西

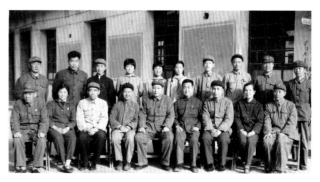

1972年调回北京前定西地区全体领导为孙燕送行
（中坐者为王化宇政委,右边为张大为,左边为孙燕）

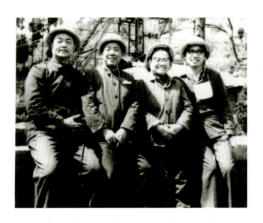

1975年孙燕陪同李冰院长参观云南锡矿
（左起孙燕、赵总经理、李冰、朱奎书记）

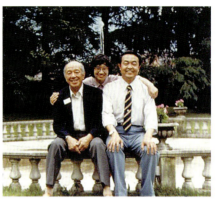

1984年孙燕陪同吴桓兴院长参加
Lugano淋巴瘤大会

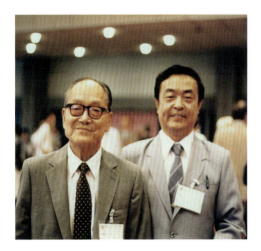

1983年孙燕陪同金显宅教授在日本参加
国际化疗大会

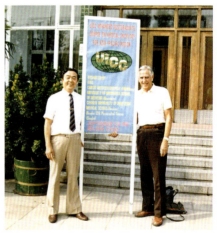

1988年孙燕和B.J Kennedy主持UICC
培训班

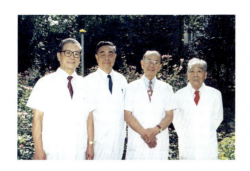

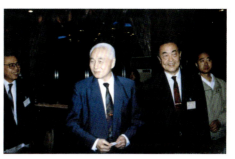

1993年孙燕被评为中国医学科学院北京协和医学院名医（左起屠规益、孙燕、黄国俊、谷铣之）

1994年孙燕陪同钱信忠老部长参加中加肿瘤学术会议

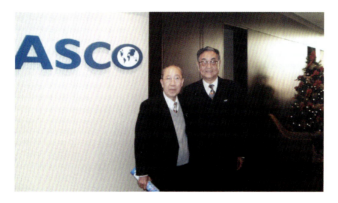

2003年孙燕与吴孟超教授访问ASCO总部

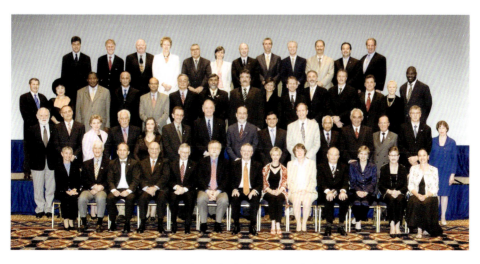

2006年临床肿瘤学领袖合影

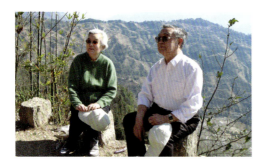

2007 年春节孙燕与夫人崔梅芳在云南

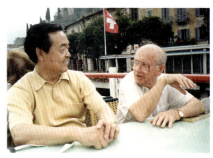

2007 年孙燕与 H.Rapport 教授在 Lugano 参加国际淋巴瘤大会

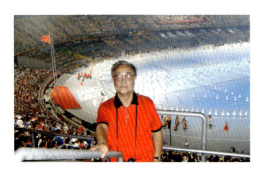

2008 年孙燕参加北京奥运会开幕式

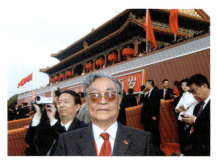

2009 年孙燕参加国庆观礼

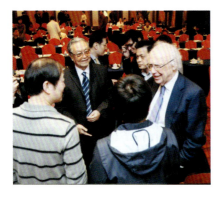

2010 年"分子生物学之父"James Watson 来访

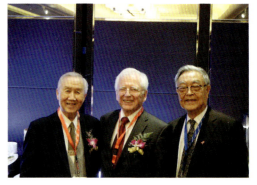

2011 年接待诺贝尔奖获得者 Harald zur Hausen 教授(左一为张友会教授)

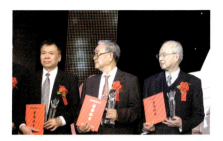
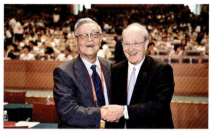

2011年"首都健康卫士"颁奖会　　　2016年在CSCO大会孙燕与老朋友美国著名临床肿瘤学家M.Murphy教授

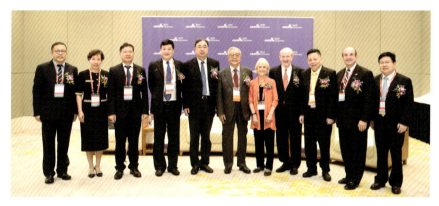

2017年孙燕荣获"CSCO终身贡献奖"

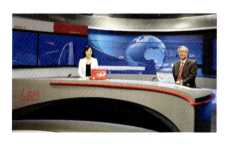
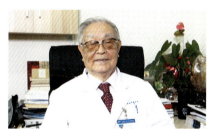

2017年孙燕做客人民网　　　　　2018年孙燕在办公室

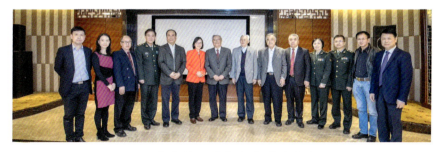

2019年春节孙燕与部分学生聚会

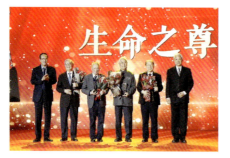

2018年孙燕荣获《生命时报》颁发的"生命之尊"奖

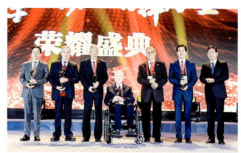

2018年中国医学科学院肿瘤医院建院60周年荣耀盛典

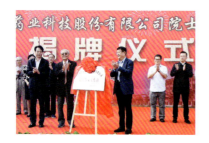

2019年甘肃扶正药业院士工作站揭牌

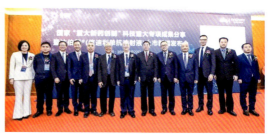

2019年国家一类新药达伯舒上市会

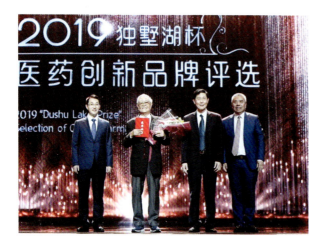

2019年孙燕荣获独墅湖杯"终身成就奖"

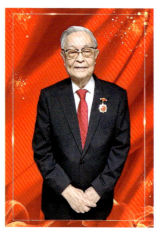

2019年荣获"庆祝中华人民共和国成立70周年纪念章"

中国工程院院士传记系列丛书

领导小组

顾　问：宋　健　徐匡迪　周　济

组　长：李晓红

副组长：陈左宁　黄书元　辛广伟

成　员：宋德雄　任　超　沈水荣　于　青　徐　进
　　　　梁晓捷　唐海英　王元晶

编审委员会

主　任：陈左宁　黄书元

副主任：于　青　徐　进　宋德雄

成　员：葛能全　唐海英　陈鹏鸣　侯俊智　王　萍
　　　　张　健　黎青山　侯　春

编撰出版办公室

主　任：侯俊智　张　健

成　员：侯　春　贺　畅　徐　晖　邵永忠　陈佳冉　汪　逸
　　　　吴广庆　郑召霞　姬　学　黄海涛　王爱红　宗玉生
　　　　张　松　王小文　张秉瑜　张文韬　聂淑琴

总　序

20世纪是中华民族千载难逢的伟大时代。千百万先烈前贤用鲜血和生命争得了百年巨变、民族复兴，推翻了帝制，抗击了外侮，建立了新中国，独立于世界，赢得了尊严，不再受辱。改革开放，经济腾飞，科教兴国，生产力大发展，告别了饥寒，实现了小康。工业化雷鸣电掣，现代化指日可待，巨潮洪流，不容阻抑。

忆百年前之清末，从慈禧太后到满朝文武开始感到科学技术的重要，办"洋务"，派留学，改教育。但时机瞬逝，清廷被辛亥革命推翻。五四运动，民情激昂，吁求"德、赛"升堂，民主治国，科教兴邦。接踵而来的，是14年抗日战争和3年解放战争。怀科学救国的青年学子，负笈留学或寒窗苦读，多数未遇机会，辜负了碧血丹心。

1928年6月9日，蔡元培主持建立了中国近代第一个国立综合科研机构——中央研究院，设理化实业研究所、地质研究所、社会科学研究所和观象台4个研究机构，标志着国家建制科研机构的诞生。20年后，1948年3月26日遴选出81位院士（理工53位，人文28位），几乎都是20世纪初留学海外、卓有成就的科学家。

中国科技事业的大发展是在中华人民共和国成立以后。1949年11月1日成立了中国科学院，郭沫若任院长。1950—1960年有2 500多名留学海外的科学家、工程师回到祖国，成为大规模发展中国科技事业的第一批领导骨干。国家按计划向苏联、东欧各国派遣1.8万名各类科技人员留学，全都按期回国，成为建立科研和现代工业的骨干力量。高等学校从中华人民共和国成立初期的200所增加到600多所，年招生增至28万人。到21世纪初，高等学校有2 263所，年招生

600多万人,科技人力总资源量超过5 000万人,具有大学本科以上学历的科技人才达1 600万人,已接近最发达国家水平。

中华人民共和国成立60多年来,从一穷二白成长为科技大国。年产钢铁从1949年的15万吨到2011年的粗钢6.8亿吨、钢材8.8亿吨,几乎是8个最发达国家(G8)总产量的两倍,20世纪50年代钢铁超英赶美的梦想终于成真。水泥年产20亿吨,超过全世界其他国家总产量。中国已是粮、棉、肉、蛋、水产、化肥等世界第一生产大国,保障了13亿人口的食品和穿衣安全。制造业、土木、水利、电力、交通、运输、电子通信、超级计算机等领域正迅速逼近世界前沿。"两弹一星"、高峡平湖、南水北调、高速公路、航空航天等伟大工程的成功实施,无可争议地表明了中国科技事业的进步。

党的十一届三中全会后,改革开放,全国工作转向以经济建设为中心。加速实现工业化是当务之急。大规模社会性基础设施建设、大科学工程、国防工程等是工业化社会的命脉,是数十年、上百年才能完成的任务。中国科学院张光斗、王大珩、师昌绪、张维、侯祥麟、罗沛霖等学部委员(院士)认为,为了顺利完成中华民族这项历史性任务,必须提高工程科学的地位,加速培养更多的工程科技人才。中国科学院原设的技术科学部已不能满足工程科学发展的时代需要。他们于1992年致书党中央、国务院,建议建立"中国工程科学技术院",选举那些在工程科学中作出重大创造性成就和贡献、热爱祖国、学风正派的科学家和工程师为院士,授予终身荣誉,赋予科研和建设任务,指导学科发展,培养人才,对国家重大工程科学问题提出咨询建议。中央接受了他们的建议,于1993年决定建立中国工程院,聘请30名中国科学院院士和遴选66名院士共96名为中国工程院首批院士。1994年6月3日,召开了中国工程院成立大会,选举朱光亚院士为首任院长。中国工程院成立后,全体院士紧密团结全国工程科技界共同奋斗,在各条战线上都发挥了重要作用,作出了新的贡献。

中国的现代科技事业起步比欧美落后了200年,虽然在20世纪有了巨大进步，但与发达国家相比，还有较大差距。祖国的工业化、现代化建设，任重路远，还需要数代人的持续奋斗才能完成。况且，世界在进步，科学无止境。欲把中国建设成科技强国，屹立于世界，必须继续培养造就数代以千万计的优秀科学家和工程师，服膺接力，担当使命，开拓创新，更立新功。

中国工程院决定组织出版《中国工程院院士传记》丛书，以记录他们对祖国和社会的丰功伟绩，传承他们治学为人的高尚品德、开拓创新的科学精神。他们是科技战线的功臣、民族振兴的脊梁。我们相信，这套传记的出版，能为史书增添新章，成为史乘中宝贵的科学财富，俾后人传承前贤筚路蓝缕的创业勇气、魄力和为国家、人民舍身奋斗的奉献精神。这就是中国前进的路。

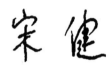

孙燕素描

他生于民族危亡年代，一生的经历使他深切体会个人的命运与祖国的命运息息相关。

他自幼希望习医报国，追求做一名爱国者、好医生、好老师。他一生历尽亡国的悲惨，抗日战争胜利后的迷茫，中华人民共和国成立后的热情燃烧岁月，后来的低谷与改革开放后阳光高照的坦途，各个阶段，均矢志不渝。他的人生信念始终支持着他，即使受到不公正的待遇，也能看到光明与正义；抓住机遇使他成为一代良师、良医，为我国临床肿瘤学发展作出贡献。正是如此，当他听到"实施健康中国战略"时热泪盈眶，不忘自己是以"病夫"生于这片热土的。

他热爱祖国也热爱祖国文化，仰慕为祖国文化作出贡献的历代的先贤，从司马迁、陶渊明、杜甫、辛弃疾、陆游、曹雪芹、鲁迅到巴金、老舍。由于他受到的教育，他也喜欢西方的优秀文学和音乐，从狄更斯到托尔斯泰，从贝多芬、莫扎特到舒伯特。他曾经多次瞻仰成都的武侯祠、杜甫草堂，济南大明湖畔辛弃疾的祠堂，汤阴的岳飞祠，儋州的东坡祠，林则徐流放的伊犁和曹雪芹在西山的故居。他怀着感恩的心情为对祖国解放事业作出贡献的元帅、老英雄和劳模做保健工作。尊重所有为祖国发展作过贡献的人们，视他们为我们民族的脊梁，能为他们服务是自己的幸福。

他是一个知道感恩的人。不忘培养自己的父母、老师和老领导，特别是那些在困境中给过他"一杯水"的人。他工作勤奋，善待每一位来就诊的患者。他追求完美，也深知很难达到完美。他曾获得恩师的指点，开始有些自知和"不惑"。他很多时候不愿参加表扬或授奖等会议，知道自己没那么好，做得还不够；也能冷静听取批评，甚至不公正的批判，知道还没有那么卑鄙，也就淡然处之。但他在获得以他老师吴阶平教授和老朋友杨森博士命名的"医学药学特殊贡献奖"时感动落泪；被授予"北京市医德楷模"，他自知不足并以此鞭策自己；他不辞辛苦回到甘肃接受"感动陇人"和"脱贫贡献奖"，不忘第二故乡的父老乡亲在他处于逆境时给予的关怀和爱护。

他喜欢做一个普通人，热爱教育和科普工作。由于工作关系，他常常会接触很多名人，但他并不羡慕他们，不喜欢当VIP，而愿意做一名普通医生。他在写给中国工程院的文章中提道"院士都是普通人"。他虚怀若谷，知道自己有缺点和弱点，因此他能理解包容曾经批判过甚至中伤过他的人。他是业内有名的"和事佬"，常说他们之间没有"敌我矛盾"，因为一个共同目标——发展我国临床肿瘤学走到一起来，理应互相爱护、互相帮助。他的一位接班人说："这就是孙大夫的人格魅力"。他把学生看作"未来佛"，把教学当作自己学术生命的延续。

由资深新闻工作者李更义先生书写的《中国工程院院士传记——孙燕传》，向与孙燕有过接触和从不知道他的朋友介绍一个活生生的老医生普通、坎坷又传奇的一生。在一定程度上孙燕是我们那一代人的代表。他的成长、遭遇、追求、机遇和业绩，可以看作是那一代知识分子的缩影。

我相信，老一代的读者读后会勾起对往事的回忆和感慨；年轻的读者读后会加深对祖辈们成长环境和经历的了解，感到自己很幸运很幸福，从而给大家带来正能量，把自己的工作做得更好。

钟令文

2019 年冬于北京

（作者为孙燕北京汇文中学时的挚友，离休干部。1959 年春从辅仁大学参加南下工作团，长期在四川从事教育工作）

目 录

第一章

少年立志学医报国

他生于民族危亡的时代
但也是民族觉醒的时代
少年立志习医报国
成就了孙燕一生平凡而又坎坷的传奇

一、乐亭沿海小村走出的院士

1. 孙燕的家世

步入甘肃陇药博物馆，一尊雕像迎面而立，"扶正之父"孙燕慈祥地矗立在他所热爱的这片土地上。

站在孙燕的雕塑前，仰目凝视，心一下沉静了下来，头脑里闪现出一串跳动的语言，合着心跳和脉搏默默私语：一介布衣，一个农村的孩子，生于乱世，再经二十载苦难折磨……汇集孙燕一生命运与理想的传奇和励志的故事，像过电影一样在大脑中一一闪现。敬畏，人杰也！敬佩，民之脊梁也！

孙燕身穿白大衣，圣洁如玉。寓意着孙燕"备愚公之愿，即可移山；怀精卫之心，不难填海"，学医报国不悔的人生。

听诊器挂在胸前，神圣至尊。揭示出孙燕"一个崇高的灵魂是从所有的举动中透露出来的"，济世救人一生的使命。

左手握着一本书，小臂90度轻轻抬起，渊博儒雅。展示出孙燕"著书百卷始通神，知识像烛光，能照亮一个人，也能照亮无数的人"。

右臂笔直自然下垂，五指微握，光明磊落。刻画出孙燕"抱负永远是一种欢乐，拥有伟大的抱负，就能造就成伟大的人"。

睿智而又坚定的双眸，凝视着远方，披肝沥胆。表现出孙燕"深挖自己立足的地方吧，在那里一定有泉水""信仰是生存的力量，如果一个人活着,他就是有信仰的炎黄子孙"。

历史被感动了,迫不及待地把长焦调到燕赵大地,它告诉雕像——乐亭县,历史悠久,教育昌盛,文化底蕴深厚,人才辈出。大家都知道那里是中国共产主义运动先驱、中国共产党的主要创始人之一李大钊的故乡。它濒海傍河,地势平坦,气候温和湿润,土地肥沃,素有"燕东天府""冀东粮仓"的美誉。但是在半个多世纪前孙燕出生的年代,那里还是河北东南一个战乱频发的沿海县份。

乐亭县位于河北省唐山市东南部,环抱京唐港,毗邻曹妃甸,距北京 230 千米、天津 150 千米、唐山 70 千米、秦皇岛 118 千米。全县陆地面积 1 308 平方千米,海域面积 2 515 平方千米,海岸线长 124.9 千米,是河北省第一沿海大县。全县管辖 14 个镇乡和 1 个街道,533 个行政村、12 个社区,人口 50 万,其中农业人口 40.5 万。

乐亭县历史悠久,早在新石器时代晚期就有人在这里繁衍生息。商、周属孤竹国,秦属辽西郡,汉晋属平州,北魏置乐安亭,唐属马城县,金大定末年(公元 1189 年)置乐亭县,迄今已有 800 多年历史。乐亭自古雅重教育,文化昌隆,人文荟萃,从金代置县到清末共出进士55 人、举人 167 人,近代出自乐亭的著名政治家、科学家、艺术家、文学家、地方和军队高中级干部上千人。其中乐亭籍中国科学院、中国工程院院士就有 10 人,是长江以北院士最多的县。

孙燕出生于河北省乐亭县东南曹庄一个只有十几户人家的小村——侯庄,距离渤海 5 千米。侯庄向南左前方是孙燕上小学的刘小庄,右前方是他姥姥家所在的钟庄东井上。东井上只有十户人家,坐落在目前唐山沿海经济开发区的门口。

孙燕的曾祖父名福广,字裕恩,家住乐亭县汤家河乡南孙庄,根据县里考证,那里的孙姓是明朝初期由山西移民过来的。孙福广因家贫到东北谋生,就是中国历史著名的"闯关东"。祖父名兆思,字锡

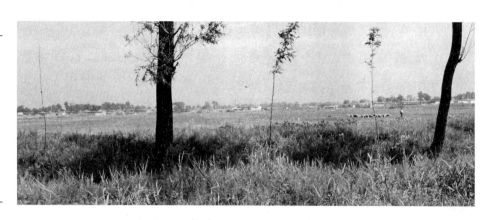

从孙燕姥姥家眺望侯庄小村(摄于 2003 年)

三,15 岁时到长春学徒,后与人合伙创办"天锡昌绸布店",1912 年稍有积蓄迁到祖母所在的侯庄盖房、置地。父亲孙桂林,字昕山(1910—1998 年),就出生在侯庄。他还有一个姐姐和一个妹妹,自幼在家乡读私塾,后来随祖父到长春就读于长春商业学校,毕业后在乐亭县刘家办的益发银行学徒。孙燕父亲是一位天赋很高的人,而且有爱国心和正义感。由于家贫和所受教育的限制,他必须自立自强、不断奋斗、刻苦工作,但仍有很多理想无法实现,所以他把自己未完成的理想都寄托在孩子身上。父亲一直严格要求孙燕,并尽力给他提供较好的教育。母亲钟冰茹(1908—1989 年)出生在东井上,读过三年私塾,婚后在家操持家务,她心地善良,虽然对国家大事并不了解,但她看不得当时农村的苦难,常常在力所能及的时候帮助别人。

1929 年 2 月 1 日,农历腊月二十二,在这个并不富裕的家庭,孙家长孙诞生了,添丁无疑给孙家上下带来了无限的期盼和喜悦。

在那个特殊的年代里,知书达理、忧国忧民的孙家,把成千上万普通中国老百姓的心愿注入在了这个孩子身上,给孩子取个名吧!

河北,燕赵大地,自古燕赵多慷慨悲歌之士。由于特殊的地理位置,在中国的发展史上造就了一批批忠心报国的志士英雄。生长在燕赵大地的人民,祖祖辈辈传承着凿刻在骨子里的英雄气节,这就是"燕人"。

燕子,是吉祥鸟,是春天的象征。国家的春天尽快到来,造福百姓、人民安居乐业是孙家最美好的愿望。人是在自己的哭声中来到这个世界,在别人的哭声中离开这个世界的,两个哭声之间就是人生,天将降大任于斯人也,但愿这个孩子有所作为。在龙年末尾,蛇年的钟声即将敲响之际,孙家给这个孩子起了单名一个"燕"字,于是在乐亭县侯庄村,一个叫孙燕的孩子带着长辈的寄托来到孙家,来到这个世界。

"燕"是父母传递给他的人生根基,是融入骨髓的忠诚,是人生的坚守与逆境不泯的理想。这对孙燕今后形成博大的胸怀和包容的人格,从原点就打下了深深的烙印。

2. 孙燕的童年

虽然家境并不富裕,但在那个贫瘠的沿海小村中由于家中有人在外边挣钱,孙家的生活还是比较过得去的。那时的冀东已经不安宁了,从孙燕记事起家里就告诫他不能随便远跑,怕被人拐卖。所以,他只能在家门口和院前养鸡、养羊,在种植蔬菜的小园里玩耍或放风筝。以至于他从来没有去过小村的西头,也没有到过其他小村。他最快乐的是到姥姥家和比他大两三岁的表哥钟继禹或姨妈的孩子石树槐一同玩耍。他们可以带上小狗一同到附近的田野放风筝、捉鸟,或一同去海边看大人捕捉虾蟹。到了农忙季节他也会从事一些轻松的劳动,如在玉米地里跟在大人后面撒种,在高粱地打下面的叶子等。同时,祖母管家很严,不许浪费,吃饭时掉在饭桌上的米粒必须捡起来吃;不准母亲和姑姑给孙燕做什么特殊吃的,母亲只好从过路的鱼车上买些鱼虾,有时偷偷给儿子煮个鸡蛋。

"幼年农村自由自在的生活,使我接近大自然、接近劳动、接触村前的绿树和流淌的小溪,以及那里的小鸟、小羊、小狗,这些都使我难忘,我终生爱慕这种恬静的农村生活"。一次在乐亭电视台采访时孙燕说。

7岁那年孙燕正式背着小书包到附近的刘小庄上学了。实际上孙燕的启蒙老师是比他大 10 岁的二姑。那时孙燕的二姑刚刚上完几年私塾,在家里就开始一边玩一边教侄子认字。所以,孙燕进入一年级的时候已经认识了很多字。虽然早就已经是民国时期,但在偏僻的乡村仍多数没有小学,只有识点字的人在家里召集几个孩子教他们识字的私塾。那时,离侯庄很近的刘小庄有位乡绅为当地的孩子开办了"一个老师、一间教室"的小学,学校就是两间大的房间,比较小的一间住着老师的一家三口。老师是刚刚从汤家河请来的一位 20 多岁姓薛的女教师,和孙燕的二姑同名也叫桂贞,由于丧父离开家乡来到这样一个小村庄教书。除了教书以外,她的母亲和妹妹还给人帮工维持生计。小学 1~4 年级在同一个教室上课,约有 30 名学生。一年级上课的时候,其他年级的学生自习或写作业。一年级都是上午上课,学的是国文和算术。那时已经有了新课本,从"人手足刀尺"开始讲起,算术也只学加减法。

第一次走路到刘小庄上学也是由二姑领去的,母亲饱含期待目送他们到学校,因为刘小庄离侯庄不到 2 千米,一出学校就可以望见侯庄东头的家。中午放学回家,下午就在家里写写作业,然后又可以随便玩耍了。

由于孙燕是家里的长孙,所以大人们都对他寄予厚望。"你要努力学习,将来要为我们的国家做些事"。这是孙燕童年时父母告诫他的话,时至今日孙燕仍铭记在心,不敢有一丝的忘却。父亲常年在外,每年只有过年才能回来十几天。母亲识字不多,但常常给孩子讲故事,也教孙燕唱歌,除了河北流行的《小白菜》就是《苏武牧羊》。

孙燕一次又一次地聆听着母亲为他轻轻哼唱的歌谣《苏武牧羊》,在似懂非懂中,他一次又一次地接受着一种声音和一个信息:在古代,有一个人叫苏武,他是个有气节的中国人。

儿时给孙燕留下深刻记忆的还有一首歌谣,同样是在母亲的怀抱中,母亲反复为他哼唱《小白菜》:"小白菜呀,地里黄呀;三两岁上没了娘呀,跟着爹爹,还好过呀;就怕爹爹娶后娘呀,亲娘呀,亲娘呀。亲娘想我,谁知道呀;我想亲娘在梦中呀,亲娘呀,亲娘呀。"

在似懂非懂中,孙燕一次又一次地接受着一种声音和一个信息:在近代,有一个人叫小白菜,是受苦的人。

提起儿时的生活,给孙燕留下印象最深的是对家人、家乡不可磨灭的眷恋和家人对他的期望。如今的耄耋老人每每回忆起儿时的生活,都会从眼神中流露出不舍的情怀,这也是日后回报家乡,造福乡亲的原生动力和激情。

3. 逃难到长春

就在孙燕在家乡读小学二年级的时候,1937年"七七事变"爆发了,河北这个宁静的小村已经面临敌伪的抢劫。孙家在祖母的带领下只好到长春投奔祖父,那里虽然也是日本人的天下,但是总有家里的男人可以投靠。1938年10月,全家人乘一夜渔船偷偷到秦皇岛再坐火车到了长春,除了祖母、母亲、二姑和孙燕,还有襁褓中正在吃奶的二弟。一家人先借住在朋友家几日,后租住在东四道街安家。

一家团聚当然很高兴,靠祖父的百货店也可以维持温饱。但是,当亡国奴的日子也正式开始了。在乐亭,平时虽然吃的也是高粱米或玉米,只有到了年节才有肉吃,但那里不但可以自己种菜,而且离海近常常可以吃到鱼虾,到了长春吃的就只有高粱米或混合面,蔬菜很少能吃到。不久,孙燕进入了长春有名的晓钟小学,虽然是天主教会办的小学,但在那个时候老师动不动就打骂学生。除了中文、算术还要学日文,接受奴化教育。

那是孙燕和父母难得欢乐团聚的日子。父亲下班可以回家吃饭,一家人在一起聊天。但是一年后父亲调到佳木斯工作,只有在休假时才能回来。

4. 昌黎求学

1940年孙燕父亲患了肺结核,出现了咯血的症状。祖父送他到北京香山卢永春医院疗养近一年。那时关内的教育水平比较好,所以,孙燕父亲决定在孙燕读完初小后送他到昌黎读书。这样,孙燕在1942年春进入昌黎汇文中学附属小学读书。

昌黎是一个具有文化底蕴和革命传统的县城。昌黎汇文中学始建于1910年,原名为成美学馆。后来由美国基督教会接办才改称昌黎汇文中学。学校的发展还和1925年一位留美回国的校长徐维廉有关。他在美国获得历史学硕士学位,学成归国,一心想为振兴和发展家乡一带的教育事业贡献自己的聪明才智,谢绝了东北大学的重金礼聘,于1926年到昌黎汇文中学主持校政,矢志把汇文中学办成天津以东地区最有发展前途的学校。他一接任汇文中学的领导工作,就拟定了"工读"的具体方案,使在建校之初就开始试行的工读办法日臻完善。同时,他还十分注重实际教育,千方百计地扩建校舍,增添设备。1928年,从美国教会募集基金,并改教会办学为社会办学。1931年昌黎汇文中学在河北省教育厅立案,正式改名为"河北省私立昌黎汇文中学",取消了教会学校设置的宗教课,改设公民课。同年,为便于逐年增多的高中毕业生升学,徐维廉特意与自己的母校——北京燕京大学联系,请燕京大学年年在私立昌黎汇文中学特设考场。紧接着,为了把私立昌黎汇文中学办成一座津东地区"最有价值"的学校,他首先狠抓教学质量,招聘了一些燕京大学、辅仁大学、北平大学、北平师范大学的优秀毕业生到校任教,建立一支高水平的教学教研队伍,使教学水平在原有基础上又有很大提高,为高等院校输送了不少优秀的高中毕业生。据《昌黎汇文中学30周年纪念刊》统计,1932—1939年,私立昌黎汇文中学的158名高中毕业生,有102人考入大学,其中有近50人被燕京大学录取。他还十分重视开展校园文娱、体育等活动,促进学生全面成长。校内环境幽雅,厚重典雅的建筑和富有现代气息的楼馆分布有序,掩映在绿柳红楼之中。但是,日本发动的侵华战争使他的一切想法逐渐落空。1938年,他把学校的一切事务安排妥当,离开昌黎,辗转到达南方抗日战场,从事为伤兵服务的工作。

孙燕到昌黎时，汇文中学有学生近千人，设置有高中、初中及附小、农科等教学班。但就在孙燕到昌黎求学的前两个月，1941年12月太平洋战争爆发了。由美国教会创办的学校被日本侵略者强行接管，并与昌黎县立中学合并为昌黎县中学，附属小学也成了昌黎县中学附小。

一个刚刚十二三岁的孩子较早离家住在学校里，这段经历对孙燕的成长是很重要的。同学们住在一起，按时起床、吃饭、上课、自习、入睡。老师们都很照顾，学生们还是很快乐的。每到星期天或其他假日，孙燕就跟小同学们一起爬小东山。有时也去爬昌黎北边的大山，但由于当时他们年纪比较小，一年也就爬一两次，大多时候还是跑到小东山去玩。那个时候山里头没有其他人，所以大家伙都谈谈自己的兴趣、抱负、志向。当时，同学们已经隐隐约约地知道民族正处在危亡的时刻，大家也商量，要立志做一些事情，解救老百姓于水火之中。从此以后孙燕觉得自己长大了，一下子懂得了很多事情。

孙燕提到，70多年前昌黎汇文附小的马老师对他的爱护和启发，音乐高老师教他们唱李叔同改编的歌曲"长亭外，古道边……"伴随着幽怨的歌曲，促使他有了报国的思想。他少年时的偶像是一位齐鲁医学院毕业后安心在小县城开诊所的米大夫，是他让孙燕有了学医报国的想法。

那时附小的老师都是因为战争不能继续求学而回到家乡教书的，他们通过不同的方式向孩子们灌输爱国思想。教国文的马校长原来就读于北京农业大学，经常通过讲杜甫的诗和辛弃疾的词来抒发忧国忧民的情怀。他开始教导学生从图书室借阅四大名著，但当时的同学们除了西游记以外，还没有兴趣读其他几部。教音乐的高老师本来也是北京的大学生，他教学生唱的歌当中有谁也听不太懂的《卿云歌》，"卿云烂兮，乣漫漫兮，日月光华，旦复旦兮"。此外，就是岳飞的《满江红》和昌黎汇文老师们改编的美国老歌，如《老黑奴》《可爱的家庭》《我的肯塔基故乡》和《把我带回弗吉尼亚故乡》（他们将歌词改为"我愿意回到我的故乡,回到我多年的快乐地,再看一看我的父母的家园,再温一温我童年的甜蜜。我不愿回到我可爱的故乡,家园虽在而诸亲友多死亡。未老莫还乡,还乡须断肠。")等带有伤感情调的歌曲。

由于附小是在汇文中学大院东侧原来的农业实验所里,宿舍就在果园中,不但可以四季观察苹果树、桃树、梨树以及杏树等果树,还可以随意采摘已经熟透的水果。果园里的鸟很多,清晨可以在宿舍里听它们鸣唱。那时,由于交通不便,著名的五峰山、水岩寺只有在假期才可结队攀登。倒是山下的葡萄园离得比较近,而且花不多的钱就可以随便吃。

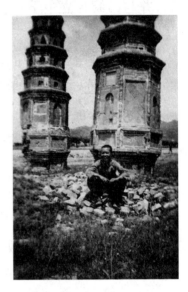

孙燕在昌黎郊外(1942年)

几十年后,在回忆起当初的想法和做法时,孙燕的父母这样说道:"孙燕作为孙家的长孙,被寄予的希望确实很大。但是,在那个动荡不安的年代里,普通百姓希望子女今后过得比自己好,平平安安的,要是能有些出息就更好了,这是最朴实的愿望。培养成才为国出力,是我们对孙燕的期望。教育的重点是培养孩子的感受能力和独立完整的人格。这就是教育的目的,也是我们的初衷和目的。"

当下,在中国广大的父母心中流传着这样一句话:"不能输在起跑线上。"究竟要从小培养和灌输什么,才不会输在起跑线上呢?孙燕的父母在苦难的年代坚定地让孙燕接受较好的教育是正确的做法,孩子的未来就是希望和曙光,教育是育人的根本。

较早地离家住在学校里,这段经历对孙燕的成长很重要。虽然在昌黎小学寄读不到两年,但孙燕觉得自己长大了、视野开阔了,从一个依赖家庭、胆小、听话、内向不懂事的孩子,成长为开始懂得民族、家国使命,有责任感的青少年。这是孙燕一生学习、成长和奋斗的基础和起点。

二、少年立志学医报国

1. 目睹民族危亡

1931 年 9 月 18 日,日本帝国主义大规模武装侵略中国东北,侵占沈阳的同时,在吉林、黑龙江等省区发动进攻。由于当时国民政府对日本侵略军采取不抵抗政策,致使四个多月内,东北全境沦陷。那一年,刚两岁的孙燕对处境毫无所知。1937 年 7 月 7 日,日本侵略军突然向我国北平(今北京)西南卢沟桥驻军进攻,驻军奋起反抗。那一年,孙燕 8 岁。

孙燕回忆:"在昌黎的时候日本人已经占领了大半个中国。城里有日本兵和伪军,出入城门你要对他们表示敬意,否则就会遭到打骂。那时候我们都是孩子,日本兵也不是很在意。可有的同学长得比较高,行动会引起他们怀疑。有一次,因为学校在城外,出城门的时候已经比较晚,几个人走得有些快,站岗的日本兵马上拿枪对着我们,经过解释,跟他们说好话,出示学生证明,最后才把我们给放了。从此,大家再也不敢天黑出门了。

"另外,我们那个时候看到过日军无故殴打老百姓,如果在街上他骑自行车你挡了他,他几脚就把你踢得远远的。当然了,由于我们在城里很少出门,没有亲眼看到杀人的事。但是听说在农村,日本兵干了很多的坏事。所以在住校不到两年的时间里,我很快就觉得自己成长起来了,懂了很多,这个过程对我的影响非常大,让我对祖国有了一个明确的概念。"

国家危亡,民族危难。在中国历史上最耻辱的 14 年中,正是孙燕儿时、童年、少年时期所经历和耳濡目染的痛苦记忆。孙燕在日后离开家乡去北京求学前发出感叹："无国就无民，无民就无生，无生就无骨，无骨必软弱，软弱必被欺"。目睹了中国当时的现状，有一句话坚定了孙燕的志向、梦想和选择：少年强，则中国强。学医报国成为孙燕为之奋斗一生的目标。

2. 在昌黎找到学习的榜样

在昌黎高小读书的那一年半，孙燕一下子长大了。最重要的是视野开阔了，对祖国的处境有了明确的概念。懂得亡国的痛苦，向往自由富强。那时，他们很多同学每逢星期天就到县城的小东山锻炼身体，谈论长大后如何报效祖国。但由于当时在日寇的统治下，大家的生活都像老舍先生在《四世同堂》中描述的那样朝不保夕。

站在山上，少年孙燕脚下是一望无际的田野和大海，头顶是一望无垠的蓝天，背后是郁郁葱葱、雄伟的碣石山。面对眼前的情景，孙燕突然领悟到：脚下是山，就是根，根要坚如磐石；眼前是海，就是德，德要有容乃大；头顶是天，地就是途，途要脚踏实地。孙燕把山与海的品德形成了自己的人生底色，并成为他一生的情结，也铸就了孙燕做人、做事的原则：

海纳百川，有容乃大；
壁立千仞，无欲则刚。

这是山与海赋予人的最高境界，谁拥有了它，必成大器。像山的人性格必定坚韧，像海的人胸怀必定博大。胸中怀着这个理念，孙燕和他的小伙伴们懂得了自己的责任和如何实现一生的理想。

那时，一位同学的父亲米儒珍大夫在东关开诊所为广大劳动人民看病，他为人善良、技术精湛，常常无偿给贫苦的患者解决苦难。而且米大夫思想进步，甚至冒险为不知来由的伤者治疗，是当地一位深受老百姓爱戴的医生，也是同学们学习的榜样。孙燕虽然没有很多机会和米大夫说话,但看到他常常忙碌地给患者治疗,内心十分敬佩。由于目睹现实的黑暗、腐败,孙燕决定像米大夫一样做名医生,同是济世救人良医堪比良相,无论怎样都能帮助患者,从此他便树立了学医的理想。这一志愿激励他不断学习,同时支撑他克服了人生道路中的蹉跎。

3. 考入北京汇文中学

1941年孙燕的父亲病愈调到天津益发银行工作,后来孙燕的母亲和二弟也随迁到天津。为了使孙燕能接受更好的教育,1943年孙燕小学毕业后,考入了北平汇文中学,插班在初中二年级就读。

虽然在孙燕入学时学校已经改为市立第九中学,但学校的教学风格仍然保持着德智体全面发展的传统,老师大多数是原来的老教师,教学认真、严格同时也都十分爱国,经常讲述一些历史上爱国志士的故事和他们留下的诗词。住校学生每天晚上都有两小时的自习,每个星期天都花半天到图书馆完成老师留下的业余课程,孙燕在学习上进步很快。

北京汇文中学的老师们除了传授知识,还教他们做人的道理。同学们的相互帮助、爱护和共同进步,指引他走向自由、光明的路。老师

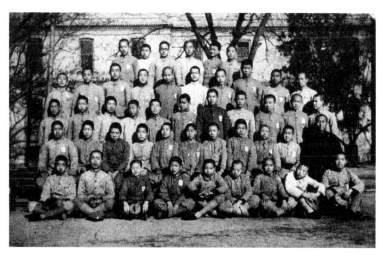

孙燕在汇文中学同班合影(第三排右二)(1943年)

们不但传授最新的知识,也给了他追求真理勇气和爱国的情怀。

回忆起在北京学习的经历,孙燕感慨道:"1943 年小学毕业后我考入北京汇文中学(那时称为北平市第九中学)。那是日本侵略中国最后的两年,人民生活很苦,在学校吃的都是混合面丝糕和咸菜。那是我一生中最迷茫、最困惑的日子。但是,经历了沦陷区最艰苦的岁月,努力学习、报效祖国的目标更清楚了。由于知道日本快要战败,我和同学们均勤奋读书,企盼国家早日振兴。1945 年夏天日本投

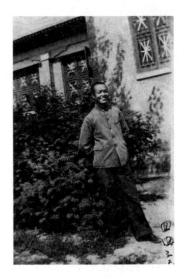

在汇文中学体育馆前(1944 年)

降了,胜利的欢乐也曾使我们这些青年学生欣喜若狂。学校又改称北平汇文中学,校长高凤山回来了,并聘请了一些美国老师教授英语,教学质量大大提高。增添了体育设施,提倡'德智体'全面发展。在那时北平市内只有汇文中学有室内体育馆,所以很多篮球比赛都是在汇文中学举行的。同时,学生活动也活跃起来,其中和慕贞女校组织的'汇慕合唱团'经常在校内演出。唱的都是当时的救亡歌曲,如黄自的《旗正飘飘》,贺绿汀的《游击队员之歌》、《嘉陵江上》以及其他一些艺术歌曲。到了 1947 年就在校园内外大唱冼星海的《黄河大合唱》和解放区流行的歌曲《光明赞》。兄弟们,向太阳,向自由,向着那光明的路;你看那黑暗已消灭,万丈光芒在前头! 向往新时代的来临! "

高凤山(1882—1973)河北省遵化县人,美国波士顿大学哲学博士。1926 年起担任北京汇文中学校长,任职长达 26 年之久。他治学严谨,勇于改革,汇聚人才。汇文中学教师多毕业于最高学府或是留学海外获得硕士、博士学位者,同时,他还聘请一些大学教授到校兼课,汇文中学教学质量明显提高。他以"爱国、民主、严谨、重才"的高尚情操,

名垂北京汇文中学的史册。汇文中学的培养目标原是蔡元培先生拟订的三句话"好学近乎智,力行近乎仁,知耻近乎勇。"学校有一个规定,下午四点之后所有的教室、图书馆都关门,学生或在操场上锻炼,或在学校数十个社团开展活动。在高凤山先生担任校长的 26 年中,汇文培养了一大批院士和名人。书法泰斗启功先生和古生物学巨匠贾兰坡先生,分别是汇文高中、初中的肄业生,后来再没有上过学,但在汇文打下的基础让他们终身受用。

中学时代是孙燕一生经历最艰苦的五年。初中两年和全国同胞一样经受常年吃不饱的日子。同学们实在饥饿难耐,甚至紧闭学校大门,一起棒打校园里的狗来解馋。抗战胜利后好了一阵,但不久由于物价飞涨,到了月底食堂常常停火,只好到附近买烤红薯充饥,时间长了经常反酸胃痛。那时,吃一次馒头都像过节一样。在那五年艰苦的岁月中,孙燕除了在学校礼堂看过新闻以外,没有看过电影,去火车站、跟学校组织到天坛活动都是徒步。那时,北平的公共交通十分不发达,只有从东单到西单的电车,花几分钱坐一次都是奢侈。

三、人生的第一次抉择

1. 期盼

1945 年第二次世界大战结束,对全世界热爱和平的人民都是非常重要的一年。8 月 15 日,日本无条件投降,当时正是暑假期间,孙燕在天津与全家人目睹了这一激动人心的时刻,从此摆脱长达多年的奴役生活,让人欢喜若狂。

没有几天学校就开学了,孙燕回到北京,大家都十分高兴而且十分新奇，享受着胜利的欢乐。那时，高凤山还请来曾经参加抗日滇缅战役的老校友作报告，述说抗日的艰苦和很多老校友牺牲的故事。请来任教的美国老师讲一些他们在二战期间的艰辛和遭遇。同学们都向往从此祖国复兴、富强，人民生活能够很快好转。

2. 家庭的突然变故

1946年父亲工作的益发银行倒闭，家里的顶梁柱失业了，生活没了来源。屋漏偏遇连阴雨，父亲失业后心情极度低落，饮食也不好，1947年肺结核复发，有一段时间咯血卧床不起，家庭陷入困境。父亲患重病，要花钱治病，为了生存家里把能卖的东西都卖掉了。那时物价飞涨，买几副中药就需要十几捆法币。孙燕一边努力在学校学习，一有机会就回到天津做些力所能及的事情。跑医院、买药，领着还在上小学的三弟到海河边凿冰为卧床的父亲冷敷止血。

面对家庭突如其来的变故，作为家里的长子弟弟妹妹还都年幼，孙燕要出去工作挣钱，来减轻父母的负担，担起家庭生活的重担，帮助父母度过难关。为了实现这个愿望，孙燕做好了各种准备，首选的工作是当老师去教学，因为已经初中毕业了，可以去小学当老师。这样既可以有收入，还能照顾父母和弟弟妹妹，虽然不能继续上学，但能够帮助家里解决困难，孙燕没有任何怨言。他想，这是作为儿子必须要作出的选择。在那个年代，孙燕看得很清楚，想得也很明白，老百姓的家庭都很困难，当时挨饿的人也不少，大家都显得很无助。

但是，孙燕的父母坚决不让孙燕辍学，靠积蓄和变卖一些值钱的东西勉强维持家计。所以在汇文中学就读的最后三年，孙燕不得不在艰苦的条件下靠学校的奖学金勉强继续学业。

在当时的家庭境况下，孙燕与父母交流比较多，当他把自己的想法和父母表明后，没想到被父亲一口拒绝了。望着懂事、孝顺的孩子，父亲含着眼泪告诉孙燕："孩子，你一定要坚持上学，不到最后我绝不让你背上家庭生活的担子。"父亲的一句话令孙燕十分感动,内心也无比沉痛。他明白,父亲说的最后是指万一父亲因病故去。幸好那时已经有了链霉素,靠治疗和母亲的细心呵护及全家的照顾,父亲的病情慢慢得到控制。

3. 黎明前的思想进步

也就在那时,孙燕开始接触进步学生运动。汇文中学是一个有爱国传统的学校,在五四运动的纪录片中常常可以看到汇文中学的大旗。唐谢二烈士的纪念塔在胜利后又恢复原状(日本占领期间,用蔡元培书写的"好学近乎知,力行近乎仁,知耻近乎勇"覆盖)。虽然国民党在学校也有活动,但主流是学校爱国民主的传统。高凤山校长实际上也比较支持进步活动。

在汇文中学这样的学校,学习努力成绩比较好或有其他共同爱好(如打球或唱歌)的同学往往容易成为朋友。孙燕的朋友圈里多是这样的同学,包括那些思想进步被同学们爱戴的"学生头们"。同时,学习拔尖的同学往往在学校具有一定影响力,孙燕当过班长,所以也是进步力量争取的对象。那时孙燕虽然对中国共产党了解不多,但鄙视国民党"三青团"在学校的虚伪宣传,甚至开枪打人抓人。在学校选举学生自治会进步和反动两股势力的斗争中自然站在和他比较要好的进步同学一方,现实的教育使他对新中国充满了期望。

那时,学生自治会常常组织一些大学的同学来学校表演具有感染力的现场话剧,如《放下你的鞭子》和《凯旋》。孙燕被《凯旋》中描述两个兄弟参加内战在战场相遇的情景感动得流泪。另有两件事,使他更为清醒。那时,在学校教室楼安德堂前允许不同学生团体张贴发表言论的小字报。孙燕曾经用笔名写了《食堂停火是大老爷们用来惩罚不听话学生"反饥饿"的伎俩》的短文,另外有一位署名"燕"的初中同学发表反对当局尖锐的评论。不久,学生会主席周世贤通过孙燕的好友冯福生告诉孙燕他被魏某某("三青团"成员)盯上了,要小心。幸好,经过一段时间的沉默,最终没有挨打或受到其他迫害。半个世纪后,在记录解放战争时期北京汇文中学爱国民主运动一书《青春在黎明闪光》中,了解到当时署名"燕"的同学是我国著名诗人邵燕祥。

周世贤(1928—2017年)北京人,1946抗日战争胜利后从四川转学到汇文中学。插班到高中二年级,是当时最活跃的学生领袖,1947年入党,成为当时汇文地下党的支部书记。并当选为学生自治会主席,领导各项进步活动。1948年5月因被列入"黑名单"辍学撤离。中华人民共和国成立后在北京市团市委工作,"文革"前曾任北京市团市委书记。"文革"中遭到迫害。离休前在中国民航公司任政治部主任。著有《青春在黎明前闪光》一书。

到了1947年,那时汇文中学已经有地下党在活动,但是孙燕并不知道他们是地下党,只感觉这些同学非常正义,敢说敢干,都是与他非常要好的朋友。

孙燕在他的回忆录中写过:"当时我也是一名热血青年,那时我对共产主义、对革命没有认识,觉悟很低,只知道读书。像汇文中学那样的学校,念书好就是好学生。1946年以后,我们原来的校长高凤山回来了,当然他讲的是美国式的民主和美国的教育。我记得我们的高校长思想非常倾向美国,但又非常有民族意识而且很开明。国民党到学校来抓人,他是绝对不允许的,他会保护我们。这样一个有爱国主义思想的老人,应该说有好多功劳。他培养的学生里面就有很多知名的爱国者,最有名的当属为民族的解放事业作出过贡献的彭雪枫、张学思将军。"

4. 两难的抉择

在高中将要毕业时,学校保送部分学习成绩较好的毕业生考燕京大学。也就在那时校长告诉孙燕可以作为学校的五名优秀学生之一，得到去美国继续学习的奖学金。哪怕是拥有其中一件，这都是多少学生梦寐以求的好机遇。获得赴美学习的机会，对孙燕这样一个穷学生来说无疑是一个喜讯。但是，面对人生的重大抉择孙燕陷入了沉思和两难。

他不能选择后者，因为他不能不顾家庭的困境一走了之，同时他也感到应当迎接和经历祖国将要来临的伟大变革。但选择前者参加燕京大学的考试，又面临没有经济支持的难题。而学医，进入最高的医学殿堂协和医学院，一直是孙燕心中不曾动摇的理想。孙燕只好向校长报告了自己的困境请他谅解，同时请求校长能否替他争取一份燕京大学奖学金。因为汇文中学和燕京大学都是由美国教会在北京办的教学机构，在二战以前有过资助优秀学生进入燕京大学的奖学金，但在战后停止了。校长答应试试，但也没有把握。

孙燕虽然考取了他梦想的燕京大学医预系，又不得不再参加其他大学的考试，主要是不需要交学费的国防医学院和能照顾家庭的天津北洋大学。

在北洋大学的考试现场，孙燕无意中又获得了一次很好的机会。其中有一道难度较大的物理题，考场上很多学生都答不上来。当时监考的张国藩教授，他本人是大学的物理学教授，在众多的学生中，看了孙燕的试卷后发现其思路清晰、思维敏捷，答得十分出色。等孙燕交完答卷离开考场时，张教授把孙燕叫了过来，诚恳地对孙燕说："你只要其他课能通过，来跟我念物理学吧。"自己的学习成绩被前辈认可，孙燕听后非常感动。后来，孙燕有几年和张国藩教授保持书信来往，虽然没有能成为他的学生，但对他的知遇之恩终生感激。

1948 年 9 月，孙燕已经做好了到北洋大学报到的准备，高凤山校长通过孙燕的同学通知他尽快来学校，告诉他已经为他申请到燕京大学奖学金，并尽快报到。那时，孙燕父亲的病情已经好转可以外出活动了,十分支持孙燕继续学医实现他们父子多年的愿望。

孙燕作出了人生的第一次选择,从那时注定了他一生的归宿,同时也打开了孙燕传奇的医学之路,拉开了一个不可复制的人生帷幕。

第二章

燕大三年风华正茂

燕京大学三年是他一生中最美好的岁月
那里的民主气氛和中华人民共和国成立初期燃烧的激情
使他定格在"因真理，得自由，以服务"的理想和追求中

一、习医起步

　　1948年孙燕考入燕京大学医预系就读，三年的校园时光对国家和个人而言，都经历着重大的变革。刚入学的时候还是中华人民共和国成立前期，校训"因真理、得自由、以服务"是当时追求进步的师生们的思想基础，老校长司徒雷登还有时回校。那时，学校除了学系活动以外，还有团契活动（fellowship）。团契本来是宗教活动，但在燕大是一种普遍的跨学系的学生组织，其中很多是党的外围组织。1949年中华人民共和国成立以后，孙燕怀着极大的激情参加了各项运动。当时，学校还保持着严格的淘汰制度，入学的时候班上经过严格考试进入医预系的共72人，到了第一年末立即淘汰一半。这使留下的同学顿时紧张起来，同时还要面对将来进入协和医学院另一次同样的淘汰。此时的孙燕只好放弃了很多业余爱好，专心读书，也开始做好一切准备去面对学医需要承受的艰苦。

　　那是激情燃烧的岁月。中华人民共和国成立以后，大家热衷于学习政治，参加各项运动，特别是抗美援朝运动。接受党的教育，思想上都有一定进步。

　　湖光塔影的美丽校园、美好的青春年华和学校民主的氛围，三年燕园的大学生活无疑是孙燕一生中最值得回忆的日子。这可能就是

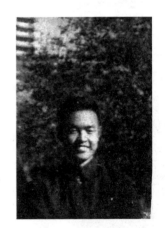

孙燕在燕京大学
（1948年）

为什么燕京大学被已经撤销 56 年而凝聚力依然存在，每年的返校节仍然那么受到重视的原因之一吧。

不论燕京大学创建者的初衷是什么，事实上学校造就了那个特定时代的诸多人才，包括多位外交人员、50 多位院士和 4 位全国人民代表大会常务委员会副委员长。

1. 初入燕京大学医预系

早在 1948 年 6 月，汇文中学毕业班的部分同学就应邀到清华大学、北京大学和燕京大学参观，了解大学的传统和各个学院。所以孙燕对燕大早已有了一些了解，并不陌生。高班的学长对于保送报考的同学也主动给予指导并介绍学校的情况。对孙燕来说算是好事多磨，经过几番周折终于获得进入燕京大学医预系学习的机会，朝着实现"学医报国、济世救人"的梦想迈出了坚实的第一步。那年燕京大学招收了 400 余位新生，算是比较多的年份了。

1948 年 9 月初，孙燕从天津乘火车到当时位于前门东侧的北京站，得到了燕京大学同学的热情接待，顺利乘学校迎新班车进入西校门。当背着行李兴奋地迈过校友桥时，他感到这是人生一个新的里程碑。报到前，孙燕被已经进入燕京大学的汇文中学高班同学带到贝公楼（办公楼），见到了在学生辅导委员会工作的老校友张瑾，他负责管理汇文中学毕业生的奖学金。张瑾热情地带孙燕去注册处，那里的老师说报到已经有几天了，赶快去教务长那里选课吧。这是孙燕第一次知道大学里不但有必修课，还可以自由选读自己喜欢的其他课程。当时的教务长林教授看到孙燕有些困惑，慈祥地说："不怕，医预系的第一年主要是必修课，选读的很少。你还可以副读另一学系的课程。"注册处的老师给了孙燕一个学号 48238，并告诉他这是他在学校永久可用的属于他自己的密码，要牢记。有趣的是当时在孙燕前面的一位广东籍同学请求说："能不能把这号给我？"老师说："不行，他的名字是 S 打头，你是 R 打头，必须排在他前边。"后来，孙燕好奇地向那位同学打听换号的原因,才知道广东人认为在这是一个吉祥的号。孙燕想这能给自己带来好运吗?

就这样,孙燕高兴地成为一名真正的大学生。在已经有些褪色的旧蓝布大褂上带上校徽,住到了位于湖边的宿舍。他内心充满了对未来的憧憬,新的生活开始了要加倍努力,不辜负来之不易的大学生活。

那首著名的苏联歌曲《光明赞》中写道:"兄弟们向太阳向自由,向着那光明的路,你看那黑暗已消灭,万丈光明在前头!"可以更好地表达孙燕进入燕京大学时的心境。

从孙燕踏进湖光塔影的美丽校园的第一天起,就标志着他习医起步之路的开始,把济世救人的志愿实实在在地落在实处。如果说高中三年凭着男人的一股狠劲,依靠奖学金完成高中学业本身是孙燕人生第一部励志传奇的话,那么,进入燕京大学学医则是孙燕圆梦路上又一个新的起点。从那时起,勤奋与励志是伴随孙燕一生的主旋律。当今天回忆起在燕京大学学习和生活的经历时,孙燕仍然显得非常兴奋:"三年燕园的大学生活无疑是一生中最值得回忆的日子。"那三年的岁月无论是对国家,还是对个人来说,都处在重大的变革时期,除了中华人民共和国成立,对孙燕来说更重要的是,这三年是孙燕世界观、人生观、价值观形成的时期,并主导着孙燕一生前行的方向,奠定了孙燕的命运主线,形成了孙燕咬定青山不放松的性格。

2. 严峻的现实和严格的筛选

与中学不同,燕京大学是一个更为开阔的学术殿堂。当时燕京有四个学院,分别为理、工、文和只招研究生的宗教学院,还有众多的学术组织,其中最有名的就是燕京—哈佛学社,当然还有很多知名的教授、学者。学生的年龄也从像他那样不到二十岁的刚刚从中学毕业的小青年,到已经在社会上小有名气的三四十岁的学者、演员。那时,教师中约有 40% 是外国人,多来自欧美国家和日本,也有外国学生和进修生。贫富差异也很大,有不进学生食堂轮流吃饭馆的富家子弟,也有从事自助工作来交饭费的贫困学生。为人态度也各有特点,有的趾高气扬,有的穿着非常时尚不大与人交往。但由于已经临近中华人民共和国成立,多数同学都比较进步,能相互交流,无论学术气氛或人际关系都很好。学生们都可以自由旁听其他学系非常有名的教师的课程,提出问题进行讨论。其他学系的同学更是如此,例如那时西语系的研究生后来成为我国著名红学家之一的周汝昌,几个同班同学就曾经约他星期日下午在石坊谈《红楼梦》研究。黄宗江那时已经离校,但一有话剧演出他都到,和同学们谈笑风生。实际上,燕京大学是一个比较开阔、自由、平等的多样化学术交流平台。

适应大学的学习对孙燕来说也是一个新的课题。从小学到中学孙燕靠着勤奋努力,学习成绩一直保持在前列,而且活得比较潇洒。在汇文中学是学校合唱队、歌诗班、国乐队和篮球队成员。但是,到了燕京大学以后他发现很多方面跟其他同班同学相比有些相形见绌。那时私立学校都是"贵族学校",能交学费的学生一般家境都比较富裕,医学又是个"黄金职业"。后来孙燕在教育处打工时了解到,1948年医预系报考和录取的比例是 40∶1,上课后发现医预系是全国名校佼佼者的大集合,同班同学中有从中国香港、广州来的富家小姐,有上海来的学习优秀免修 1~2 年说英语的学生,有上海圣约翰大学校长的千金,有老协和毕业现任北京医学院附属医院院长、主任、教授的子女,著名民主人士的儿女,清朝贵族的子弟,昌黎汇文中学校长的女儿……有的由于方言限制还需要用英文进行交谈,有的还带着几分傲气,而自己是靠奖学金读书的普通人家的孩子。幸好,有几位早已经相识的汇文中学高班同学和考入其他学系的同班同学可以给予帮助。那时已经面临中华人民共和国成立,燕京大学又有民主的传统,所以大家相处还是比较和睦的。

当时比较严峻的现实就是学好每一门必修课程,学校除了国文以外其他课程都是英语教学,虽然孙燕在汇文高中阶段英语有了一定基础,但要想完全听懂各个老师用美式或标准伦敦英语的教课还是比较吃力的。幸好,孙燕有课前仔细预习课程的习惯,只要在课前认真仔细地了解讲课内容,再认真听讲,大部分内容还是可以掌握的。开始时,还需要和比较要好的同学对笔记,交流一下心得,后来就慢慢习惯了。

一个关键课程是由系主任 Ms. Boring 教的生物学,她每次讲课都先测验学生对前次课程的理解。开始孙燕还不习惯,到后来不但习惯,甚至可以预测她要考的问题,学习成绩提高很快。这在一定程度上避免了孙燕在第一年不被淘汰。Ms. Boring 不但掌握着每年的淘汰权利,多年后学生在进入协和时还一定要有她的推荐信。

1949 年 2 月,寒假过后回到学校孙燕又恢复了紧张的学习生活。当时学校还保持着严格的淘汰制度,但并不是一考定终身。跟孙燕同年进入医预系的同学一共有 72 人,没想到一年下来一半的同学被淘汰了,这使孙燕和留下来的同学顿时紧张起来。这些同学多是转入兄弟院校继续学医,其中不少成为后来的名医;部分转入其他院系学习,成为教师。多年后孙燕谈到燕京—协和这种严格的淘汰制度时说过:"我并不赞成这种残酷的淘汰制度,今天就是在美国的医学院也没有这么过分的淘汰制度,所以这是有一定历史原因的。当然,像目前国内的大学没有淘汰也是不行的,一定的淘汰制度可以促使学生更珍惜学习的机会,奋发向上。"

他们明白,三年以后将要进入协和医学院,还要面对同样残酷的淘汰,为了自己的志向和理想,孙燕放弃了自己所有的业余爱好,专心读书。幸好,中华人民共和国成立后,百废待兴,需要大量高级医学人才。1950 年夏天 Ms. Boring

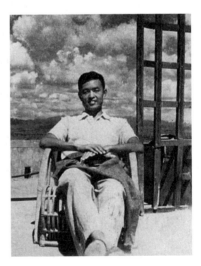

孙燕在北戴河(1950 年)

离开中国,这种淘汰制也取消了。除了由于革命需要调到其他岗位的同学,大部分都在 1951 年秋天顺利进入了协和医学院。

二、激情燃烧的岁月

1. 迎接中华人民共和国的成立

进入燕京大学时国民党已经节节败退,那时,燕京大学里进步力量有着绝对优势。也曾有过燕京大学自治会改选,反动力量的活动已经成为多数同学的笑柄,得不到支持了。但是,反动政府仍然公布"黑名单"迫使部分进步同学不得不离校。学校依旧平静,多数留下来的同学都是喜气洋洋迎接一个新时代的到来。

那时的校长是陆志韦教授,司徒雷登已经离开燕京大学担任美国驻华大使。1948 年 10 月(孙燕入学不久),司徒雷登曾回到燕大看望师生。在贝公楼前的草地和大家见面,并发表简短的讲话。

这一时期由于清华大学、燕京大学两校是近邻,所以联合活动很多,两校学生自治会组织了多次报告会介绍战场情况和中国共产党的各项政策,还特别邀请了梁思成、侯仁之教授讲授保护北平城的意义。进入 12 月天津战役已经开始,北平已经被包围,学校依然非常平静。12 月 12 日晚在燕京礼堂由燕京、清华两校交响乐队联合演出《未完成交响乐》,次日傅作义的军队从张家口大批进入北平城。14 日在清华园以北有一场战斗,之后海淀一带就开始平静了。那几天学校组织同学们集体拿着木棍轮流在西校门和院墙各处值班护校,听着军队的车队整夜从校外的马路撤退,大家都十分兴奋。幸好,军队没有冲进学校,两校就这样平安地迎来了解放。

1949 年 1 月 31 日北平和平解放。由于家中父亲患病孙燕只能徒步进城,次日从丰台乘火车回到天津。从此,自幼向往的国泰民安的日子终于到来了。

1949 年以后真是激情燃烧的岁月。这时的孙燕和同学们一样,进入人生中最幸福、最激情的时刻。看到中华人民共和国成立后国家欣欣向荣,旧社会的污泥浊水被件件涤荡,国家建设开始,一个理想的社会很快就要实现了。那时的孙燕处处听党的话,努力改造自己,为了将来建设祖国不断学习、充实自己,以便投入到祖国重建中去,实现中国繁荣富强的理想。

2. 保家卫国时刻准备着

但是,中华人民共和国成立不到一年朝鲜战争就爆发了。很快抗美援朝运动开始了。那时,和多数同学一样孙燕满怀激情积极报名参加。后来,只被批准参加北京郊区的宣传工作。1951 年进入协和医学院的时候,协和医院已经由军委接管,学生们都要参加军训,随时准备着上战场,直到 1954 年才被批准参军。虽然很快就停战了,但仍然是军队学员,佩戴军衔。

三、燕大的影响

1. 燕京大学的奇迹

很多年轻人是从"一二·九"运动、埃德加·斯诺和影视片中知道燕京大学的。更多人是因为《别了,司徒雷登》知道这位传奇人物和他创办的燕京大学的。燕京大学只存在了 33 年(1919—1952 年),可是影响深远,不得不说是个奇迹。而且在创办的初期,也就是在 1929 年搬入新校址——以前的盔甲厂(因学校当时在北京东城盔甲厂),各方面都很简陋。司徒雷登经过艰苦努力从美国募集资金在北平西郊海淀燕园建成了一个私立的"中国人的大学"。经过不到 10 年时间建成了一所国际知名的一流大学。更重要的是这所私立大学在短短 20 多年内为中国培养了许多人才。根据 2009 年燕京大学建院 90 周年校友会的统计:师生中曾经担任过全国人大常委会副委员长的就有 4 位,分别是雷洁琼、黄华、费孝通、吴阶平,中国科学院院士 42 位,中国工程院院士 7 位。二战结束后,在美国密苏里号军舰上举行受降仪式,中国派出的三位记者竟然都是燕京大学毕业生。1979 年邓小平访美 21 人的代表团中就有 7 位燕京大学毕业生。从燕大毕业的外交人才最突出,有做过外交部部长的黄华,有曾经为中英谈判和香港回归立下汗马功劳的周南,有负责澳门回归事务的国务院港澳办公室副主任陈滋英,还有龚普生、龚澎、柯华、凌青、齐宗华等。

所以,多年来有个疑问:美国到中国办学、办医院在早年多半是为教会传教服务的,为什么培养了那么多人才,特别是为新中国服务的"红色"人才? 这一重大问题需要将来的史学家讨论。但有三点是比较公认的:一是那个时代的青年都因为民族危亡,忧国忧民,具有报国意识;二是学术思想比较开放、自由;三是有好的具有奉献精神的校长。从孙燕和他的同学的人生轨迹中我们或许能得到一些感悟。

对于司徒雷登这位有争议性的人物,很多年以后一本《无奈的结局》中写了他的晚年生活,也给予了比较公平的评价。多数燕大学生的共识是司徒雷登生于中国,受的是美国教育,他参与创建的燕京大学为中国培养了那么多人才。而且,他支持过民主运动,甚至向中国共产党输送干部和物资,是一个成功的教育家。闻一多在《最后一次演讲》中有一段谈到司徒雷登:"现在司徒雷登出任美驻华大使,司徒雷登是中国人民的朋友,是教育家,他生长在中国,受的是美国教育。他住在中国的时间比住在美国的时间长,他就如一名中国留学生一样,从前在北平时,也常见面。他是一位和蔼可亲的学者,是真正知道中国人民的要求的,这不是说司徒雷登有三头六臂,能替中国人民解决一切,而是说美国人民的舆论抬头,才有这种转变。"

透过历史的沧桑,越过战争、离乱,一个民族的悲情以及意识形态的对峙,客观而言,司徒雷登无论是在中美关系史上还是在更广泛的中国对外关系史上终究是一个"政治上的小人物"。他的"大使"岁月只有短短两年时间,而在此之前的 48 年,他一直在中国从事传教以及教育工作,并因此获得尊敬。司徒雷登,终其一生对中国有很深的感情。作为燕京大学首任校长,主持燕大校务达 27 年之久,他骑着毛驴为燕大筹款的事情至今仍在学林流传。应该说,司徒雷登在华 50 年,绝大部分时间都在为中国社会做一些建设性的工作,直至 1946 年被杜鲁门任命为驻华大使,他生活的重心以及命运才悄然改变,陷入复杂的政治漩涡是一个误会和错误。他本来应当继续做一名教育家,为中国人民做些有益的事。

20 世纪 80~90 年代,孙燕有机会和 1946 年进入清华大学曾经担任地下党书记的肖秧同志、在 1946 年燕大复校后第二次进入燕大担任地下党书记的张大中同志讨论当时两校的情况和贡献。他们都认为,以上三点是两校毕业生人才济济的主要原因。

2. 燕大校训

这是孙燕世界观、人生观、价值观的集中体现,同时也抒写了孙燕又一段传奇人生。当被问到这一切的来源时,孙燕坦言:"指导我言行的思想来源和启蒙世界观的形成,是燕京大学的校训。"

孙燕进入燕京大学医预系后,首先聆听的是校训:"因真理,得自由,以服务(freedom through truth for service)"。孙燕说:这是当时追求进步的师生们的思想基础。作为学校规定的对师生有指导意义的词语,三句话九个字,这是燕京大学办学、培养学子的理念,它影响着一代又一代的有志青年。每个学生对校训会有不同的理解和解读,从而指导着自己的言行,由于人们的社会地位和经历不同,观察问题的角度不同,对于校训,一定会形成每个学子不同的世界观。

校训对孙燕的一生影响是非常重要和深刻的,孙燕认为这三句话表达了三个意思,而且是不可分割的,同时阐述了一个观点,用现在的话说就是用科学发展观去做事、去决策。这三个字从英语的角度去理解自由是主体,似乎并不只指政治、生活的自由,也包括工作、技术和科学的规律等,而目的是服务,包括为大众、为你特指的服务对象(例如患者)更好地服务。

大家知道,方法是关于解决思想、说话、行为等问题的门路和程序。有了清晰的方法,并形成自己正确的思维逻辑后就是方法论,如果从事某一门行业的工作后,这种方法则是在这个行业的具体科学上所采用的研究方式、方法的综合。正是有了这种理解和认识并把它赋予在行动上,孙燕开创了自己在医学上的奇迹,实现了自己济世救人的理想。在他从事的领域内作出新的贡献,为国争光。

真理前面加个"因",说的是行为的来源。不论干什么事,只有在正确把握和认知事物及其规律的基础上才能作出决策。这指明的是因与真理的关系,一个人干事的出发点、指导思想一定要梳理出你将要从事这件事的根据和原因,并且因是与果相对的,因果一致的重要前提是分析与理解的透彻,通过思维活动去认识、了解,解决的是为什么的问题,这个为什么的底线,必须是有益于社会,有益于人民,有益于国家的,这是真理的核心价值。

要想达到这个标准和要求,不可逾越的环节是要经过科学的分析,而不是盲目的;经过客观认知后,而不是臆断的,否则就是偏差,偏差的后果就是谬误,谬误的后果就是祸国殃民。这样的例子,这样的教训,举不胜举。

自由前面加个"得",说的是行动的法则。也可以说是办事的能力、手段、技巧、方式、方法和智慧最大限度地综合运用。这种运用要紧紧扣住一个宗旨就是"因真理"的贯彻执行,在完成过程中,达到张弛有度、游刃有余、完美实现,需要用能力作为支撑,用老百姓的话说是你有多大的道行,这是成功人士的秘诀。

只有在对事物发展及其规律正确科学地把握和认知后,把所得出的理念运用到实践中去,才是"得自由"告诫学子们的真谛。一旦当"因真理"变了味,成为"无真理"的时候,虽然你"得自由"了,但结果一定是惨无人道的悲剧。

服务前面加个"以",说的是实现的目的。当一个人想法也对,也能干出一番事业,但你的目的是什么?这是对人的最大考验,像试金石一样。校训提出的"以服务",鲜明而又准确地回答了这个问题。

干任何一件事的目的,绝对不是中饱私囊、以权谋私、结党营私、拉拢官员、糜烂生活,"以服务"明确地指明在我们的头脑中必须树立一个正确的人生观,这就是我们所从事的各项工作,进行的各种事情要达到目的的宗旨,就是要有利于造福社会,有益于服务人民,有福于富强国家。一个人干的事情有大有小,能力有强有弱,但是胸中有了这种人生观,不变的宗旨一定会落在"以服务"的校训上和"为国效尽忠"的校歌里。

可以这样说,从孙燕19岁进入燕京大学接受校训的告诫开始,一直到今天,70多年来,校训的三句话九个字,对孙燕的一生影响是巨大的,通过由浅入深的认知了解和实践,随着时代的变化而不断丰富着自己的世界观、人生观、价值观,伴随着孙燕的生命轨迹和事业发展,逐渐形成了自己的办事规则、思维准则、做人原则,也帮助他克服了人生的坎坷和正确对待所受到的不公正待遇。因为他相信真理是永存的,好在历史是人民来书写的。也正因为如此,他永远是乐观和不自弃的,因为他用自己学到的医术在为患者服务中得到了"自由"。

3. 爱国情怀

在每一个人的生命链条中,一定有他自己最在乎的东西,但凡找到这样一个寄托,都会给你的一生找到一个依凭。从此,人生可以变得无畏,可以变得淡定而不仓皇,可以变得敢于担当、有勇气、有骨气。这一切来源于孙燕心中有一张永生不变的名片,上面用鲜血烫上去的两个字,那就是——中国。

个人的命运要紧紧地与祖国的命运联系在一起,赤子般的报国情、爱国情是孙燕从小锁定的信仰,这种信仰陪伴其一生。

孙燕深刻地知道,没有国家就没有个人小家的道理。对于生于民族危亡,长于国破家亡,在灵魂深处懂得亡国痛苦,向往自由富强的他来说,从小立志学医的理想就是为了报效祖国、造福人民。学好本事、济世救人、当个好大夫,有要让民族强大起来的雄心壮志。在孙燕踏进燕京大学医预系的第一天起,就非常明确地知道这是他实现习医报国的起步,他不能追求其他浮华或地位,必须要实实在在地学会做医生的真本事。

热爱生他养他的祖国大地,报效祖国是孙燕一生的主旋律。无论身处顺境和逆境都没有动摇,这样的思想基础和情怀也帮助他度过人生的蹉跎岁月,克服种种考验。

4. 延续几十年的返校节

燕京大学已经消失 67 年,但对于曾经在燕园度过美好时光的老师和同学们来说,对母校的情谊是一直不忘的。孙燕实际上是末代燕京同学,在他之后只有 1949、1950、1951 三班,1952 年院系调整以后,1951 年招收的同学就并入其他院校了,但每年燕大返校节却有着极大的凝聚力。

每年上午召开全体会议,早年雷洁琼、费孝通、谢冰心、吴阶平、侯仁之、黄华等都会出席,并有校友演出。最活跃的是黄宗江几乎每年都早早到贝公楼前和大家说笑话,之后才是各系单独活动,从 2014 年改成主要是各系活动。近几年,单医预系就有将近百人参加,包括年过 90 岁的吴蔚然、张金哲等前辈。大家留恋的是燕园和逝去的青年时代,以及与诸多难得见面的老同学之间的友谊。这些老校友当然知道都是耄耋之年了，能来的日子也不会多了。无论如何，离校半个多世纪还能回到母校，走走学生时代走过的湖边小路，重温那些美好的日子，回想起所受的教育和对未来的憧憬，总是令人难以忘怀的。2019年是燕大建校100周年，虽然学校已经关门67年，但纪念会盛况空前。在很多影视作品中燕大毕业生也都是正面人物，这充分说明燕大在中国大学教育历史中的独特地位。

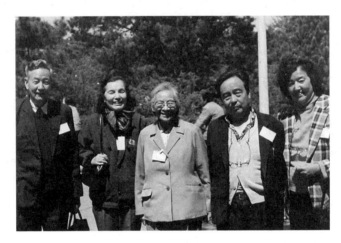

燕大返校节（中立者为雷洁琼老师，1989年）

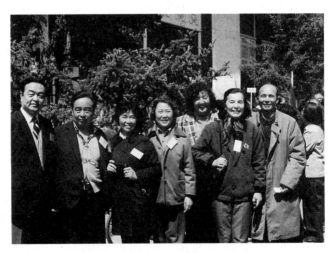

燕大返校节与同学们（1989年）

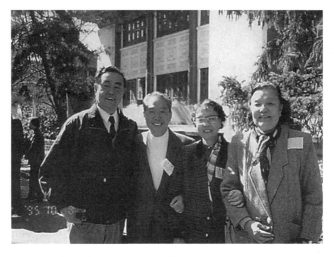

孙燕与崔梅芳返校节与吴蔚然、黄伍琼老师（2008 年）

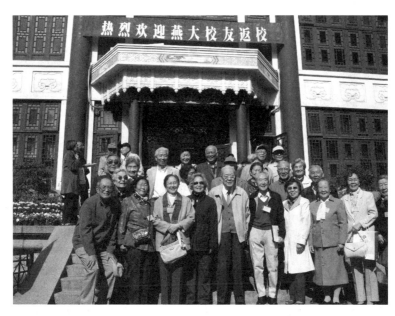

燕大返校节医学界老同学合影（中间为方圻和吴蔚然老师，2008 年）

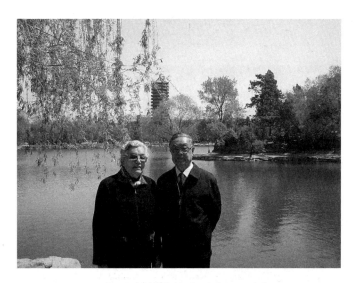

入校六十年重返燕园(2017 年)

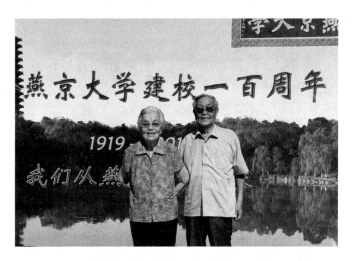

燕京大学建校一百周年(2019 年)

　　孙燕说,那段时间是他一生中最清纯、虔敬、风华正茂的日子,是晨曦中草木上的露水,是雨后荷叶上闪光的露珠,燕园是他们这些人永远的梦境和精神的家园。

第三章

协和八年荣辱相伴

在协和最高的医学殿堂中接受严格的培训

使他成为一名合格的协和医生,终身受益

但是荣辱相伴,突如其来的政治风暴将他打入"另册"

一、进入最高医学殿堂

在燕京大学学习的三年,初步形成了孙燕的世界观、人生观、价值观,孙燕用一生的执着去遵守,他把新中国的形象和中华儿女的聪明才智淋漓尽致地展现到世界的舞台,一颗赤子心所创造出来的医学奇迹,赢得了世界对中国的尊重和敬仰。这源于他在做任何事情时只有一个出发点:祖国和人民的利益高于一切。对此有益的事会竭尽全力不考虑任何个人得失,对此有害的事一点不干。有了这个思维定律,在孙燕一生的事业中,他的智慧、勤奋、创新、能力得到充分发挥,这就是"学医报国、济世救人"。

带着这种思维理念和人生追求,1951年夏天22岁的孙燕以优异的成绩从燕京大学医预系毕业,如愿以偿地进入到中国最高的医学学府协和医学院。眼看着自己的理想越来越近,孙燕满怀着激动和兴奋的心情投入到为了理想学本事的课堂中。中华人民共和国成立后百废待兴,当时国家正处于国民经济恢复期,协和医学院担负着为新中国培养更多高级人才的任务。这一期的学员被视为祖国医学高级人才的未来。由于这个原因,孙燕和他的同班同学们终于没有再被淘汰,而是愉快地进入了协和医学院,与从清华大学和其他学校考入的学生组成了一个共有42名学生的班级,因为从来没有这么多学生在同一班学习,协和的老师们对他们十分重视。在协和礼堂的开学典礼上,很多同学们的偶像,赫赫有名的老师都发表了热情的讲话。在新中国曙光的照耀下,在那个特殊的年代,从国家到协和医学院的老师对这批学生都十分重视,而且寄予了很大的希望。

正如前面所说的,那是令人激情、振奋、进步的年代。那年由著名作曲家王莘创作的《歌唱祖国》正式传唱,深受青年们喜欢。

"五星红旗迎风飘扬,胜利歌声多么响亮;
歌唱我们亲爱的祖国,从今走向繁荣富强。
歌唱我们亲爱的祖国,从今走向繁荣富强。
越过高山,越过平原,跨过奔腾的黄河长江;
宽广美丽的大地,是我们亲爱的家乡,
英雄的人民站起来了!我们团结友爱坚强如钢。
五星红旗迎风飘扬,胜利歌声多么响亮;
歌唱我们亲爱的祖国,从今走向繁荣富强。"

孙燕和他的伙伴们正是怀着这样的心情和憧憬,唱着这样的歌走进协和医学院大门的。协和的碧瓦、雕梁、飞檐、回廊以及精美的教室和图书馆都让这些莘莘学子充满了激情和期待,希望能传承协和"严谨、求精、博大"的精神,成为一名合格的协和人,为祖国医学的发展作出新贡献。

在协和前两年的学习中主要学习解剖组织学、生理学、生化学、药理学、病理学、物理诊断、放射诊断等基础课,到了第三年进入临床课的学习,分别进入理论和见习阶段,并同步开始接触患者。穿起平整的白大衣,带上听诊器和协和的绿皮书(手册),大家都十分兴奋,终于可以成为一名医生了(哪怕只是"见习医生")。在和老师一同查房讨论病情的过程中,更能体会作为医生的责任和幸福,因为终于可以参与救死扶伤的工作了。

到了第四年搬到 15 楼的医生宿舍,孙燕开始了 24 小时值班,正式作为实习医生开始照管患者了。那时制度非常严格,所有接管的患者要在第二天主治医师查房前在住院医师的指导下完成病史采集、临床化验、病历书写,所以常常要通宵工作,而且是随叫随到。每周只有一个下午可以请住院医师照顾休息半天(PM off),这种高强度的培训是协和教育的特点,虽然很累但受益终生。那时医生的时间只属于患者,不属于他自己。"以患者为中心,一切为了患者",在老协和人看来,这是选择了从医就自然应该做的事。

被称为"中国现代医学的摇篮"的协和医学院,历经"四起三落"。最初在1906年由英国伦敦传道会与英美其他五个教会合作开办了协和医学堂。1917年9月由美国洛克菲勒基金会帮助建立北京协和医学院,开办医预科,附属医院为北京协和医院。1919年10月开办医学本科,学制为八年。1920年开办护士学校。1921年新校舍完成,就是现在东单三条中西兼容碧瓦飞檐的北京协和医学院,所以一般把这一年作为协和诞生的一年。1929年注册为私立北平协和医学院(1929—1942年)。1941年太平洋战争爆发后,于1942年初被日军占领而被迫停办。1945年日本投降后,中华医学基金会与协和医学院校董事会派代表从日军手中收回全部校产,重建协和医学院,并于1947年10月第一次复校。中华人民共和国成立后,1949年9月由中央人民政府接管复称北京协和医学院。1951年更名中国协和医学院,由军委建制。次年停止招生,1957年并入中国医学科学院。1959年,国务院批准恢复中国协和医科大学。"文革"期间,学校停办,后期学生补课1969毕业。改革开放后于1979年8月复校,校名改为中国首都医科大学。1982年,成为全国首批博士学位和硕士学位授予权单位。1985年改为中国协和医科大学。2002年9月教育部、原卫生部签署共建"清华大学北京协和医学院"协议。2006年9月5日,教育部、原卫生部共建"北京协和医学院——清华大学医学部"大会暨揭牌仪式举行。北京协和医学院由中国教育部和原卫生部双重领导,与中国医学科学院实行院校合一的管理体制。

协和医学院的校训是"严谨、博精、创新、奉献",从建院开始就实行"高进、优教、严出"的淘汰制。并且实行24小时实习和住院医生负责制,强调临床能力的培训,因此培养出一代代医学知名专家。这些专家和领军人物对中国医学起到了全方位、奠基性和历史性作用。中华人民共和国成立后协和所取得的巨大成就,与协和建校早期所确立的教育理念传统、所奠定的坚实学术基础、所培养的精锐人才队伍的后续发酵作用有着不可分割的关系。在协和师生中有两院院士60名,南丁格尔奖章获得者4位。

住院医师制度、图书馆和病案室被称为"协和三宝"。这里有藏书丰富、亚洲第一的医学图书馆,有病种最多、保存最全的病历资料,还有一套培养毕业后医生的好办法。早年的协和医学院,教师多由来自美国、英国等国的专家担任;今天的医学院已成为"中国卓越医学人才培养示范基地"。高进、优教、严出——95年来,协和医学院始终坚守"8年平均不足80分不予毕业"的淘汰制度;两门以上补考过关,只能拿到硕士学位。作为我国最早设有8年制临床医学专业和护理本科教育的重点医学院校,协和医学院始终坚持小规模招生、高层次培养、高质量输出的办学宗旨。早期每年平均只有16名毕业生,却大都成为医界领袖;近年来学校每年招收的本科生仍只有数十人,录取分数线甚至高于清华、北大。每年授予博士学位人数居全国医学院首位。

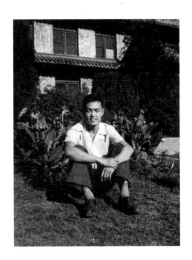

在协和医学院(1952年)

二、参军分配到神经精神科工作

孙燕在 1952 年加入中国共产主义青年团, 1954 年参加中国人民解放军, 一切似乎都是一帆风顺的。那时正值抗美援朝时期, 很多人都希望学习外科, 教授们也在学生中物色合适的人选。孙燕是被外科老师选中的四个学生之一。但到了 1954 年夏天分科的时候, 抗美援朝已经停战, 同学们思想很单纯只要领导分配总是党的需要, 因此孙燕被分到神经精神科。

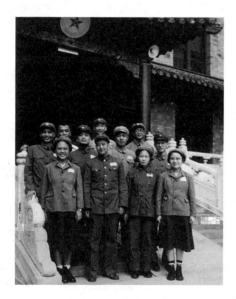

全班参军同学 (1954 年)

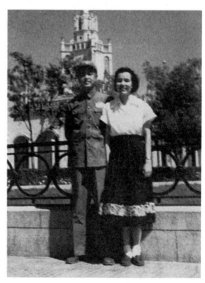

参军后与梅芳 (1954 年)

对组织的敬畏是那一代青年的觉悟, 服从分配是理所当然的。"我是革命一块砖, 哪里需要哪里搬"是广大人民群众对祖国和党最朴素的报答。孙燕得知自己被分配到神经精神科的时候, 想法很简单, 一切服从组织分配, 服从党的需要, 并没有觉得自己的理想被浇灭了, 而是在新的学科中迅速成长，达到做一名新时代专家的要求。

分科后，马上进入到最重要的实习阶段，就在当年，由于国家对协和医学院实行军事管制，孙燕所在班级的学生们约半数自愿参军入伍，成为中国人民解放军中的一员，平添的这份荣誉感、责任感和自豪感，激励、鼓舞着孙燕投入到了临床实习的工作中。

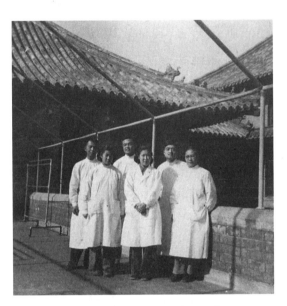

在协和医院儿科实习（前排中为潘岩若老师，1954 年）

在轮转实习一年后，1955 年孙燕正式来到了神经精神科工作，那时病房里只有一位住院医师和一位主治医师，所以孙燕要和两位进修医师管理全病房的患者，那是最紧张、劳累和勤奋的一年。他几乎每天早晨 6 点就要进入病房，为患者抽血、腰椎穿刺、完成临床化验，并且写入病历，还要带领下一班的见习医师和进修医师。工作量虽然很大，但也很兴奋，孙燕觉得是在一个集体中完成诊疗工作。那时，协和有一个特殊的制度是护士不能做静脉穿刺，只能协助医生完成。其实很多老护士都曾经在其他医院工作过多年，经验丰富，实际上在孙燕实习阶段都是在老护士的指导下完成每天早晨的静脉穿刺、腰椎穿刺工作的。夜里值班遇到难题也都是向护士请教，有的临时给些处理，只有真正遇到难题才叫来上级医师协助。

一年后，1956年孙燕正式毕业获得医学博士学位。由于工作需要毕业后孙燕不仅在病房工作，还同时在急诊室工作了一年，熟悉了抢救急诊患者的原则和技术，这使孙燕终身受益。因为表现优异孙燕荣立了二等功，并担任了五官科团支部副书记。

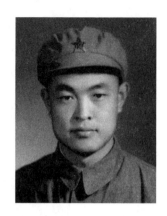

参加中国人民解放军
（1954 年）

1957 年底孙燕被调到中国人民解放军总医院工作。在此期间，他接受了很好的教育，特别是得到老师的言传身教，使他很快进入到一个医生的思想境界，也开始在学术界初露锋芒。毕业论文《癫痫的近代药物疗法》在冯英琨和谭铭勋老师的指导下，当年就在《中华神经精神科杂志》上发表，并被上海张沅昌教授主编的医学院校试用教材《神经病学》作为参考文献。另外一篇《皮促素及皮质酮在神经病临床上的应用》也被《中华医学杂志》发表。在冯应琨教授指导下，和同班同学汤晓芙完成的《肝豆状核变性病人钙磷谢研究》也在后来被发表，还参与了当时英国出版的图书《神经系统疾病》的翻译工作。这些对他后来参与药物开发和临床代谢研究打下了基础。

三、协和对孙燕一生的影响

虽然在 1958 年初孙燕就离开了协和，但在以后半个多世纪里由于常常应邀给学生讲课、参加论文答辩、给患者会诊，在实际工作中他并没有完全离开协和。用他自己的话说："一生从协和精神和学术中受益，一直没有真正离开过协和"。他后来被评为"协和名医""协和骄子""教书育人模范""终身成就奖"，并于2012年代表他们这一时期的同学在庆祝建校95周年的大会上讲话，人们都认为他是建国初期协和毕业生的典型。

1955年，吴英恺教授当选为第一批中国科学院院士时说过："学医不难，学成良医则不易。"事实证明，几十年过去了这批同学历经沧桑并没有辜负祖国的重托，他们以"与祖国同呼吸、共命运"为使命，经受住了历史的洗礼和下放边疆、到最艰苦的地区"安家落户"等考验，仍然不忘习医的初衷，都能作出骄人的成绩。有几位成为当地的名医、模范和两会代表，成为国家的高级医学人才。这个承诺其实在学生心中重千斤，当半个多世纪过去之后，特别是中国改革开放后，科技兴国的春风刮遍中国大地，一个个可歌可泣的中国医生伴随着祖国经济与科技发展的步伐，同步展现在世界的医学舞台上，成为中国当代各个医学学科和领域的佼佼者，当之无愧。

孙燕和他的六班（1952—1957年）同学是新中国自己培养出来的第一批协和医学博士，面对祖国和人民的需要，为了实现自己学医报国的理想，多数经历了时代的考验而无悔无怨地走完他们传奇的人生。1953班的罗慰慈、胡郁华、张大为和1954班的张之南、刘力生、史一凡，分别成为呼吸、头颈部肿瘤放射治疗、胸外、血液、高血压和内分泌领域的领军人物。1955班的林训生协助吴英恺老师开创了北京安贞医院，吴葆桢是林巧稚教授的接班人之一，他们都完成了不可替代的任务。1956班的吴宁、朱元珏都曾经当过协和大内科主任和中华医学会内科分会主任委员，分别在心脏和呼吸内科方面作出了卓越的成绩。卢世璧在骨科领域更是全国的著名专家，每次大地震中都少不了他的身影，是骨科的"一代宗师"。1957班人数最多并且多数分配在军队医院，他们中不但出了多位将军级教授，而且有像华益慰那样德才兼备的模范军医。

协和医学院虽然历尽坎坷，但历史辉煌、人才辈出，是中国现代医学教育的典范和楷模,是极为宝贵的文化教育科学遗产。孙燕对这些同学们有挥之不去的怀念、感恩和敬畏。他们坚信协和的价值观、教育理念和传统,必将穿越时空隧道成为伴随我国医学事业不断前进的力量。

经过很长时间的思考,孙燕想明白了一件事:为什么欧美国家为了他们自己的利益在中国办学校,为中国培养了这么多革命者?而从教会学校毕业后,真正在教会的人反而很少?美国人在中国办了很多教会中学、教会大学,也办了很多教会医院。他们本来是想培养一批具有民主思想的人才,这些人能够理解美国,将来能跟美国合作。孙燕曾经这样坦率地请教过美国的老师和朋友,他们也是这样理解的。以孙燕在汇文中学、燕京大学所受的教育来说,当时重点灌输要追求真理的思想。燕京大学的校训是"因真理、得自由、以服务",在那样的年代里要找真理、民主,能到哪里去找呢?那时在中国只有中国共产党主张民主自由,结果就只能到那里去找,所以产生了一个很特殊的历史现象:美国办学为中国共产党培养了干部和人才。汇文中学开校友会,爱国人士很多,最有名的是"三·一八"惨案中牺牲的唐耀琨、谢戡两名烈士,还有曾任新四军师长的彭雪枫烈士、张学思将军和著名抗日歌曲《五月的鲜花》的曲作者阎述诗老师等,院士就有十几位。燕京大学也是这样,像斯诺、雷洁琼、费孝通、黄华等都来自燕京大学。历史的潮流是非常重要的,不能违背潮流,这个世界就是要走向民主的。服务和奉献的对象只能是广大劳动人民。所以,孙燕想这肯定是一个办学者们当年并没有设想的结局,但又是历史的必然。同样,协和也培养了那么多爱国人士,在抗日战争和抗美援朝战争中有那么多救护队和医疗队都是由协和人组成的。孙燕十分珍惜现在的好时代,他说:"现在我们能够畅所欲言,就是一个很好的时期。在这样的一个大环境下,各个方面的进步就快了。"

四、后补为"右派分子"

1956 年 4 月,毛泽东同志在中共中央政治局扩大会议上,正式提出在科学文化工作中,实行"百花齐放,百家争鸣"的方针。那时,孙燕正在协和 5 楼干部病房,几位听完会议的患者都十分兴奋,觉得从此就要开始强调社会主义建设了。为了提高知识分子的积极性,1956 年底医院发展了一批高级知识分子入党,计划在下一年发展一批年轻的知识分子入党。孙燕由于工作和政治表现较好,被五官科支部确定为培养对象,参加党章、党课的学习。1957 年 4 月 27 日,中共中央公布《关于整风运动的指示》,决定在全党进行一次以正确处理人民内部矛盾为主题,以反对官僚主义、宗派主义和主观主义为内容的整风运动,发动群众向党提出批评建议。当时的党支部书记薛士一向孙燕说:"好好表现,争取早日入党",并让孙燕在会上动员团员积极提出批评建议。而时任党支部青年委员团支部书记高孙燕一界的同学林训生则带头写大字报"想到就说",比较尖锐地向协和的政工干部提出意见,并请同学签名。最糟糕的是,五官科团支部的三位团员书写了丑化政工干部的"缺德症候群"大字报。

到了 6 月 8 日,《人民日报》发表了《这是为什么》的社论。开始了大规模反击右派的斗争,协和转入反右派运动。很快,薛士一因为当面顶撞领导、林训生因为写大字报被打成"右派分子"。后半年,有几个月五官科都是由党支部副书记郭东来和团支部副书记孙燕参加协和"反右"运动骨干分子会议的。到了 1957 年 11 月下旬,许英魁主任通知孙燕调回中国人民解放军总医院工作,1958 年 1 月 3 日报到,给一个月时间交代工作。那时新派来的党支部书记陆某和即将接替团支部工作的一位护士李某某也来上班。因为孙燕即将调离,和那位护士交代了团支部的工作,并在团支部会上作了检讨,严厉批判了自己:"在党需要捍卫的时候,立场不稳。"那时,陆某代表党支部讲话,说孙燕还是好同志,给予"当众批评"不列入档案。

1958年1月3日,孙燕和几位同时调回中国人民解放军总医院的同学一同到医院报到,并迅速分配到各科室上班。原来曾在协和神经科工作的匡培根大夫在一年前就调来筹备科室的建立,所以对孙燕的到来表示非常欢迎,并安排他筹建实验室。那时,中国人民解放军总医院大部分都是从协和调入的,所以工作并不生疏,孙燕很快安心地在新的岗位上工作了。

1958年春,反右派斗争已经基本结束,很快传来消息说五官科团支部写大字报的3位团员被"候补"为"右派分子"。2月27日是个星期四,孙燕正在工作,医务处主任边齐来找孙燕,通知他晚上回协和参加一个会议。边齐是孙燕在协和医学院上学时老干部班的同学,一向关系很好。他没有直说什么,只说会陪孙燕去。因为前两天已经听到那3位团员的事情,孙燕总觉得是不祥之兆。果然,晚上到了协和五官科支部以后,边齐和同来的匡主任被留在会议室,而陆某带孙燕到了另外一个小办公室,坐下不久就严肃地说:"你在运动中的表现,已经属于立场问题。"孙燕当时十分愕然,问起:"不是已经给了处分吗?"陆某很不耐烦地说:"这是党委的决定,你只有接受吧!"后来,边齐和匡主任安慰孙燕说:"不要灰心,大家了解你,好好改造吧!"并送孙燕回家。

回到家里,孙燕向梅芳说了当晚陆某的话,像受委屈的孩子一样哭了。并且说,不如离婚免得连累你们母子。但一向柔弱的妻子,这时表现出女性的坚强和淡定,安慰孙燕不要自弃,而且坚决不离婚,因为她了解丈夫。

一夜未眠,2月28日孙燕照常上班,并且工作到中午。下午2点在熟悉的协和五官科会议室参加了批判会,主要罪状是动员广大团员带头向党进攻。有位高班学长王某某还高喊"无耻、叛徒"。但孙燕注意到他在协和的导师冯应琨（已经打成"右派"）、谭铭勋都一言未发，木然地听着，会议持续一小时就结束了。后来在协和医院东门贴了张大字报写到"孙燕是'右派分子'"，当时已经是轰轰烈烈的号召下放了，大字报很多，所以很多人都没有看到，实际上孙燕是协和最后一名"右派"。

关于在 1958 年 2 月孙燕被打成"右派"的过程，由于无法查阅档案已无从了解。但从后来得知的信息以及"文革"中揭露的资料中得知：在运动中，协和几位地下党员和冯兰洲教授等被定为"右派分子"。那时虽然协和已经是由军委建制，但党的关系仍然受北京市委领导。当时北京市委第二书记刘仁问："你们是否想把协和地下党一网打尽？"协和党委虽然并不同意，但"右派"名额已经上报，只好将几位地下党从名单中拿下。新来到五官科的书记陆某表示积极为党委"分忧"，就陆续补上他们 4 人。曾经在协和担任地下党书记和曾经担任日坛医院办公室主任的同志，以及后来多年与孙燕合作的药理学家都曾经告诉孙燕："你成为'右派'很可能是顶替我的。"

这种不公正的现实使孙燕陷入困惑、迷惘之中。那时并不理解"右派"的含义，抱着"党的一切决定都是对的"的思想，想着努力加速改造自己。

1958 年 5 月，孙燕以下放干部的身份到昌平上苑乡麦庄，一边参加劳动，一边给当地农民看病。孙燕对农村生活并不陌生，农村的生存环境、生活气息是他从小就非常熟悉的，从小跟着家人在田间地头干活是儿时幸福的回忆。农村，是孙燕人生的起点，下放到昌平农村劳动改造，孙燕并没有把这件事当成是过重的负担。

来到所在的村里，当初老乡们把这个年轻的城里人看成是把麦苗当韭菜，手无缚鸡之力，五谷不分的知识分子。几天活儿干下来，老乡们发现原本手把手教他干活，或尽量找点容易干的活给他，别让他闲着的想法错了。让他们意外的是,地里的那点活儿这位知识分子都会,这位年轻人不孬。

来到了农村,来到了农民中间,面朝黄土背朝天,孙燕对那个阶段自己的评价是:"我如鱼得水,对这里的环境和乡亲们我感觉熟悉和亲切。就像老家乐亭村里的爷爷奶奶、和蔼的大爷大妈、一块玩耍的兄弟姐妹一样。"

孙燕感到就像回到自己的家乡,一下子找到了家的归宿,孙燕也确实把这里当成了家。在地里干活,边劳动边与老乡聊家常,就像一家人,很快村里的乡亲们也把孙燕看成是自己村里的娃。

虽然孙燕是被下乡接受劳动改造的,但是他并没有忘记自己从小立志济世救人的理想,劳动了一天,乡亲们都回家休息了,此时的孙燕背起药箱和村里的助产士葛淑芬挨家串户给乡亲们巡诊。

时间一长,老乡们十分感动,有些过意不去。不出村就有大夫关心他们的健康给他们看病,这在以前想都不敢想。更让他们没想到的是,为村里乡亲服务的是医学博士,当时农村缺医少药,对于怕得病、得不起病的农民来说,这是多么大的福呀!

1958年冬天,北京昌平农村流行小儿麻疹,中国医学科学院下放干部临时在上苑乡组成了一个小医院,各村下放的医生分别负责照看患儿。那时,孙燕负责他所住的麦庄附近的几个村,并培养葛淑芬做助手给患儿治疗。孙燕知道麻疹是急性传染病,病原体是麻疹病毒,儿童最易感染,发病时有高热、上呼吸道感染和结膜发炎的症状,两三天后全身起红色丘疹,能并发肺炎、中耳炎、百日咳、腮腺炎等疾病。处理病情和群发态势刻不容缓,孙燕马上给家人写了一封信,告诉了村里的情况,说春节不能回家了。然后,找到生产队长详细地说明了病情,马上要做的工作是告诉孩子家长病能治好,不要恐慌,同时调拨来药品。在布置好工作后,孙燕挨家挨户到发病孩子的家中,把实情告诉乡亲们,恐慌中的老乡们看到孙燕的到来,听到孙大夫的一席话后,一张张焦急的脸露出了希望的神情,他们信任村里新来的娃,一颗定心丸落在他们心中。

那年春节其他下放干部都回家了,只有孙燕一个人留在村里没有回家过年。在春节里、在疫情中,孙燕背着药箱一户一户地去给孩子打针、发药,对一些病情严重的患者,晚上还要特意加班巡查。一天晚上,孙燕仔细地梳理了孩子们的病情后,发现有一位病情比较重的孩子还要进一步确诊。孙燕毫不犹豫地抄起手电筒,背起药箱,顶着寒冷的西北风来到孩子家中,仔细检查后,孩子需要立即输血,孙燕二话没说,毫不犹豫地让葛淑芬拿起针管扎进自己的血管。还没看明白是怎么回事的家长,当看到从孙大夫血管里抽出的血,注入自己孩子血管里的那一瞬间,才明白孙大夫在给自己的孩子输血。一下子惊呆了的父母望着孙燕,又看了看自己的孩子,除了内心的感动、感激,竟然一时无语,不知该说什么好,留给他们的只有四行滚烫的热泪。几天下来之后,一个孩子退烧了,几个孩子好转了……

乡亲们奔走相告,朴实的农民最知道感恩,感恩的方式同样朴实。一些上了岁数的老人对家人说,孙大夫是菩萨派下来的好人,咱村里的孩子有福啊,孙大夫就是咱村里的娃,咱们都是他的亲人,大过节的不能冷落了恩人。

没有人发起,没有人倡导,孙燕被一个个的真诚老乡请到家中吃饭,刚在这家吃完中午饭,晚饭已被另一家订好了,老乡们排着队请孙燕,就连家里没有患者的老乡也加入到了其中。这令孙燕万分感动:"何德何能,我是大夫,治病救人是我的本分,所有这一切都是应该做的,老乡们为什么这样掏出心窝地对待我呢?"

事后,孙燕从中悟出一个道理:医生和患者的关系,医生一定要把自己和患者看成是一个生命共同体,这才是一位医生的价值体现。

连续多日,白天挨家串户地查看病情,到了深夜村里唯一亮着灯光的就是孙燕的房屋,门不上锁,为了不耽误出诊他穿着衣服睡觉,随时等待着患儿家长前来。就这样,村里的孩子得救了,一个个原本天真的孩子,又活蹦乱跳地出现在父母面前,压在乡亲们心里的阴云被驱散了,村庄里恢复了往日的平静。

本来孙燕是被下放劳动改造的,没想到通过村里发生的这场疫情,却演绎出了一场军民鱼水情。春节刚过病情解除了,孙燕还来不及回家看一眼亲人,由于工作的需要,他又被调到另一个岗位接受考验。

1959年2月,孙燕被调到医学科学院西山造林队做医生,和队长闫成彬与每月来劳动的领队同住在办公室。为队里来劳动的同志和周围农村的老乡看病,并协助队长带领来劳动的干部上山植树。由于表现较好,1959年10月1日被第一批摘去"右派"帽子。

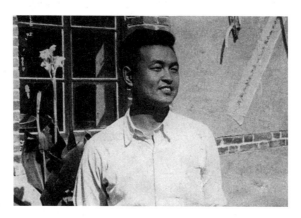

孙燕在西山造林队做队医(1959年)

五、对人生的反思和收获

从1958年5月到1959年10月这一年半的时间里,是孙燕被打成"右派"离开医院下乡接受劳动改造的时期。在这期间有一个信念在支撑着孙燕,那是1958年去昌平前和父亲一次深刻谈心。受到这样沉重的打击,孙燕深刻地向家人表示歉疚,也反省为什么会成为

"右派"。让自己感到痛苦和委屈的是，自己多年来对新中国的建设充满向往和追求，工作后，尤其是参军以后，严格要求自己，听组织的话，事事带头参加。他曾经沉重地问父亲是否知道社会的险恶。父亲一边安慰孙燕，一边对他说："在旧社会生活几十年，我并不是不知道这些，但为了使孩子们保持纯洁赤诚的心，不愿意和你们谈这些。"

对于将来，父亲的一句话让他终身牢记："没剥夺你当医生吧？你本来不就想做一个好医生吗？在哪里都应该严格要求自己，不忘自己本来的追求，不必自卑、自弃。"回忆起这些，孙燕深有感触地说："这是父亲对我做人的教诲，使我终身受益。"

这种信念正是孙燕能够迅速从困惑、迷惘中走出的根本原因，无论如何要相信人民相信党。遇困境而心不乱，反而抒写出孙燕"落红不是无情物，化作春泥更护花"的一段从医传奇，这来源于对理想的朴素追求和对"善有善报，恶有恶报"的坚信。孙燕认为，他没有受屈，坎坷和磨难是在那个年代祖国对他的考验和栽培，能经受住这种考验的人，一定是对信仰和理想十分坚定的人。

孙燕做到了，因为他知道不管遇到什么，左右人行为的因素只有一个，那就是心境，没有过不去的事，只有过不去的心情。心是人最好的朋友，也是人最可怕的敌人。只要心中追求真理，行动上所展现出的一定是"得自由"，这种自由会无限放大所做抉择的能量和效果。而其结果是所要达到的目的，与出发点肯定会是一致。这就是埋藏在孙燕心中父母的教诲："你要为我们的民族和国家做些事"。

在以后半个多世纪的岁月中，孙燕很少出席表彰会，对于人民和组织他总觉得："我并没有你们说的那么好，盛名难副，只是当个新的标杆吧！"。但在"文革"中，对他的批评和大字报也能淡然处之，"我还没有像你们说的那么卑鄙，有则改之，无则加勉吧"。孙燕追求人贵有自知之明，所以能不卑不亢包容他人。成为心宽能包容的人，从而被业内同行接受。他和这一时期一同工作的同志感情深厚,在很多年之后都保持着联系,热情接待并努力帮助他们解决问题。所以,在孙燕身边工作的同事常常问:"哪来这么多乡亲?"

历史的经验值得注意,所经历的遭遇使孙燕进一步理解个人的命运和祖国的命运是分不开的。把自己放在民族历史的长河中去认识,个人的一切都是微不足道的。所以,在很多次的访谈中对于这段历史和后来的遭遇他总是非常平淡地说:"那是整个民族的灾难,自己这点委屈是微不足道的。"而且他还常常说,这些遭遇对他的成长也有正面的影响。知识分子到农村、工矿和工农大众中去,使他们能为基层百姓服务,对他们净化灵魂、更好地改造和成长是非常有益的,但是如果以此来作为惩罚就有些变味了。

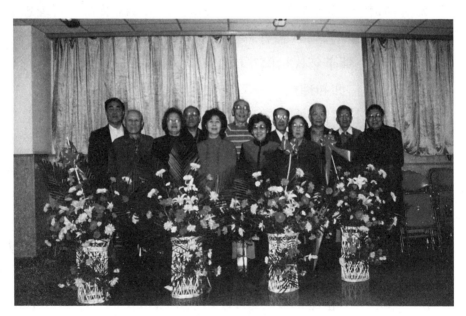

同学聚会庆祝孙燕当选为中国工程院院士(1999 年)

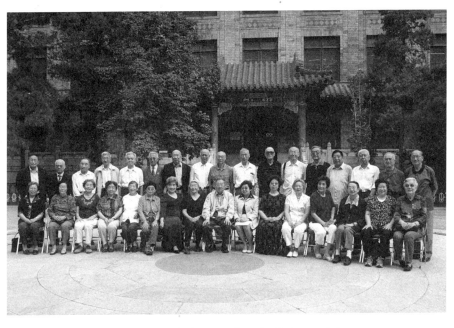

1956 班同学毕业 50 年再相聚（2006 年）

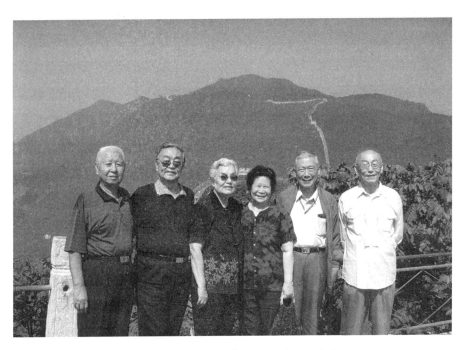

孙燕与部分老同学登长城（2006 年）

第四章

调入日坛重新起步

时代的车轮,祖国的需要

将他带入一个值得奉献终生的新事业中

临床肿瘤学赋予了他新的人生,给予他报效祖国的机会

成就了他成为一个爱国者、好医生、好老师的人生追求

一、进入临床肿瘤科领域

在首都北京东边的朝阳区有个日坛公园,中华人民共和国成立以后在中国外交的布局中占有了一个特殊的地理位置,外国驻华大使馆被集中建设在日坛公园的四周,这就是著名的"使馆区"。

为了更好地为各国使节及国际友人服务,受党中央、国务院、外交部委托,1956年,老一辈无产阶级革命家、时任外交部副部长李克农的女儿李冰受命在日坛公园西门外筹建一所国际性医院。在筹建过程中,中央发现在建国初期肿瘤还未进入居民死亡原因前十名,随着居民主要死亡原因的变化,有的疾病被根治,有的疾病被攻克,癌症死亡率迅速攀升,成为人民健康的主要杀手。当被认为是不治之症时,中央认识到对癌症的治疗越来越重要,建立一所专科肿瘤医院刻不容缓。于是,决定把预先准备筹建的国际性医院,改建成肿瘤专科医院,当时称为"协和医院分院"(1961年改称"日坛医院")。1958年初,新中国第一所专科肿瘤医院建成后,中央立即调来吴桓兴任院长、李冰任书记兼副院长、金显宅任顾问,组成领导集体。这一时刻注定被载入中国医学发展史,具有里程碑意义。三位肩负国家重托的元老上任后,对临床肿瘤学的发展方向和建院模式进行了一个重要讨论,在科学的论证和缜密的分析之后,制定了以多学科综合治疗为模式的发展方向。

命运的垂青有时同样也是不以人的意志为转移。几位我国临床

肿瘤学元老——吴桓兴、金显宅、李冰和放射治疗科主任谷铣之等讨论,为了实践多学科综合治疗的需要就需要新建一个短缺的学科——内科肿瘤学,便决定由年富力强的孙燕、周际昌两位青年医师来开创。但是,当时孙燕并不知道这一决定。那时治疗肿瘤的手段主要是以手术和放疗为主,孙燕怀着喜悦的心情,心想这回可以重圆自己做一个外科医生的夙愿。

孙燕回忆说:"1959年12月初我调入日坛医院,对未来充满了新的期盼。那时医院还在初创时期,工作人员只有100多人。环境虽然不同,但多数业务人员是从协和调来的,都很熟悉。我来报到那天,哈献文、赵恩生两位同事热情地向我介绍了医院发展的前景,带我参观病房和门诊,并表示欢迎我加入外科和他们一道工作,他们是我在协和医院就比较熟悉的。我还拜会了谷铣之、曾绵才、刘炽明、杨大望教授和先我调来的胡郁华、殷蔚伯两位同学。当时吴院长和李冰院长正在天津参加由钱信忠部长主持的第一届全国肿瘤会议。第二天李院长回来就接见我,告诉我创建化疗组的计划,那时我没有任何思想准备有些迟疑,她很爽快地说,调我来就是为了创建化疗组,没有考虑的余地,次日吴院长十分热情地接见我并和我谈了很久,特别介绍了最近的讨论,医院发展规划是建立多学科综合治疗,内科治疗需要尽快发展。鼓励我不要怕困难,并且答应会亲自带领我们开展这一新工作。既然领导已经决定,我也就安下心来和周际昌医师在十分艰苦的条件下小心谨慎地开始了工作。"

在此之前,我国已有学者研究血液肿瘤的内科治疗,但实体肿瘤的研究领域仍是一片空白。当时没有人会想到,今后内科治疗能在一定程度上彻底改变肿瘤治疗的方向,通过抗肿瘤药物、内分泌、靶向和免疫治疗把"不治之症"的魔咒变成"可治之症",代表中国肿瘤内科的最高水平,在世界上也占有重要地位。两位青年医生,半个世纪后将成为我国内科肿瘤学的开拓者和元老。

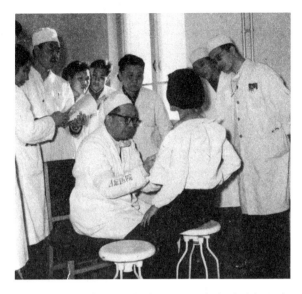

日坛医院多学科乳腺癌综合治疗查房（中坐者为吴桓兴，站立左起为李翠兰、孙燕、王正颜、关增文、李冰、胡豫、胡郁华，1960 年）

一切都是白手起家，在艰苦中创业，组建化疗组时的全部家当只有两位医生，在外科病房中有 5 张床位，4 种抗癌药物（盐酸氮芥、氧氮芥、噻替派和 6- 巯嘌呤）。收治的主要是淋巴瘤、乳腺癌和有胸腔积液的晚期患者。很多时候是他们两个医生分头负责病房和门诊工作，轮流值班。一次周大夫病了，孙燕只好先查病房后看门诊，晚上还要值班。但那时干劲很高，后来又调入蒋秉东、王吉宝两名医生，治疗和科研工作迅速发展起来。1965 年内科独立病床增加到了 35 张，科里也有了 5 位青年医生，两位进修医生和 8 位护士，肿瘤内科已初具规模。同时，1959 年到 1966 年间科室的医疗和科研工作也有了很大的进展，孙燕他们在肿瘤内科治疗方面取得了突出的进步。孙燕说："当时我没有把摆在自己面前的困难当成负担，反而把它当成自己生活中的一个重要组成部分。"孙燕是这样理解生活的，什么是生活，生活是自己道路的延伸，体现的是人对生命的理解，这就是孙燕开始化疗组工作时的心态。

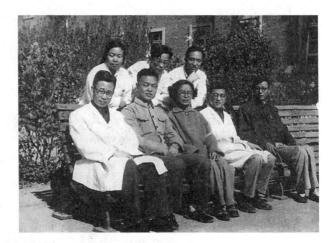

日坛医院化学治疗组
（1962 年）

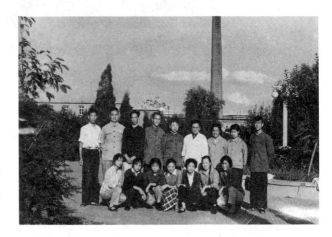

日坛医院化验室全体（后
排左二为孙燕，左六为
李冰）（1963 年）

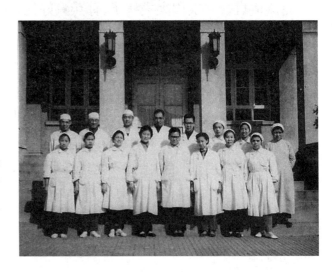

日坛医院内科病房正式
成立（前排中为李冰，后
排左起叶祝三、蒋秉东、
孙燕、葛秀山、周际昌，
1965 年）

从 1960 年起，他们试用中国医学科学院药物研究所开发的抗肿瘤新药 N- 甲酰溶肉瘤素治疗睾丸精原细胞瘤，取得突出成果。很多晚期患者病情得到缓解，获得根治手术的机会。相关论文和宋鸿钊教授共同完成的《应用高剂量化学治疗绒毛膜上皮癌的结果》于 1962 年在莫斯科召开的第八届国际肿瘤大会上由吴院长报告并引起轰动，被称为"药物治疗有效控制肿瘤的典范"。后来他们总结：Ⅰ期患者手术后辅助应用 N- 甲酰溶肉瘤素，10 年治愈率达到 100%；Ⅱ、Ⅲ期和复发患者的治愈率为 67%；甚至一些已发生肝、骨转移的精原细胞瘤患者，经过治疗后也可得以长期生存。这项工作获得了 1978 年科学大会奖和原卫生部甲级成果奖。此外，他们开创的乳腺癌晚期术前化疗、胸壁复发的局部治疗、肺转移的治疗，使一部分患者存活期长达 10~30 年。他们还开展了胸腔积液的局部治疗和头颈部癌的动脉化疗等研究，在当时均在国内属于首创。

在此期间，在吴院长的支持和指导下相关人员编写了两本专著：一是和药物所几位同道共同编写的《肿瘤学进展——化学治疗 1964》，二是总结几年初步临床结果的《肿瘤化疗的临床应用》，分别由上海科学技术出版社在 1965 和 1966 年出版，并发表学术论文和综述 20 篇，有 4 篇收录在庆祝建院五周年的论文汇编中。

回忆起当时的化疗组，已经是耄耋老人的孙燕仍刻骨铭心。初期虽然条件十分艰苦，但是对工作的热情、对事业的激情强烈地支撑着他们，期盼着肿瘤事业美好前景的到来。孙燕认为，遇到困难是上天对他的恩赐，从孙燕的求学路，到家庭的变故，一路走过来总是遇到一个又一个困难，又一次次被克服。孙燕坚信一个道理——困难，永远是胜利的前奏，当一个人遇到困难的时候，其实离成功就不远了。他也特别感谢三位前辈的远见卓识，吴桓兴是放射肿瘤学家，金显宅是外科肿瘤学家，李冰也是外科医师，通过他们的共同领导扶持开创了一个新的学科。如果没有他们倡导综合治疗和对临床肿瘤学发展的超前认识和理解，内科的发展不会那么快提到议事日程，也就不会有今天的局面，当然也就不会有今天的孙燕。所以，孙燕把他们视作人生道路上的贵人和恩师。

本杰明·富兰克林说过：从事一项事情，先要决定志向，志向决定之后，就要全力以赴毫不犹豫地去实行。

阿尔伯特·爱因斯坦说过：对一个人来说，所期望的不是别的，而仅仅是他能全力以赴和献身于一种美好事业。

孙燕，明确的志向：学医报国，济世救人。穷且益坚，不坠青云之志。

孙燕，明确的事业：肿瘤内科，攻克癌症。天行健，君子以自强不息。

孙燕，明确的道路：敏而好学，治疗苦难。欲穷千里目，更上一层楼。

二、与末代皇帝谈幸福

孙燕向我们讲述了他和末代皇帝溥仪之间一次很有趣的经历："大约在 1965 年，当时我还是年轻医生，给老院长吴桓兴教授做助手。溥仪得了肾盂癌，先是左侧，后来右侧又得了。因为左侧肾已经切除，那时还没有肾移植，右侧就不能再做手术，只能做放射治疗。吴桓兴主持溥仪的治疗工作。溥仪第一次患癌症的时候，住在协和医院，他们也去参加过会诊，所以跟溥仪大概有两年多的接触。溥仪那时候是一个典型的北京老头，跟他年轻时的模样不一样，常常穿着比较随便，对人很和气，跟医护人员关系非常好。有两年过春节的时候，溥仪见到我们就作揖、拜年。

"有一天，在我们老院（当时称日坛医院），老院长进到机房帮他定位。照射的时间一般很短，完成之后就坐在外边跟他聊天。那天，他说他要上王府井逛街。溥仪说：'你看现在我做一个普通人多好，非常的自由，爱上哪去就上哪去。但不幸我生在这么一个家庭里头，前半生几乎都是在人们的监视下生活。我是个非常软弱的人，连个苍蝇、蚊子都不敢打死。当年我结婚入洞房的时候，就有四个老太太在那看着，我也没那个本事，我就逃了。'后来我和老院长说，您看看一般老百姓都羡慕当皇帝，可是皇帝又羡慕咱们。这正是钱钟书的围城思想，城里的人想出去，城外的人想进去。

"我觉得这个故事对我的影响很大，每个人都有难处，当皇帝也有。对溥仪的前半生我不怎么了解。但是我觉得在他晚年做患者和我们谈话的时候，他还是很享受自己做个普通人的生活，感觉特别好。"后来乔羽同志在《末代皇帝》电视剧里写了一首歌，其中有这么一句话："抛去的金玉便是自由。"

三、在林县医疗队

河南省林县（今林州市）位于太行山东麓漳河南边，历来干旱，严重缺水。经考证早在宋代就建有"喉爷庙"，说明当时食管癌已经很普遍。1957年11月在北京召开的全国山区生产座谈会上，时任林县县委书记的杨贵在会上报告了当地食管癌的发病情况，周恩来总理看了简报后派人到当地调查、摸清情况，研究对策。1959年，经阜外医院吴英凯教授、日坛医院黄国俊教授先后调查发现，几乎每家都有食管癌患者，每天都有死于食管癌的悲惨景象。所以，从20世纪60年代初国家就陆续派人协助县医院开展手术和放射治疗。1966年2月，国家决定派出由14人组成的综合医疗队，孙燕作为内科代表参加。

医疗队在县里熟悉几天后便住到任村公社（今任村乡）卫生院。那里的条件是县里较差的公社之一，食管癌发病率和死亡率都比较

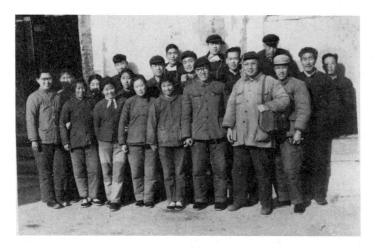

日坛医院河南林县医疗队与任村医务人员合影(1966年)

高,卫生院医务人员水平也比较弱。那时卫生院除了院长以外只有一位医士、两位中医、两位学徒和一位护士,医疗队基本接管了病房和大部分门诊工作。根据当地的需求,他们在来林县前已经在北京做了一些准备,例如大家都学习了取食管上皮细胞的拉网,每人都亲自体会如何吞入、制备涂片,在显微镜下初步筛选有无细胞增生和癌变。同时还分别到兄弟医院学习了如何拔牙和治疗眼睑内翻。在那里妇女是主要劳动力,出现子宫下垂的很多,医疗队的两位妇科医生都比较熟悉相关治疗。他们到任村以后很快打开局面,来求治的患者很多,也有一些外伤和急腹症的患者来就医。每周都有 2~3 天下午安排了手术,还把治疗眼睑内翻的手术放到患者家里去做,每只眼的手术费是一元。当地很多年轻姑娘患有淋巴结核,医生们采用异烟肼加小量氮芥的治疗方法,很快使淋巴结缩小。每到星期四中午,就有十几位患者在卫生院前排队等候静脉注射氮芥。此外,一些受外伤或脑震荡的患者也都来卫生院进行紧急救治。

　　医疗队最主要的任务还是调查和诊治食管癌。由于那里的多数患者都属于癌症晚期,有的甚至已经出现进食困难的症状,他们便用民间的偏方"开关散"(皮硝、儿茶和冰片用蜂蜜调制)进行治疗,有位患者已经滴水不入,通过用鼻饲管慢慢推入,居然症状有所好转,能够吃下面条,所以很快就有很多人前来就诊。那时任村里还没有通电,只能通过由沈琼教授研制的拉网方法取细胞来进行诊断。能用的药物也非常有限,多数只能用顺铂加 5- 氟尿嘧啶,治疗后居然多数患者症状有所好转,这些患者后来都被送到县医院做食管造影。但在那时,多数患者不愿意接受手术治疗,怕治不好还影响劳动,只有几位患者通过医疗队的介绍进行了手术。所以,工作难度很大。

1966 年春,正遇上林县小儿脑膜炎流行。孙燕被调到县里办学习班,培训全县医生(大部分是医士)教会他们除了用抗生素以外,要对需要抢救的病儿应用激素和大剂量阿托品进行治疗。培训班和当时临时编写的讲义起到了很好的作用,当年林县脑膜炎病死率很低。

实际上,医疗队大部分时间都是送医、送药、看普通内科疾病。因为常常到附近乡村出诊,在孙燕的时间表里,没有"朝九晚五"的概念,一天 24 小时都要保持工作状态,特别是到了夜晚,一旦有电话打来,或者是传来急促的敲门声,那都意味着是危急的信号,是随时出诊的指令,在这种环境下他早已养成了在农村工作从不脱衣睡觉的习惯。

有一次孙燕和魏林发半夜骑自行车到 40 里以外的大山中一个叫马跑泉的小村抢救患者。那是一个漆黑的夜晚,两辆自行车急行在寂静而又崎岖的山路上,车把上用绳子捆着的手电筒,投射出微弱的灯光照在前行的山路上,在太行山的夜里像一道流星闪动。上下翻动的双脚焦急地计算着前方的里程,看不清的山形和树影从身旁匆匆划过,夜色中的山风无情地吹打在脸上,拨动着孙燕他们心中盘算着的宝贵"时针"。孙燕在后来的《林县纪事》中回忆了那段难忘的生活。

我们的医疗队是一个团结和欢乐的集体,为给大家增加营养,孙燕每次到县里会诊都会带回一纸箱烧鸡,分别贴上钱数分配给大家。进入 7 月天气转暖,大家还到红旗渠和附近的水池游泳,一时成为当地的新闻,因为那时林县妇女从没有人下水游泳。不知从什么时候开始,地处漳河边上的林县百姓不吃鱼,把捞上的鱼都无偿送给了医疗队。

四、与杨贵成为至交

在林县期间,孙燕结交了时任县委书记的杨贵,两人从此成了大半生的朋友。每每回忆起在林县医疗队工作的经历,孙燕总要提到这位令他敬佩的人。中国癌症基金会成立以后,还请杨贵担任顾问一同开展癌症防治工作。

如何介绍杨贵呢? 在那个劳动者辈出的年代,提起石油战线,首先想到的是"铁人"王进喜。说起环卫战线,脱口而出的是"宁愿一人脏、换来万家净"的时传祥。提起林县,全国人民都知道有个"红旗渠",林县除了因食管癌出名外,也因"红旗渠"而名闻天下。而一提到"红旗渠",一个响当当的名字,必然会想到的人就是杨贵。

杨贵当时兼林县食管癌防治研究委员会主任,他负责安排、接待医疗队的工作。在组织"红旗渠"民工和村民看病的过程中,常与医疗队有来往。在那个特殊的年代,历史的机遇与缘分让孙燕和杨贵,在太行山一个贫瘠落后的山区相遇、相识、相慕。两人击掌立誓:"改变百姓贫穷苦难的生活,尽自己的一份力量。"如今半个多世纪过去了,他们在不同的岗位上,忠诚地履行着自己的诺言。正应验了中国的一句古语:"行合趋同,千里相从;行不合趋不同,对门不通。"

因工作需要,不久杨贵被调到安阳市任市委副书记。百姓的生活一直让他牵挂,特别是百姓的健康。在与孙燕的交往中,杨贵了解了不少的医学知识,他非常渴望从中学到有关食管癌的防治思路。杨贵说:"目前林县有三不通,其中路和水我们都快解决了,只有食管还不通,你们有什么妙方,我们一定照办。"

杨贵把这件事列为他工作的重点，虽然去了安阳工作，但与孙燕的交流并没有中断，一有空就到林县山区了解民情，探视现状，然后回到医疗队与孙燕交谈。杨贵把医疗队看成是自己的一个"大课堂"。为了能多向孙燕学习食管癌综合防治的办法，就连自己生病了，都舍不得把时间浪费在市里的医院中，专程跑到医疗队，找孙燕他们"看病"。借此机会把一路观察到的情况，脑子里想到的问题，与好友孙燕相谈。

共同的事业和目标，把两个人紧紧地连在了一起。谈起与孙燕的友情，"患难真情、生死之交"这八个字，50多年来一直深深地印刻在杨贵的心里。

杨贵说："人之有德于我，不可忘也"。

杨贵说："受惠于人，则要铭记不忘"。

当时有件趣事总在他们相聚时当作苦涩的笑话被谈起。事情发生在1966年孙燕和医疗队来到林县时，对于突然降临的"文化大革命"，在所有人还没弄清是怎么回事儿的时候，就都被卷了进去。

那一天，杨贵因为发热住进县医院。红卫兵要揪"走资派"杨贵，在市政府没找到，来到家里也没人，一打听，知道了杨贵的去向，在林县医院。"革命行动要快"，于是，十几个红卫兵戴着"红箍"，风风火火地赶往林县医院。

"杨贵！杨贵！杨贵出来！"还没到门口，群情激昂的红卫兵的喊叫声就传进了院子里，传到了孙燕和医疗队员们的耳中。

"不好！不好！杨书记要被揪走！"出门一看从远处而来的红卫兵的架势，果真如此。

来不及多想，孙燕赶忙把杨贵从医院病房拉进旁院自己的宿舍里，"你先在我这儿住下，别出声！"孙燕轻轻地对杨贵说。两双手紧紧地握在一起，孙燕用信任的目光向杨贵点了点头，然后，把门轻轻地关好。

孙燕刚刚返回病房，就看见闯进院子里的红卫兵们径直向病房奔来。

"杨贵呢？杨贵在吗？"冲进病房里的红卫兵，没发现杨贵的踪迹，迫不及待地质问孙燕他们。

"杨书记不在。"孙燕面对有些起急的红卫兵，平静地回答。

"我们都听说杨贵来这儿了，怎么会不见人呢？"显然，他们不满意孙燕的回答。

"杨书记是来过这儿……"没等孙燕把话说完，红卫兵像看到了希望一样，打断了孙燕的话。

"人在哪儿？赶快交出来！"红卫兵立即向孙燕他们命令道。

"杨书记是来看病的，已经走了半个多小时了。"孙燕和和气气地对红卫兵讲。

红卫兵们又环视了一下房间，屋内真没有杨贵，也没有藏人的地儿，医疗队回答的又"合情合理"，对于中央派来的医疗队，他们也不敢无礼只好无功而返了。

扑了一空的红卫兵走远了，孙燕就让杨贵在宿舍里接受治疗，直到痊愈才回到林县的家中。

在危难之中孙燕和杨贵建立起来的"战友情"被双方珍藏在心中，惺惺相惜、相互往来、肝胆相照一直保持至今。两人相见，每次回忆起当年的事儿，以及各自在"文化大革命"中的经历，无不感慨万千。

医疗队在林县做了很多工作，也与当地老乡和干部建立了深厚的友谊。在以后的日子里，林县人来到北京，尤其是需要帮忙安排看病也常常来找孙燕他们。1969 年日坛医院派出了谷铣之、李铭新、杨简等教授在林县姚村工作，1970 年派出 40 余人的研究队伍开始全方位对流行病的病因、筛查、早期诊断和治疗进行研究。林县医疗队每年轮换至今，使得林县食管癌的病因基本被明确，发病率、死亡率均已下降。现场研究多次获奖并被 WHO 确定为"在基层开展癌症防治的典范"。

孙燕《林县纪事》三篇

初识杨贵

来到林县的第二天,林县的杨贵书记就在县委大院接待我们。那时他还不到 30 岁,但因为带领林县人民修红旗渠已经很有名了,他中等个头,说话特别果断,为人和蔼,没有什么大干部架子,给我们留下了很深的印象。他除了欢迎我们来到林县以外,还提出请我们搞清食管癌发病的主要原因。"你们怎么说我们就怎么做,要路通、水通我们都能办到,就是要食管通得靠你们。"虽然不久他就被调任到安阳任地委副书记了,但由于家仍在林县且他夫人有病,4 月份参加红旗渠总干渠通水又见面了。后来又由于一段特殊的缘分,我至今和他很熟。

"文化大革命"初期,大家对这场运动都不理解。对安阳红卫兵揪杨贵当然更为反感。其实,那时包括杨贵在内谁也不明白是为了什么,不知是否发生了什么。正好安阳四清队长共青团中央的王伟书记也常常找我看病,王伟肝功能很不好,我们决定送他去北京治疗。在送他的路上,我问王伟:"为什么连杨贵这样的好干部也要揪?"王书记是个十分谨慎的人,他很爱护我,嘱咐我千万不要介入。不久,杨贵因发热来看病,我们就把他收入县医院,安阳的红卫兵知道以后,要揪他到安阳。实在无奈,我们就把他转到北京医生居住的东院宿舍,暂时避过了一次冲击。当然,后来他和其他干部一样回到安阳接受了批判和以后的批斗。多年以后我和杨贵说到此事,他仍然记得,他也有些后怕,并对未牵连我们而感到欣慰。

红旗渠总干渠通水

1966 年 4 月,我们在林县正好赶上红旗渠总干渠通水。早早我们就来到举行通水典礼的地方等候。各地前来祝贺的人群和当地人民足有五六千人,热闹非凡。那时林县刚刚变暖,大家都敲锣打鼓穿上最好的衣裳来参加这一盛会,真是喜气洋洋。医疗队派出队长哈大夫到主席台就座,我们都戏称他成了大人物。由于那时没有像样的音响设备,而且时隔39年,会上说了什么都记不清了。但林县人民那份喜庆感染了我们,回来后我们吃了粉条炖鸡表示庆贺。

以前林县缺水的故事大家已经知道很多了,最令人心酸的是那位在年关接公公远道挑来一桶水,因跌倒把水洒在路上而上吊的新娘。那时,我们每天的第一项工作就是打水,我们住的任村卫生院旁边有一口几十米的深井,需要用很长的大绳和辘轳才能打上水来。往往是五、六人一同操作才能完成一天的打水任务。我们的队员中多数是第一次下乡,开始还觉很新鲜,后来就渐渐知道这是一份辛苦的差事,但我们聚在一起的时候,总是笑话很多,至今在记忆中留下的都是欢乐。每天无论天气如何,大家都争取打水的工作从无间断。当地的一位护士马玉梅一天只用一大杯水,所以大家洗漱都尽量节省,很少洗澡。后来红旗渠通水后,可以从渠里引水到村里,这一口深井就废弃了。1973年我再到林县是重访任村卫生院时,那井已经没有了。如果这口百年深井可以留到今天作为一件给后人参观的古迹,说明林县缺水的物证那该多好。

夜宿马跑泉

我们在任村的名声越来越大,给当地百姓出诊的次数也逐渐频繁。从河北的赵县到山西的平顺都有医疗队的足迹。其实,只要渡过漳河就到了赵县,翻过太行山就是平顺,当时并不觉得很远,多数时候是搭便车去的,也有时竟是徒步来回的。卫生院自行车不多,骑车巡回医疗是比较奢侈的事情。

最让我难忘的一次是三省交界的地方来电话说有急诊要求救治,队长派我和魏林法趁天还亮着尽快出诊。我骑上自行车很快找到仍在大队里工作的魏大夫,我们一同沿着漳河往半山赶路。一路的辛苦就不必细说了,有时根本不能骑车我们只好推着车前进,40里的山路走到半路天就黑了。幸好那天月光很好,上山的路有只有一条。我们到达的时候已经是晚上八点了。患者是一位50多岁的老汉,可能是胆囊炎急性发作,经我们处理了一番就缓解了。一家人看患者病情平稳都十分感谢,吃过晚饭以后,我们又趁着月光到邻居家里看了两位患者。因为很累,小魏说都快休克了,就很快入睡了。第二天清晨起来,我们才注意到住的房后就是当地著名的马跑泉,在屋子里可以听到细细的流泉声音。天刚刚亮,夜雾还没有完全散去,石砌的长方形水槽清可见底,缓缓的流水通向街旁的小渠再流向人家。小村只有几户人家,似乎还都在梦乡。我们两人静静地细读泉旁清代留下的石碑,字迹已经有些模糊,但仍然可以知道这是古代一位将军带领兵马到此,人马饥渴,无意中挖出此泉。在严重缺水的太行山上竟有如此清凉的泉水,本身就是童话般的奇迹。我们当时就约定如果有机会书写林县的故事,一定不忘写夜宿马跑泉这一章。往事依旧,我再也没有机会重访马跑泉,当年的小魏已经在南京退休。据我所知,马跑泉是漳河上游的一个小支流,流入漳河。其实,林县周围泉水不少,像不远的辉县就以百泉闻名,这也说明这一带本是中华民族繁衍生息的地方,本来并不缺水,只是由于人类过度砍伐树林和使用土地才使得那里如此缺水。杨贵带领人马把林县的历史翻开新的一页,后代需要更加珍惜这有水的幸福。

载《CSCO 通讯》,2005 年第 8 期

五、"文化大革命"经受考验

1966 年 5 月,"文化大革命"开始时孙燕正好在林县医疗队,不久风声越来越紧,由于对运动不了解,总觉与自己的关系不大,到了 7 月获悉运动已经热火朝天,甚至工作都停了一部分。7 月中旬,先是队长王建章被召回,7 月底孙燕也被召回。那时,谁也不知道为什么。孙燕回京当天,卫生院二十多人到卫生院对面的汽车站欢送他。从医院过来修机器的李师傅和孙燕一同从安阳乘火车回北京,路上李师傅

告诉孙燕有人贴他的大字报。到家以后，爱人才告诉他协和医院已经有很多人被贴了大字报，揭发院领导和教授们。让孙燕吃惊又痛心的是他原来在协和医院的老主任许英魁已经跳楼自杀。

第二天来到医院上班，孙燕看到医院还很平静。到了办公室见到正在工作的王建章，告诉他让他回来是来受教育的，除了正常上班以外还要到地下室看看大字报。后来在路上见到李冰，她很平静地说："又搞运动了，你我都好好改造吧！"到了吴院长办公室看望，吴院长告诉他各种大字报有很多，不要害怕，并用英文说了"That is not our business（那不是咱们的事情）"，让孙燕好好工作充实自己，照顾患者。到了地下室一看，两个房子里贴满了大字报，主要是批判李冰的，其中也有数张写孙燕走白专道路、拿患者做临床药物试验，李冰重用前"右派"孙燕以及孙燕狗岳父是美国特务等大字报。回到内科办公室正好遇到他的学生叶祝三，叶祝三马上向孙燕表示歉意，说"孙燕领他走白专道路"的言辞实在是出于无奈，希望他能谅解。到了病房多数护士向他问候表示欢迎回来工作，只有少数护士比较严肃，显然是怕受到什么牵连。

不久，运动中心又变成批判工作组，这样孙燕可以在病房安心工作了。但到了1966年底情况进一步恶化，红卫兵到北京串联，医院管理也非常混乱。1967年受"上海风暴"的影响全国各地开始夺权，医院也分为两大派：一派是紧跟协和医科大学"红旗"以青年医护人员为主的造反派，他们只有五六十人，但能量很大；另外一派就是几个造反组织联合的保守派。其实说白了造反派拥戴的是纪主任；保守派就是保李冰书记。在这几年中，经过老师和朋友们的帮助、指点，孙燕一下子头脑变得十分清醒，终于开始用自己的头脑思考、判断问题，提前有了孔夫子"四十而不惑"的感觉，从无奈、惶恐中走出来。冷静地思考现实和自己该做什么和能做什么，这些对孙燕来说，具有重要的历史意义，指导他下半生如何思考，如何面对生活中的难题。每次和孙燕谈到在最困惑的时候，他总是对恩师和朋友们的帮助和点拨心怀感激:"我自幼无论什么都要听从父母、老师和领导的话,也就丢失了'自我',没有判断是非和解决生活中遇到的难题的能力。在那几年,我在这方面有了很大进步,除了阅读了司马迁《史记》和很多历史书籍,还特别篆刻了一块闲章'悟其必然,借以自勉'"。

因此,他比较平安地度过了那些十分艰难的岁月。那时,他住在西堂子胡同协和医院宿舍,同事们只要不值班下班就骑车回家,很少有人到图书馆看书,孙燕成了院里为数不多光顾图书馆的人之一。

1967年医院秩序已经很糟了,大字报先是在地下室,后来贴到二楼的食堂,进一步就有些贴到了院子里。住院患者都可以看到,影响他们的情绪和治疗。后来来了第一批军宣队总算有些控制,但军宣队显然是鼓动造反的。日坛医院也开始有了"牛棚",开始让"牛鬼蛇神"住在地下室,而且造反派也占据了地下室作为办公室。三分之一的人都去脱产"干革命"了,孙燕属于"抓生产"的队伍承担医院的诊疗工作。那时,孙燕在病房带着两位护士(所谓"医护结合"让护士也当医生)照顾大约20位患者,所以常常需要加班。有时夜里值医护班,第二天上午还要带护士查房处理患者。

1968年开始孙燕和哈献文医师共同在护士长领导下负责门诊的一切工作,包括每周日上午的门诊。其实,那反而成了他们的避难所,每周四下午他们一同关上门在门诊手术室做小手术,仿佛又回到正常的年月。

那年春天,日坛医院派人去怀柔渤海所支援春耕。除了一般的医护人员,另一半是当时被勒令劳动的"牛鬼蛇神"。孙燕与队医和队长、领队住在一个炕上,因为还要给老乡看病,到附近的沙峪公社卫生院会诊,实际上没有劳动过几次。那年初冬革委会成立,渤海所老乡敲锣打鼓来庆贺。孙燕本无资格参加接待,但老乡说只认识孙大夫,造反派只好把孙燕从门诊叫去和他们见面参加晚上的接待。

1969年,第二批军代表一行二人来到医院。其中,领队的是曾经在抗美援朝时做过吴桓兴院长的保卫人员。医科院的军代表领队也和吴院长认识,这令两位老院长的处境有些改善。但不久各地开展落实毛泽东 1965 年"六二六指示",开始下放城市医务人员到农村去。那时的口号是:"学习天津经验真正贯彻'六二六指示'就要把各科业务骨干放下去"。事实上,是军代表和两派协商决定下放人员。孙燕当时响应号召积极报名,1969 年 12 月准备 1 个月后和胸外科张大为、腹部外科于宏迢、诊断科姜兆侯四家下放甘肃定西安家落户。全家都十分兴奋,因为那时人心惶惶不知下放到哪里,能到甘肃地区医院就算很好了。

在那个年代大家都比较清贫,虽然没有什么家饰,但日常应用的床柜、衣物、火炉和其他生活用具、书籍等总得打箱托运,所以也相当吃力。还得买一些西北短缺的物品,比如固体酱油、手纸等。这段时间发生了令孙燕终生难忘的两件事:一是老师和朋友们送来的一些御寒的毛衣,冒着严寒送来北京的香肠等食品;二是三位已经痊愈的淋巴瘤患者冒着寒风送来一个大木箱。

1969 年 12 月,"文化大革命"已经开始三年半了,身处逆境的孙燕一心一意为患者治病,他的医德、医术受到了患者和家属的爱戴,这是他当时心中唯一的幸福感和生存的意义,此时孙燕接到全家去甘肃定西安家落户的指令。

第二天上班,一位经孙燕治疗后已出院的淋巴瘤患者张工程师来医院找孙燕例行检查。在给患者进行详细检查后,孙燕欣喜地告诉他恢复得很好,并认真地叮嘱注意事项。看完病后,满心欢喜的患者在准备离开时问孙燕:"孙大夫,我什么时候再来找您复查。"

听到患者的问话,孙燕稍微迟疑了片刻,有些愧疚地说:"下次看病你找别的大夫吧,我不能给你看了。"

听到孙大夫的话,患者以为自己听错了,不会吧? "我不能给你看了"这是什么意思呀? 难道自己的病没救了吗? 患者当时心里咯噔了一下,又一想不对呀! 孙大夫一直给我治疗得不错呀。刚才还满心欢喜的患者就像坐了过山车一样,心情一下从热点降到了冰点,一时不知所措忙问:"孙大夫,您不管我了吗?"

望着患者恳求而又焦急的目光,孙燕赶忙抚摸着患者的双肩安慰他:"你的病治疗和恢复得都很好。"患者不解地说:"那为什么您不给我看了呢?"孙燕这时只好把自己全家将要去定西安家落户,离开北京这件事告诉了患者。

听到这个消息,望着自己眼前的救命恩人,患者心想:这一走很可能今后这一辈子都不能相见,不能当面感谢了。

离开医院后,这位患者没有马上回家,去找了两位患淋巴瘤的病友,一位是痊愈多年的女教师夏老师,另一位是北京木材厂的老工人童师傅。当他把孙大夫全家要到甘肃定西安家落户的消息告诉他们后,三人感叹之后开始合计着怎样送别自己的救命恩人,感恩是做人最起码的良知。

"咱们送孙大夫一只木箱吧,他们走时用得着。"童师傅提议。当时老百姓的生活都很穷,全家人能吃饱就是最满足的了,家家都没有多余的东西。达成共识后,得先找木料,于是三位病友分别回家去找,凑到一起后材料不够,三人又分头到公园去捡或跟邻居借。

木箱一天就做好了,他们打听到孙大夫家的住址,晚上从大山子蹬着三轮车来到孙大夫的家,轻轻地敲开房门,见到三位患者的孙燕一惊:"你们怎么来了!"望着孙大夫,他们有些哽咽地说:"孙大夫,我们三个人给您做了一只箱子,这是我们的一片心意。请收下。"说完,三个人转身从三轮车上把木箱搬进了屋。

眼前发生的一切令孙燕有些不知所措,心里暗暗地想:"我这样的人有些人躲避还来不及呢,谁敢惹火烧身呢?"这时剩下的只有感动了。

放下木箱后,三人齐刷刷地站在孙大夫面前深深地鞠了一躬,"孙大夫保重,全家都平平安安地,别让我们担心。"朴实的话语,真挚的感情,亲人般的温暖,逆境中的人情,北京人的古道热肠……面对此景,孙燕的热泪夺眶而出。

夜幕下，三位患者蹬上三轮车告别了孙燕，站在门前望着他们的背影，孙燕深深地向他们鞠了一躬。"谢谢，你们送来的不是一只普通的箱子，这是你们送给我克服困难的精神动力，是赋予我前行的力量。"孙燕仰望着天空，向天发誓……

多年后孙燕在接受访谈时说："我永远不会忘记，1970年一个寒冷的冬日，三位我曾经治疗过的老患者，蹬着平板车，送来他们用从自己家里和四处拣来的木板拼凑在一起订起来的一个大木箱子，帮助我们托运杂物。说起此事，至今我仍非常感动。患者的真情和挚爱是我身处逆境、战胜困难、不断前进的动力。"

肿瘤内科事业所取得的一些成绩明明是对临床肿瘤学的新贡献，反而却成了吴桓兴院长、李冰书记"搞高精尖走资本主义道路"的罪状，孙燕和另几位内科医生也被打成了走"白专道路"的典型，再加上"摘帽右派"的身份，迎接孙燕的将是什么呢？

在那些年里，他真正体会到医生的神圣职责是治病救人。他反复读我国的医学典籍唐代孙思邈《千金要方》中的《大医精诚论》："凡大医治病，必先安神定志，无欲无求，先发大慈恻隐之心，誓愿普救含灵之苦。若有疾厄求救者，无问其富贵贫贱，长幼妍媸，怨亲善友，华夷愚智，普同一等，皆如至亲之想。亦不得瞻前顾后，自虑吉凶，护惜身命"。孙燕自己也安心当一个不配"抓革命"只配"促生产"的医生，并力所能及地协助吴、李两位院长救治了很多受迫害的患者，不断充实自己，提高服务质量和水平。

他除了年轻不够权威，在这一阶段也受到很多患者和工人的保护，没有受到进牛棚、批斗、抄家等冲击，平安地以"六二六战士"的身份到甘肃定西安家落户去了。

第 五 章

落户定西造就名医

"文革"中一个机会使他成为一名光荣的"六二六战士"

带领全家在"苦瘠甲于天下"的定西安家落户

两年多定西岁月，他们不但经受了考验

而且通过努力造就了他的传奇，成为"定西名医"

他第二故乡的人民迄今不忘他的奉献，在博物馆中为他树立一座铜像

1965年6月26日，毛泽东为解决广大农村一无医、二无药的现状，发出了"把医疗卫生工作的重点放到农村去"的伟大指示。随后，原卫生部组织选派15万名医务工作者去边疆、农村和牧区开展医疗服务，人们称为"六二六医疗队"，光甘肃就有6000多人。对边远地区的医药卫生事业作出了不可磨灭的贡献。

日坛医院革委会经过协商，决定选派孙燕、余宏迢、张大为、姜兆侯四家作为"六二六战士"到定西。孙、张两家各有两个孩子，余、姜两家都只有一个孩子，一共14口离开北京共赴定西安家落户。

虽然从1959年9月孙燕已经摘去"右派"帽子，可在心里最让他难受和内疚的是因为他一个人牵连了一家人。儿子孙波才13岁，女儿孙萍只有8岁，这牵涉孩子今后的学业和前途，还有总在为自己提心吊胆的妻子，心里更觉得对不住她。孙燕又想到了在天津年迈的父母，作为儿子不能尽孝，原本令全家感到骄傲的儿子，如今成了打入另册的"罪人"，并举家迁到了甘肃……

身为"摘帽右派分子"，在"文化大革命"中又是走白专道路的典型，顺从分配是唯一选择。当然，在那个年代谁也没有选择的权力，能到甘肃定西地区医院已经是比较理想了。离开北京，带着妻子、孩子举家到甘肃定西安家落户，还好有一个光荣的头衔"北京六二六医疗队"成员，孙燕一家人又将面对一次新的生命历程。离开北京前全家要注销户口，那时他们的家在东城区西堂子胡同。妻子办完户口还帮孩子办了转学手续。这样，全家就要离开久居的北京了，心情有些酸

楚。只有还不懂事的女儿高兴地给老师和同学们写下"孙萍一家到大西北安家落户",表示她的决心和向往。

一、定西安家落户

定西位于甘肃省中部,通称"陇中",属黄土高原丘陵沟壑区,山大沟深,干旱少雨,植被稀少,土地贫瘠,农业基础条件相当差,人地矛盾十分突出,自古以来吃粮问题始终困扰着当地人民。清陕甘总督左宗棠曾上书清廷,称陇中苦瘠甲于天下。中国把甘肃的河西、定西和宁夏的西海固统称为西部的"三西",不但是中国最穷的地区,也被国际金融组织评为世界级贫困区域,"三西"地区直到现在仍然是远近闻名的贫困地区,特别缺水。1970 年定西地区辖定西、临洮、陇西、通渭、渭源、靖远、会宁 7 县,统一由定西地区革委会领导。

孙燕他们到达定西时城里居民 4 万左右,已经有商场、电影院和剧场,也有三四家国营的工厂。2003 年经国务院批准改为定西市。

1970 年 1 月 10 日数九寒天,冷风刺骨,天气预报称将有小到中雪降临北京,雪没有如期到来,老天总是阴沉着脸不肯把仅有的这一丝的恩赐撒向大地,风雨送春归,飞雪迎春到,苍天也在无情地割裂着人们对春天的期盼。

在阴沉沉的天空笼罩下,孙燕他们的命运就像这天气一样是灰暗的,原本进展顺利并卓有成效刚刚起步的肿瘤内科事业,被突如其来的"文化大革命"无情地粉碎了。

离开医院时全院领导和同事们在院子里举行了隆重的送别仪式。但多数老同事情绪是低沉的,有的忍不住抹泪。多年来无论日夜在一起工作,一旦离开而且是到遥远又陌生的甘肃定西。大家无法像领导要求的那样兴高采烈地欢送。孙燕他们告别了工作十年的日坛医院和一同战斗、一同度过难关的老同事,心中不禁想起了"今日离别,不知何日能再相会"的曲调。

就在那年寒冷的冬天,孙燕他们提着箱子,拿着御寒的衣物和路上需要的食品登上了北上甘肃定西的火车。火车缓缓地启动了,孙燕人生中一段悲壮而又精彩的人生医学传奇揭开了,火车的车轮此时和历史的车轮合并在了一起。坐在火车上,孙燕的心通过双眼望着窗外北京的一草一木,这里有他深情的记忆,一双未卜的眼神使孙燕思绪万千。

外面的风景被飞奔的列车一一甩在了身后,前面是什么呢?眼前是什么呢?对于遥远的定西有些茫然,他十分担心妻子和孩子能否适应那里的生活,他心存愧疚,都是自己连累了他们……凝视着窗外的孙燕把头转了过来,看着依偎在自己和妻子身旁的孩子,孩子只知道刚刚办理完退学手续,告别了同学和小伙伴离开了北京,将要到很远很远的地方陪父母去上班,那里的学校是什么样?那里的小伙伴和北京的一样吗?一切一切在他们心中都是陌生的,也是他们想知道的。

在他们心里只知道爸爸很忙,一早就去上班,很晚才回家吃饭,有时候很长时间才能见到爸爸,其实他们不知道在那一年半的时间里爸爸被打成"右派"下放到农村和造林队改造去了。他们想爸爸的时候就问妈妈,爸爸怎么老不回来?望着孩子渴望的眼神,妈妈告诉孩子,爸爸是大夫,给患者看病去了,得等患者好了才能回家。时间一长,在孙波和孙萍幼小的心灵里埋一粒种子:爸爸是救人的。

火车越往西开,地势越高天气也越冷,夜幕降临,车外的空中没有悬挂的弯月,也看不到眨眼的星星,只有车厢里微弱的灯光陪伴着旅客,听到的只有奔走在荒原上传来像催眠曲一样有节奏的车轮声,两个孩子此时趴在小桌子上已经进入了梦乡。看到孩子睡了,孙燕起身从行李架上取下了随身带的包裹,拿出杨大望老师夫妇专门送来的新毛衣轻轻地盖在孩子身上。就在准备转身把放食物的草篮放回行李架时,孙燕收回了自己的双手,心里猛然颤动了一下,双眼顿时湿润了,这是多么大的一份情呀!看着患者贾淑琴送的已经加好肉的烧饼和水果,以及多年老友张嘉庆冒着寒风送来的点心和香肠,不能不令孙燕动容。老师、朋友和老患者的情谊是他克服困难前行的力量。"为了你们我也不能自弃。"孙燕仰望着天空,向天发誓……

"把篮子放回去。"妻子的一句话打断了孙燕的回忆。孙燕的妻子崔梅芳,是她在燕京大学就读时的同学,由于有海外关系,在"文革"时期是普通"逍遥派",况且她有把毕生精力献给中国的"华籍美人"父亲,身边还有一个"右派"的丈夫。所以未经申请就被批准为"光荣的六二六战士"到西北安家落户来了。

列车继续向前行驶,离定西越来越近,两个孩子醒了,望着谈话中的父母,透过车窗,知道定西就要到了。经过两天一夜的长途跋涉终于在 1 月 12 日傍晚火车缓缓地停靠在了定西火车站,孙燕等四家大小 14 位扛着行李,下了火车。当孙燕的双脚第一次踏上被称为"苦瘠甲于天下"的定西土地的刹那间,抬头望了眼天空,又环视了一下四周,心里暗暗地说:"定西,我们来了!"

在车站,他们受到当地卫生局和医院领导的热情欢迎,吃过简单的晚饭以后就各自被送到临时安排的住处安歇。孙、余两家被临时安排到东街宿舍,那是一处普通的民家院落,已经比较破落了。孙燕一家住的是一间大房,事前已经安排木制的通铺,四个人可以住下。隔壁一间是厨房,厕所则是在院子里公用。那晚天特别冷,把所有的铺盖都用上了大家才得以入睡。第二天醒来,一看院子很大,孩子们穿戴整齐好奇地到门口街上的串井去打水,因为天冷井边冻了很厚的冰。但孩子们都很兴奋,争着把水缸打满。

因为新年刚过,很多人都在准备过春节,医院让他们休息三天安排生活。定西属于陇中高原,海拔 1 900~2 000 米,氧含量大约是北京的 95%,在平静状态并没有什么感觉,如果骑自行车就觉得费力气了,还有就是蒸馒头、米饭时间要长,不然就会有些夹生。除了孙燕家,其他三家在北京都是住楼房,最大的困难是不会用煤炉生火。孙燕用了一天时间替其他三家用泥搪好火炉,并教会他们三家生火,这才算能够开始在定西生活了。

1970年新年与春节相差不久,三天以后上班时已经临近小年了。孩子们仍在假期,所以都比较自由地到各处熟悉环境。几个比较大的孩子还踏雪去登西边的西苑山。

第二天正逢赶集,孙燕一家到街上看着西部农村的集市样样都十分新奇。老乡们说着浓重的定西话,由于和陕西话、河南话比较接近,所以仔细听能听懂。那时定西外来的人很多,主要是从河南、陕西、新疆逃难或来做生意的,也有部分从上海分配来的知青。但从北京来的人还不多,所以听到他们几位说着比较标准的北京话都很亲切。那时定西全城人口不多,所以很快大家都知道来了北京医疗队。

为了满足孩子们的要求,孙燕花1.5元买了两只快生蛋的莱行鸡,分别定名为一号、二号。这两只鸡一直陪伴了他们一年多,就像他们的家庭成员一样,有时还跟着孙燕和崔梅芳到病房。孙萍负责喂鸡,她下午放学回家一进院子它们就飞快去欢迎她,大人也就知道是女儿回来了。这两只鸡为他们一家的生活作了极大贡献,后来两只鸡相继死去,都被隆重地埋葬在医院的麦田里。

不久,春节过后大家都安心投入到了工作中,孩子们也开学了,定西生活正式开始了。

1970年春天北京轰轰烈烈开展了清查"五一六"运动,他们当中最年轻的姜兆侯医生由于参加过造反派,于2月被医院从北京派来的两位同事带回。孙燕送他到火车站,并嘱咐他好好对待群众的意见,早日回来。但从此他一直留在北京长达两年多,直到1972年余宏迢、张大为、孙燕回

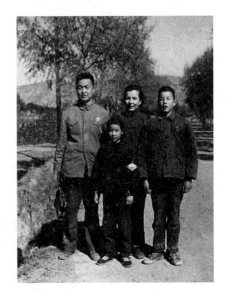

孙燕一家在定西(1970年)

到北京时他也没有回到定西。留下的几家人对小姜妻儿十分同情，尽可能在生活工作上给予照顾，但也很无奈。

二、进入科室工作

定西地区医院和县医院合并以后共有职工200多人。临床科室分为内儿科、外科、妇科、耳鼻喉科和中医科；辅助科室有放射诊断科、化验室和药房。没有护理部，护士也都由科室管理。按原来的专业，孙燕被分配到内儿科，张大为和余宏迢被分配到外科，姜兆侯被分配到放射科。对于四位家属，当地领导认为她们学历高，所以崔梅芳被分配到内儿科，臧美萍被分配到外科做医生；张克利被分配到医务处，小赵被分配到药房，大家都很快进入角色开始了工作。中医科实际就有一位老中医，所以其他医生也都开中药和中成药给患者。定西老乡还比较喜欢中医，孙燕因为学过中医也成了半个中医。

他们来到科里受到了大家的热烈欢迎，那时定西地区医院与县医院刚刚合并，科里除了三位兰州医学院毕业的医生以外，其他都是兰州医士学校毕业的医士，只有一位是从福建分配来的。由于地处西部再加上"文革"，缺乏与东部大城市交流，他们的临床经验虽然比较丰富，但对外边的情况和进展知之甚少，所以北京大医院来的医生都被给予了很大的希望。

那时整个甘肃都没有胸外科，而张大为是一位曾经在协和医院、阜外医院、日坛医院三个医院工作过的有丰富经验的胸外科医生，所以，不但在定西，有时还会到兰州会诊协助手术；余宏迢是一位在协和医院、日坛医院工作过的，比较成熟的腹外科医生；孙燕毕业于协和医学院，曾在协和医院、日坛医院工作，工作经验也很丰富，所以在他们的协助下成功抢救了很多过去无法救治的急诊和重症患者。

此前,多数定西地区医院的同事们得知将要从北京来几位医生,专门从事肿瘤疾病的内、外科治疗都有些不理解,甚至抱有怀疑的态度。对他们众说纷纭,褒贬不一。专科看肿瘤的医生来到这里有用吗?他们的专长在定西恐怕没什么用武之地。

当然,对于这些议论和看法孙燕他们是不知道,彻底消除和打破这种怀疑与看法,只有通过实践来检验。不久,令他们做梦都想不到的一个医学奇迹活生生的发生在他们眼前,医院上下不只对孙燕他们刮目相看,而且是肃然起敬。不仅医生们给予赞誉,患者家属更是十分敬畏,北京来的"三条汉子"很快在当地成了名人。孙燕与患者之间的一段传奇佳话在当地广为传颂,一直流传至今。我们会在以后的章节中专门介绍。从此以后,孙燕他们在医院的业务也顺利地开展起来,最重要的是能和当地医生互相合作,互相学习。

那时定西中毒的患者很多,孙燕凭着在协和医院急症室一年的培训经验可以处理一般的急诊,但对于当地的中毒患者却没有足够的经验。由于山地盛产苦杏仁,当地人会用水浸泡苦杏仁后脱毒拿到集市上卖。但在浸泡过程中常常会被孩子们误食而引起中毒,如果患者来得及时,洗胃后用亚甲蓝输注能得到解救。令孙燕至今难忘的是从远处山区送来的一位12岁的姑娘,父母下地时嘱咐她一定要照看好两个弟弟千万不要吃盆里泡着的苦杏仁。但由于饥饿,女孩自己竟然吃了两大把,送到医院时已经没有了呼吸,经过插管保持呼吸但很快心跳又停止了,经过抢救最终没有救活。迄今为止这件事成为孙燕他们在定

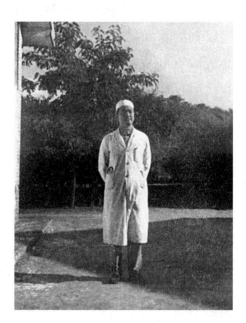

孙燕在定西地区医院(1970年)

西的一大遗憾。这让他体会到贫困和灾难永远是连在一起的。那时医院还没有心脏电起搏机，后来建议医院添置了设备。此后，孙燕和当地同事成功抢救了很多这样的患者，还抢救了农药中毒、含砷中药和卤水等中毒的患者以及其他城市里少见的重症疾病，丰富了临床经验。

上班不久，内儿科的金大夫调到兰州，把心电图室的工作又交给了孙燕。他虽然学过但并没有全面掌握，只好仔细看书，学习图谱边学边干。

三、难忘的 1971 年

进入 1971 年他们已经在定西扎下根，互相支持完成各自的工作，患难与共，同舟共济的情感也不断加深。一次来了位颅脑外伤的急诊患者，张大为和孙燕虽然都在神经外科实习过，孙燕又曾经干过神经内科并在急诊室工作能比较准确地定位，但都没有实际处理过这样的患者。只好三位都上手术，由张大为主刀，三人边讨论边处理。患者居然度过了手术和术后脑水肿的难关，活了下来。从此，"北京三条汉子"的名声越来越大。当然，最能让他们发挥作用的还是肿瘤患者，那时有些经他们治疗的乳腺癌、淋巴瘤患者至今还健在，并成了老朋友。

1971 年初根据国务院的指示，孙燕带队到距离定西 40 多里的巉口公社试点防治气管炎。大部分队员住在公社卫生院，还有一部分定西护校的老师住在老乡家。去时卫生局配备了一台 24 毫安的 X 线机和一台柴油发电机，并秘密告诉孙燕要教会一名当地的医生使用，将来就留给他们了。那时巉口还没有通电，用 X 线机时要先发电，起初还比较顺利，后来柴油机经常出问题他们不得不求助附近林场的一位技术员。巉口是一个定西去兰州必经的小镇，镇上只有一二百人，知识分子很少，所以除了林场的技术员，连附近修路道班的工程师也常来卫生院看病聊天，他们慢慢成了朋友。

医疗队的任务主要是调查气管炎的发病率和收集、研究民间的治疗方法，借此希望能找出特效的方剂。当地盛产黄芪、杏仁，多数都是用包含这些中药的处方治疗。当他们深入老乡家里时最深的体会是贫困，吃不起药，只好拖到呼吸困难才来治疗。医疗队请来患者免费给他们透视拍片，结果发现很多肺心病和肺炎患者。给予治疗后都有明显好转，所以来就诊的患者越来越多，带来的药品很快就用完了。医疗队只好向卫生局求救，但由于经费不足，每人只能给三天的药。

那时，省里经常在兰州召开防治气管炎的经验交流会，孙燕和原在北京医院工作的老学长赵夷年、原在友谊医院工作的王宝恩在兰州再相见分外亲切，也借此机会请教一些常见和少见中毒的处理方法。有一次开会正好遇到北京到河西走廊的医疗队路过兰州，卫生厅组织省里卫生工作者送行，孙燕见到日坛医院的余子豪等同志和地坛医院的老师崔振宇分外高兴。

到了1971年后半年，防治气管炎的任务结束了。孙燕那位的高徒也完全学会了透视和拍片。他其实是兰州医学院的毕业生，因为出身问题被分配到卫生院，后来当了卫生院院长，但听说改革开放后就离开了，到一个县医院成了诊断专家。秋天省里筹备开展肿瘤防治工作，张大为、余宏迢、孙燕首先被派去调查兰州和沿黄河以下区域肿瘤的发生情况。

四、定西名医

中华人民共和国成立后到1970年，甘肃农村经济仍然落后，物资匮乏，社会生产力水平低，人民生活异常困难，医疗卫生状况仍是满目疮痍,苦不堪言。"百病缠身尸骨多,哭干眼泪无医药"的谚语真实反映了当地甘肃农村缺医少药的状况。

至今,当地的医生每每说起孙燕无不感叹:"如此难以言状的生存环境并没有吓倒从首都北京来的医生,反而从他们博学多才,高明的医术,严谨的工作作风,高尚的医德中受到教育,发生在他们身上的许多动人事迹至今还铭记在定西人民心中。"孙燕与患者之间的一段传奇佳话在当地被广为传颂,一直流传到今天。

苟耀华是定西县城关镇的干部,人到中年有了三个女儿以后才喜得贵子。这可是苟家的独苗男丁,苟家的香火在这辈上终于续上了,全家人别提多高兴了。苟耀华夫妇乐得嘴都合不拢了,抱着孩子连说:"祖上有德,不让我苟家断后。"然而,天有不测风云,就在全家人还沉浸在无比喜悦之中的时候,刚刚过完满月的孩子病了,一场令苟家万万不能接受的灾难降临了。

一天接近傍晚时,"不好了,孩子喘不上气了",母亲尖叫般地喊道,苟耀华闻听赶忙跑进屋,看到孩子心里顿时咯噔一下,心立刻提到了嗓子眼,说了声"不好!"抱起孩子就往医院跑。刚进医院大门,在寒冬腊月里已经满头大汗的苟耀华撕心裂肺般边跑边喊:"大夫,救救我儿子,快救救我儿子!"儿科医生听闻马上对孩子进行抢救,但看到孩子的病情时都傻了眼,纷纷摇着头。孩子得的是重症肺炎,呼吸已经衰竭,生命垂危,眼看孩子就要没气了,孩子被抢救回来的希望很渺茫。

听到这样的结果,苟耀华这个西北汉子看着随时都可能会咽气的孩子,如同晴天霹雳,蹲在地上双手捂住脸失声痛哭:"苟家的独苗,我的儿呀!"无助的他反复哭喊着这两句话。

就在这时,一位程大夫提醒说:"要不把刚从北京来的孙大夫请过来试试看。"孙燕闻讯一路小跑地赶了过去,看了看孩子的病情,呼吸就要停止,心跳微弱,口唇发绀。由于当时设备条件比较差,没有呼吸机,孙燕立即对患者开展口对口呼吸,稍好以后用手进行人工呼吸,同时组织医生给孩子用上高剂量阿托品、抗生素、呼吸兴奋剂和强心药物。经过抢救,孩子有了点呼吸,但不久又停止了。孙燕接着再对孩子继续进行人工呼吸,经过一夜的抢救和观察,孩子终于恢复了自主呼吸,脸上也开始红润。

听到孩子已经不行的消息后,家人都赶到医院,全家人笼罩在恐慌之中。后来听说孩子被从北京新来的孙大夫给抢救了过来,虽然还不知道最终的结果,但不管怎样这可能是苟家最后的一线希望了。守候在门外的家人在焦急中默默地祈祷:"老天爷开开眼吧,保住我苟家的血脉吧!"天蒙蒙亮了,有些疲惫的孙燕从抢救室里走出来,脸上带着微笑,他把孩子抢救过来的喜讯告诉了在医院守候一夜的苟家人。

苟耀华简直不敢相信自己的耳朵,扑通一下跪倒在地连连给孙燕磕头,孙燕赶忙把他扶起。两行热泪像断了线的珠子往下流,感激和感恩的话一时不知从哪儿说起。"我的儿子一只脚已经进了鬼门关,是您把生还无望的孩子从鬼门关里给拉了回来,从死亡线上抢救了回来,您是我们苟家的恩人,大恩人呀!"说完,苟耀华和在医院守候的家人又要给孙燕磕头……

在接下来的治疗中,孙燕始终守护在孩子病床边观察孩子的病情变化,不断调整药物和剂量,一周后孩子终于康复出院了。喜讯传来,苟家上下欢腾一片,很快"北京新来的孙大夫有起死回生之术"的消息在百姓中不胫而走。孙燕能够成功抢救这样危重的孩子,是得益于在协和医院工作时曾经参加抢救过服用大剂量安眠药在颐和园自杀,到后半夜才被巡山的员工发现已经昏迷几小时的患者。对处理微循环和呼吸衰竭有一定知识。

孩子回家了,香火续上了,还没有彻底从恐慌中清醒过来的苟家人,无不感激涕零。这是多重的恩情啊!永世都不能忘。老人抱着孩子对家人动情地说:"我先前说的'祖上有德,不让我苟家断后',这话不对,应该是'北京的孙大夫有德,不让我苟家断后'。要让孙大夫对我苟家的恩德永远留在苟家的家谱中,我想从今天起给孩子改名,叫'敬燕'。今后我们的子孙一提到苟敬燕时,就会想到孙大夫的救命之恩,这是我们最大的感恩。"

不久,苟耀华两口子抱着孩子真诚地来到孙燕家,说明了来意后,抱着敬燕向孙燕深深地鞠了三个躬,孙燕和妻子眼见此景心中十分感动,赶忙抱过敬燕并在孩子的脸蛋儿上轻轻地亲了两下,在孙燕的怀里小敬燕一下乐出了声,逗得大家都笑了。这孩子跟孙大夫真是有缘啊!苟耀华这时突然冒出了一个大胆的想法,有些怯声和不好意思地对孙燕说:"孙大夫,我想让这孩子跟您认干亲,您看……"望着苟耀华两口子期盼的目光,孙燕高兴地接受了,忙对苟耀华说:"好,好,我在定西有亲戚啦!"一边是北京医学博士一家,一边是定西普通百姓一家,一段生命传奇为媒,把两家连在了一起,把两家人的心也连在了一起,从那时起,两家像亲戚一样走动,直到今天。一张孙萍抱着敬燕的照片,曾经刊登在很多报刊上。

四十多年过去了,如今的苟敬燕已经长成了中年汉子,因为他的传奇经历,在当地成为了小有名气的人,并早已成家立业过着幸福的生活。经过刻苦努力,敬燕成为一名画家,是中国书画协会的会员,并且有了自己的画室,他的孩子也已参加工作。

转年到了1971年的春天,医院收治了一位叫刘兰香的败血症患者,住院时病情比较严重,高热多日不退。刘兰香有两个孩子都还年幼,得了这个病可急死了丈夫梁受业老师。梁老师在定西二中教英语,是当地的名师。两口子的幸福生活刚刚开始不久,难道就要结束了吗?丈夫对家人哭诉:"老天对我不公呀!"

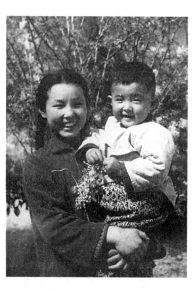

孙萍与敬燕(1972年)

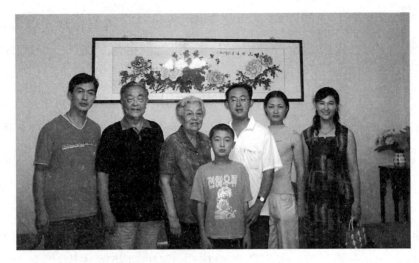

孙燕夫妇与敬燕全家（2004 年）

　　一切的希望只能依靠医院了。把媳妇送进医院后，丈夫寸步不离，他太珍惜与媳妇在一起的每一分每一秒的时光了。经过救治，病情还是在不断加重。丈夫暗想，看来凶多吉少。越不敢想、越怕的事偏偏就来了，刘兰香由于败血症发生栓塞，鼻子和双下肢已经变紫坏死，昏迷不醒，有多处脏器衰竭的危险，生命垂危，命悬一线，主管医生贵大夫向梁老师交代了病情，看来已经回天无术了。

　　听到这样的结果，家人仅存的一线希望破灭了，在绝望和悲痛中，家里人开始商量如何给刘兰香办理丧事，先让丈夫回家准备寿衣并马上拿来，在刘兰香没咽气之前给换上。在家人的一片抽泣声中，悲痛不已的丈夫给媳妇穿好了寿衣，看着躺在病床上昏迷不醒的媳妇，将与自己永世分离，心像刀割了一样，日子真的就这样完了吗？老天真是不公。

　　在场的医护人员看到此景也不禁潸然泪下，就在一片悲痛之中，主管医生突然想到孙燕，想起孙大夫救敬燕的事。对，请孙大夫过来看看，想到这里贵大夫立刻跑出病房找到孙燕，说明了患者的情况后，有些不好意思地对孙燕说："患者已经到这份儿才找你，千万别不高兴。"

"你这是什么话，赶快看看去！"一边说，孙燕一边拉着主管医生迅速来到刘兰香的病房。刚一进门，一眼看到穿着寿衣的患者，孙燕一下子惊呆了，有生以来这还是第二次给穿着寿衣的患者看病。孙燕详细询问完治疗经过和患者情况后，仔细地对患者进行了检查，猛然转过身对家属说："把寿衣脱掉！"听到孙燕的喊话，患者家属像丈二和尚，一时愣住了，"快把寿衣脱掉，听见没有。"

这时，家属中有人认出了孙燕，"是孙大夫！""是北京的孙大夫！""是救活苟敬燕的孙大夫！"猛然醒过神的家人赶忙把寿衣从刘兰香的身上脱下，孙燕的出现在家人已经绝望的心中重新点燃起了希望，他们用崇敬和企盼的眼神，望着在他们心中早已是传奇人物的孙大夫。

了解完病情后，孙燕迅速拿出了抢救方案，并立即组织抢救。经过大量抗生素、溶栓和支持治疗，患者奇迹般活了过来。"太神奇了，简直就是神仙下凡，真是个高人啊！"丈夫动情地对醒过来的媳妇说："救你命的是孙大夫，遇到孙大夫你有福呀，连阎王爷都不敢收你。好好配合治疗，等病好了我接你出院回家。"为了彻底治好刘兰香的病，孙燕不分白班、夜班，也不管是不是值班，在刘兰香的病床前总能看到孙燕的身影，给患者进行治疗和护理。家人看在眼里，既感动又心疼，多次劝孙大夫注意身体，别累垮了，否则对不住他的家人。

孙燕十分理解患者家属的心意，当看到刘兰香的病情日渐减轻时，孙燕的心中感到莫大的欣慰。经过40多天的治疗刘兰香痊愈了，这一结果不但患者和家人，就连医院的医护人员一时都不敢相信自己的眼睛，不敢相信这真的是事实。然而，神话般的传奇就活生生的发生在身边，起死回生的奇迹就出现在面前。在一片钦佩、惊奇、赞颂中，孙燕自己在心中却感到有点遗憾，生命保住了，可是患者不得不截掉两个脚趾，鼻子上留下瘢痕，这一定会给患者今后的生活带来不便，如果都能够保住该有多好呀！孙燕内心不免有些内疚。

刘兰香痊愈要出院了，满怀兴奋和感激的家人把寿衣锁在了柜子里,拿出洗干净的一身衣服,像当初迎娶新娘一样去医院接刘兰香回家。来到医院,刘兰香的婆婆含着热泪向孙燕和医护人员千恩万谢。在依依不舍之情中,孙燕和医护人员把刘兰香一家人一直送到医院门口。走在回家的路上,阔别家40多天的刘兰香望着家乡的天空、脚下的土地,眼前的一切是她熟悉得不能再熟悉的一草一木、一砖一瓦。死里逃生、回家心切的刘兰香脱口对丈夫说:"这是我的家,这是我人间中的家吗?"

一个多月前邻居们就知道了刘兰香被医院判了"死刑",家里开始为她准备办理丧事,大家都为她可惜,为这个家惋惜,心中万分伤心,后来又传来刘兰香被北京来的孙大夫给救活了的消息,一石激起千层浪,这一消息像长了翅膀一样在镇里的老百姓当中神奇般地传播着,孙燕继苟敬燕之后再次受到当地百姓的敬仰,而刘兰香迅速成为当地的新闻人物。

闻听刘兰香痊愈出院要回家的喜讯,街坊四邻从四面八方汇聚到她家门口,都想亲自目睹一下这位熟悉而又陌生的"传奇人物",要在第一时间为她送去祝福。当刘兰香和家人快到家时,看到有这么多乡亲们在夹道迎接自己,她惊住了,一下倒在丈夫的肩上哭了起来,像个受宠若惊的孩子一样,这是感动的泪水,这是重生的喜悦……

刘兰香回到家,围着屋里屋外转了个遍,一会儿摸摸这儿,一会儿看看那儿,高兴的心情堆满在了脸上,全家人别提有多高兴了。平静了下来后,家人开始商量要如何报答大恩人孙大夫,送什么东西好呢?这下犯了难,把家看个遍翻个够也没什么可送的。"大家想想什么最能代表我们的心意。"刘兰香问大伙。一时全家人沉思无语,突然丈夫开口了:"自古以来,对有德的人,有恩的人,造福一方百姓的人最高的敬意就是送匾,送匾最能代表百姓民意。"话音刚落,这一建议立即得到了全家人的赞同。刘兰香问:"写什么词呢?"丈夫提议道:"中国最有名最负盛名的医生是华佗,孙大夫的医术如同华佗再世,有起死回生之术才把你救活,就写'华佗再世'怎样?""好,就这么定了！"大家齐说。

　　孙燕自习医以来，回访重症患者是他养成的职业习惯，在刘兰香出院回家的第三天，孙燕去探望刘兰香，轻轻叩开房门后，当见到孙大夫出现在自己家门时，全家人喜出望外。热情地把孙大夫让进屋，像一家人一样聊了起来，刘兰香很快把为了表达感恩之情，准备送给孙大夫一块匾的想法向其表明，一听要送匾，孙燕忙站了起来连连摆手："使不得，你们的心意我领了，治病救人是我的工作，是我的职责，没什么好谢的，真的是这样，只要你身体健康，全家人都安宁，就是我最大的宽慰和幸福。""一定要送块匾给救命恩人。"孙燕赶快制止："千万别送！"一边执意要送，一边坚决不肯，相互推让着。看到这种局面，孙燕认真地对刘兰香和她的家人说："现在社会上都在破四旧立四新，送匾就属于四旧，是要破除的。你们如果要是送匾等于是在跟政策对着干，如果上边追究下来不但你们全家，就连我都会吃苦果的，不要引火烧身，大家都平平安安的生活最好。"

　　从来没听说过要感谢一个人，还会受到政治牵连的刘兰香一家，最后非常信服地听从了孙大夫的意见。但是，从那一刻起"华佗再世"这块匾就深深地印在了刘兰香和一家人的心里。从此，在这个朴实的西北人的家庭中，多了一位成员，是给家庭带来幸福的亲人。后来，孙燕和梁老师一家成了朋友，孙燕把自己孩子小时候穿过的旧衣服洗干净送给梁老师的两个孩子，还经常买些营养品带给刘兰香，帮助她快些恢复。

　　不论是孙燕在定西的时候，还是回到远在千里之外的北京，心中的感恩早已变成了永恒的挂念从来没有停止过。冬天到了，别冻着，多穿衣服；下雪了，小心路滑，别摔着；下雨了，带没带雨伞，别淋着；外出时，路上注意安全……刘兰香一家人对孙大夫的牵挂、惦念、关心一直持续到今天。一有机会就请学生带些土特产给远在北京的孙大夫，礼轻人意重啊！

　　如今，梁老师的孩子都已经长大成人，老奶奶已经年过90仍然头

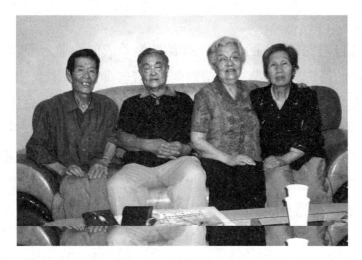

孙燕夫妇看望刘兰香和梁守业老师（2006 年）

脑清楚。2014 年 10 月，孙燕、崔梅芳带着孙萍重访定西，最欣慰的事情之一就是看到刘兰香一家四世同堂过着幸福的生活。

每次孙燕、崔梅芳到定西都要去苟家看望，2009 年孙燕带着全家回定西敬燕全家精心接待。2012 年甘肃电视台"感动甘肃"节目，邀请孙燕作为当年"六二六医疗队"的代表在兰州受奖，应邀给孙燕颁奖的正是苟敬燕和梁老师。2014 年甘肃巉口博物馆为对定西脱贫作出贡献的孙燕树立铜像，敬燕一家作为家属代表参加，一时传为佳话。

五、临行前感人的乡情

到了 20 世纪 70 年代，癌症在我国已经成为多发病、常见病，排在居民死亡的前列，严重威胁着人民的生命。这一世界性课题在我国的进展情况牵挂着国务院和周总理的心。一天，周总理派人找来李冰，专门向李冰询问了解我国目前肿瘤防治工作的进展情况。听到总理的问话，本来有一肚子话要说的李冰，面对日理万机，面容日见憔悴的总理，一时不忍再给他添麻烦，犹豫片刻，欲言又止。总理看出了李冰有些为难，打破了她的顾虑，李冰如实地向总理进行了汇报：

"我国肿瘤防治工作自开展以来，开局很好，取得了初步的成果和成效，特别是我国在肿瘤高发地区和新开创的实体肿瘤内科都取得了一定成绩。肿瘤内科在短短的五年多的时间里，在提高癌症患者治愈率方面效果显著，很多晚期患者的病情得到了缓解，获得了手术根治的机会，甚至一些已发生肝、骨转移的原细胞患者经过治疗后，得以长期生存。我们的这些成果，在国际肿瘤大会上引起了世界的轰动，被称为'药物治疗有效控制肿瘤的典范'"。

总理听到这儿，连说："好！好！"

李冰停顿了一下，接着向总理汇报：

"最近6年不行了，停滞了。我国的肿瘤事业在'文革'中受到了干扰，有人说肿瘤是'高精尖'，肿瘤医院的骨干人员都下放了。内科被拆散了，更别提科研了，现状就是这样……"

总理听完汇报，脸色一下凝重了起来，对李冰说："我知道了，你先回去吧。"

向总理汇报完工作之后，李冰如释重负，三月底的一天，李冰接到了一个令她惊喜的电话，这是国务院给她打来的电话："总理要求尽快恢复肿瘤研究和防治工作，把下放的人员接回来，把在外地工作的专家调回北京，与癌症作斗争和挽救人民生命的步伐不能停。"

听到这一消息，兴奋不已的李冰立即把这一喜讯告诉了吴桓兴，这时，她突然明白了什么是"久旱逢甘雨"给人们带来的喜悦。已经被拆分的肿瘤内科就要恢复了。与此同时，在那段特殊的历史时期，瞬间一种超级的使命感、责任感重重地压在了李冰和吴桓兴的肩头，她在北京盼着下放各地的业务骨干早日归队，其中就包括孙燕他们。要尽快把丢失掉的时间追赶回来，尽管还处在"文革"中，但是与癌症作斗争和挽救人民生命的步伐不能停。

国务院的一纸调令迅速下达到了甘肃、下达到了定西，多年在8341

部队工作、时任定西地区革委会主任的王化宇政委立即约见孙燕："总理下达了命令,赶快准备回去。"但地区领导和百姓心中都十分舍不得让孙燕他们走。"能不能让孙燕他们晚一个月回北京,留下来再给百姓看一个月的病!"在地区领导召开的关于北京日坛医院几位医生调回北京的专题会上,一位领导提出建议。在会上,这个提议得到了与会领导的一致赞同。定西选择了这样一种特殊的挽留方式,以表达定西百姓对孙燕他们的一片深情厚谊。

"孙大夫他们要回北京了,留下再给咱们看一个月的病!"这一消息像炸了窝一样在当地百姓中传开了。人们从十里八乡赶到人民医院,一时间前来找孙燕、张大为"看病"的人剧增,大家心里想的就是再看看对患者像亲人般的孙大夫和张大夫,给他们再留下一些温暖的记忆。

与此同时,平时清净的孙燕家小院也一下热闹了起来,前来看望的老乡络绎不绝,和孙燕结成亲戚的苟耀华一家六口,抱着已经两岁四个月的敬燕前来帮忙招待客人。远在香泉的小患者常彩兰父女也来帮助收拾留下的用具。在这一个月的时间里,朴实的定西百姓用真情和热情无时无刻地在温暖着孙燕和他的家人。为表达定西人民对孙燕他们的感谢,临行的那天早晨,定西地区领导集体邀请孙燕和张大为两家共进早餐为他们送行。

临行前的那天晚上,发生了一件轰动当地的大事,没人动员、没人组织,完全是群众自发的感人行动。傍晚时分,街头出现了很多人,"送孙大夫去、送孙大夫去。"人们从四面八方走到一起,有孙燕的患者,有受过孙燕救助的人,还有特意从别的县赶来的人,他们陆陆续续地聚集到孙燕家的小院。

两年四个月以来,在孙燕他们身上表现出来的高尚医德,展现出来的高深医术,体现出来的高洁品行,早已深深地感动着定西人民,并赢得了他们的尊敬和爱戴,孙燕传奇的故事和为定西人民所作出的贡献,其实已经写入和融进了定西的历史。

这时,院子里早已挤满了人,连下脚的地儿都没了,皎洁的月光洒在小院里,照在每个人的脸上,眼中的泪珠在月光的衬映下闪动着荧光,孙燕和妻子在院子里和前来送行的老乡们亲切地聊着天儿,说着心里话。伴随着一句句健康嘱咐和一声声平安祝福,孙燕早已动情不已,眼含热泪与乡亲们相互传递着心声,在惜别的人群中不时传出阵阵的哭泣声……领导们刚一到院门口,一下被眼前的情景震撼了,瞬间被感动的潸然泪下。

在依依不舍中,孙燕一家就要离开生活了两年四多个月的定西,荀耀华和刘兰香帮助拿着行李,跟在孙燕的背后,前来告别的乡亲们足有150多人坚持要到车站送孙大夫。送行的队伍行走在夜色中,有人打起了手电筒,一束束灯光点亮了孙燕前行的小路,他们在心中默默地祈祷:"恩人一生平安!""我们不会忘记孙大夫。"

5月子夜的定西在初春时还是有些寒气,但在这150多名百姓心里却涌动着对亲人无比怀念的暖意,一路护送孙燕一家来到了火车站。不大的车站被突然到来的人群挤得满满的,定西站是个不大的车站,那里的工作人员两年多来也都和孙燕他们很熟悉,也都加入到了送行的行列。当听到远来的火车发出要进站的汽笛声时,控制不住情绪的人们一下围在孙燕四周,"孙大夫,有时间回家看看!""孙大夫,保重身体!""有机会到北京我去看您全家!""孙大夫,一路平安!"……此起彼伏的问候声交织在一起,在火车站的夜色上空回荡。

分别的留恋往往是短暂的,瞬间就可变成牵挂。火车缓缓地停靠近了车站,孙燕和张大为两家登上火车后,赶忙打开车窗,月色和站台里的灯光交相辉映,每个人的眼中都闪动着泪花,孙燕他们再次为之动情,含泪与乡亲们挥手告别。列车在双方不忍分别的心情中启动了,孙燕的双眼望着渐渐消失在自己视线中的送别的乡亲们,抬头仰望着定西的夜空,孙燕心中暗暗地酝酿和决定了一件事,"定西,我们一定会回来的。"

在采访已经89岁高龄的孙燕过程中,孙燕十分平静地讲述着在定西两年四个月刻骨铭心的岁月和经历,当说到 150 多名乡亲深夜到车站送别自己一家的情景时,孙燕的眼睛顿时湿润了,他停顿了片刻后动情地说:"那种场面使你无法不落泪,一个人还能期望什么? 乡亲们的那种真情是对我在定西两年多工作的最高奖励。感谢定西人民,其实是他们帮助了我,帮助我进步、成长,帮助我领悟生命的价值。"

孙燕也实现了他们的诺言。他已经 14 次回到定西,安排将近 10 位医生来北京进修,多次接待定西老乡来北京看病。更重要的是他心系定西将多年研究的扶正中药无偿转让到定西生产。2019 年孙燕又一次回到定西参加"院士工作站"的开幕式,并对定西市通过发展当地药材实现脱贫提出新的建议。

定西,是孙燕的第二故乡也是一生记忆里最珍贵的财富;

定西,是在孙燕 60 多年习医的足迹中永不谢幕的舞台;

定西,是孙燕毫不怀疑地坚守"因真理、得自由、以服务"的世界观、人生观、价值观,并在指引下做到无论在怎样的境况下,逢山开路、遇水搭桥的完美而又精彩的实践课堂;

定西,是对孙燕学医济世救人的志向和理想的一次大考,赶考的孙燕交出了一份优秀而又出色的答卷,给孙燕打分的"考官"是定西 200 多万人民。

六、"开山之作"奠基础

在从北京去定西的火车上,妻子崔梅芳曾对孙燕说过,要把定西百姓当成亲人对待,其实崔梅芳心里很清楚,不用她说丈夫也一定会这样做的,实际上孙燕习医以来一直都是这样要求自己的。孙燕经常挂在嘴边的话是:医生和患者是真正一同和疾病斗争的战友,既然你选择了学医就要敬业,要热爱自己的职业和患者。孙燕把自己的工作和患者看成是生命的共同体，要热爱自己的患者。孙燕深知一个道理，患者的康复不仅只是来自医生的治疗，而患者的心理、家人的配合、家庭经济状况、后期调理等同样起到更有效、更明显的效果。

孙燕的孩子们则把定西当成第二故乡，因为那里有他们童年最美好的记忆和其他同龄人没有经历过的艰苦生活，从此他们永不惧怕生活中的困难。

来到定西以后，孙燕目睹了当地老百姓生活条件艰苦的现状，在生活必需品紧缺的情况下，一旦得病就是雪上加霜，如果家里摊上个患者简直是件恐慌的灾难。在面对定西的百姓，面对自己的患者时，孙燕和妻子把患者当成亲人，无微不至地去关怀，把温暖和救助及时送到他们身边，送进他们心里，孙燕和妻子只有一个心思：盼亲人早日治好病。为了实现这个愿望，孙燕在定西人民医院养成了一个习惯，除去患者的病情之外，还特别留意去了解患者的家境，仔细观察患者的情绪变化。

有的患者吃喝跟不上了，一定是家里揭不开锅了，孙燕让妻子在家做好饭送到患者的病床前；有的患者家里吃粮出现了紧张，孙燕把自家的粮票送到患者手中；有的患者病后需要补养，孙燕让妻子把家里的营养品送到患者家中；有的患者家里断顿了，孙燕家中的粮食也没有了，他和妻子把自己省吃俭用节约下来的粮食放在患者家的灶台上……

孙燕来到定西后，当地老百姓经常在街头上、小巷里、在通往农村的土路上，看见孙大夫匆匆赶路的脚步和身影，渐渐地乡亲们才知道是怎么回事儿，孙大夫是在利用自己的休息时间去回访自己的患者。孙燕对患者的这份爱，深深地打动和感染着每一位患者和家属的心，赢得了当地百姓的尊敬和爱戴。

孙燕这种超出医生职责范围之外且与众不同的举动，在当地医生和百姓的眼中还是第一次见到，在感觉新奇的同时还有些不解，但是，看到不久后患者的精神面貌、情绪变好，他们终于理解了孙燕这样做的初衷。

一位当地医生有些不解地问孙燕："这么做为什么？"

孙燕语重心长地对那位医生说："我们是医生，我们的岗位是站在为人民服务的最前沿，不同于其他行业，医生直接面对的是人民的生命，为患者服务好是我们神圣的职责。如何服务好？作为一名医生，我们不但要了解患者的疾病，更要了解患者的疾苦。

道理很简单，每个患者心中都有自己不同的担心、焦虑、不安和放心不下的事情，由此引起患者产生的不稳定情绪和思想负担是摆在我们治疗过程中最大的障碍，往往会被医生忽视，会严重影响治疗效果和患者康复效果，有时还会加重患者的病情。

我们要做的除了在治疗上让患者放心还要及时解除患者家庭的顾虑、生活的顾念，要去主动地关心他们，要在精神上给予慰藉，在心理上给予疏导，从而增强患者的自信心，医生与患者是生命的共同体，是一起战胜的战友，这是作为医生面对自己患者不可缺失的重要职责。

只有患者在没有思想负担的情况下，才能积极有效地配合我们的治疗，解决好患者的心态，才能尽快让患者痊愈，让一个身体健康、心理健康的人和家人团聚，才能从根本上提高他们的生命质量，医生救死扶伤、为人民服务的使命才能真正地完成。"

闻听孙燕一席话，那位医生茅塞顿开、肃然起敬。从那天开始，以孙燕为榜样，像他那样做一名好医生，把对患者的关心纳入自己的工作中，成为必不可缺的内容。

癌，英文为 cancer，直译为"螃蟹"，意思是它横行无忌，严重危害人类的健康和生命。"癌"字的出现始于宋代，据统计，全世界每年约有 700 多万人被癌症夺去生命。新中国的癌症防治工作始于 20 世纪 50 年代末，这项工作的标志是党中央、国务院批准组建新中国第一所专科肿瘤医院，1958 年在北京日坛公园旁建成启用。此年，孙燕怀着极大的热情被调入医院，有幸被组织信任受命开创肿瘤事业一项空白学科——实体肿瘤内科。

在接手这项全新的工作五六年之时,正当事业蓬勃发展初见成效的时刻,"文化大革命"开始了,孙燕所在的内科也不能幸免,科室被拆散,人员被下放,肿瘤标本被埋掉,目睹这无力回天所造成的损失,身为"右派"的孙燕痛心疾首,政治上失去自由的孙燕,不久带着对肿瘤事业万分的遗憾举家来到了定西落户。

来到定西后,出于职业的特殊敏感,孙燕发现定西地区的肿瘤防治工作还处于"未开发的处女地"。要为定西人民做点事,要给定西今后的肿瘤防治工作留下点东西,1971 年秋甘肃省也考虑开始建立肿瘤医院,首先应当先做调研。在得到定西一把手王化宇政委的支持后,他们开始在定西地区调查各种肿瘤的发病情况,肿瘤疾病的发病规律,同时也给当地老百姓看病。他们跋山涉水、翻沟越岭、不辞辛苦,足迹遍布了定西、通渭、陇西、渭源、漳县、岷县、临洮定西的各县。白天给百姓巡诊看病搞调查研究,晚上挑灯梳理总结,然后写出分析结果。

在多年的工作中发现,我国癌症发病有地区性特点,比如食管癌以北方居多,南方尤其是两广地区多发鼻咽癌,而沿海一些地区肝癌较多,在我国癌症的"现场研究"也就是高发区研究是肿瘤防治工作必不可少的重要环节,这有利于帮助认清癌症的发病原因,总结出某些带规律性的东西。我国开展的癌症高发区研究工作,在国际上受到了充分的认可和重视。

为了调查研究定西地区肿瘤发病原因,孙燕他们首先从了解当地的人文历史、地质气候、民风习俗、生存环境、生活习惯、饮食结构、劳作方式等众多方面开始。

定西总面积 19 609 平方公里,以渭河为界,大致分为北部黄土丘陵干旱区和南部高寒阴湿区两种自然类型。孙燕和余宏迢、张大为等人组成的医疗队,此行有两个任务,一是沿途为老百姓治病,二是调查研究癌症发病原因和规律,这是一项十分艰苦而又严谨的工作。

孙燕深入到村镇乡村为老百姓治病，经常看到广大农民缺医少药，甚至相当多的农村无医无药的现状，农民得了小病小灾只能用祖上传下的土办法敷衍了事，病情重了又得不到及时有效的治疗，致使不少农民终身致残。瘟疫流行、疫病丛生，人口死亡率高，人均寿命很短，对当地农民群众健康威胁非常大。在当地群众中流行着：头辈发（富）、二辈瓜（傻瓜）、三辈连根拔（绝后）的谚语。可见，人民群众的生活十分惨淡。

孙燕他们看在眼里痛在心里，中华人民共和国成立 22 年了，我们还有同胞过着如此苦难的生活，心里很不是滋味。想要改变现状只能盼着今后国家经济发展、科学进步，让党的阳光尽快普照在祖国的每一寸土地上，造福人民。然而现在不行，我们的国家目前还很弱很穷，意识形态的政治运动又取代了经济发展，仅靠医疗队是治标不治本。今后一定要为定西人民作点贡献的愿望，从那时起就悄悄地深藏在了孙燕的心底。

孙燕他们骑自行车到各乡调查，后来乘羊皮筏子到靖远，又到会宁。夜以继日地重复着相同的任务，争分夺秒地奔走在陇中大地的每一个角落，疲惫和辛苦早已抛在了脑后，心中牵挂的是生活在这里的老百姓，这些像一块无法搬动的巨石压在孙燕的心头，焕发出震撼心灵的"滴水穿石"的激情。经过近三个月的时间，饱含着对陇中人民的深情，对定西百姓未来美好生活的企盼，蘸满了孙燕汗水、泪水和血水的一份《定西地区肿瘤发病原因及防治调查分析》的报告完成了。报告指出那时发病率和死亡率最多的癌症是胃癌和肝癌，妇女的子宫颈癌也很普遍。此外，兰州大气污染很严重，肺癌发病率已经有上升趋向，应当得到重视。对甘肃全省肿瘤防治提出了三点建议：①防治大气和水污染；②改善饮食和生活习惯；③建立防治机构。这份调查分析报告被当地誉为是定西肿瘤事业的"开山之作"，是日后甘肃肿瘤事业发展的历史性文献，为全省肿瘤防治工作奠定了基础。

党的十九大提出"实施健康中国战略"，孙燕对西北边远地区肿瘤防治工作能否迅速提高十分关心。并和樊代明院士共同提出了建立西北 5 省医联体的计划，得到各级领导的重视。

七、"扶正之父"为定西人民脱贫带来的福音

发现，来源于清晰地看到或找到前人没有看到的事物或规律。

灵感，则是由于艰苦学习，长期实践，不断积累经验和知识突然产生的富有创造性的思路。

认知，是把发现与灵感结合在一起之后，对未来光景、出路通过思维活动提前认知、了解。

孙燕创造性地把医道、医理、医疗、医治之间的辩证关系结合在一起，寻求中医在治癌中的应有作用和效果，被国际一致认为：这是中国特色。

来到定西以后，孙燕心中不能忘记的还是祖国交给他的中国空白学科——肿瘤内科的重任。在孙燕下乡巡回医疗和调查定西肿瘤发病原因的过程中，他很快发现，定西虽然土地贫瘠，资源匮乏，但却是地道的中药材产地，特别是地处洮河上游的岷县自古就有"千年药乡"之称。然而，在中国当时经济落后、科技不发达、政治运动连年不断的情况下，这些当地仅有的"财富"并没有变成当地民生的"财路"。

孙燕在集市上看到，当地农民像卖马铃薯一样，挑着担子在集市上叫卖黄芪、当归、党参、甘草等中药。孙燕知道黄芪是最常见的中药，具有扶正补气的功效。在集市上当地农民那种司空见惯的生活方式和现象，被孙燕敏锐地发现了，一下触动他研究开发肿瘤内科药物的

103

灵感,他当时就决定从黄芪入手开展对中药的研究,探索出一条中西医结合的道路,解决治疗癌症的有效方法,这可以说是一个独辟蹊径的想法和思路。

心系定西、魂系定西、情系定西,1972年从定西被周总理调回北京后,孙燕心中的定西情结就从没有放下过,他牵挂着定西,惦念着定西百姓。定西的自然环境之恶劣,交通条件之差,农业生产之落后,经济发展之缓慢,群众生活之贫困,一幕一幕的现实心酸般地时刻刺痛着孙燕的心,每每想到这些孙燕都会难过地落泪。

1972年孙燕回到北京不久,就在吴桓兴和张友会指导下,开始展开对扶正中药的研究和探索。他通过几次的筛选,又和北京、上海两地的同道开展了多中心实验和临床研究,证明了扶正中药能改善患者细胞免疫的功能。1980年美国同行进一步开展实验和有效成分的研究,取得的结果令美国同道吃惊。1983年在北京召开的"国际中药与免疫讨论会"获得了众多专家的认可。许多媒体都重点报道了会议,古老的中药能提高免疫功能,帮助患者与肿瘤奋斗。这再次印证了"世上无难事,只怕有心人"这句老祖宗传下来的老话。

从研究开始,孙燕就想到了定西的黄芪。起初是从定西购买优质的扶正中药,后来由于需求量的扩大,从1978年开始要求定西制药厂代理加工。定西制药厂还是一个只有100人左右的小厂,只能生产品种不多的中成药。当时的姚永福书记因为母亲曾经是孙燕的患者,全力以赴协助开展"扶正2号"冲剂的研发工作。孙燕不但把处方和制备的方法给了他们,还派了曾协助孙燕开展研究的安药师赴定西指导。制成后姚书记亲自押车从定西送来北京,满足广大患者的需求。并于1985年正式通过甘肃省卫生厅药政部门评审成为正式上市产品。

孙燕的科研成果,令处在改革开放初期的甘肃省委、省政府眼前一亮。多年来一直思考地方经济如何发展,当地百姓如何摆脱贫穷的生活,选择什么道路和方法,怎样确定战略和布局。这一直是省委、省政府苦思冥想而最终还没完全确定下来的规划蓝图。特别是苦难状况在全国数一数二的定西地区，是省委、省政府重点研究和要解决的，是甘肃省全局性的一步棋。

在孙燕带着"贞芪扶正"科研成果来到定西后，省委、省政府认为，利用定西"千年药乡"盛产中药材的优势，充分利用资源，因地制宜，以科技手段为先导，发展制药产业，打造甘肃的拳头产品、品牌产品，坚定了将来要把甘肃定西办成中国西北地区集医药科研、生产、销售的基地想法。同时，一个战略构思开始形成，希望的曙光令他们十分振奋，想法有了，剩下来的就是行动。当即，省委、省政府命令省卫生厅、省医药管理部门牵头，配合孙燕和定西制药厂完成了专家鉴定，1985年贞芪扶正冲剂正式投产，孙燕对药厂事无巨细地给予了帮助指导，很快产品就投入了全国市场，回馈的信息十分好。

产品经过反复的临床验证，专家们一致认为扶正冲剂在增强人体免疫功能方面有它独特的作用。在此基础上，孙燕又向厂方提出，要适应不同病情的需求，不仅要生产扶正冲剂，还要生产无糖型冲剂、口服液、胶囊等产品。

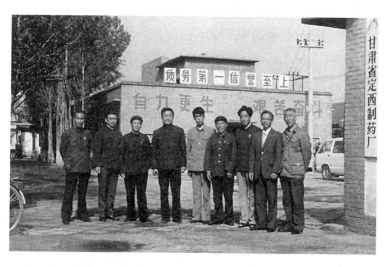

孙燕访问定西制药厂（1984年）

药厂及时采纳了孙燕的建议,不但有了新产品,而且有了可以闯市场的拳头产品,在短短的一年多时间里,一个濒临倒闭的药厂枯木逢春、起死回生。

欢欣鼓舞的药厂职工对孙燕交口称赞:"从北京来的'定西名医'不但给人看病有回天之术,给企业'看病'也有回天之术。"15年后孙燕再回定西,在当地的乡亲们中又一次赢得了"定西名医"的美誉,续写出又一段孙燕的定西佳话。此行并不是句号,这只是孙燕定西情怀的又一个新起点,向着更高级的阶段起步、起航。

孙燕深知一个道理,一个企业要想真正得以发展,并做大做强,第一个工作是定战略。为了定西制药厂的发展,他在社会上进行了细致的调查论证,经过精心筹备,孙燕亲自组织主持,带领甘肃省有关部门和药厂的领导,从1986年开始连续三年分别在兰州、西安、北京召开有国内外专家教授参加的全国扶正临床应用经验交流会。这一战略性出击极大地扩大了贞芪扶正的影响,其独到的临床效果和在医疗上的特殊作用得到了一致的肯定和欢迎,从而促进了药厂扶正冲剂产品销售直线上升,从此一个快要倒闭的小制药厂彻底摆脱了困境,厂房、设备、厂貌焕然一新,不但解决了数百人的就业问题,而且对地方财政作出了贡献,同时,成千上万的药农从中脱贫。

目前,经过30多年的发展,定西制药厂真的做大做强了,定西的名字也因为药厂被国内外逐渐熟知,大家很自然地把两个词语紧紧地联系在了一起:定西=扶正。"贞芪扶正系列"产品已经成为甘肃特色药物,进入全国医保目录,并远销新马泰等国家以及中国港澳台地区,定西制药厂也得到了显著的发展,2002年定西市决定在巉口镇建立新厂。2004年股份制后改称"甘肃扶正药业",短短的十年时间成为定西的支柱产业,第一利税大户。扶正药业在2013年实现销售收入7.6亿元,实现利税9 100万元。以后每年以11%~12%的速度增长,最近几年缴纳的税金分别是8 297万(2016年)、8 634万(2017年)、9 980万(2018年)和2.2亿元(2019年)。从中可以看出甘肃扶正药业

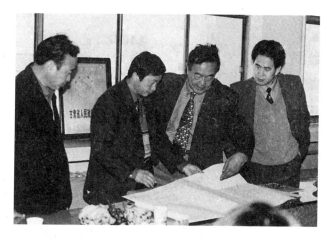

孙燕参与制定定西制药厂的长期规划(2001年)

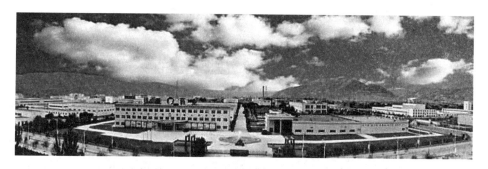

今日的甘肃扶正药业(2014年)

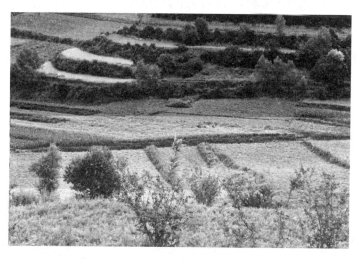

黄芪种植园(2018年)

对这一贫困市的贡献。

几十年来，孙燕采用现代科学方法对中药的效果进行细致的观察分析，同时在国内国际进行临床研究试验，在临床试验阶段，扶正中药的特殊疗效和效果被国内外同行认可和称赞。经过多年的反复试验，终于证实黄芪、女贞子等中药，能够促进患者免疫功能的恢复，与放疗、化疗配合，可以提高肿瘤患者的远期疗效。孙燕还研制出了配合临床治疗的贞芪扶正冲剂、扶正女贞素和固元颗粒等中药制剂，获得了四项专利。

扶正中药促免疫功能研制的成功，在国际肿瘤内科产生了革命性的转变。可以用西医指标来判断中医治疗效果，在某些效果方面甚至令一些西药所望尘莫及，开创了中西结合提高患者远期生存甚至治愈的奇迹。

定西在孙燕的心中就是他的家，他把那里的乡亲们都看成是自己的亲人。一定要报答定西人民的厚爱，帮助定西当地百姓就业，促进定西经济发展，增强定西经济基础，扶持企业造福国计民生，帮助定西药农脱贫致富，提高定西群众生活质量。45年以来孙燕忠诚地履行着当初离开定西，面对150多名送行的乡亲心中暗暗发出的誓言。孙燕果真回来了，他是拿着苦心研究的科研成果——贞芪扶正中药的处方和工艺回来的，无偿地交给了定西制药厂试制生产。

所有这一切，就是让生活在这片贫瘠的土地上的百姓过上好日子！这是自强的"扶正人"燃烧的激情，这是不屈服的西北汉子胸中的动力。他们都不会忘记孙燕，是孙燕给扶正搭上"天梯"。"扶正之父"便是"扶正人"对孙燕的感激表达。在2014年甘肃省委宣传部组织媒体对扶正药业进行专题采访时，"扶正人"又一次满怀激情地回忆起孙燕对定西的恩情。

定西素称"中国药材之乡"，中药材资源丰富，种植品种达300多种。今天，在"中国药材之乡"的定西，孙燕关于扶正产品的研究和开发利用进一步带动了定西中草药产业的发展，对于当地农民脱贫增收和经济发展发挥了重要作用。诚如甘肃扶正药业董事长杨军先生所言："没有孙燕院士，就没有今天的扶正药业，也就不会有扶正这个品牌，扶正人永远感谢他！"吃水不忘挖井人，幸福不忘引路人，"扶正人"为了永远记住孙燕的丰功伟绩，2014年10月12日，孙燕的雕像落成典礼在陇药博物馆隆重举行。

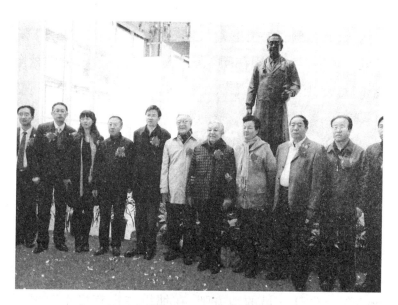

定西市陇药博物馆孙燕铜像揭幕（2014年）

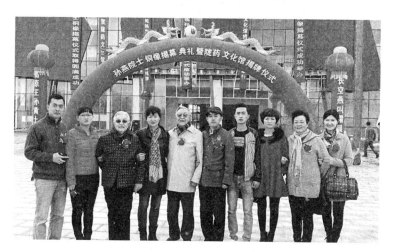

参加揭幕式的亲友们（2014年）

走进扶正药业,一座占地 30 亩的省内首个陇药博物馆便进入了人们的眼帘。据主人介绍,这座博物馆是在孙燕开疆拓土的引领下,以全面地展示陇上中医药文化,普及陇药科学知识为主旨,集中反映了陇药从形成到繁荣,从继承到创新的历史轨迹,是博大精深的中医学和中医药文化的缩影。

金秋十月,娇美的秋阳尽情地舒展着自己的身姿,把她的光和热热倾注给了欢欣鼓舞的"扶正人"的家园。是谁把昔日的"柴火"变成了如今的"黄金"? 秋阳在问"扶正人","扶正人"告诉秋阳:他们永世不忘的是孙燕的"大手笔",把生活在这里几千年人们脱贫的梦想变成了现实。

步入博物馆,一尊雕像迎面而立,"扶正之父"孙燕慈祥地矗立在他所热爱的这片土地上。这是甘肃人民请清华大学董艺兵教授历时一年多经过多次修改精心创作的,塑像全身高两米,展示着这位开发扶正中药的"定西名医"的风采。

孙燕仰目凝视,身穿白大衣,听诊器挂在胸前,左手握着一本书,小臂 90°轻轻抬起,睿智而又坚定的双眸,凝视着远方,披肝沥胆。表现出孙燕"深挖自己立足的地方吧,在那里一定有泉水"的神态。望着自己的雕像,孙燕百感交集,想到了父亲在他童年时告诉他的家训:"你要努力学习,将来要为我们的民族,为中国做些事。"

大会由定西市政协主席主持,时任定西市副市长的李斌同志代表定西市致词,表彰孙燕几十年为定西人民作出的卓越贡献。甘肃扶正药业董事长杨军先生对孙燕开发扶正中药并无偿转让给定西药企生产表示感谢。在陇药博物馆树立铜像是为了永久纪念"扶正之父"的敬业精神,不断传承、创新、发展陇药,牢记将定西建成药乡的使命。孙燕也发表了讲话,感恩第二故乡对他们一家人的关怀和爱护,将继续努力回报父老乡亲的厚爱。

孙燕夫妇和女儿孙萍,以及苟敬燕的全家作为亲属参加了庆典。孙燕工作过的定西市医院的很多友好、治疗过的老病人和扶正药业几百名职工共同见证了这一感人时刻。

最知感恩的陇原大地的人民，永远不会忘记孙燕在他们历史发展进程中，帮助定西农民摆脱贫穷的无私境界；精心为百姓治病救人的高超医术；提振甘肃经济发展的特殊贡献。用一句感谢的话来表达，已不能充分抒发他们内心的情怀。

能为定西人民脱贫尽到微薄之力是孙燕多年的心愿。他支持的扶正药业从21世纪初就斥资几千万建设黄芪等药材种植基地。2018年甘肃日报记者李琳报道："定西市中药种植面积达到150万亩，总产量30万吨，种植面积和产量在全国地市级中居第一位。其中当归、党参、黄芪分别达到31万亩、48万亩、38万亩，分别占全国的60%、20%和40%，市场销售额达到160亿元。过去当地以种植小麦和大豆为主，每亩只能收益200元，如今种植药材每亩平均年收入5 000元，每户平均每年收入6万~8万元，有的村庄几乎户户盖了楼房，家家都有小车。"对此，孙燕感到十分欣慰。

八、"感动甘肃"的代表

让历史记住孙燕，让百姓记住孙燕，孙燕被评为"感动甘肃·2011十大陇人骄子"的代表，听到这一消息，82岁的孙燕心情很激动，激动地流泪了，在放下电话的那一刻，孙燕只说了一句话："百姓的敬意，是我最珍贵的勋章。"这是发自肺腑的心声，孙燕把百姓的认可看成是自己的最高荣誉。怀着无比兴奋的心情，孙燕再一次踏进了陇原大地，在那段日子里，孙燕时时刻刻被甘肃感动着，被甘肃的人民感动着。

甘肃人民像过节一样迎接着这次盛会，欢迎着"陇人骄子们"的到来，对于这次一定要写入甘肃历史中的隆重盛典，当地媒体进行了隆重的报道：

这是一个令人难忘的历史时刻！

2012 年 1 月 11 日晚，"感动甘肃·2011 十大陇人骄子"颁奖晚会在甘肃大剧院隆重举行，"六二六甘肃医疗队"荣膺"感动甘肃·2011 十大陇人骄子"特别奖。

此时，万众瞩目，掌声如潮。彩灯映照着华发，热泪在面颊流淌。

这个特殊团队，代表着一个令人难以忘怀的光荣集体，接受了甘肃人民的最高嘉奖。

组委会给"六二六甘肃医疗队"的颁奖词是："十分熟悉的职业与渐渐陌生的'六二六'，把难忘的一段美好重现在我们面前，他们来自祖国的四面八方，却把青春献给了甘肃，救死扶伤让他们成为陇上天使，普及预防科学把他们铸成一组群雕，成为山乡接近文明的一道风景。"

这是巨大的鼓舞，这是莫大的鞭策……

穿过历史的时空，人们的思绪在飘飞。四十年前，陇原大地上那些荡气回肠的故事，那些动人心魄的场景，那些献身医学的人物，再一次回到人们的记忆中，叩击着人们的心扉……

在"千年药材之乡"定西，孙燕的名字被许多人所知，这是因为他的名字和一个产品、一个富民产业联系在一起。孙燕，中国工程院院士，1970 年 1 月他带着妻儿，从北京到定西地区医院安家落户。这里盛产的黄芪、女贞子深深吸引着他的目光。回京后，他开展了"扶正中药促进患者免疫功能"的课题研究，证实了黄芪、女贞子等中药能够促进患者免疫功能的恢复，与放疗、化疗配合，可以提高肿瘤患者的远期疗效。

40 多年，弹指一挥间。

蜡炬成灰，春泥护花。当年从北京等大城市奔赴甘肃，支援卫生事业的医务工作者中的有些人已经魂归黄土，忠骨埋陇原。也有许多人，仍然在自己的岗位上敬业耕耘，日夜守护着老百姓的健康与幸福。

在甘肃工作期间，在特定的历史背景下，他们经历了许多坎坷和波折。在人生发生重大变化的情况下,在那么艰苦的环境中,他们仍然以积极向上、安贫乐道的医者情怀,无怨无悔地为老百姓服务,表现出顾全大局、牺牲自我、追求理想的献身精神和崇高品质,他们没有辜负党的期望、祖国的培养和人民的重托。

重读历史,我们永远忘不了那段岁月。再现历史,让我们永远传承他们的精神。

历史不会忘记,甘肃人民永远怀念他们、感激他们。

2012年1月11日晚,"感动甘肃·2011十大陇人骄子"颁奖晚会在甘肃大剧院隆重举行,"六二六甘肃医疗队"荣膺"感动甘肃·2011十大陇人骄子"特别奖。在兰州大剧场亮起大灯,"感动甘肃"的代表陆续走上舞台的时候,不禁响起了欢乐与敬佩的掌声。

最后,一个令人难以忘怀的光荣集体,"六二六"代表全体上台时人们看出走在前面的是中国工程院院士孙燕、中国科学院院士陈可冀两位名医,掌声更加热烈,接着是国家中医药管理局原办公室主任王凤岐,泾川县政协原副主席、党原乡卫生院原院长王富庆及夫人霍瑞莘,他们款款走过红地毯,登上颁奖台,捧起金光灿灿的奖杯。而看到给他们颁奖的两位嘉宾苟敬燕和梁守业上台时,很多人不禁流出热泪,也令人想起了流传几十年的动人故事。

……

故事还在延续,2014年10月11日,一场共商中医中药在防治肿瘤"国药"发展,以"黄芪的传承、创新"为主题的首届世界黄芪论坛在兰州开幕。而主持人就是孙燕和陈可冀两位院士。一时,定西成为世界肿瘤内科专家、学者关注的焦点,论坛大会由贞芪扶正发明人、中国的孙燕发起,为塑造陇药黄芪品牌、推进黄芪产业大发展提供科学的理论依据。2015年由陈可冀、孙燕、张伯礼三位主编的国内第一部黄芪专著《黄芪——基础与临床》由人民卫生出版社出版,这是几千年来我国第一部既有传承又有创新的黄芪专著,特别介绍了中华人民共和国成立以来应用询证医学方法,研究黄芪在心血管病、肿瘤、肾病、脑病、自身免疫性疾病、消化性溃疡、血液性疾病、糖尿病、呼吸系统疾病和肝病中的应用结果,大大提高了黄芪等中药的研究水平。

2016年第二届世界黄芪论坛在北京召开,法国的免疫学权威JP Armand 和其他国家的外宾参加,共同协商以黄芪为主的中药走向国际的途径。

第|六|章

回到北京重建专业

他的命运和祖国的需要相连，1972 年由于国家的需要他又回到北京继续重建他的专业，为此他奉献了毕生的精力。

一、重回日坛医院，恢复专业

由于工作需要，1972 年余宏迢一家在早些时候已经先回北京，5 月 20 日孙燕和张大为两家回到北京日坛医院。那时调回医院的人比较多，他们只好住在筒子楼宿舍，但各方面条件比定西好多了。很快他们就各自回到原来的科室上班了，当时内科已经被拆散，他们在中西药结合科的基础上重建内科。周际昌、孙燕与原留在北京的王吉宝、叶祝三一同恢复内科。内科原来的老班子只有下放到青海省的蒋秉东因当地不肯放他回来未能返京。

1974 年宋少章教授调来任内科主任，宋教授是我国知名的血液学专家，早年曾留学英国，回国后在南京工作。由于工作需要，他曾经在中国医学科学院血病研究所、中国军事医学科学院和太原七机部一个研究所工作，但在"文化大革命"初期就被当成"反动学术权威"揪斗伤了心，所以在 1972 年秋天由协和医院张安教授推荐，并由吴院长带领孙燕邀请他来日坛工作。多年来，内科由于只有几位"住院医师"（从 1956 年就没有评过职称，所以都仍然是开始工作时的职称），没资格担任主任。宋教授是在 1956 年被评定为副教授，因此内科第一次有了教授和主任。原来孙燕在科里负责淋巴瘤的诊疗工作，因宋教授是血液专家所以就由他来接管淋巴瘤的工作，不久正好有云南个旧矿工肺癌的任务，孙燕改为负责肺癌的研究。宋主任主持内科工作 10 年，在他的领导下内科有了新的发展，并于 1978 年成为日坛医院研究生培训基地开始招收硕士研究生。

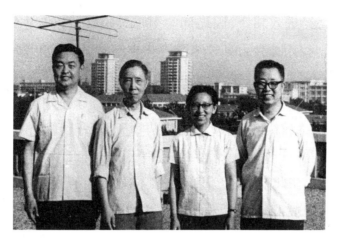

内科主要医师
（左起孙燕、宋少章、王吉宝、周际昌，1976 年）

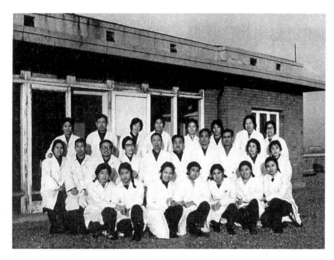

内科全体医护人员合影（1977 年）

　　虽然"文化大革命"还没有结束，但局势已经比较稳定，两位院长都恢复了工作，医疗已经逐渐走向正轨。在这期间日坛医院收治了很多当时受迫害的癌症患者，两位院长冒着风险组织会诊给他们治疗，尽到医生的神圣职责。

　　另一重点工作是恢复新药的临床试验。甘磷酰芥（6202，M25）在

1965年就已经进入临床，因局部应用疗效很好所以首先开展。该药在后来的临床实践中证明对淋巴瘤和小细胞肺癌均有疗效，在1984年获得国家批准，大家都戏称"6202奋战20年"。在"文革"期间曾经有过"八匹马"（八种新药的代称），但由于临床研究方法不正确，几乎一无所获。只有中国医学科学院药物研究所从我国土壤培养出的平阳霉素获得比较好的临床疗效，获得药政局批准用于淋巴瘤、食管癌和肺鳞癌。在此期间，还随访了N-甲酰溶肉瘤素治疗精原细胞瘤和多发性骨髓瘤的远期结果，以上研究都曾获1978年"全国科学大会奖"。

这期间孙燕最主要的研究是关于我国淋巴瘤的特点和与日本对于T淋巴细胞淋巴瘤初步合作的调研。从20世纪70年代初，他们就注意到和欧美国家相比，我国淋巴瘤具有一些特点：①霍奇金淋巴瘤在全部淋巴瘤中所占比例只有5%左右，明显低于欧美国家的15%~20%；②滤泡性淋巴瘤比例也明显低于欧美国家；③高度恶性淋巴瘤高于欧美国家；④T细胞来源也高于欧美国家。这些发现得到了宋少章和上海顾绥岳教授的肯定。此观点最初在1976年在国内发布，后因1980年在圣地亚哥召开的美国癌症研究学会和美国临床肿瘤学会（AACR-ASCO）联合年会上报告而受到广泛关注。1976年日本淋巴瘤代表团来北京访问，交流日本九州T淋巴细胞淋巴瘤的研究经验，后来由宋少章教授牵头在全国做了相关调研，我国并没有日本九州T细胞淋巴瘤这一类型的患者。

1972—1973年，医院在周恩来总理的支持下开始恢复，并且吴桓兴、李冰两位院长将医学科学院其他院所下放的科研人员调回成立了肿瘤研究所，使得各方面工作有了进一步提高，尤其是林县食管癌现场病因研究取得了比较突出的进展。

同时，由于正值改革开放的前期，一个新时代就要到来，很多国际友好人士逐渐来我国访问。其中毛泽东主席的同窗好友李振翩的来访轰动一时，李先生特别到日坛医院听取中国在抗癌药物

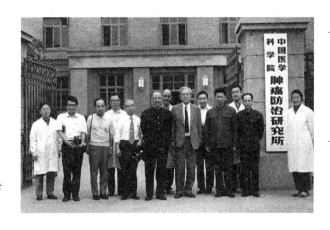

孙燕陪同吴桓兴院长接
待日本外宾(1975年)

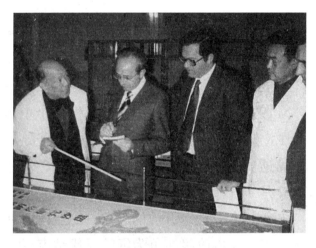

孙燕陪同吴桓兴院长接
待意大利外宾
（左起吴桓兴、Gione 教
授、Bodonna 教授、孙燕，
1976 年）

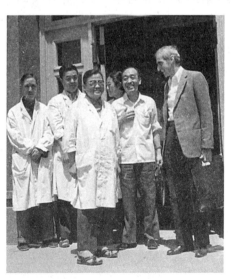

孙燕陪同李冰院长接待英
国著名肿瘤学家 Smithers
爵士(1979 年)

方面取得的进展,与孙燕、周际昌长谈数次。美国纪念斯隆 - 凯特林癌症中心的谭天均(TC Tan)教授,吴桓兴的好友英国 Smithers 爵士和法国 G.Mathy 也都先后来访。日本很多临床肿瘤学者、意大利代表团和美国 Stanford 大学 H. Kaplan 率领的肿瘤学代表团也都来日坛医院讲学、参观。在接待中,孙燕初步了解临床肿瘤学的迅速发展,也结下了一定人脉关系,为我国内科肿瘤学发展奠定了一定基础。

二、难忘的 1976 年

　　1976 年发生了很多大事,是每一个中国人都难以忘却的一年。1 月 8 日周恩来总理逝世;7 月 6 日朱德委员长逝世;9 月 9 日毛泽东主席逝世。接着是"四人帮"被粉碎,"文化大革命"结束。当中,还有 7 月 28 日唐山大地震。

　　1978 年是改革开放的起点,12 月 18 日在北京召开的十一届三中全会确定了以阶级斗争为纲的时代结束,我国从此进入以发展经济,提高生产力和人民生活质量的新时代。1978 年压抑了孙燕20 年的"右派"问题得到彻底改正,使孙燕又恢复了青春,开启了新的人生。每次和他谈到 1978 年,他总是心怀感激地说:"那是我人生的分水岭,没有改革开放就没有我后半生的辉煌,也没有我实现夙愿为健康中国效力的机会。"

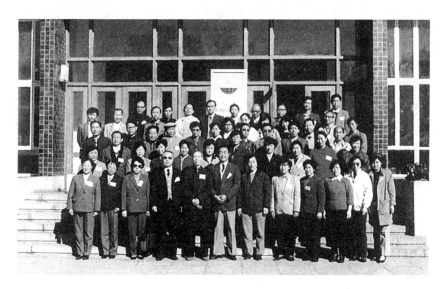

内科成立 30 周年庆祝会（1989 年）

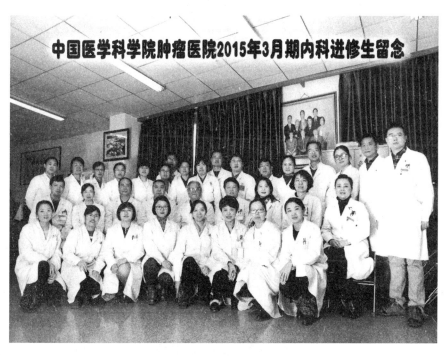

内科进修医师（2015 年）

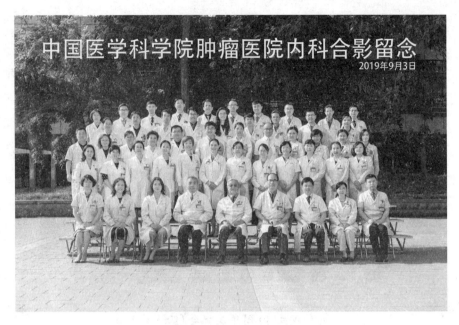

内科全体医师(2019 年)

第七章

高发现场接近工农

1966年根据总理对林县人民的关怀,他作为医疗队员参加防治食管癌工作

1975年又是根据总理的指示,他远赴云南个旧地区为患有肺癌的矿工患者服务

他多次表示肿瘤高发区的研究是我国对世界医学的重大贡献

"每个人心中都应有两盏灯,一盏是希望的灯光,一盏是勇气的灯光。有了这两盏灯,我们就不怕海上的黑暗和风涛的险恶了"。

"人世间有许多奇迹,而人比所有奇迹更神奇"。

在孙燕心中有一盏希望的灯光,那是点燃起他这盏永不熄灭灯光的人,是一位孙燕敬重的老人,教会了他如何做人、行医和克服困难。

在孙燕心中还有一盏勇气的灯光,那是点化起他这盏一往无前灯光的人,是一位孙燕爱戴的老人,告诉他勇气能够扫除一切障碍。

孙燕心中敬重、爱戴的这位老人,就是共和国的开国领袖周恩来总理。

当孙燕面对"另册"的无奈和"文革"迷茫时,一缕"阳光"悄悄地钻透了迷雾的缝隙,周总理向肿瘤医院作出了指示:调查研究摸国情;著书立说传医道;高发区里搞防治。

为了完成周总理交给的任务,45年来,孙燕的足迹遍布中国大地。在偏远的山区,在沿海的渔村,在艰苦的矿井,在贫瘠的高原……都留下了孙燕那不知疲倦的、坚忍不拔的身影。

迷恋出发,迷恋现场。从孙燕习医一生的轨迹中我们可以惊奇地发现,或者可以得出这个结论:这两个"迷恋"与孙燕的理想和事业捆绑得多么的一致、多么的紧密。

作为一名医生,孙燕对自己的职业一日三省,不论何时何地,定要警钟长鸣,拷问自己:"医生要学习一生,检讨一生。你所能做到的,你做到了吗? 自己应该完成的,你尽力了吗?"

哪怕有一丝的懈怠,都是对"医生"这个职业的最大亵渎!

昨天的选择,决定了今天的历史。今天的历史,映照着昨天的忠诚。

永不忘却的情怀,是周总理的嘱托。

割舍不断的惦念,是我的患者。

珍藏自豪的满足,是我志同道合的战友。

在孙燕的听诊器上,我们好像清晰地看到了些什么,无形中领悟到了什么是"仁爱"。

托起"仁爱"的是孙燕心中永恒的、融入血脉里的"悬壶济世"的精神骨髓。

一、半个世纪的林县情结

林县食管癌高发区的防治是新中国"抗癌"综合治疗的第一个战役。波澜壮阔的"大手笔",今天回忆起来,仍然让人们心潮澎湃。当年周总理授权李冰担此重任,史料中有这样一段记载:1957 年 11 月时任林县县委书记的杨贵在北京召开的"全国山区生产座谈会"上汇报林县食管癌的高发情况以后,国务院十分重视。日坛医院成立不久,1958 年 8 月 10 日周总理就指示李冰去林县开展调研。李冰立即带领研究人员到河南林县我国食管癌高发区去做实地考察。他们从两个大队开始,按流行病学的要求进行发病及死亡的正规调查,并逐渐推广到全县 15 个公社。经过一年多的艰苦工作,他们积累了全县的资料,从中发现了一些规律。接着,李冰和科研人员又对安阳地区 12 个市县的 1 000 万人口开展调查,结果发现,愈接近太行山的县发病率越高。接着,他们对晋、冀、豫三省的 18 个县的 5 000 万人口进行了食管癌调查,进一步掌握了食管癌的病因与发病机制。周总理看到李冰他们绘制的三省一市食管癌发病率情况的地图和报告后,称赞说:"像林县这样的点,应该坚持,还要多搞一些。"

1966年2月,作为日坛医院第一批林县医疗队成员,孙燕来到林县。触目惊心的百姓生活,极度缺医少药的现状,使孙燕心里很不是滋味,一边给百姓看病,一边调查了解令百姓"谈癌色变"、惊恐不安的情绪,以及食管癌高发区发病、死亡的原因。

关于孙燕在林县的情况,我们已经在前文做了部分介绍,这里我们要介绍的是关于我国食管癌的研究成果。

林县,在我国太行山东南麓,地理位置处于晋、冀、豫三省交界处,在历史上长期处于贫困状态。地处山区丘陵,气候干旱少雨。生活在这里的百姓,祖祖辈辈上千年养成的饮食生活习惯,再加上恶劣的生态环境,使百姓的生命和健康受到严重的威胁。

环境,决定和养成了林县这方百姓的生活习惯。人这一辈子面临着两个问题:一个是生存,一个是毁灭。当无法抵抗大自然赏赐的"资源",给人的生存带来致命的威胁时,生存出现了危机,那么离自我毁灭就不远了,林县的情况正是如此。

吃,是解决生存的关键。民以食为天,天万万不能塌,恰恰在填饱肚子这个问题上林县出现了问题,而且质量极差。柿糠和用缸腌制的酸菜,是一代一代传下来的主打食物。由于家家户户都太穷了,变了霉的食物也当成"宝贝"似的用来充饥,都知道对身体有害,但为了活命绝对不舍得扔掉。没有办法,为了活下去,只有以牺牲健康为代价。

林县的百姓饮食习惯还有一个特点,喜欢吃热烫的食物,而且都是重盐,口味很重。饮烈酒、吃胡椒、咀槟榔、嚼烟丝,薪火相传。长此以往会对食管黏膜产生慢性理化刺激,从而引起局部上皮细胞增生。

水是生命之源。缺水,一直是困扰林县百姓的大难题。吃,吃不好,住,住不好,喝,又喝不好,雪上加霜。没有办法,只能饮用被污染了的旱井水,甚至用池塘里的水烧水做饭。面对这些促癌因素,百姓也知道喝这样的水对身体有害,但活下去才是本能。

祖祖辈辈、一代一代、长此以往,造成各种疾病丛生,在极度缺医少药的状况下,生病后往往得不到及时的治疗,当地人的健康状况令人担忧。

恶劣的饮食结构和质量,使居民体内摄入的维生素和微量元素普遍缺乏,而营养不良打开了阻断癌变的"大门"。这些"缺失者",造就了食管癌源源不断地发生。

现在已知有近30种亚硝胺能诱发肿瘤,在长期食用的腌制和发霉的食物中均含有亚硝胺类的化合物和真菌毒素。在林县食管癌高发区的粮食和饮水中,硝酸盐、亚硝酸盐和二级胺的含量显著升高,这些食物极易合成致癌物质亚硝胺。

更可怕的是,在林县的居民中,食管癌的发病经常出现家庭聚集性现象,就是我们常说的家族遗传基因。调查发现,由阳性家族史中诞生的患癌者约占总人数的 1/4~1/2,比例相当高。

林县在中国是典型的"吃"出来的癌症高发区。当地残酷现实的无奈,百姓缺医少药的痛苦,谁主沉浮。"天、地、人"三个有利于造福百姓的要素在这里一个都不存在,护佑便成了一句空话。改变,刻不容缓。

于是,"与天斗、与地斗、与人斗"成了那个时代最响亮,最能表现革命乐观主义的口号。把这个口号用在林县不再是"其乐无穷"的豪爽笑声,而是"其志造福"的誓言与承诺。

敢教日月换新天,改变"穷山恶水"的千年现状,不是一朝一夕的事儿;脱胎换骨,让百姓过上文明、幸福的生活,不是一蹴而就那么简单。

可喜的是,有周总理亲自部署订战略;有"白衣天使"深入灾区攻难关;有地方政府改变环境造硬件;有当地百姓密切配合改习惯。一个综合治疗林县食管癌高发区的宏伟工程,从孙燕他们首批医疗队进驻林县那个时期宣告开始了。

为配合这场旷日持久的"战役",在国务院的具体安排下,孙燕和他的医疗队员们,首先投入到了眼前的工作中。

莫等闲,孙燕来到林县后,便把解当地极度缺医少药之急,解百姓得病不能及时救治之苦，作为医疗队的中心工作。以任村卫生院为基地，日夜奔走在太行山的村村户户，那时附近的村民记住了一个人，他是从北京来的孙大夫。他和蔼可亲，医术高超，不辞辛苦，就像我们的亲人一样。

天生万物，唯有人贵。孙燕怀揣着对生命的尊重，把林县人民的疾苦和现实问题放在心上，并作为最主要的任务。

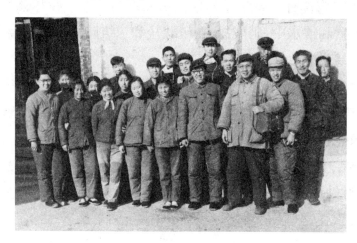

在林县任村的医疗队与当地医生合影（1966年）

在民间有句谚语：黄鼠狼单咬病鸭子。还有一句叫：屋漏偏逢连阴雨。孙燕和他的医疗队来到林县不久，一场突如其来的脑膜炎瘟疾肆虐着15个人民公社的村民。先别提癌，这场灾难的降临，给"谈病就色变"的老百姓造成了极大的心理恐慌。

医疗队立刻派出曾经在协和医院神经科和急诊室工作过，并曾在北京地坛传染病医院实习过的孙燕到县里培训各公社医生，主持全县的防治工作。他首先在卫生局组织学习班，并利用一个通宵编写了教材，教会各公社的医生诊断要点和怎样做腰穿化验脑脊液，同时到各个公社协助抢救危重患者，尤其是指导公社医生如何使用高剂量青霉素、激素、阿托品治疗出现华－弗氏综合征的患儿。这一系列工作使儿童急性脑膜炎迅速得到控制，林县成为安阳地区死亡率最低的县。

脑膜炎得到了控制,在一直就缺医少药的村民中简直就是一个神话。感激涕零的村民,获救后不知如何表达自己的心情,涌动在他们心中的只有一句话,他们奔走相告:是毛主席派来的北京医生救了我们!永远知道感恩的林县人,用最质朴的语言表达着对"滴水之恩"的表白。

瞬时间,孙燕和他的医疗队,成了当地百姓心中的"及时雨"。

瞬时间,孙燕和他的医疗队,成了当地百姓生命中的"守护神"。

一次,任村卫生院来了一位因创伤引发肠出血的休克患者。王建章队长立即把患者推到手术室,但需要输血先解救休克才能手术。由于孙燕是 O 型血,他马上伸出前臂给患者输血,那位患者得救了。全村的人都十分感动,因为在当地人们认为血是最宝贵的;为他人输血除非是至亲,不然就是像白求恩那样的无私医生。

正当林县的调查、科研和防治工作在周总理的亲自关怀和培育下全面开展起来时,急风暴雨的"文革"打破了共和国的平静,搅乱了民众的双眼。难逃一劫的新中国肿瘤事业,遭到了灭顶之灾,举步维艰。

但就在"文革"还未结束时,1970 年 7 月 2 日周总理说:"肿瘤应该抓,日坛医院应作出成绩,肿瘤防治中国应作出贡献。"1972 年 2 月 16 日,周总理听了李冰关于食管癌的研究情况后又说:"现在那么多病,有些病因还没有找出来,要赶快搞清楚。你们说的肿瘤病因很多,亚硝胺是病因的科学根据足不足?要找出主要矛盾嘛!林县这个点要继续抓下去。"

1969 年放射治疗专家谷铣之作为"反动学术权威"随医疗队下放到林县接受贫下中农再教育。他在那里开展了腔内放射治疗的研究。受到广大农民的欢迎,两年内就做了 200 多例。此项研究后来在海牙国际会议上获得"近距离放射治疗核通奖"。

从那时起,医疗队定点在姚村建立研究点,开展多方位的科研和防治工作。多年来派科研和临床人员常驻那里,取得了骄人的成果,也造就了一批国内外的知名专家。其中,陆士新教授证明食管癌高发区居民暴露亚硝胺的量明显高于低发区;从霉变食品中发现一个新的致癌的亚硝胺为 N-3- 甲基丁基 -N-1- 甲基丙酮基亚硝胺（MAMBNA）；首次在河南林县人胃液与膳食中分离与鉴定出能特异地诱发动物食管癌的 N- 甲基 -N- 苄基亚硝胺（NMBzA）和促癌物——Roussin 红甲酯，并首次用 NMBzA 成功地诱发出人胎儿食管上皮癌，为确立食管癌亚硝胺病因作出了贡献；系统地研究了食管癌组织中癌基因和抗癌基因，并证明环境中的亚硝胺引起人与猴的食管上皮中癌基因与抗癌基因的变化与人食管癌相同，而获多项国家级奖项，正是因为这些研究成果陆士新于 1997 年当选为中国科学院院士。

在周总理的鼓励下，研究、探索、降低食管癌发病率的有效预防对策和措施取得了突破性进展。

既然是"吃"出来的癌症，首先就要在"吃"上动第一把"手术刀"。去胺、防霉是要铲除的主要病灶，全面改造生态环境，向癌症率先发起冲锋。

通过大规模钻探打造深井水，改饮地下水，治理饮用和灌溉水源污染，改良饮用水工程，实行饮水消毒，一批又一批的百姓摆脱了饮用污染的旱井水、池塘水和过夜温缸水。卫生健康的饮用水逐步进入千家万户，极大减少了致癌性亚硝胺及其前体物的暴露水平。

加大宣传教育力度，改变不良饮食生活习惯，改造有害的生活环境，改善饮食营养卫生，预防粮食和食物发毒，不吃霉变食物，这一连串的措施随着经济社会的发展一步步在百姓的家庭中变成了现实，从而减少和阻断了致癌物进入体内。

另一项令世界瞩目的研究是与美国国立癌症研究所合作的应用补充维生素、微量元素治疗食管黏膜重度增生患者的双盲试验。随访 5 年，食管癌、胃癌发病率显著低于对照组。这是世界唯一通过补充维生素和微量元素预防癌症获得阳性结果的大规模临床试验。有趣的是，林县农民通过在化肥中加入微量元素钼使谷物获得增产。

经过四十多年的不懈努力，目前，林县百姓体内致癌性亚硝胺和霉菌毒素的暴露水平明显下降；体内维生素 A、维生素 B_2 水平明显增高;个人行为与社会环境危险因素明显减少,保护因素明显增加。

据权威部门统计显示:1980 年与 2003 年相比,林县食管癌发病率,男性下降了 56.33%,女性下降了 45.07%,此结果得到了国际的称赞和认可,中国在研究攻克人类食管癌病因学预防科技难关方面作出了贡献,走出了一条中国特色的道路,在世界肿瘤治疗事业宝库中异彩夺目,孙燕为之感到无比的自豪。

1980 年李冰院长一行赴美访问,带去了很多林县的研究结果和那本著名的《中华人民共和国恶性肿瘤地图集》。当年 9 月在欧洲小镇美因兹(Mainz)召开的国际上消化道肿瘤会议邀请了孙燕和上海的余鲁谊教授参加,对我国在这一领域的研究进展做了介绍,其中食管癌部分后来收入在一本专著中。1981 年在美国休斯敦召开的中美友协大会上,除了当时我国驻美大使柴泽民和著名华裔女作家韩素因以外,还就近邀请了孙燕报告有关中美两国癌症发生和研究的对比。孙燕在报告中也介绍了林县食管癌现场研究,被会议赞为能发现早期癌症的侦探。

孙燕在 20 世纪 80 年代曾经多次重访林县,并在很多新药临床研究中注意寻找对食管癌有效的新药和方案,包括顺铂、氟尿嘧啶、紫杉醇、吉西他滨(健择)等。以后,又指导他的学生黄镜教授开展埃克替尼和开展新的抗 PO-L1/PD-1 单克隆抗体免疫治疗食管癌的临床试验。此外,由于开展食管癌的研究工作,他和河南省很多曾经在林县一同工作过的专家,如郑州大学第一附属医院的王瑞林和林青霞教授等有近半个世纪的友谊。孙燕从 20 世纪初担任郑州大学客座教授,在第一附属医院院士站协助开展临床研究和诊疗工

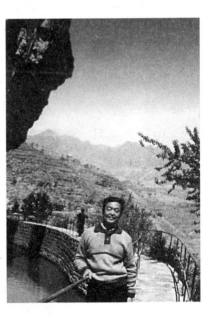

孙燕重访红旗渠(1982 年)

作。已经协助培养博士生 11 位,博士生导师 1 位,对河南省临床肿瘤学的发展作了一定贡献。

如今,我国林州市肿瘤医院被世界卫生组织定为"在基层开展肿瘤防治的典范"。每年来就诊的患者超过数万,对食管癌的治疗经验正在向全国推广。

二、总理急令赴云锡

云南告急:

癌症正无情地肆虐着矿工兄弟们的生命! 近二十年,有超过 1 200 名矿工的生命被肺癌吞噬! 一个个家庭向天仰望,无助地哭诉着心中的悲痛!

云南个旧告急:

在这 1 200 名陆陆续续从自己身边死去的兄弟中,仅云南锡业公司一家,就有 800 名"壮士"被肺癌这个凶狠的魔鬼掠夺走了性命! 旧坟未平,又添新坟,在堆积起来的一个个坟茔面前,掩面痛哭的人们,送走了自己的父亲和兄长!

1975 年 2 月,在严寒的冬季里,"告急书"跨越万里被送到了北京,转到了国务院,火速地呈送到了周恩来总理的手中。病重之中的周总理,在医院的病床上,看着这份用矿工鲜血写就的"告急书",焦急! 周总理紧锁着眉头,像一块巨石压在了心头!

彩色电影故事片《周恩来》中有这样一幕催人泪下的场面:

在寂静的中国人民解放军 305 医院的手术室里,无影灯下,医务人员正在全神贯注地为周总理做着手术……

手术做完了,就在医生为周总理包扎的过程中,突然发现总理的嘴在微微地抖动,医生赶忙凑近俯身,周总理的嘴里发出了微弱的声音:"叫李冰同志来!"

"总理让你进去。"医生一走出手术室,对等候在手术室外的一位女医生李冰说。

李冰俯下身,将耳朵贴近周总理的嘴唇。

"云南锡业公司矿工肺癌发病率很高,你知不知道?"一听周总理的问话,李冰心头一颤,眼圈顿时就红了。

"我知道一些。"李冰轻轻地回答道。

"知道为什么不去,你赶快去!"周总理命令到。李冰明白,周总理在责备自己。

"好!我马上就去!"李冰向周总理作出保证。

走出手术室,李冰哭了。

"总理啊!总理,您还处在手术麻醉状态中,怎么又开始工作啦!还惦记着云南身患肺癌的矿工们!"

李冰心疼地心里暗暗喃喃着,任凭眼泪往下流淌……

李冰就是日坛医院党委书记、外科专家、李克农将军的女儿。

一个星期后,李冰同冶金工业部段丁波司长、云南省卫生厅、冶金局、医科院劳动卫生研究所等相关人员组成调研组立即奔赴云南个旧地区传达总理的指示和展开调研。但是,由于旅途劳累和高原反应李冰在第三天就病倒了。1975年3月5日,孙燕立即奔赴个旧,给李冰治病,同时协助完成调研工作。在调研过程中,突出的问题是当地没有专业治疗肿瘤的机构,这个问题必须马上解决,刻不容缓。当时卫生部就决定派著名胸外科专家黄国俊任组长、孙燕任副组长带领医疗队马上到云南个旧锡矿展开肺癌现场研究、筛查和治疗,并协助云锡公司职工医院筹建治疗科。

个旧,是中国云南省红河哈尼族彝族自治州的一个县级市。个旧,是以彝语"果作"的音译演化而来的,意即种荞子,吃荞饭的地方。

个旧,以产锡而著称于天下,闻名于历史,《简明不列颠百科全书》第三卷有记载:"个旧,是中国云南省第二大城市,著名的锡都。"早在公元前的西汉时期,随着中原文化的浸透,锡、银、铅采冶业兴起,到了东汉时,已经形成较大规模的分工协作。至今已有两千多年开采锡矿的历史,使个旧拥有了中国最大产锡基地的美誉,支撑着历代王朝的国计民生,被称为"中国锡都",同时,个旧也是人类在世界上最早最大的产锡基地。

这数千里纵横交错的矿道,养育了从西汉开始两千多年来祖祖辈辈的农民,他们摇身一变,成了"产业工人"。在个旧,有一个中国奇特的"人文景观",在广大的农村,村里居住的不是农民,而是矿工。一个响亮的名字独树一帜地赋予了个旧农村一个绰号——"工人村"。"工人村"从20世纪50年代开始,变成了"灾难区"。个旧在转型,"工人村"成为这个新型工业化城市,被遗忘和最疼痛的"部落"。

个旧,是世界上少数几个位于北回归线上的城市,市区周围群山环抱,中间镶嵌有一个0.7平方公里的金湖,有如闪亮的珍珠,湖光山色交相辉映,景色迷人,气候湿润,四季如春。城在山中、湖在山中,冬无严寒、夏无酷暑,一座世外桃源般的"山水城市"。

人们都说,靠山吃山。矿工们依靠着美丽的大山里的宝藏而生存,祖祖辈辈繁衍生息,端着开采锡矿的"饭碗"。

在个旧,没有什么情感比恐惧更令人苦恼了,它给人们带来了巨大的痛苦,肺癌!

在个旧,恐惧和忧愁很容易侵蚀人心,它们比灾难本身更加可憎,噩耗!

靠山吃山,"吃"出来的是一个接一个得了肺癌的消息,一时令"工人村"里的矿工和一家老小们惊愕,在迷茫中,他们都想知道,将来到底会怎样?

回到北京不到一周，由黄国俊、孙燕带队的一行 8 人来到个旧。不久，医科院劳动卫生研究所的相关人员和昆明医学院的一位胸外科专家也来到了个旧。

这是一个影响着过去和未来的特别的时间刻度！ 1975 年。

一个崇高的目标，只要不懈地追求，就会成为壮举，在孙燕纯洁的目光里，一切美德必将胜利。

孙燕他们来到个旧后，多年养成的职业习惯，驱使他们穿上矿工服，下到了井下搞调研，了解井下生产环境，与矿工们聊天。

"周总理派来的专家，下井给我们治病啦！"孙燕他们刚下到井下，这消息迅速在井下矿工们中间传开了，在矿道里矿工们簇拥在孙燕他们身旁，七嘴八舌地对孙燕诉说——

"有一段时间了，我们这里很多人老是咳痰，还感觉胸闷，这是职业病吧！"有矿工问。

"咳痰、胸闷得厉害了，去医院看病，一检查，大多数人照出来的片子，都显示有一团东西在我们肺里。"一位矿工接着说。

"我们问大夫，我们得了什么病，大夫告诉说是肺癌，我不明白，怎么我们的工友都得了同一种病？"大家很纳闷。

"我们大家，还有家属都人心惶惶地。有猜测，别说肺癌，就是得了肺病，都说与抽烟有关系，可是在我们这儿，抽烟的还有不抽烟的，怎么都纷纷得上了肺癌，这是为什么呢？"矿工们不解地异口同声问孙燕。

"怎么被查出来得肺癌的越来越多，而且治不好死的人也那么多？岁数都集中在 45 岁上下。"矿工们希望在孙燕他们身上找到答案。

听着矿工们你一言我一语的问题，孙燕心情沉重。走出矿井，矿工们脸上忧郁的表情，仍然浮现在眼前，久久不能逝去，人心恐惧是最大的社会问题，同肺癌给矿工造成的生命威胁一样可怕。

回到办公室，孙燕找到接待他们的一位大夫，请他找一份有关云锡矿工肺癌的资料。不一会儿,那位当地大夫拿着从医院院长那里取回来的一份资料交给了孙燕。

接过资料,孙燕认真翻阅、梳理着——

史料记载,个旧锡开采可追溯到 2 000 多年前的西汉时期。1883年清光绪年间,清政府设个旧厂务招商局;1934 年,个旧地区的私人厂家已达到 4 425 户,矿工人数达 6 万到 7 万之众;1909 年到 1939 年的 30 年间,由于滇越铁路通车和世界工业发展的刺激,个旧地区的锡产业出现鼎盛繁荣时期,年均产锡达到 7 800 多吨,其中有 5 年突破万吨;1950 年,云锡股份公司收归国有,更名云南锡业公司,也就是今天云南锡业集团公司前身。

实际上,个旧肺癌发病率高由来已久。

1964 年,当时的云锡医院院长谭文肃及一些相关专家组成调查组,到云锡公司所属厂矿做回顾性调查,收集了 1957 年到 1964 年 7年间的 83 例肺癌病例。经过分析,这 83 例肺癌患者中,有坑史(在锡矿井下工作经历)的人占 89.4%。由此,专家们初步达成共识:个旧的肺癌高发病原因与工人井下作业环境有一定关系。

1973 年,云锡公司卫生处组织专门工作人员,对 19 000 多份职工病案进行分析,同时阅读了 6 万多张 X 线胸片,结果查出有 511 名职工患肺癌,发病率为 142/10 万,其中矿工占 84.2%,说明云锡矿工肺癌有明显的地区和职业特征。

经过多年来的调查、分析、实验、研究,科研人员基本掌握了矿工肺癌的发病规律、流行趋势及职业特点,初步证实了云锡矿工肺癌病因。最后得出结论:云锡矿工肺癌高发与井下作业环境中的氡、氡子体及含砷过多金属矿尘等有害元素有关。

氡是一种放射性元素,氡被吸入人体之后,相当于在人的肺里安装了一个小型放射源,源源不断地向人体发出辐射,作用于人的气管、支气管、肺泡上,使人肺上皮细胞的 DNA 产生作用,使 DNA 键断裂、产生损伤,渐渐出现癌变。而砷等有害矿尘进入人体后,等于埋进去了无数毒源,人的肺部产生癌变的可能性极大。

一组组数字像针扎一样,让孙燕他们揪心,一个个残酷无情的现实,让孙燕感到不安。这时,时任云锡职工医院院长的孙文铨大夫走了进来,把一份新资料递给正在看资料的黄国俊和孙燕,略带沉重的口气说:

"这是上个月刚刚统计的情况,现在在个旧地区,肺癌的主要发患者群都集中在矿工身上。"说着指着一段文字接着告诉他们:

"在个旧的锡矿,发现了肺癌患者511例,云锡公司的矿工人数在两万人左右,就是说,在云锡100个矿工当中,就会有2名矿工得上了肺癌。现在全国肺癌发病率是万分之三,个旧的肺癌发病率太可怕了,高出全国水平近百倍。"说到这,两个人的表情同时严肃了起来。

"这份统计数字公布以后,立刻引起了人们的一片恐慌,政府、医院、矿工、家属所有的目光都盯上了锡矿的井下,到底是什么侵蚀着矿工们的身体?"

听后,黄国俊和孙燕把手轻轻地放在资料上,双眼凝视着窗外,室外无风无雨,阴转晴。静静地思虑,不断闪现出三个词,反复地在心中跳跃着:

周总理的嘱咐,使命,重任在肩;
矿工生命,肺癌,严峻,刻不容缓;
人心惶惶,恐惧、恐怖,谈癌色变。

思考,是人的灵魂在同自己交谈。思绪中,他们二人把目光收回到桌子上那两份资料上,片刻后,突然挪开椅子站了起来,走到窗前,推开窗户,个旧! 矿工! 肺癌! 嘴里念叨着这三个词。

这时,孙燕想起了自己"济世救人、学医报国"的理想和志向。

这时,孙燕想到了肺癌高发的云锡,国家为此而焦灼,派我们来到个旧。

这时,孙燕"学医报国"的人生理想与祖国的命运再一次碰撞在了一起,个旧、云锡,在祖国的西南边陲,孙燕把个人的命运与祖国的命运紧紧地结合在了一起。

一个渐成的坚守计划,开始在孙燕的大脑里迅速地运转起来……坚守阵地,不辱总理使命,从 1975 年至今,孙燕一直关怀云锡矿工肺癌,坚守了 40 多年。

"政府管我们啦!医院有专门的大夫给我们看病了,还有从北京来的大专家!"久旱逢甘雨。这一喜讯在矿区、在家属区里,人们奔走相告。

把全部热情和学术理念投入到创建云锡医院肿瘤科中,这是孙燕他们来到个旧以后,不辱总理使命迈出的第一步。

在医疗队的具体指导下,医院对肺癌展开了综合治疗。在手术切除前后如何应用抗癌药物,放疗前后怎样选择药物配合治疗,经过不长的时间,临床治疗在患者身上出现了明显的效果。

不论是刚刚"参军"的肿瘤科的大夫们,还是在医院治病的矿工和家属,都从心里流露出非同寻常的兴奋与激动。医生们增添了信心,患者们看到了希望。

是什么原因导致了云锡肺癌的发生?孙燕和他的调研组,在提议、起步、促成云锡医院肿瘤科的同时,双管齐下,站在彻底解决云锡肺癌的全局防治战略高度,锁定在治本之上,迈出了不辱总理使命的第二步。

个旧,在彝语中有三种解释,除了前面说的以外,还有一种就是"矿石真多"的意思。云锡肺癌的"罪魁祸首"正是引以为荣的采矿生涯,一柄双刃剑造成了"阴阳"失衡。

成立肿瘤科,有病床、有大夫、查出肿瘤后能够得到专业治疗。孙燕清楚,这只是治理云锡肺癌的尾声工作,不容乐观的是,这个尾声部分中充满了无奈,大部分患肺癌的矿工都是晚期。

治标治本必须要同时下猛药。就像防治河南林县食管癌高发区的事件,从源头解决,否则将一事无成。林县做到了,政府直接参与和主导综合治疗;改换饮水质量、改变饮食习惯、改善生活环境。

中华人民共和国成立前,云锡矿山开采多是采用自然通风。中华人民共和国成立以后,云锡分别在 1955 年建立了一些区域性机械通风系统,1960 年初,开始建立供水系统,进行湿式凿岩标准化作业,使井下作业环境有了初步的改善。

很明显,这些改变与日渐残酷的云锡肺癌和矿工生命相比,是远远不够的。孙燕和他的调研组及时上书国务院,呼吁:"解决云锡肺癌,必先解决井下开采的通风、排尘、防毒问题,要让矿工少得癌,甚至不得癌,这是最根本的防治方法和途径"。

中华人民共和国成立以后,在党和政府对工矿职工健康的高度重视下,个旧严格禁止矿厂老板利用童工下井背矿的残酷剥削。那时,由于矿道狭窄利用廉价的贫苦儿童下井很普遍,被称之为"沙丁"。这些从七、八岁就开始下井的矿工是肺癌最高发的人群,而且主要患的是肺鳞状细胞癌,调研结果显示从下矿到发病潜伏期平均为 31 年。

就在云锡医院成立肿瘤科"开业"的锣鼓声中,1975 年冶金工业部决定在云锡实行比较先进的"分区通风、以压为主、压抽结合、正压控制作业区域"矿山开采通风技术方案。同样采取"综合治疗"的井下防癌措施,在此后的 40 年里,不断为井下作业的通风、排尘、防毒系统工程注入新科技、新技术。云锡公司先后改造和建立了 14 条机械通风系统,井下作业环境得到了改善,粉尘浓度、氡浓度、氡子体合格率逐年上升。防治肺癌从源头抓起,治标又治本的理念收到了成效。

调研组在解决了"一头一尾"战略布局之后,又把重点工作放在了云锡肺癌的临床治疗、肺癌普查、诊疗义诊上去,言传身教地帮助地方医院提高医疗水平,灌输学术理念。

在 1975 年医疗队开展工作后,中国医学科学院和日坛医院领导老红军黄乎书记、吴桓兴院长和李冰多次来个旧了解情况,指导工作。决定根据需要派遣医疗队长期入驻云锡协助治疗科开展工作,同时与劳动卫生研究所一道筹建矿工肺癌防治研究所。

1975 年 6 月,医疗队在个旧组织了"肺癌防治培训班",培训医院职工和云南省各地区的医务人员如何开展肺癌的防治工作。那时,劳动卫生研究所老所长、我国职业病防治的开拓者吴执中教授带病来个旧授课。后来这些青年学员多数走上肿瘤防治道路,有的还成为云南省的业务骨干。

吴执中(1906—1980 年),中国职业医学的奠基人。中学时期受"五四运动"影响,立志走科学救国、医学救国、教育救国的道路。1924 年,考入奉天医科专门学校(后改称盛京医学院,系英国教会所创建,社会上称之为小河沿医学院)。在他的影响下,其弟妹四人中有三人(吴英恺、吴咸中、吴振中)都走上了医学道路,皆成为中国医界名流。

1931 年夏,到北平协和医学院内科作临床研究生及助理住院医师各一年。1933 年年底,到英国北部城市的格拉斯哥大学医学院进修内科,次年获皇家医师学院格拉斯哥市分院院士荣誉称号,随后转赴伦敦大学附属盖氏医院考察。1935 年初返国,回盛京医院工作。1936 年春,被日伪逮捕入狱五日,受刑不屈,经保释出狱后进关到北平协和医学院内科任教。1937 年 6 月,应聘至长沙湘雅医学院(湖南医科大学前身)任内科讲师、教授。1947 年,吴执中获美国医药援华会的资助赴美考察内科的新进展。中华人民共和国成立后不久,吴执中赴沈阳中国医科大学任教务长兼内科系主任。在 1952 年第二届全国卫生会议上获卫生部颁发的奖章和奖状。1956 年,在他 50 岁时根据建全国性职业病防治研究机构的要求,他先赴苏联考察、进修,回到北京后担任中国医学科学院劳动卫生研究所(1966 年改称卫生研究所)的副所长,开始了一项新的业务工作。20 多年中,他跑遍祖国南北,深入矿山、工厂，直接为第一线工人的健康服务。即使在"文化大革命"期间，他患右上臂肉瘤，手术、化疗和晚年病重垂危之时也未停止工作。他长期从事职业病的临床研究，对常见的职业病，如尘肺、铅中毒等的防治以及对全国职业病防治网络的建立等方面作出了重要贡献。他在学术上最突出的成就是对中国职业医学的开拓，主编了130万字的巨著《职业病》一书。吴老是孙燕敬佩的前辈之一，这种亦师亦友的感情，成为激励孙燕云锡工作40年的动力。

孙燕从1975年来到个旧，一连四年，迎来送走一批又一批的医疗队，每年都要保证在云锡工作两个月甚至半年。不辱总理使命，孙燕坚守在云锡，出现在矿工中间，活跃在防治肺癌的第一线。

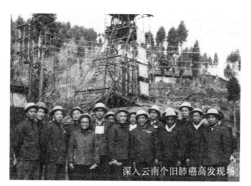

深入云南个旧肺癌高发现场

云锡肺癌会议在老厂矿井前合影（1975 年）

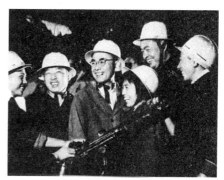

在个旧矿下考察（1975 年）

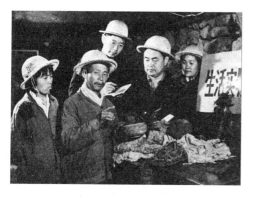

在个旧云锡矿下参观忆苦展览（1975 年）

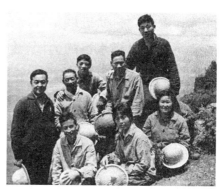

在云锡玛拉格矿区（1976 年）

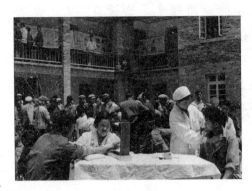
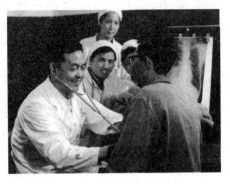

在云锡矿区开展肺癌普查（1976年）　　在云锡医院为矿工查体（1976年）

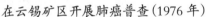

　　有趣的是，那时根据职业的视角，对云锡矿工肺癌的主要病因出现了两种理解：一种是以七机部华北七所为代表的"氡派"，认为根据欧洲14~16世纪"矿山病"的经验和云锡矿井下氡含量高的数据，氡可能是致病的主要因素；另一种意见则认为云南锡矿石砷含量很高，而且个旧地区空气和水中砷含量均超标数十倍，个旧老百姓肺癌的发病率也远高于其他地区，所以砷是主要致癌因素。吴执中教授和劳动卫生研究所的大部分专家都是"砷派"。其实，那时候临床医生都看到有些肺癌患者有皮炎，但由于不是这方面的专家，没有发言权。那时，最重要工作的还是开展普查，发现早期患者，早期治疗。所以，孙燕他们整日到各个矿区进行普查，也无暇思考这些问题。

　　召开和举办肺癌专题会议，集全国人才开展学术探讨、临床交流、推进肺癌治疗科研进展是孙燕在医疗队期间一大心愿，还有另一个目的就是想通过高水平的会议，让当地医生开阔眼界，增长知识，提高医术。孙燕促成了这件事。1976年，分别在昆明和个旧组织召开了"全国肺癌会议"。云锡成了当地的新闻，偏远宁静的云锡，一下来了这么多医学专家、教授，一辆一辆的车穿过街头，挺进矿山。好奇的人们经过打听得知："他们都是特别有学问的人，来自全国各地，是为云锡矿工肺癌专程赶过来的。"

　　1976年9月至1977年2月，孙燕他们在个旧工作期间还曾应邀到云南省东北部有名的高寒地区宣威进行考察。那是一个由于小环境空气污染导致的肺腺癌高发区,女性有大部分时间待在家里,肺癌发病率高于男性。经过检测空气、挂在屋中的谷物发现 3,4- 苯并芘的浓度都严重超标。

1979 年孙燕赴美国在休斯敦学习和从事研究,暂时告别了云锡。但是,他把云锡矿工肺癌课题带到了美国。

如果把人生比之杠杆,信念则好像是它的"支点",具备这个恰当的"支点",才可能成为一个强而有力的人。

1979 年,改革开放的号角响彻神州,以科学为引领的旗帜指引着中国人民,激励、鼓舞着人们为创造一个崭新的中国而奋发图强,整个中国的命运正在扭转。

踌躇满志的孙燕,没有忘记云锡矿工们期望的眼神,没忘记周总理的殷切嘱咐,他把云锡肺癌作为重点科研项目带到了美国。1981 年 5 月,美国临床肿瘤学会在华盛顿召开年会,在世界的瞩目之下,孙燕神采奕奕地登上了讲台,把云锡肺癌最新的防治情况,在大会上做了精彩的专题报告。引起了到会各国专家、教授、同行们的强烈共鸣。"了不起,孙燕!"爆棚的掌声一同献给了讲台上的孙燕。

孙燕说:"我清醒地知道,也许他们并不知道孙燕是谁,这是由于他们对中国的崇敬。"

1981 年 11 月 13 日,孙燕应邀在休斯敦得克萨斯大学公共卫生学院(UT Medical School of Public Health)作报告,特别介绍了矿工肺癌的研究现状。当时就结识了国际上研究"砷致癌作用"的女教授 PA Buffler,并同意共同组织关于病因研究的会议,开展这方面的合作。

在美学习工作两年之后,1981 年底,孙燕从美国回国。作为周总理的遗愿,云锡肺癌是国务院重点关注的工作。知道孙燕回国了,1982 年,医院委派孙燕为队长、殷蔚伯为副队长,全面负责云锡肺癌的防治工作。

有远大抱负的人,不可忽视眼前的工作。于是,孙燕踏踏实实干起了工作,扎扎实实展开了工作。

抓普查搞义诊,孙燕不辞辛苦,一头扎进了矿区和家属院。

抓提高促业务,孙燕乐此不疲,在当地医生中多次举办诊疗学习班。

抓医疗见成效,孙燕精心传授,把阻断治疗理念,搬到讲学和临床中。

为了进一步提升"云锡肺癌"的治疗水平,孙燕绝对不会满足眼下所作出的努力,他深知,要打造出一支当地"过得硬"的肿瘤治疗高水平的医疗队伍,少不了"阳春白雪"。

"中国的发展离不开世界。"邓小平的高瞻远瞩,让孙燕在云锡抒写了一曲史无前例的"抗癌"命运交响曲。

1984 年,中国美丽的春城,四季如春的昆明,迎来了"云锡肺癌"春天的觉醒。

发展注定了前进。孙燕通过在国外的人脉和影响力,通过中国"云锡肺癌研究"在国际上所产生的广泛关注度,与美国国家癌症中心和得克萨斯大学公共卫生学院共同邀请了八个国家的肿瘤专家、学者、教授,与中国医学科学院劳动卫生研究所的同道们在昆明和个旧组织召开了以肺癌为专题的国际研讨交流会。当时,在个旧这个边陲小城还是中华人民共和国成立后第一次接待这么多外国人。当会议主席李冰和孙燕等陪他们出席红河州(那时首府就是个旧)的盛大招待演唱会时,满场群众用热烈的掌声表示欢迎。外宾们对这个少数民族聚居的小城也十分新鲜好奇,纷纷买些锡器和其他小纪念品。

回到昆明以后,根据我国学者的研究,已经用矿里的粉尘成功诱发出小鼠的肺癌;肺癌患者多数还有砷性皮炎,少数甚至同时还有皮肤原位癌,此外通过已经检测出现场砷和氡含量超标等资料,大家都同意云锡矿工肺癌是职业性癌;病因一是砷,二是氡,三是吸烟,为制定进一步防治策略奠定了基础。

　　一个仅仅跟着别人走的人，不会去探索什么东西，也寻找不到什么东西。孙燕带领肿瘤科的医生们，帮助和引导打开他们智慧的"抗癌之道"，寻找出解决"云锡肺癌"的手段。

　　这次针对"云锡肺癌"高水平的国际论坛会议，引起了国务院和地方政府的高度重视。这次国际会议首先解决了关于病因问题的争论，从而，在科学的理念共识之下，开启了云锡高要求规范、高标准应用的科学攻关征程。

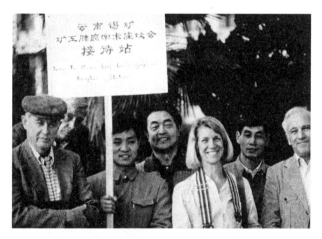

在昆明与个旧召开云锡矿工肺癌会议（1984 年）

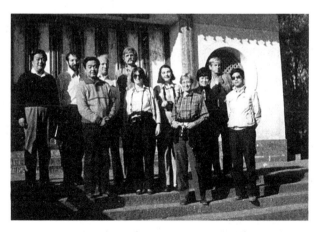

云锡肺癌会议部分专家到个旧访问（1984 年）

1985年为纪念周恩来对云锡矿工肺癌指示十周年，全国政协主席邓颖超提词："为控制云锡矿工肺癌继续努力"。纪念会于1985年12月23-26日由中国有色金属工业总公司在个旧云锡公司举行，有全国总工会、国家科委、劳动部、卫生部、有色金属总公司、云南省政府、新华社等六个新闻社台、十个科研院所、七所大专院校、红河州政府、有色金属昆明分公司、个旧市政府以及四家医院等50余个单位的领导及专家共计120余人参加，制订云锡矿工肺癌"七五"规划，推动以后的防治工作。

玉撞石鸣。"云锡肺癌"攻关协作大会战全面铺开。据不完全统计，从1975年到1998年的20多年间，国家共投入资金4 000多万元，同时引进国外合作基金110余万美金，用于个旧矿工肺癌防治及研究，并纳入"六五""七五""八五"和"十五"医学科技攻关计划。

1986年7月，云锡公司与美国国立癌症研究所签订协议，开始合作"口服复合营养素"的研究项目。该项目旨在358名坑龄大于10年、年龄大于40岁的职工中，服用维生素A、维生素E、β胡萝卜素及硒酵母等组成的复合营养素药丸。在患者连续服6个月后，服药对象的体质普遍增强，实验结果证明，在云锡矿工肺癌患者中长期服用防癌药物是行之有效的方法。

1991年10月，中美双方联合开展《中国云南锡矿矿工肺癌早期标记物研究》项目。其目的有两个：一是建立生物样品库和数据库，这个数据库可以用来评价和筛选肺癌的潜在早期标记物；二是进行队列研究，建立一个队列用来研究与肺癌有关的环境和遗传危险因素。项目协议中规定每年要对7 000名左右的矿工进行一次肺癌普查，最后由中美双方每年在云锡现场联合会诊，合同为期6年，这期间美方投入近百万美元。这次中美双方合作的一个显著成果就是从1992年到1997年间，有400多名矿工被确诊为肺癌。

癌症是什么病？

在云锡，孙燕完成了他的一个学术的重要观点——癌症是慢性病，其学术影响成为指导防治肿瘤的基础理念。孙燕特别指出，肿瘤是可控的慢性病。

在云锡，为什么老矿工的肺癌发病率高？在调查中孙燕发现，他们从年轻时（有的甚至是童工）就开始从事此项工作，从开始下井到临床上诊断患肺癌，大概需要 20~30 年的时间，这代表癌症是发展比较慢的肿瘤。

孙燕在医疗队工作中，每年大约发现有 100 例新发肺癌患者。其中有一个规律：矿工从事井下作业所接触有害物质的作用是持久的。

研究发现，即使矿工已脱离井下作业、肺癌的发病率也不会自然下降，有一组数字显示：

脱离井下工作少于 10 年的矿工，肺癌发病率为 751/10 万；

脱离井下工作 10 年到 20 年的矿工，肺癌发病率为 589/10 万；

脱离井下工作 20 年以上的矿工，肺癌发病率为 927/10 万。

在这些肺癌患者中，还发现了癌前病变和"隐性癌"，这是痰中已经查到癌细胞，而检查还是阴性的患者。

云锡，是孙燕心中一生永不忘却的情怀。因为那里是周总理给自己发令，指引出的战场和使命。

云锡，在孙燕心中有一种永不割舍的惦念。因为那里有无数的矿工兄弟们，燃烧着生命健康的召唤和信任。

云锡，在孙燕心中珍藏着自豪和满足感。那里是肿瘤科的同仁们，是与自己志同道合共同拼杀出来的战友，有自己和战友们共同的大业。

心心相连，怀念是幸福的流露，思念是感恩的倾诉。云锡医院肿瘤科主任黄绍锵教授就是其中的一位。在 2008 年，孙燕习医 60 周年之际，黄绍锵教授深情回忆起当时在个旧云锡与孙燕相处难忘的日日夜夜,在字里行间充满了崇敬、钦佩、感激之情,其情跃然纸上——

孙燕教授与云南锡矿矿工肺癌

原云锡公司总医院 肿瘤科主任　黄绍锵

1975 年 2 月下旬受周恩来总理的派遣,李冰院长、冶金工业部段丁波司长和云南省卫生厅、冶金局等有关人员来到个旧调研。3 月初李冰患病,孙燕大夫从北京赶来个旧参与李冰的治疗,我们首次见面。两个月后,日坛医院派来医疗队,队长黄国俊,副队长孙燕和麻醉、病理、细胞、护理等医护人员。从此每年均派医疗队到我医院,每次都有孙大夫。1979 年 7 月,孙燕任队长再次来云锡指导矿工肺癌防治工作,医疗队办不脱产红医班;建立云锡二级厂矿防癌网;宣传癌症防治知识,动员职工检查和治疗;采取多种形式培养云锡癌症防治研究的骨干力量。由于周恩来总理的指示和李冰院长的关心使他对云锡矿工肺癌防治的执行意图坚定,先后 10 多次来到个旧。

1980—1981 年,他甚至在美国 M.D. 安德森癌症中心当客座教授期间也不忘关怀云锡矿工肺癌防治。曾多次给我来函,至今我还保留着这些函件。把云锡矿工肺癌防治工作介绍给美国等国际同行,督促我们把平片隐性肺癌的定位和治疗、早期肺癌手术治疗结果、纤维支气管镜在肺癌定位中的价值等写成论文。他促成 1982 年 5 月我科梁裳缇主任赴日本东京参加国际第三届肺癌大会;还于 1984 年 11 月 10 至 17 日在昆明组织召开"云锡矿工肺癌小型国际研讨会",邀请有美国、日本、德国等国外宾 16 人,国内有卫生部、有色金属工业总公司(1983 年组建)、冶金工业部、劳动部、全国总工会、中国预防医科院劳动卫生与职业病研究所、医科院肿瘤医院肿瘤所、情报所和药研所等 29 个单位 147 位代表参加研讨会。会后到个旧访问并观看《云锡矿工肺癌防治展览》,确定了云锡肺癌的病因,提出应当按职业病处理的原则,解决了云锡肺癌的学术和实际问题。

孙大夫是平等待人的楷模,不论何时何地,对患者总是有求必应,平易近人,对矿工总是称呼师傅。和我们科的医护人员打成一片,不分彼此,亲如一家,称我们科第一任主任梁裳缇为"梁医官",把我昵称为"少将",我们也总称他"孙大夫",拿他当我们的成员之一。

他一切为了患者,对癌症患者综合治疗的观点很明确。让我来举例说明:曹忠贵,男 53 岁,工龄 39 年,坑龄 21 年,吸刀烟每月半斤,烟龄 38 年。1975 年 4 月 7 日胸部透视发现左肺门片状阴影,住院检查。经胸部正侧位摄片和正侧位体层表现为左肺上叶致密影,纵隔向左移,左上叶支气管已阻断。痰细胞检出Ⅲ级可疑恶性细胞,孙教授提出术前保驾化疗,用博来霉素 360mg,环磷酰胺 3 600mg。1975 年 6 月 20 日开胸手术,胸腔有约 200ml 黄色清液,左肺上叶不张。黄国俊主任做了左肺上叶加左主支气管袖状切除,病理检查:左上肺叶 12cm×10cm×3cm,表层胸膜普遍增厚。袖状切除左主支气管长 3cm,左上叶支气管腔内可见有一息肉状肿瘤 3cm×1.2cm×1cm,并延伸至左主支气管腔内。远端支气管扩张,左肺内有一个 0.7cm 的结节。诊断结果:左肺上叶腺癌Ⅱ级(肺内),支气管腔内物呈重度化疗反应,仅有少许高度退化性变的癌细胞,不能进一步分型。淋巴结呈慢性炎症(0/4)。1998 年肿瘤医院成立 40 年后,党委书记率 10 余位专家来个旧进行义诊、手术、讲座和看望医疗队,与治疗存活 10 年以上的肺癌患者开座谈会。黄国俊、孙燕两位队长到合作治愈 23 年的曹忠贵老师傅家去看望,大家高兴得无法用语言来表达。

孙燕教授在美国当客座教授期间给我寄来 *The cancer bulletin* 1980 年肺癌专刊。到了 20 世纪 90 年代,还在关怀着我们,给我寄来 *Cancer principles & practice of oncoligy* 一书,于 1989 年出版,英文第 3

版厚达 2 490 页。前年,我把其他有关肿瘤专业的书籍一同赠送给我们科室。孙燕教授和日本早田、於吉、池田等教授相识,还有上海的吴善芳、徐昌文等开办有关肺癌学习班都不忘给云锡名额。因此我有机会到上海参加几次学习班,如日本东京医科大学教授到上海市胸科医院讲学之机,面对面与之交流和请教。

此外,第一届国际肺癌大会主席美国胸外科 C. Mountain 教授在上海讲学,我向他提到云锡矿工肺癌时,他风趣地说:"我有生之年要到林县食管癌现场和个旧矿工肺癌现场去看看。孙教授鼓励我们现场医务人员找机会出去看看,学点新东西。"1991 年 10 月 31 日中美双方签订《中国云南锡矿矿工肺癌早期标记物研究》(*The Study Early Markers of Lung Cancer Among Tin Miners in Yunnan, China*) 六年计划,美方在现场投入百万美元。云锡劳动防护研究所和云锡总医院有关人员多人有机会到美国国立癌症研究所长期或短期参观学习。我也于 1994 年春节后有机会到美国国立癌症研究所、纽约大学与同行教授交流,到巴尔的摩的约翰斯 - 霍普金斯大学、美国退伍军人医院以及华盛顿、洛杉矶等地参观学习,开阔眼界。

由于孙燕教授对云锡矿工肺癌作出的贡献,1991 年 4 月在北京召开云锡矿工肺癌防治成果评议、总结规划,由中国有色金属工业总公司授予孙燕教授荣誉奖。

每次去云锡,孙燕都要去一个地方看望,一次不落。这已经成为惯例,它并不是什么名胜古迹,也不是什么由古代神话传说硬造出来的人文景观。它只是矗立在离云锡医院不远处的一块石头,一块算不上名贵的石头,普通得连过往的行人都不屑一顾,很少有人去关注它。

就是这块普通的不能再普通的石头,在孙燕心里,有着不平凡的意义。这块普通的石头会说话,是他的指路"明灯"。

石头上镌刻着 20 个字:

一定要解决好云南锡矿工人的肺癌防治。

——周恩来

1997 年孙燕一行人和云锡公司肿瘤科的同事在这石碑前为全市人民义诊,并访问 1975 年治疗过的一位老矿工,一时成为佳话,中央电视台曾有报道。那时一位老矿工来院就诊左胸满是胸腔积液,经过胸内注射化疗药物后胸腔积液得到控制,肿瘤也略有缩小,孙燕请求黄主任考虑手术。这样的情况在大医院一般是不手术的,但在个旧当时愿意接受手术的老矿工很少。经过讨论还是做了手术,并按计划完成了术后化疗,患者居然活了下来。从那时开始,孙燕他们知道云南个旧的肺鳞癌发展相对比较缓慢,胸腔积液如能控制不应当是手术的禁忌证。

2010 年 1 月 5 日,在深圳召开的中美肺癌会议上孙燕报告了我国肺癌的防治情况,介绍了云锡肺癌发病率和死亡率已经下降的信息。

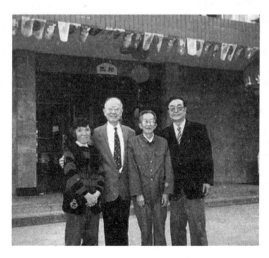

在个旧访问老患者曹永贵同志(1997 年)

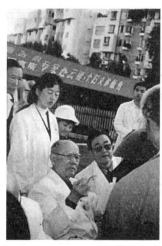

黄国俊、孙燕在个旧义诊(1997 年)

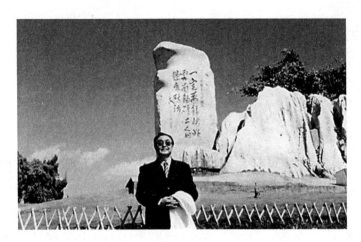

在个旧周总理题词的石碑前(1997 年)

并和当年在休斯敦和昆明都见过面,共同主持会议的老朋友 PA Buffler 叙旧,共同为矿工肺癌得到控制而高兴。

2012 年 11 月 5 日,在北京由陈竺部长主持,与美国 NCI 在北京共同召开的中美癌症协作会议,孙燕再次应邀作了报告。

2014 年 5 月 23~25 日,中国科协全国大会在昆明召开。孙燕应邀主持了环境与癌症的论坛。会上系统报告了云锡矿工肺癌发病率和死亡率的下降,使与会专家受到鼓舞。

令人欣慰的是,根据国家癌中心的统计,个旧市的肺癌发病率和死亡率均已经开始下降。2018 年云锡职工医院正式更名为"红河州肿瘤医院",并邀请孙燕为他们题词,从此我国边远地区有了专门防治肿瘤的专科医院。

昨天的选择,决定今天的历史。孙燕从小选择的是学医报国,铸就了孙燕一个中华儿女,报效祖国的人生历史,孙燕在云锡递交出了一份出色的答卷。

古之立大事者,不唯有超世之才,亦必有坚韧不拔之志。对理想的追求,对信仰的崇尚,锻造了孙燕"匹夫有责"的意志,"天将降大任于斯人也",孙燕在云锡给出了铮铮的答案。

孙燕——中国抗癌符号。孙燕在云锡续写着"济世救人"的志向。

孙燕说，一切属于人民。

　　孙燕——中国抗癌符号。不辱总理使命，孙燕在云锡创造未来。孙燕说，一切属于人民。

　　孙燕——中国抗癌符号。孙燕在云锡无疑为这组"符号"，添加了一个价值连城的惊叹号！

第|八|章

走出国门与世界接轨

改革开放改变了他的命运,使他获得新的机遇扬帆起航

通过勤奋与工作成绩受到国际同行们应有的尊重

也使他感到祖国强大给他带来的荣誉

此后,他扬起双臂为我国临床肿瘤学发展作出了独特的贡献

在国际上,同行们通过孙燕看到了中国在这一领域内的崛起

一、时代的伟大转折和机遇

在中国历史上,一次震惊世界的变革发生之际,1978 年一个巨响的口号从贫穷落后的中国发出——改革开放。

用孙燕的话说,从此赶上了好时代。的确如此,这个好时代给中国和中国人民带来的不仅是对人的尊重,更让这个国家焕发了青春的活力。改革开放以后,孙燕的梦想才真正地与事业连接在一起。

一只报春的燕子,沐浴在改革开放的春风下,插上了为理想而腾飞的翅膀,带着胸中鸿鹄之志高飞,展翅飞向祖国的蓝天,飞向世界的舞台。从此,孙燕打开的强劲翅膀再没有收拢过。有一个词叫"珍惜",那便是深藏在孙燕心底的无穷动力,是孙燕学医报国那颗金字般跳动的心永不停歇的"发动机",也是他多次说过的哲言:"个人的命运和祖国的命运是分不开的。"

改革开放大幕拉起之时,孙燕至今铭刻在心,历历在目,89 岁老人回忆起来,仍然是热血沸腾,百感交集。"大鹏一日同风起,扶摇直上九万里"。经过 40 年的发展,如今明确提出"实现中华民族的伟大复兴,正是在改革开放的基础上",这是伟大的中华儿女向世界发出的声音。这也是孙燕珍惜的原因所在,孙燕为之倍感自豪,那段惊心动魄的历史,在那个历史的结点上所发生的一切,孙燕把它当作自己人生历史的重要组成部分,他永远记住了,并时常感叹如今的一切真是

来之不易。

以科教文化事业为突破口，带动思想路线的拨乱反正

邓小平首先着手于科教文化领域的拨乱反正。因为"文革"是从这条战线开始的。在邓小平的主持下，1977 年秋，在"文革"中被废弃的高考制度得以恢复。1978 年全国科学大会在北京举行，邓小平强调"科学技术是第一生产力"的观点，指出脑力劳动者是劳动人民中的一部分。知识和知识分子重新受到重视。

1978 年《光明日报》上发表的《实践是检验真理的唯一标准》一文打中"两个凡是"的理论要害，负责宣传工作的中央副主席汪东兴对文章严厉指责。邓小平以政治家的气魄和敏锐说："文章符合马克思列宁主义嘛，扳不倒嘛！"关于真理问题的讨论，为邓小平赢得了党心民心，为邓小平彻底否定"文革"，推进改革开放的伟大事业铺平了道路。

以十一届三中全会为转折点，实行政治路线的拨乱反正

针对"四人帮"提出的"宁要社会主义的草，不要资本主义的苗"的谬论，邓小平强调，贫穷不是社会主义，社会主义的根本任务是发展生产力。他提出："如果现在再不实行改革，我们的现代化事业和社会主义事业就会被葬送。"为了使党的工作重心发生一次根本的转变，邓小平在 1978 年 11 月中央工作会议召开之前，首先讨论了全党工作重心转移的问题，改变了会议原定的主题。可以说，正是邓小平关于实行工作重心转移的重大倡议，使这次中央工作会议为三中全会的召开作好了准备。

十一届三中全会后，党实现了工作重心的转移。这时，邓小平实际上已成为中央领导集体的核心。党在政治路线的拨乱反正至此完成。

现在回想起当初的历史和经历，孙燕总会津津乐道地跟人谈起一

个大会的召开。谈起这次大会,那种兴奋、激动的表情,依然洋溢在这位已经 80 多岁老人的脸上。更让孙燕引以为自豪的是,那次大会召开之后,因为邓小平的一句话,改变了孙燕人生和事业的脚步,把肿瘤内科学的创新发展,带上了一条"快速路"。

可以这样说,如果没有改革开放,就不会有中国肿瘤事业的今天,或者不知会推迟多少年才能到来。采访孙燕时,说起这个绕不开的话题,孙燕如数家珍地娓娓道来:

1978 年 3 月 18 日,中共中央在北京的人民大会堂召开全国科学大会,有 6 000 人参加了开幕式,大会一共开了 13 天,31 日闭幕。

全国科学大会,是在粉碎"四人帮"之后,在国家百废待兴的形势下召开的一次重要会议,也是中国科技发展史上,一次具有里程碑意义的盛会。邓小平在会上提出,"四个现代化,关键是科学技术的现代化""知识分子是工人阶级的一部分",明确指出"科学技术是第一生产力"的著名论断,从而澄清了长期束缚科学技术发展的重要理论问题,打开了"文化大革命"以来,长期禁锢知识分子的桎梏,迎来了科学的春天。

全国科学大会,还具有另外一个里程碑意义,十一届三中全会是正式宣告全面改革开放的开始,而全国科学大会是揭开了中国改革开放的序幕。改革开放率先从科学技术吹起号角,其深远意义耐人寻味,这绝不是历史的巧合。

改革从科技入手,对外开放,中国的科技教育界也走在了前面,成了名副其实的"双料正印先锋"。全国科学大会召开后,1979 年邓小平访问美国,邓小平在会见吉米·卡特总统的时候,吉米·卡特有些不解地问邓小平:"你们怎么不放你们的青年人出来呢?"邓小平听后很风趣地回答:"那好啊,我们给你送几千万人来怎么样?"回国后,邓小平提出要派留学生,那年中国派出了近 1 000 人出国留学。

"吾生也有涯,而知也无涯"。对于知识的渴望,是孙燕一生的追求。"少而好学,如日出之阳;壮而好学,如日中之光;老而好学,如秉烛之明"。一生如饥似渴般地求知、求学,塑造了孙燕永不自满的品质,就像英国人珀西·比希·雪莱所说:"我们愈是学习,愈觉得自己的贫乏。"走出国门,认识世界,学习和了解欧美国家肿瘤治疗的先进经验和发展现状,一直是孙燕心中的一个愿望,只是由于当时国内政治环境不允许,这个愿望一直没有实现。有了邓小平的一句话并亲自安排,1979年孙燕随着中国改革开放的第一批留学大军,被派往了美国留学。

1979年,对于能够被派往美国去留学,特别是以访问学者的身份独自在国外机构学习工作,孙燕感到十分意外,180度的大转弯,想都不敢想的事儿降临了,孙燕彻夜不眠。夜深人静,家人都进入了梦乡,他独自一人坐在台灯下,像一座雕像静坐深思。一束灯光映照在他平静的面颊上,往事的尘埃一幕幕闪过,这是为什么? 在孙燕看来,出国留学对他来说是一件比登天还难的事,一条难于上青天的路,怎么一下向他敞开呢? 而且敞开得这么彻底,给予的荣誉又如此之高。

二、改革开放的春风

1976年10月,孙燕是在从个旧到昆明的路上获悉粉碎"四人帮"的消息。当时大家都高兴得哭了,到了昆明军区为时任军区副书记李克中将军会诊,更是受到酒宴招待。知道"四人帮"和"极左思潮"要结束了,但是国家将往何处走还是朦胧的。尤其是"两个凡是"的思想还压在人民的心上,对孙燕自己到底有什么意义还是未知数,也不敢奢想。

回到北京大家都照常工作,只是心里少了几份沉重,工作可以更卖力了,但已经成为习惯的"极左思潮"还没有过去。1975年6月和1978年6月著名美籍华人李振翩的两次来华访问,孙燕都曾参与接待,并向他详细介绍了我国抗肿瘤新药研究的情况。也搜集中国医学方面的新成果,带给美国医学界,其中一本报告 *Anticancer Agents Recently Developed in the People's Republic of China*(《中华人民共和国最近研究的新抗肿瘤药物》)几乎有 50 页是孙燕提供的关于 N-甲酰溶肉瘤素的资料。因为他和他的夫人汤汉志都曾经在协和医院工作,所以对孙燕这个小学弟特别亲切。后来,1977 年孙燕参与了接待美国 H. Kaplan 带队的癌症专家代表团,并带领 Kaplan 教授到病房查看患者。同时,也结识了美国同行 J. Bertino 教授。

1978 年夏天,我国组织中国肿瘤学代表团赴美国访问,代表团成员需要有一位肿瘤内科学专家。作为开创中国肿瘤内科学的孙燕,自然是无可争议的人选,孙燕到美国去访问,也是美方所期盼的,美国的同行们从孙燕的成就上,知道中国有个已经从事内科肿瘤学十余年的医生,希望孙燕到来后可以相互交流。但是,吴桓兴和李冰两位院长无论怎样推荐和保证,都无济于事,上级领导态度十分明确,不同意孙燕作为代表团成员访美。吴桓兴、李冰和孙燕心里都明白其中的理由,因为孙燕是前"右派"。

因为孙燕"右派"的身份,不仅先后被下放到北京昌平农村、甘肃定西,而且在学术上也进行了限制。从 1958 年以后,孙燕从事的所有临床研究成果和撰写的论文,都不能署名或署上完成的集体。他在国内还勉强能参加部分会议,进行学术交流。关于出国的论文,他虽然能参加甚至主持准备和书写,但只能由别人拿到国际会议上去作报告。

残酷的政治斗争,扭曲了严谨的科学学风。坚持真理的吴桓兴、李冰两位院长,和孙燕一同工作也了解孙燕,两次冒着巨大的政治风险,把孙燕的名字署在了最后。麻烦果然来了,"四人帮"派人气势汹汹地进行反扑,抓出现行,又是一个"伟大的成果"。指着鼻子质问吴桓兴:"你是什么意思,为什么署孙燕的名字,你知道你的后果吗?"吴桓兴坦然地回应:"成果是孙燕做的,论文是孙燕写的,不写孙燕,你说写谁!"这些人一听无语了,但仍不死心。

《肿瘤》一书出版后,"文化大革命"正好开始。那位想整死李冰自己好取而代之的"领导"发现该书署名是李冰、孙燕,马上找到了打倒李冰"立场问题"的稻草。她气急败坏地冲进李冰的办公室,不容分说,把书狠狠地摔在桌子上质问李冰。李冰一看来者不善,面对一张张毫无血色的面孔,李冰不慌不忙,从桌子上拿起书反问他们:"报告是我作的,稿子是孙燕准备的,他们要出书文字也是孙燕写的,我只属自己的名,岂不是欺骗和剽窃? 我们在实事求是地干工作,难道非得干欺世盗名的事吗? 谁要是这样做了,就是不听毛主席的话。"

1970—1972 年,孙燕全家到"苦甲天下"的定西安家落户。他竟然在艰苦的条件下作出了成绩,抢救了很多重症患者,令当地百姓甚至医护同行钦佩,孙燕还获得了"定西名医"的称号。与广大农村患者的接触使他们净化了灵魂,从此连两个孩子都知道在生活上知足,不再追求城市的奢华。

回到北京工作以后,孙燕倍加勤奋,珍惜来之不易的工作机会。努力弥补失去的青春岁月。改革开放以后"右派"问题的改正使他焕发了青春,重新起步。1979 年是孙燕一生具有里程碑意义的一年,是划时代人生事业崛起腾飞的一年,为了他心中的理想和志向,迎着风雨展翅飞翔。

自 1979 年底,孙燕出国来到休斯敦肿瘤中心工作,随着中国对外开放的步伐加快,到国外学习、访问、交流的人数增加,孙燕还承担着另一个角色——访问学者组长,并且专门成立了"国内学者访问休斯敦接待站"。这是身处异国他乡的孙燕感到最幸福的任务。

1980 年,孙燕的恩师李冰院长应邀与孙燕的好友张友会教授来美国讲学、访问。听到恩师即将到休斯敦,兴奋不已的孙燕唯恐她们不放心,迫不及待地先交"作业"汇报工作。李冰院长更是喜出望外,问寒又问暖地说个不停。见到亲人的喜悦,瞬间融进了他们的心扉和血脉。孙燕说,这是他最难忘的岁月和时刻,他乡遇故知,人生一大幸事。

满怀激情的孙燕，先后在休斯敦接待了由301医院牟善初院长带领的代表团；参加国际会议的胥彬、韩锐；来美访问的吴善芳，宋献文、王宝恩、吴葆桢和到华盛顿参加接待曾宪九夫妇……。孙燕说，在国外特别想念祖国的亲人，能够与他们在异国相聚，倍感亲切，听到祖国发展的日新月异，倍感振奋。

转眼两年快到了，在美国事业上已是蒸蒸日上、顺风顺水的孙燕，有一天，接到吴桓兴、李冰两位院长从国内寄来的一封信，手捧两位恩师的来信，孙燕格外高兴。打开信，两位院长在信中告诉孙燕："宋少章主任已经年过67岁，宋主任和我们盼望你回来进一步促进内科的发展，早日接好他的班。"

看完信，孙燕热血沸腾，"祖国和信仰是一座大祭坛，人只是一段香，命中注定要为祭坛增光而点燃"。祖国在召唤，孙燕没有多想，放下信后当即作出决定：领导的决定，理所当然要回去。

"我以我血荐轩辕"，看完信，面对祖国的召唤，孙燕只说了这样一句最朴素的话语，就像许久以前孩子向母亲许下的承诺。从小"学医报国"的理想，伴随着孙燕那颗永不停息而律动的心在成长。抉择来得如此简单，简单得令人一时不可思议。孙燕马上拿出纸和笔，给两位院长回信，向两位恩师回复："处理完休斯敦的事，立即启程回国"。

第二天，孙燕拿着两位院长"叫他回国"的信，找到肿瘤中心，美国的同行们一听，像丈二的和尚，顿时摸不着头脑，他们想不明白。诧愕、不解、挽留，孙燕怎么了？

"以孙燕的才华，留在美国前途无量，事业定会不可限量，为什么要走？"惋惜声一片。

"手里握着研究项目，科研设施又如此先进，放弃意味着丢掉发展，为什么要走？"可惜声一片。

"身上有经费，又身为两大协会的会员，在美国可谓是如鱼得水，为什么要走？"叹息声一片。

"一个中国人,年薪四万美金,回到中国,恐怕一辈子都挣不到这个数,为什么要走?"不解声一片。

……

来到美国的两年时间,孙燕结交了不少的华人朋友。当美国的同行纷纷向孙燕表示出他们心中遗憾和不解的时候,这些华人朋友,十分理解孙燕的想法和选择。

不是解释,而是告诉他们:"孙燕是个理想主义者,报效祖国就是他的理想,任何眼前的诱惑,在孙燕身上是不会起作用的,不用大惊小怪。"

听闻这些华人的话,美国的这些同行们还是不明白,不过,他们从孙燕的行为中读懂了他们国家的卡尔·桑德堡说过的话:"黄金诚然是宝贵的,但是,生气蓬勃、勇敢的爱国者却比黄金更宝贵。"

办理完与休斯敦肿瘤中心工作事宜后,淡定、从容的孙燕带着自己的科研成果,义无反顾地回到了自己的祖国,回到了中国医学科学院肿瘤医院。

至今,谈起这个话题,一些国人还会流露出一丝不解。有人说,孙燕真是爱国爱得有点愚,他人生那么坎坷,就是不回来也是可以理解的。多少年来,特别是众多的媒体,在采访孙燕时,都会饶有兴趣地问到这个话题,甚至想从中挖掘出当时孙燕发生激烈思想斗争的场景。

孙燕的回答,每每都让这些年轻人惊讶。

"爱国心,在我们这一代人心中是根深蒂固的;面对功利,我们不可能不顾国家的利益,而只考虑个人;报效祖国,这是没有什么商量的,甚至没有什么激烈、动人的思想斗争的过程。只有一个必然的选择,孩子放学了,理所当然要回家。"

孙燕的精神力量深深地感染着国外的同行,赢得了他们的尊重,他们把孙燕视为中国临床肿瘤学的代表人物,衷心地邀请孙燕作为国际组织的成员,愿意支持和参与孙燕在中国组织的国际会议。多年后,世界卫生组织选他做癌症咨询委员；国际抗癌联盟选孙燕为教育委员会委员，届满后加入"元老委员会"；美国临床肿瘤学会选孙燕作为终身会员，每年应邀参加"世界临床肿瘤学领导人"的聚会。

世界认识了孙燕，通过孙燕，世界认识了中国，孙燕说："我清醒地明白，这是由于世界逐步对中国的崇敬。"

三、第一次走出国门

由于当时中美还没有直通的飞机，所以只有绕道巴黎再到华盛顿。在使馆培训休息几天再各自分散到目的地。这样，本来应当向东取经，还要先到西方绕过大西洋再到美国。这也更体现地球是圆的。

1979 年 12 月 10 日，北京首都机场，虽然很冷但充满了春天的气息。告别了送行的家人和好友们，孙燕穿上一身西服，身旁一只行李箱，神采奕奕，腰板挺直，双手平静地放在膝盖上，和一行 50 多人的"赴美代表团"一起，安静地坐在飞往法国巴黎的登机口前的座椅上。他在想一个遥远的问题，世界遥远，因为"闭关锁国"，我们很多年没法接近欧美。

轰鸣的发动机奏响了远航的上课铃声，奔跑、离地、倾斜、起飞，直冲云霄。他在思考一个深刻的话题，世界陌生，因为"意识形态"，我们无法走进它。

腾空后，孙燕深情地透过舷窗，望着眼下不断闪过的房屋、田野、公路、河流……瞬间就被踩在了脚下，变得越来越小，还没有留恋够，地上的一切就消失在了眼前。

正在思索中，眼前的景色突变，天空中肆无忌惮漂流的云团，簇拥着相互裹在一起，跳着轻盈的曼妙舞姿，在从机身舞动时眷恋地绽放出迷人的微笑，一张张粉白的笑脸，向机舱内的"儿女"们倾吐着祖国的蓝天,向亲人送出的嘱咐和问候。

他的内心在答:为了国家的利益,纵然只能效绵薄之力,我也会热血沸腾。

那时,孙燕已经50岁,作为中华人民共和国成立之后第一次派出的肿瘤学者到美国学习工作,展开了新中国肿瘤治疗真正意义上的"中西方对话"。从他登上飞机的那一刻,便拉开了历史的大幕,世界舞台从此有了中国的声音。

到达巴黎戴高乐机场已经是当地的黄昏时间,外边的世界看不清,但机场却是富丽堂皇,灯光通明,而且有很多奢侈品和免税的烟酒,让这些从来没有到过巴黎这样西方大城市的中国学者大开了眼界。那时,中国还刚刚处在改革开放初期,对于西方的繁荣有些吃惊。但也就是看看而已,因为那时我们出国人员每人手中只有30美元,还要在华盛顿住上几天。路过巴黎,幸好乘坐的美国联行请了一顿快餐,不然转机等候的5个小时,就只能吃从国内带的一个果子面包充饥了。

因为大家都有些劳累,所以飞越大西洋那几个小时多数人都入睡了。到达华盛顿机场已是清晨,我国驻美大使馆的工作人员来接机,穿着清一色黑色大衣的中国学者很顺利就进入了美国。住在大使馆的招待所大家很习惯,休息后柴泽民大使特别接见大家,希望大家在美国学到先进知识,回去报效祖国。留下文化参赞和一位专管留学生工作的女同志,负责接待大家并回答和处理细节问题。近50人来自全国的学者专业不同,将要去的地方也都不同。其中除了一位曾经到过美国以外,其他都是第一次出国,所以问题也很多。

对于孙燕使馆工作人员有些另眼看待,因为已经在华盛顿的协和医院吴葆桢大夫向他们介绍过,孙燕是肿瘤内科专家又长期负责保健工作。这样,第二天使馆的医务所便热情地邀请孙燕给几位工作人员看病,其实都是普通的慢性病,他们自己也都能处理,但请专家看看患者也便放心了。使馆医务室虽然只有2~3位年轻医护人员,但设备还好。所以,第三天吴大夫便邀请孙燕做助手,给一位工作人员做了颈部淋巴结切除。当时,一位来自中国台湾在美国国立肿瘤研究所工作的女医生彭汪嘉康对从大陆来的同行很热心,帮助送标本到 NCI 化验。后来,彭汪嘉康成了吴葆桢和孙燕的好友,她在美国工作和后来回到中国台湾都曾多次来大陆访问,成了美中和两岸学术交流的桥梁。

1979 年是孙燕一生具有里程碑意义的一年,是人生事业崛起腾飞的一年,他为了心中的理想和志向,迎着风雨展翅飞翔。

四、到达目的地——休斯敦

在华盛顿停留了一周后大家便分别到该去的地方。孙燕要去休斯敦 M.D. 安德森癌症中心,便有使馆工作人员安排买票前往。一同赴休斯敦的还有将在休斯敦总领馆工作的机要人员小赵和一位从北京借调的厨师沈师傅。他们两位还不大会英语所以要孙燕带他们前往。有两位国内来的同行,孙燕也很高兴,毕竟这是他第一次在国外旅行,万一有什么事也好有个商量。

经过三个小时的飞行,飞机终于降落到了休斯敦机场,这是孙燕第一次踏上将要工作两年的陌生城市。生活、工作一切都是新奇的,都要从头适应、熟悉。那时,我国驻休斯敦总领馆还在筹建中,总领事吴晓达和几位领事还都住在饭店。

孙燕多次向我们谈到美国华人对他的无私帮助。在国外,孙燕对于海外侨胞的爱国情怀体会很深,一到休斯敦机场就看到老朋友陆迪立(Tili Loo)教授亲自来接,并带来他的助手卢英(Cathy Yang)女士与他们见面。总领馆来接小赵和沈师傅的人也来了,这样我们都安心了,因为有了"亲人"就什么都有人照顾了。为了等待其他两位同事共同租住房子,孙燕先住在 Cathy Yang 家,受到她的先生和两个孩子的热情欢迎。他们对祖国充满了好奇,连续不断地问这问那,当然孙燕也都如实回答。祖国虽然有几千年历史,有名的地方很多,人也勤劳,但仍然没有美国那么富裕。

休斯敦,一个陌生的地方,在改革开放之前,中国人对外界的认知度是极低的。然而,休斯敦对从医者来说,却是一个十分熟悉的名称。人们向往那里著名的医学城和享誉世界的 M.D. 安德森癌症中心,有幸能够到此学习、搞研究,无疑是一件非常有益的人生经历。

休斯敦,是美国得克萨斯州的第一大城市,全美第四大城市,是墨西哥湾沿岸最大的经济中心,城市的名字是以当年得克萨斯共和国总统山姆·休斯敦命名而来。休斯敦是得克萨斯州医疗中心所在地,是世界最大和最重要的研究和治疗机构集中地。20 世纪 30 年代,鉴于当时休斯敦没有像样的医院,石油巨富安德森决定捐出一块土地,用于修建医疗中心。安德森要求进驻单位必须是从事医学研究的机构。随着大学医学院、医院不断进驻,渐渐地,这块土地就形成了今天规模庞大的医学中心。医学中心实际上是一座医学城,在方圆 5.2 平方英里(约 13.5 平方千米)的范围内,集中了 54 家大学医学院、医院、医学研究所,十几万名人员在此工作,并且规模还在不断地扩大。休斯敦医学中心委员会要求,每一家进驻此地的医疗机构都必须是非盈利性的。休斯敦医学城是当时世界最大最全的医学城。除了 M.D. 安德森癌症中心以外,比较著名的还有 Baylor 医学院、Rice 大学等学府。图书馆是公用,设施非常先进,除了常规的书籍刊物以外,当时已经可以借阅幻灯片和电影片来阅读。周五会发来整个医学城的学术活动安排,只要凭工作证都可以自由参加。还有一个专供教授参加的"医师俱乐部",需要有会员证才可以进入,而且必须穿戴整齐,男士要打领带穿西装。后来,孙燕还特别给《瞭望》杂志写了篇通讯为《休斯敦医学城》介绍那里的情况。

第二天,陆教授到当时休斯敦总领馆下榻的饭店来接孙燕,得到吴晓达总领事和其他国内来的同志的热情接待。在国外相见又要在那里共同"战斗",真是分为亲切。以后这里便是组织了,无论什么困难都是风雨同舟,这种感受是没有出国时未能体会的。

与孙燕从北京同来的石木兰和马熙林两位也陆续到达休斯敦。石木兰是肿瘤医院放射诊断科的女同事,马熙林是外贸部派来学习外贸的干部。他们很快在华人朋友的帮助下租到医院附近的三室一厅公寓,石木兰和从中国台湾来的一位女孩 Cathy 住在一间主卧房,孙燕和马熙林住在一间,另外一间客房作为大家的活动场所。因为他们是第一批从大陆来的访问学者,根据他们资历和表现,总领馆请孙燕和马熙林为留学生的组长。这样,他们居住的公寓成为以后从各地来到休斯敦的访问学者的落脚点。不久,很多从祖国各地来的访问学者都会在这里暂住几天。这样,他们只好在同一层又租了一间,才能安顿好这些初次出国又从未谋面的朋友们。

五、在著名的 M.D. 安德森癌症中心

1979 年 12 月 20 日,孙燕、石木兰和后来的李申德还有从兰州来的一位刘捷持医生一同到 M.D. 安德森癌症中心报到。他们分别到自己的科室与主任和同事们见面,由于已经接近圣诞节,也只是熟悉一下环境而已,并没有开始工作。

M.D. 安德森癌症中心是一个国际上非常有名的专科医院。但在1942 年得克萨斯大学决定新建 M.D. 安德森肿瘤医院时还是一个很小的医院。第一任院长是 Bertner,Bertner 还曾经担任得克萨斯医学

中心的院长。直到 1946 年被称为"安德森之父"的 R.LeeClark 接任院长以后 M.D. 安德森肿瘤医院才得到迅速的发展，并更名为 M.D. 安德森癌症中心。LeeClark 是一位体魄强健、头脑睿智又有非凡创造力的外科医师，二战时在美国巴黎空军医院任院长和首席外科医师，二战结束后，1946 年他应聘到 M.D. 安德森肿瘤医院任外科主任，1968 年到 1978 年间任院长。他对 M.D. 安德森肿瘤医院最大的建树是把一个不大的州立医院建设成为一个全球知名的肿瘤中心。那时，美国得克萨斯州发现石油，所以高薪从美国东部华盛顿、纽约、波士顿邀请很多知名肿瘤专家来当时被称之为"西部"的休斯敦工作。最著名的美国肿瘤内科学创始人 E.Frei、J. Freireich、肿瘤免疫专家 E.Hersh、胸外科专家 Mountain 和几位华裔学者 TC Xu（分子生物学家）、Tili Loo（陆迪立，临床药理学家）、BS Jin（金宝善，放射诊断学家）都是那时来到 M.D. 安德森癌症中心工作并担任科室主任的。后来，又陆续聘请了在东部退休的 David Carr（肺癌内科治疗专家，国际肺癌学会的创始人）、Norman Jaffee（骨肿瘤专家）等来 M.D. 安德森癌症中心工作。那时，M.D. 安德森癌症中心也已经明确地提出医院属于研究型医疗单位，强调向患者提供规范性诊疗和最新最好的服务。患者主要来源是通过各地电话转诊而来，临时挂号就诊的只有 10%~15%，所以患者看的都是专科医师，而且是分段预约的，所以不会等太久。护士先给患者测量体重和几项必要的检查，需要体检的还要更换患者的衣服。那时，已经有多学科综合门诊几位医生看一位患者，并讨论制订诊疗计划。

孙燕他们到的时候，全院共有近 600 张床，工作人员近 4 000 人，临床科室 39 个，研究科室 28 个。上班的第一天孙燕就受到院长 Charles A LeMaistre 和名誉院长 Lee Clark 教授的接见。除了一般的寒暄以外，Lee Clark 很快告诉孙燕他见到过邓小平，而且由于同在国际抗癌联盟工作认识吴桓兴院长，所以对孙燕特别亲切。他比较详细地了解了孙燕在北京的工作，并指点以后不但要参加 M.D. 安德森

癌症中心的工作,还要代表中国多参加一些国际活动。临走时 Lee
Clark 送给孙燕一部介绍他生平和学术生涯的新书 *Clark and The
Anderson*,并签名留念。这样的殊荣让很多同行羡慕,因为 Lee Clark
在 M.D. 安德森人心目中是一位伟人。后来,这种特殊的亦师亦友的
感情不但是在休斯敦两年,而且持续到孙燕回到北京后的很多年,
直到他 1994 年 5 月 Lee Clark 离世,他成为孙燕人生中路上难忘的
"贵人"。

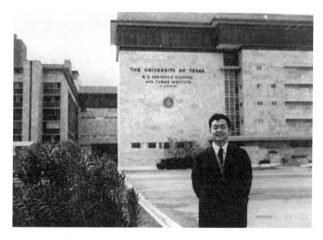

孙燕在 M.D. 安德森癌症中心(1980 年)

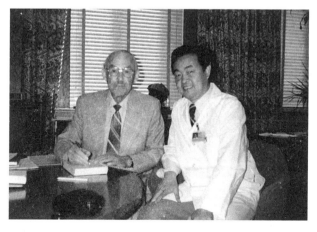

拜访老校长 R. LeeClark 教授(1980 年)

由于当时中国的改革开放刚刚开始，政策远不如现在的宽松开放，中国总领事馆告之：目前中国政府不鼓励在美医学生考取美国的行医执照。虽然美国承认他在北京协和医学院的学历，但孙燕没有多想，一切听从祖国的安排，打消了考取美国行医执照的念头。但是在医院工作没有行医执照是不行的，而且除了正常的工作外，经常有找孙燕看病或别人介绍来的患者，因此 UT Medical School 让孙燕选择通过一个学院的考试（FLEX）拿一张"内部执照"，参与学院的医疗教学工作。孙燕考取美国行医执照一事，尽管在外人看来有些委屈，但孙燕认为祖国派我出国留学，要认真对待这个来之不易的学习机会，提高自己，学到本事，这是当时孙燕头脑里唯一的念想。他本来就没有留在美国当医生的念头，只要能在医院参与教学、医疗、研究工作就够了。孙燕做人的可贵之处就在于有不能触碰的原则、底线，他知道什么时间应该做什么，什么情况下不该做什么。"美国行医执照"这件事，注定不可能对孙燕产生任何不良影响和负面情绪波动。

这样，孙燕先被分配在 E.Hersh 的病房跟 Hersh 教授查房，与主治医师 D.Reichman 博士讨论患者的具体处理方法，还参加实习医生的教学工作。病房的患者不多，对于孙燕来说这些工作他很快就熟悉了，在查房时也能提出处理意见。由于他临床经验丰富，带领实习医师工作特别得心应手。

几个黄皮肤、黑头发、黑眼睛的中国大陆人的到来，立即引起了美国当地同行们的极大好奇，他们迫不及待地想了解，去揭开在他们的头脑里这几名"外星人"的神秘面纱。

"辛勤的蜜蜂永远没有时间悲哀"。来到肿瘤中心，孙燕的才华很快就显露了出来。在孙燕身上表现出来中国人特有的勤奋品质，赢得了国外同行的称赞，孙燕所作出的让人刮目相看的成绩，受到了国外同行的尊重。

"了不起，中国人！"国外同行纷纷向孙燕伸出大拇指，通过孙燕，西方人开始认识了中国。

孙燕就是孙燕。中国人不缺的就是勤奋和智慧,在国内已百炼成钢,绝技在身的孙燕,在美国所表现出来的高超的临床肿瘤治疗水平,不同凡响的医学见解,颇有建树的研究理念,很快就征服了肿瘤中心的国外同行。仅仅过了半年的时间,中心学校破纪录地聘请孙燕为"客座教授",赋予孙燕"导师"的地位,作为教授被安排上了学校的教程计划,在课堂给学生们讲课。

上班不久,科里要求孙燕作为新成员为全科做学术报告。经过几天的准备孙燕第一次在美国报告了《中国淋巴瘤的发病情况和某些特点》。其实,这个内容早在 1976 年孙燕就整理成文在《中国肿瘤防治杂志》(《中国肿瘤杂志》的前身)发表。后来经过宋少章主任和上海的顾绥岳院长指点,已经有了比较充实的内容。这次报告受到科里同行的赞誉,当时的主任 J. Freireich 教授就请陆迪立教授帮助投稿给当年美国 ACCR-CSCO 年会,并被录取做口头报告,这成为孙燕在国际学术会议崭露头角的开端。

以后两年,孙燕还参加了每周早晨 6 时 30 分 ~7 时 45 分由 D. Carr 和 Mountain 两位主持的肺癌综合组的活动。这给孙燕提供了与国际领先的科学家共同工作和较深入了解国际肺癌领域最前沿知识和实

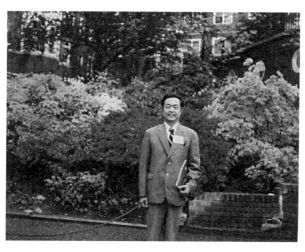

孙燕在华盛顿参加 ASCO 年会(1981 年)

践的机会,使孙燕受益匪浅,也促成了他和一个新学会 IASLC(国际肺癌学会)的联系以及在 1981 年 AACR-ASCO 大会在肺癌组作口头报告的机会,这次是安排在第一个,所以特别引人关注。

六、扶正中药促进肿瘤患者免疫功能的合作研究

　　在 M.D. 安德森癌症中心工作几个月以后,得知李冰院长将来美国讲学访问,孙燕便萌生了和美国同行开展扶正中药课题研究的想法。和陆迪立、Hersh 和 Mavligct 三位教授讨论后,他们认为这是新的课题愿意支持。因此,孙燕特别在科里作了学术报告,征询大家的意见。因为当时 M.D. 安德森癌症中心已经有比较成熟的细胞免疫功能的检测方法,并已经有发布过研究成果,所以结合孙燕在国内的实验和临床研究结果,对扶正中药调控细胞免疫功能的作用机制的深入研

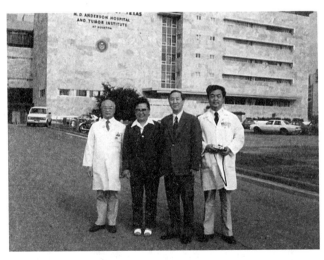

李冰院长和陆迪利教授(1980 年)

究及临床应用具有重要价值。

1980年5月李冰院长和张友会教授来 M.D. 安德森癌症中心讲学,并为孙燕带来四种中药材。在国外相见分外亲切,他们在休斯敦停留一周除了在全院作大报告以外,还特别安排在孙燕他们的住处宴请休斯敦的华裔朋友,以及到郊区的美国国家航空航天局(NASA)参观。张友会教授是和孙燕一同研究扶正中药促进免疫功能的,对研究方案也提出了宝贵的建议。这样由孙燕和四位美国教授(除了前述的三位还邀请了在得州农工业大学的李兆良教授)组成的研究小组便正式成立了。李兆良教授是华裔化学家,负责提取和提纯有效成分。不久,令孙燕十分振奋的是有美国药厂愿意支持此项研究,先提供20万美元开展研究。研究工作很快就顺利上马了,主要是用李兆良教授提取的中药黄芪和女贞子的粗提物进行两种实验:一是在体外培养中对单个核细胞增殖的影响;二是对大鼠移植物抗宿主反应(GVH)的影响。经过和美国同行的反复试验,结果证实了传统中药黄芪、女贞子、芦笋、仙灵脾等可促进患者免疫功能的恢复,抑制肿瘤患者过多的 T 抑制准备(T_s 细胞)的活性。后来,每次电脑打出实验结果,几位美国教授都等着来看。他们觉得中药的调控作用非常神奇,这些结果在国

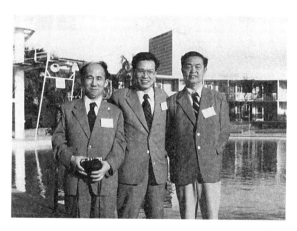

孙燕与韩锐、胥彬教授一同到休斯敦参加国际会议(1980年)

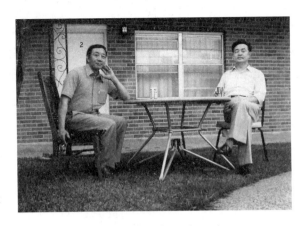

吴宝桢教授来访（1980）

内外杂志发表以后受到广泛关注。

1981年底孙燕回国后，医院陆续派出王德昌和储大同两位医生继续与M.D.安德森癌症中心的同行们合作此项研究，证实黄芪有效成分是多糖，并与白细胞介素-2有协同作用。

1995年通过审评，孙燕等研制的"贞芪扶正颗粒"正式在我国上市。此后，从女贞子中提取了一种有效成分——齐墩果酸，通过多中心双盲临床研究证明有良好疗效，以及与延吉制药厂合作开发的"固元颗粒"陆续上市。在临床上证实扶正中药能抑制肿瘤患者过多的T抑制细胞（Ts）活性，可改善患者免疫功能，并且经过随访，辅助放化疗能在一定程度上提高远期生存率。

孙燕从事的扶正中药研究获得当时卫生部、天津市及中国医学科学院科技进步奖，并于1985年获得在美国夏威夷召开的第一届国际自然免疫与生物反应调节剂大会奖，1996年获得国家八五攻关科技成果奖。贞芪扶正颗粒、胶囊、扶正女贞素和固元颗粒等中药制剂自正式投产以来，畅销国内外，并获得四项专利，贞芪扶正胶囊和颗粒已进入我国基本药品名单。孙燕对中药的研究成果曾在美国、日本、德国、法国、瑞士、泰国、马来西亚、韩国、新加坡等国家以及中国香港、中国台湾地区和中国大陆召开的会议上报告。1996年在第63

次香山科学会议上被认为是我国肿瘤学领域内应用现代科学从事传统医学研究的典范。1995 年在新加坡召开的国际会议上孙燕报告了中国医学科学院肿瘤医院治疗 5 100 例淋巴瘤的总结,并对"祛邪——扶正——强化治疗——扶正"的模式作了全面的阐述。有媒体介绍孙燕时说他是能够将中医治病的观点融入临床实践的著名西医专家。

扶正中药能促进患者的细胞免疫功能已经成为临床医师的共识,而且用于临床实践。孙燕和他的团队发现很多扶正中药,包括黄芪、女贞子、枸杞、猪苓、灵芝、西洋参、人参皂苷 Rg1 和虫草等,都具有提供细胞免疫功能的效应;能抑制肿瘤患者过度的 T 抑制细胞(Ts)活性从而使 T 辅助(Ts)细胞的活性得到恢复;这些有效成分还能刺激干扰素和白细胞介素 -2 具有协同作用,进一步辅助放化疗能提高远期生存率和患者的生活质量。

1985 年孙燕和余桂清教授合编了由原卫生部部长钱信忠题名的《中西医结合防治肿瘤》一书。论文集共收录了 20 世纪 80~90 年代中西医结合治疗肿瘤有代表性的论文 42 篇。作者包括郁仁存、余桂清、张代钊、潘明继、刘嘉湘、于尔辛和孙燕,充分反映了那个时代扶正培本治疗肿瘤的研究成果与医疗实践。2002 年潘明继编写的《癌症扶正培本治疗学》出版,此书代表了在这一领域内专家的共识。

但这种想法有时会遭到一些比较保守的老中医反对,他们提出质问:"张仲景懂得淋巴细胞、免疫功能吗？李时珍从来没学过分子生物学。"在这些人看来,西医和中医原本就是格格不入的。对此,孙燕反驳道:"秦始皇的'二牛抬杠'在当年是非常先进的生产方法,但是如果到了今天你还用,就成笑话了。同样,如果我们今天还只用古人的方剂来治疗肿瘤而不允许发展,怎么能行呢？许多疾病通过辨证论治可以药到病除,但是对癌症就需要艰苦钻研、不断创新。中医的调理无疑对患者是有益的,但是单靠目前的调理解决不了患者的全部问题,只有和抑制肿瘤细胞增殖的方法合理有计划地综合应用,以及从更深入的从分子水平和细胞免疫功能方面调理才能攻克癌症。和其他方面一样,愈是民族的就愈是国际的,世界卫生组织寄希望于我们通过传统医学在疑难疾病方面作出成果,我们一定要探索出一条中西融合,解决癌症和其他疾病的有效方法,从而作出我们民族的贡献。"

1993年,中国台湾荣民总医院院长给孙燕写来一封信,请他为一位食管癌晚期患者提供治疗意见。他根据自己的经验,为患者提供了紫杉醇和一些扶正中药的资料。结果患者情况很快有了起色,这位患者一定要亲眼见见这位了不起的大夫,并亲自接受他的治疗。后来他争取到了赴大陆探亲治病的机会,满足了自己的愿望。在这以前,孙燕也曾结合中医扶正祛邪的方法为新加坡的两位副总理和友好邻邦的国王治疗过淋巴瘤,都取得良好效果。中国的传统中草药竟有如此神奇的作用,引起外国同行的极大兴趣。一时间国内外媒体争相报道。迄今,扶正中药能促进患者的免疫功能的理念已经深入人心,为国内外同道公认。2012年10月,在第四届国际中西医结合大会,吴咸中院士特别请孙燕作为我国中西医结合的重要成果做大会报告。2017年由陈可冀、孙燕主编的《黄芪基础与临床》由人民卫生出版社出版。这是以现代循证医学思想为指导,内容涵盖近年来黄芪的临床和实验研究的结果,包括其用药历史、药物学研究及临床应用。是国内外首部全面、系统研究黄芪的学术专著。

七、同舟共济的情谊

在美国期间,孙燕与M.D.安德森癌症中心的同行有比较广泛的接触。周末常常应邀到教授家做客,也促成了一些文化交流。到休斯敦不久,到Mountain教授家做客,后来他的夫人组团来华访问特别到日坛医院访问并由李冰院长、黄国俊教授夫妇和孙燕的夫人崔梅芳宴请。很多华人从来未到过大陆,和孙燕等访问学者接触以后改变了态度回国观光访问。在美国期间来 M.D. 安德森癌症中心看病的中国台湾和中国香港同胞很多,由于语言和交流问题多数都通过休斯敦的朋友委托孙燕给予照顾。当然,孙燕也在力所能及的范围内给予协助和指导。

孙燕在休斯敦期间由于和厨师沈师傅有同路之谊,常常在吃上受到优待。在海外,尤其是刚刚开放的那些年,由于都是初次跨出国门那种互相爱护和照顾的情谊很深。

前已述及,孙燕在休斯敦期间曾为国内派去美国的同志们看病、会诊,还曾经协助吴宝祯大夫在使馆医务室做小手术。成为业余的义务保健医生。1981 年夏天总领馆通知孙燕,我国有一位在休斯敦郊区同美国人研究种植水稻的专家生病,要他和总领馆的领事前往看望。那时专家组的组长就是袁隆平。多年后,孙燕在当选为中国工程院院士以后和袁隆平还谈起此事,成为一段佳话。

休斯敦通过修建的一段运河成为一个海港城市,我国海员经过长期海上航行常常有人患病,孙燕多次陪同领事前往看望他们,解决一些小病,多数是慢性病急性发作。并且从海员那里借来船上配备的电影片给在休斯敦的中国同学们看。有几次就是在孙燕租住的客厅放映,这也成为留学生活动的一部分。

八、在美国两年间的"课外"活动

我国改革开放派学者出国的目的是学习欧美国家先进的技术为我国所用,同时也借机与世界接轨,让他们了解中国。在离开北京之前两位院长也特别嘱咐,不但要学到本事,还要和国际学术组织建立联系,成为国际交流的桥梁。孙燕在 M.D. 安德森癌症中心期间在各方面的收获都不小,从此也带动了我国临床肿瘤学同行与国际的交流。

比较重要的是和美国临床肿瘤学会(ASCO)的联系。1980 年 5 月孙燕第一次参加在圣迭戈召开的美国肿瘤研究学会与美国临床肿瘤学会(AACR-ASCO)年会时,有关中国淋巴瘤临床特点的 10 分钟报告被安排在淋巴瘤专题的最后,但来听的除了一大屋子听众以外,还有专门开车从洛杉矶赶来的 H. Rappaport 教授。在报告后大家的提问竟延长了两小时,他们都希望了解中国。那年冬天经 M.D. 安德森癌症中心两位教授的介绍,孙燕参加 ASCO,成为第一个中国大陆的会员。1981 年孙燕在华盛顿举行的 ASCO 会上报告了云锡肺癌的结果,同样受到欢迎,并成为国际肺癌学会(IASLC)会员。孙燕清醒地认识到,这是由于国际上对中国的崇敬。

在休斯敦期间他有机会访问了几个已经和中国医学科学院肿瘤医院建立关系的三个单位:华盛顿的美国国家肿瘤研究所,纽约的纪念斯隆 - 凯特林癌症中心和旧金山的斯坦福大学。当时除了孙燕同学好友吴宝祯大夫带他参观美国国家肿瘤研究所以外,1981 年冬天他们专门开会讨论了共同开展淋巴瘤调研的合作项目,受到了时任所长的 VT DeVita 与主管流行病学的 Fraumini 教授的接待,还听了著名的病毒学家 Robert Gallo 教授的讲座。1983 年在孙燕回国后,美国淋巴瘤代表团来我国

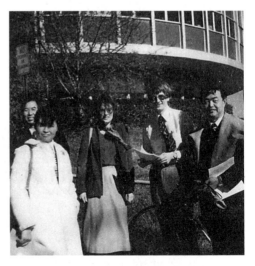

在华盛顿参加与美国国家肿瘤研究所合作的淋巴瘤会议(1981 年)

访问,并签订了共同研究 T 细胞淋巴瘤的协议。

1980 年冬孙燕专门到纪念斯隆 - 凯特林癌症中心访问,因为在出国前孙燕在北京接待过华裔儿科肿瘤学家谭天钧(TC Tan)教授,她和当时的老主任关系特别好,所以可以到各科室和实验室参观。孙燕回国后曾经多次接待纪念斯隆 - 凯特林癌症中心的专家。1983 年著名神经肿瘤学专家 Hilgard 教授来访,在北京协和医院做"癌症非特异性神经表现"的报告,孙燕的老师冯英琨教授特别邀请孙燕来做翻译,并介绍我国也有一位神经病学家在肿瘤医院工作,Hilgard 和冯教授都希望在我国肿瘤医院建立神经科。

斯坦福大学是美国西海岸最古老和最有名的大学。由于 1976 年 H. Kaplan 教授作为美国肿瘤学代表团团长来华访问时孙燕曾担任翻译,并带他到内科查房,所以比较熟悉,1980 年秋他专门邀请孙燕去参加在斯坦福大学召开的国际淋巴瘤分类讨论会。其实,这是给孙燕一个学习和与国际上淋巴瘤权威见面的机会。这次,他见到早已相识的 Rapopport 教授、意大利的 Bonadonna 教授、吴院长的好友 G.Mathe 教授、瑞士的 F. Cavalli 及日本的木村喜代二教授,为后来的国际交流打下基础。可惜就在 1981 年 H.Kaplan 教授因肺癌逝世,孙燕在回国后还专门写了纪念他的文章,在《瞭望》杂志发表。

在休斯敦也常召开有关的国际会议。1980 年 10 月,国际抗癌联盟(UICC)执委会在休斯敦召开,Lee Clark 特别邀请孙燕参加与来自各国的理事们见面,包括后来成为孙燕好友的德国国家癌中心的 C.G. Schimidt 教授和荷兰的 D.Cleton 教授。Lee Clark 还送给他一个 M.D. 安德森癌症中心大楼的模型作为纪念。1981 年 3 月,韩锐和序彬来参加在休斯敦召开的国际肿瘤药理大会,同住在孙燕的宿舍欢聚几日,他们两位还应 Freireich 和陆迪立教授的邀请在科里做了学术报告,介绍中国抗癌药物的研究。1981 年 9 月,美中友协年会在休斯敦召开,当时的驻美大使柴泽民也来参加,国内派了代表团参加并在全国巡演。孙燕和著名的华裔女作家韩素音都应邀在会上作报告。1981

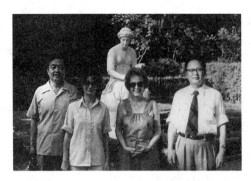

王宝恩教授来访（1980）

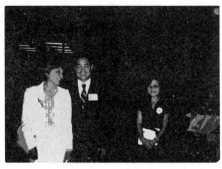

孙燕与韩素音女士一同参加中美友协大会（1980年）

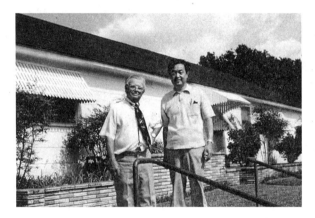

孙燕与美国乡村医师舒曼博士（1980年）

年11月,纪念1971年美国癌症法案（Cancer Act）十周年大会在休斯敦召开,孙燕应邀参会听了美国很多知名专家的报告。

此外,孙燕还应邀在得克萨斯州医学院公共卫生研究所报告我国云南个旧矿工肺癌的研究,结识了那里的有关专家,特别是在砷致癌研究方面的权威Buffler教授,这也促成了1984年在昆明和个旧召开的矿工肺癌国际会议。他在休斯敦期间还应邀到社区介绍中国的癌症研究,甚至到中学与中学生介绍中国和中医、中药。

在美国期间,1980年9月孙燕应邀赴德国小城美因兹（Mainz）和来自上海的俞鲁谊教授参加国际上消化道肿瘤会议并作报告,介绍中国食管癌发病和防治情况。会后一同到米兰Farmitalia药厂总部参观。在会前孙燕到德国艾森（Essen）访问了Schmidt教授，并参观了德国国家癌症中心。同年10月应邀到日本东京与上海吴善芳教授参加国际肺癌大会。会后在东京癌症中心参观学习，受到日本同行木村喜代二、斋藤达雄等人的接待，并与许多日本同行相识。

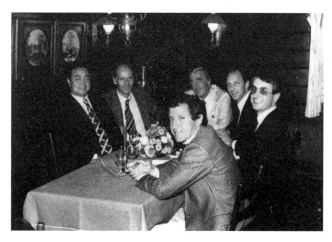

孙燕访问德国癌症中心
（左三为著名临床肿瘤学家C.G.Schimidt，1980年）

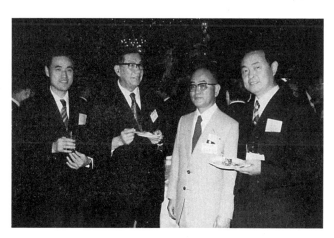

在东京参加国际肺癌会议
（左起朴炳奎、吴善芳、早田义博、孙燕，1980年）

这些都促成了他以后经常在北京接待外国同行和参加更多国际活动的基础。

孙燕在美国的两年中一有机会就请朋友们,尤其是中美友协的朋友,带领他们到美国农村访问,以致朋友们认为孙燕是不是农学家?为什么对美国农业和农村生活那么情有独钟?后来孙燕向他们说明自己生在农村,并且多次下乡,目前中国有 70%~80% 的人口生活在农村。那时美国农业已经很发达了,农村人口只占 5%,但粮食足够全国吃,而且还出口到世界各国。后来孙燕给国内《瞭望》杂志撰写了两篇报道,分别介绍了美国农业的计划生产、集体化、机械化和农民的生活,他多么期盼我国的农民也能像美国一样全部摆脱重体力劳动,晚上穿上笔挺的正装开小车进城听音乐会。还有一篇《访美国乡村医生舒曼博士》刊登在《北京晚报》(1980 年),介绍这位老医生感叹后继无人。那时国内报刊比较少,很多人都看过。此外,他还向国内介绍休斯敦医学城,获得老部长钱信忠的赞赏,认为值得我国尤其是新发展的城市借鉴。

我们从中不难看出孙燕在美国两年的留学生活十分丰富多彩且忙碌,也能感受到孙燕炙热的爱国情怀。

九、爱国情怀

在美国期间除了有关业务知识和研究结果以外,更重要的是对祖国的思念和爱国情怀的深化。在那里,最欢迎他的是美国朋友的父母,邀请他们到家里或农村别墅的美中友协的朋友也大多是中老年人。渐渐地,孙燕明白了他和美国这些年过半百的老人有共同的话题和情趣的原因是因为他所熟悉的美国老歌、老故事让老人们想起过去的岁月。

有一次，实验室的华裔朋友 Wendy Wong 和一同工作的年轻医生和技术员开玩笑说："你们和孙大夫那么好，怎么不邀请他参加你们周末的聚会？他在这里又没有家。"后来，这些年轻同事真的邀请孙燕参加了一次他们的周末聚会。大家到华裔朋友居住的公寓里聊天、喝啤酒。高兴就唱歌，拉着异性同事跳舞，结果越跳越高兴就脱了鞋，衣服也越来越少。孙燕对聊天的话题和唱的歌都不熟悉，也有些累了，不到 10 点就要求回去了。第二天上班，同事们就开玩笑说："和孙大夫一起工作很愉快，但他不属于我们这一代。"孙燕带的医学生们很喜欢向他请教问题，因为他临床经验丰富常常能举些例子说明问题，但除了请他吃饭也少有更多的交往。

令他意外的是那些和他一同工作的犹太裔教授的父母特别喜欢孙燕，邀请他来聊天吃饭唱歌，了解中国。他们觉得和中国有很多共同点，尤其是家庭观念。犹太人很团结，必须老管小，小管老，从小教会孩子谋生的道理。他们和中国人一样重视家庭教育，不能让孩子 18 岁以后就没有人管。从国家来说让一个家庭作为社会的细胞，比让个人作为细胞更容易管理。他们邀请孙燕参加犹太教堂的成人礼，听那里的吟唱者 Chanters 唱歌，也一同唱古老的犹太歌曲（有些就像大家熟悉的苏联歌曲喀秋莎）。在美国医学界犹太裔的人很多，他们对中国多数都比较友好。他们说在宋代有一批犹太人流落在中国，后来被同化了。他们说这样的例子很少，不是单单由于太远，有可能是中国人对他们太友好了，并请求孙燕帮助他们查找现在是否还有。孙燕回国后通过向河南省领导了解，的确在开封以北还有几个犹太村，他们已经和当地人通婚，但仍然保持犹太人的部分习俗，例如星期六做礼拜等。后来，有几位来北京讲学的犹太裔教授还真有人专门去河南访问。Y.Patt 教授曾经带领全家来北京访问，孙燕夫妇在北京饭店安排一次宴请，这才知道比较虔诚的犹太人有很多东西是不吃的。后来，孙燕夫妇到休斯敦访问是 Y.Patt 教授在家里宴请，连他已高龄的岳母也来出席，按犹太习俗吃饭前祈祷，吃的也是传统的犹太膳食。

他们对民族和祖国的情怀令孙燕感动。

很多华裔美国人甚至从来没有回到过祖国大陆，他们对中国的富强和发展都十分关心。因为祖国的强大使他们受到尊重，能使他们脸上更有光彩。所以，身处异乡孙燕对祖国的思念更深，爱国情怀更强了，在各种国际学术会议的讲台上被一次次地强化。爱国心在他们这一代人心中根深蒂固，面对名利我们不可能不顾国家的利益而只考虑个人。这没有什么犹豫，甚至也没有什么动人的思想过程。

孙燕
传

第九章

借助春风传承创新
发展专业

如果没有改革开放,就不会有中国肿瘤事业的今天

这时,孙燕在他的事业道路上张开双臂为祖国赋予他的使命而勤奋地完成着,因而也一次次完美地照亮他的人生

一、借助改革开放的春风,努力发展临床肿瘤学科

1982 年 1 月孙燕回到日坛医院内科上班,开始作为副主任协助宋少章主任工作,在 1984 年接任主任,开始大力发展肿瘤内科专业,当然也受到全国广大同行的支持。最主要的是要他介绍在美国学习的收获和关于扶正中药促进免疫功能的进展。在这一阶段,他举起双臂为发展我国临床肿瘤学事业开展了多项活动。

1. 在国内举办国际学术会议

为了促进我国临床肿瘤学事业的迅速发展,孙燕回国以后利用在国外建立的关系,从 1983 年开始连续举办了很多国际会议。这些会议引进了国际上最新的知识和技术,同时也让国外同行对我国有了比较深入的了解,因而促成了不少合作,为我国的改革开放贡献了一份力量。其中比较重要的有:

(1) 1983 年在北京举办的"国际免疫和中医中药会议",此会议是在孙燕和美国同行进行扶正中药促进肿瘤患者免疫功能研究的基础上,由张友会院长和 B.Tom 教授共同主持的,参加人数 300 余人。美国、日本、德国、韩国、泰国及我国香港、台湾地区都有代表参加,这是那时比较重要的会议。《美国医学会杂志》曾专门发表评述,本次会议被誉为"东西方会谈共同调节免疫学的阴阳",美国全国性报

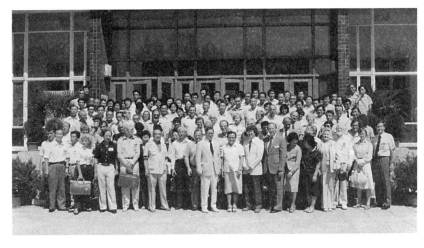

国际免疫和中医中药会议在中国医学科学院肿瘤医院召开（前排左六为吴桓兴，左九为李冰，1983年）

纸 *USA Today* 和我国的《人民日报》《健康报》等都做过报道。

（2）1984 年在昆明由云锡公司、中国医学科学院劳动卫生研究所和中国医学科学院肿瘤医院主办的云南锡业公司矿工肺癌的国际会议。参会人员包括美国、英国、德国、日本等专家 24 人和我国代表 40 人左右。会议根据我们已有的资料，肯定了云锡肺癌的病因是砷、氡和吸烟，对阻断治疗及早期发现也作了探讨。

（3）1995 年在北京香山孙燕协助由李冰院长和日本名古屋大学青木国雄教授主持的中日肿瘤学术讨论会，参会 200 余人。会上各自介绍了肿瘤防治情况，并达成了一定合作协议。

（4）1986 年在北京由孙燕主办的国际"肿瘤学新进展和治疗新趋向讨论会"参加人数近 600 人，包括当时的国际抗癌联盟（Union for international cancer control，UICC）主席 C.G.Schimidt 教授和来自欧美和亚洲各国代表。会上，Schimidt 教授代表 UICC 授予吴桓兴院长荣誉奖牌。吴院长带病发表了热情洋溢的讲话，这是吴院长最后一次公开讲话，两个月后就逝世了。我国代表在高发区研究、乳腺癌治疗、淋巴瘤和扶正中药等方面作了报告并受到了国际同行的重视。

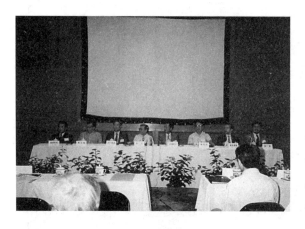

香山中日肿瘤学术
会议(左四为李冰,
左七为青木国雄,左
八为孙燕,1985 年)

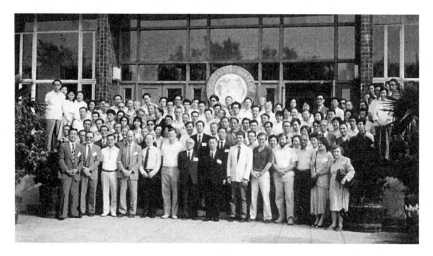

肿瘤学新进展和治疗新趋向讨论会(1986 年)

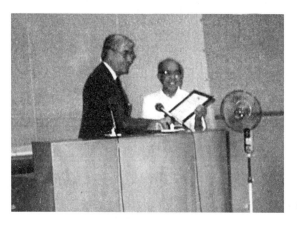

在北京国际会议上
时任 UICC 主席的
C.G.Schimidt 教授
向吴桓兴授予奖状
(1986 年)

（5）1988年孙燕接受UICC的委托在北京举办了"UICC亚洲肿瘤内科高级培训班"，来自亚洲各国和我国（包括中国香港、中国台湾）的代表800余人，是当时最大的肿瘤学会议。参加授课的都是来自各国这一学科的元老。时任北京市副市长何鲁丽参加了闭幕式。此外，孙燕团队将UICC成人和儿童肿瘤学手册译成中文，大大促进了学科的发展。

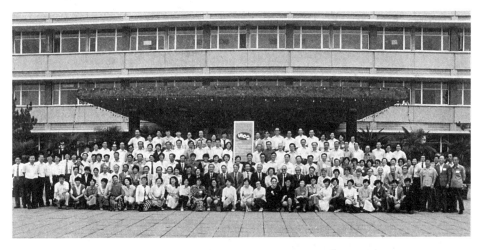

UICC亚洲肿瘤内科高级培训班的老师和代表们（1988年）

（6）1990年在广州孙燕主持我国政府和WHO共同举办了癌症疼痛学术讨论会和培训班，参会约200人。这是WHO正式在我国启动癌症三阶梯止痛原则的会议。WHO癌症部Stjernsward教授和癌症部的顾问们均参加了本次会议，时任我国卫生部药政局陈寅卿副局长和特药处的顾慰萍处长都出席了会议。孙燕将WHO的录像带、幻灯片和小册子均译成了中文，在1991年、1992年和1993年分别在北京、合肥、西安举办WHO癌症疼痛培训班，对这一项目的发展起到一定的促进作用。

（7）1996年在北京由林重庆（Victor Ling）教授和孙燕共同主持了加拿大、中国肿瘤学讨论会，钱信忠老部长亲自参加了会议并讲话。除了两国专家以外还有法国、瑞士和美国的代表参加。会议交流和讨论了两国在肿瘤学领域内的进展和合作的可能性。

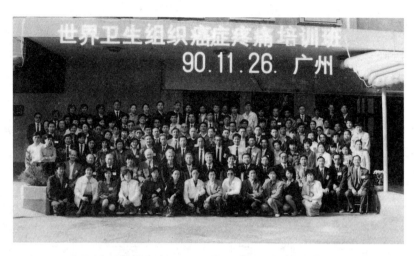

WHO 癌症疼痛学术讨论会在广州召开（1990 年）

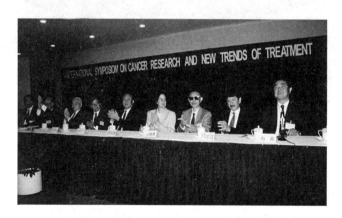

中加肿瘤学术会议在北京召开（左三为钱信忠部长，1994 年）

（8）1996 年孙燕在昆明主办了第三届亚洲临床肿瘤学会议，来自亚洲各国和欧美国家的代表共约 600 人，成为亚洲临床肿瘤学会成立以来最大的会议。时任我国卫生部副部长王陇德出席了会议并代表我国政府讲话。在这次会议期间，我国中青年专家开始筹办中国临床肿瘤学会（CSCO）。

（9）2006 年由孙燕任大会主席，美国临床肿瘤学会与中国临床肿瘤学会共同举办了第六届亚洲临床肿瘤学会议。到会共 5 000 人，无论规模还是内容都是空前的。

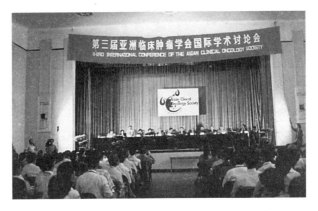

第三届亚洲临床肿瘤学会（ACOS）年会在昆明召开（1996年）

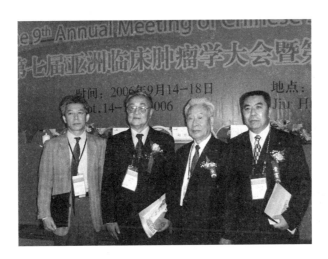

第三届ACOS大会，会议主席田口铁男和孙燕及他的两位中国学生合影（右二为田口铁男，2006年）

2. 国内学术会议

为了促进和普及肿瘤内科治疗的知识和原则，孙燕多年来举办过很多不同类型的讨论会和学习班。其中影响比较大的有：

（1）从1985年开始，在全国开展肿瘤内科治疗培训班，他邀请了国际知名的学者和我国药理、临床专家授课，效果比较显著，此后20年间连续在各地共举办15次，被称之为内科肿瘤学的"黄埔学校"，为各地培养了大批专科人才。

全国肿瘤化疗学习班历届情况

	培训日期	培训地点	培训范围	培训人数	培训天数
第一届	1985 年 10 月	北京	26 省市	220 人	15 天
第二届	1990 年 10 月	南京	20 省市	200 人	8 天
第三届	1991 年 8 月	秦皇岛	24 省市	160 人	8 天
第四届	1992 年 7 月	青岛	26 省市	180 人	6 天
第五届	1993 年 9 月	成都	25 省市	150 人	6 天
第六届	1994 年 9 月	长沙	20 省市	128 人	6 天
第七届	1995 年 9 月	西安	20 省市	90 人	6 天
第八届	1996 年 6 月	长春	16 省市	96 人	6 天
第九届	1998 年 3 月	福州	15 省市	80 人	6 天
第十届	1999 年 8 月	兰州	25 省市	150 人	6 天
第十一届	2000 年 9 月	郑州	24 省市	200 人	6 天
第十二届	2001 年 9 月	重庆	26 省市	150 人	6 天
第十三届	2002 年 8 月	济南	16 省市	98 人	6 天
第十四届	2004 年 9 月	哈尔滨	24 省市	110 人	6 天
第十五届	2005 年 8 月	银川	8 省市	106 人	6 天

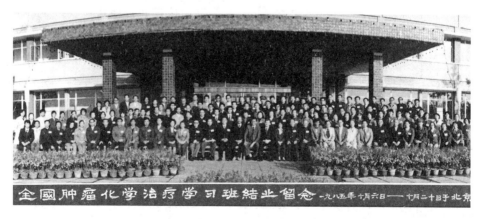

第一届全国肿瘤化疗学习班全体合影（1985 年）

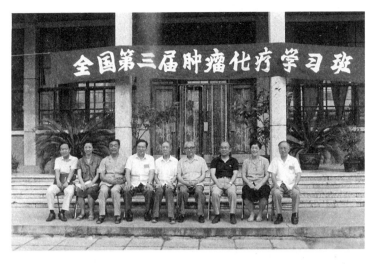

第三届肿瘤化疗学习班全体教师合影(左起为赵体平、廖美琳、孙燕、胥彬、宋少章、宋鸿钊、韩锐、王奇璐,1991年)

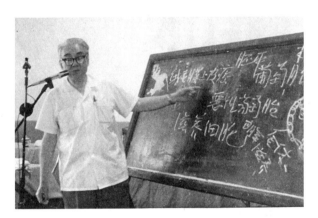

宋鸿钊教授讲授滋养叶细胞瘤(1991年)

(2)从1990年开始举办抗肿瘤药物GCP培训班,这是专门为从事抗肿瘤药物临床试验人员举办的培训班。孙燕除了邀请主管临床研究的人员参加授课以外,还请了国内外从事这项工作的专家介绍规范和交流经验。此后,分别在1995年和2007年在北京举办第二、三届培训班。从2008年开始,抗肿瘤药物GCP培训班逐渐常态化,每年举办,到2019年已经举办13次,受到各地同道的欢迎,逐渐建立了抗肿瘤新药临床评价技术体系。其中包括：建立符合我国国情并与国际伦理理念一致的伦理标准；建立了抗肿瘤新药临床试验标准操作规程和评价指标；建立了多个抗肿瘤药物临床疗效/安全性评价技术；建立抗肿瘤新药临床试验相关的独立实验室，包括抗肿瘤新药临床药代和药效分析实验室、抗肿瘤新药临床分子靶点检测实验室，并在全国推广应用。因此，荣获2014年中华医学科技奖一等奖，中国药学会科学技术奖一等奖，教育部高等学校科学研究优秀成果奖、科学技术进步奖一等奖。

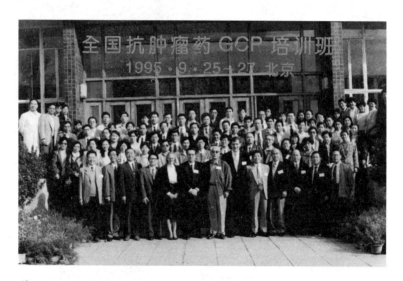

第一届全国抗肿瘤药物GCP培训班（前排中位为时任卫生部药政局潘学田局长，1995年）

（3）1999年，内科建科30年纪念会，除了邀请国内同行参加，还邀请了曾在本科室工作的同事和历届进修的一百多位医师来京共同庆祝。

（4）2007年，由孙燕和石远凯共同主办了内科肿瘤学大会，这标志着内科肿瘤学的进一步成长。参加会议的有人大常委会副委员长、卫生部副部长、医师协会会长、各地的内科肿瘤学专家（包括曾经工作但已经退休的同道）和我国台湾地区肿瘤专家共300余人。会上广泛交流了内科肿瘤学领域内的新进展和发展趋向。会议表彰了在白血病治疗工作中作出重大贡献的胡亚美教授，为同行树立了学习的榜样。该会议以后每年在北京举办一次，参会人员超过 2 000 人，影响也越来越大。截至 2019 年已经举办了 13 次，由于每年均邀请国外知名临床肿瘤学家来作报告，因此在国际上也有一定影响力。

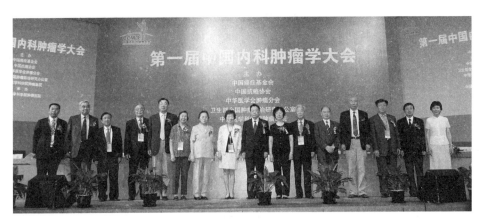

第一届内科肿瘤学大会参会的嘉宾和讲员（2007 年）

2007 年后孙燕逐渐退居二线，将这些会议交给他的学生石远凯、徐兵河和中国临床肿瘤学会主持。

二、传承综合治疗原则

孙燕作为中国肿瘤事业发展的亲历者，总愿意向大家介绍 20 世纪 50 年代末中国医学科学院肿瘤医院（当时称日坛医院）建院之初，在三位临床肿瘤学元老吴桓兴教授（时任中国医学科学院肿瘤医院院长）、金显宅教授（时任中国医学科学院肿瘤医院顾问）和李冰教授（时任中国医学科学院肿瘤医院党委书记兼副院长）的领导下，对临床肿瘤学的方向进行的讨论，并历史性地决定以多学科综合治疗为原则。

以后建立的肿瘤专科医院也均是以综合治疗为模式,对我国学科的发展具有重要意义。

1959年,在新中国第二个五年计划的开局之年,由钱信忠部长主持的第一届全国肿瘤学大会上,与会者就临床肿瘤学发展达成四项共识,即预防为主、中西医结合、基础研究与临床研究结合和多学科综合治疗。虽然在今天,综合应用现有手段诊断、防治肿瘤已经深入人心,为国内外学术界所接受,但那时对基础研究与临床研究结合还没有"转化医学"这一名词,现在看来这在当时都是难能可贵和具有远见的。吴桓兴是一位放射肿瘤学家,金显宅和李冰则是外科肿瘤学家,但他们共同支持和创建了一个当时正在发展中的新兴学科——肿瘤内科学,可见他们已经清楚地认识到内科治疗将成为肿瘤治疗中不可缺少的重要手段之一。

"世界上最重要的事,不在于我们在何处,而在于我们朝着什么方向走"。他们几位这种作为临床肿瘤学发展之魂的学术思想,对我国这一专业的健康发展起着至关重要的作用。事实上这种学术思想影响了后来中国的临床肿瘤学建设的格局,是对世界医学的贡献。

孙燕有幸在1976年唐山地震后在肿瘤研究所的院子里,参与《实用肿瘤学》的编写工作,与吴桓兴和金显宅两位老师一同讨论如何在书中写下综合治疗的定义。

根据他们的想法写下了以下定义:

"根据患者的机体状况,肿瘤的病理类型、侵犯范围(病期)和发展趋向,有计划地、合理地应用现有的治疗手段,以期较大幅度地提高治愈率并改善患者的生活质量。"

这是重视患者机体和疾病两个方面,不排斥任何有效方法,而且目的明确,即"较大幅度提高治愈率和改善生活质量"的全面定义,对我们的临床实践有重要的指导意义。

迄今,国际肿瘤学界多数同意综合治疗的结果,在多数肿瘤中优于单一治疗。如在 Abeloff 等的专著——《临床肿瘤学》(*Clinical Oncology*)中已有综合治疗的内容,在日本将综合治疗称为多学科治疗或集学治疗,都是指个学科互相学习、补充,共同配合争取把患者治疗得更好的意思。很多研究单位和医院在学科以外,还有综合治疗组或研究组。可以不夸张地说,在临床肿瘤学中多数重大进展都和综合治疗分不开。正是这种跨学科的协作,提高了常见肿瘤的治愈率。

孙燕常说他是我国第二代临床肿瘤学家,他的作用就是"承上启下",把几位恩师留下的精神财富传承下去。孙燕回国后,吴桓兴、金显宅、李冰都已经年迈多病。孙燕除了竭尽全力参与他们的治疗以外,也常常和他们谈起我国临床肿瘤学的发展。他们都曾经不止一次地说起一定要坚持多学科综合治疗的原则。三位元老患病,先后于1986 年、2000 年和 2002 年离世。所以,孙燕多年来为了传承他们的遗愿,怀着深切的使命感,不断到各地倡导讲述综合治疗的理念。除了在多数专科会议及学习班讲课以外,从 2000 年开始还每年协助赵平院长和《中华肿瘤杂志》举办综合治疗培训班。

特别令人欣慰的是,近年美国临床肿瘤学会(ASCO)终于领悟到为了提高肿瘤的治愈率需要在全球发展学科,共同进步。所以把在发展中国家开展"培训培训者"的计划提到重要议事日程,而且已经于2005 年 4 月在我国古都西安与中国临床肿瘤学会(CSCO)共同举办首次培训班。而且,我们正在各地进行同样的培训班,以期待尽快提高我国临床肿瘤学的水平。

每次采访孙燕,都有一种被净化的感觉,可以说,对于笔者都是一次向"先贤"学习的过程。坐在平易近人的老人面前,不用"预热",你会被孙燕所传递出来的采访素材所感染,像磁铁一样吸引着你的灵感,引发笔者把握人物的深度去理解和思索。最近,他帮助临床报道

（CCMTV）编辑《时间的记忆》第一辑已经完成初稿,主要介绍我国临床肿瘤学发展的历史和几位先贤们的事迹,在 2016 年 CSCO 大会上试演后很多人感动落泪。

作为我国肿瘤内科学的开创者和奠基人,50 多年来,孙燕高举着"综合治疗"的旗帜,在我国临床肿瘤学中,综合治疗已经取代了传统的单一治疗模式,取得了一个又一个的重大突破,实现了一次又一次的重大进展。自然,关于"综合治疗"的采访话题是绝对不能不提的。

谈起这个话题,孙燕不假思索地把"功劳"归功到了周恩来总理和吴桓兴、李冰、金显宅三位恩师身上。孙燕坦诚地说:"我只是个继承者。"讲完这句话,孙燕穿越时空打开了话匣子,风趣健谈、敏捷思维,让笔者突然想起一句话:白发是荣耀的冠冕。

"如何促进我国尽快发展临床肿瘤学专业呢? 我想人才的培养和建立好综合治疗制度特别重要。郭应禄院士在吴阶平院士的指导下,不满足于普通泌尿外科人才的培养,还同时注重对高端人才的培养,希望这些人才能和国际接轨,提高专业的整体水平,引导学科发展方向,有人把这称之为'将才工程',就是重视培养学科带头人。作为一个医生,接待好每一位患者当然是我们日常最重要的工作,我们借此为人民服务,但是教会学生能给更多的患者治病,这就要求我们完成从医生到教育家的转变。我常说要通过教育使自己的学术生命得到延续,而教会更多将来能当老师的学生,把毕生的经验教训毫无保留地告诉他们,并且重视教学素质和能力的培养,不是覆盖面会更大吗? 我们希望通过这样的工程使几代人为之奋斗的事业得到传承,并且继续发扬光大。所以,积极开展规范、有计划的综合治疗,从而提高我们临床肿瘤的治疗效果应当是我们当前的重要任务。"

三、落实综合治疗的原则使他成为"肿瘤治疗的战略家"

　　从历史上来看，手术是第一种根治肿瘤的方法。对于某些局限性肿瘤，单用手术方法有时即可治愈。但很多患者单靠手术治疗不能防止肿瘤复发和远处转移；有些患者即使用了"超根治术"，也不能取得根治性疗效。如果手术合并放射治疗或化学治疗使很多肿瘤，即使是较小的手术也能取得较好的效果。所以，目前一个很清楚的趋向是手术越来越小、越来越精准，并且尽量保存器官功能。放射治疗特别是借助微机的精确定位治疗，目前虽已能根治多种肿瘤，但仍然有一定的局限性，配合其他治疗方法可提高疗效。内科治疗的发展历史较短，目前单独应用在多数肿瘤处于姑息性治疗的水平，但对于某些肿瘤已取得相当高的治愈率。因此多数学者认为，内科治疗已经在从姑息治疗向根治水平过渡。但是化疗也有很大的缺点，它对肿瘤细胞的选择性抑制作用不强，全身用药毒性较大。祖国医学在调动机体的抗病能力、减轻其他治疗的副作用方面，有着独特的长处，但对肿瘤的局部控制作用一般较差。根据对肿瘤免疫学的认识，新一代的生物反应调节剂（BRM）正在临床试用，其作用属于 0 级动力学，即一定的免疫活性细胞或抗体可以消灭一定数量的细胞。与常用化疗药作用不同，它们多属于一级动力学，即仅能够杀灭一定比例的瘤细胞。人们寄希望于通过调节免疫功能消灭残存的数量不多的肿瘤细胞，然而这也正是手术、放射或化学治疗难于解决的，从而在一定程度上提高治愈率。随着基因工程的发展，目前已有可能提供大量高纯度的各种细胞因子，特别是干扰素、白细胞介素和集落刺激因子，为肿瘤治疗开拓了新途径。

2015年奥巴马提出"精准医学"的概念，我国也成立精准医学专家委员会推广这一概念。孙燕理解这与我国传统医学辨证论治是一脉相承的。不过古人辨的是寒热虚实，而我们今天辨的是受体、基因表达和突变等分子生物学事件。特别令人鼓舞的是，迄今已有几种生物靶向治疗得到批准进入市场，其中包括多种单克隆抗体和小分子化合物。近3年来免疫检查点 PD-L1 和 T 淋巴细胞 PD-1 受体抑制剂，还有多项基因治疗和新生血管抑制剂正在进行临床试验，有的已经上市，在乳腺癌、大肠癌、肺癌、胰腺癌、肾癌、头颈部癌、淋巴瘤和慢性粒细胞白血病都取得了一定疗效，这无疑是一个值得被重视的领域。

此外，诱导分化、诱导凋亡和化学预防甚至基因预防也已进入临床并在有些临床肿瘤中取得成功。这些发展促使人们认识到全身性内科治疗在肿瘤治疗中的重要地位，也是当前临床肿瘤研究中最活跃的一个领域。由于改善了对于肿瘤的全身性控制，使得某些患者就算有了播散仍可能治愈。在另一方面，临床实践也促进了肿瘤生物学的发展，促使我们对肿瘤的分子生物学调控、表皮生长因子和新生血管受体，肿瘤细胞的生长、播散和凋亡规律，肿瘤细胞的增殖动力学、异质性或不均一性、耐药性（特别是多药耐药）以及代谢分布等有了比较深入的认识。

所以，合理、有计划的综合治疗已在相当多的肿瘤中取得较好的疗效。近50年来，综合治疗已经取代传统的单一治疗，而且在相当多的肿瘤中提高了治愈率。

孙燕处理肿瘤患者常常要求制订一个综合诊疗计划。要像下棋一样看到第二、三步棋，不能只看眼前。要最大限度地争取治愈或延长生存时间，而且要保持良好的生活质量，既要治病又要治人。

四、享誉全球的"中国版"

进入新时代以后，由于强调循证医学，更需重视积累有关综合治疗的经验和资料，特别是全国性大规模的协作研究中，只有这样才能使我们的治疗更为有效，在国际学术界占有我们的地位，也给广大患者带来真正的裨益。

邓小平在谈到对外开放时十分强调一点，让大家谨记："中国的发展离不开世界"，孙燕对此深有体会。所以经过近一年的筹备，从2006年开始孙燕积极引入美国同行肿瘤综合诊疗的规范（NCCN），并主持制定符合我国国情的《NCCN中国版》。每年组织美国和我国专家共同交换意见讨论中国版的内容，现在已经完成肺癌、乳腺癌、淋巴癌、胃癌、大肠癌、子宫颈癌、卵巢癌、肾癌、头颈癌和胰腺癌的中国规范。在2010年以后，原国家卫生计生委注意到常见疾病诊疗和药物应用规范的重要性，开始组织制定我国的诊疗规范（包括常见肿瘤）和《中国国家处方集》，作为各个学科临床诊疗与合理用药的依据，以上工作孙燕都积极参与。因为《NCCN中国版》从2012年以后停止，转而用我们自己的规范代替。但他创造性地引进《NCCN中国版》并转而制定"中国规范"，光彩不仅耀九州，而且对世界各地的同行也有参考价值。

春播秋实，经过50多年的耕耘，肿瘤研究在各个新领域所取得的进展，如肿瘤生物学，新抗肿瘤药物和新机制、化学预防、单克隆抗体、分子生物学研究等，这些都必然会进一步促进内科治疗的进展。当前，肿瘤内科学治疗已经不只是化学药物、内分泌、生物和靶向治疗等，在多数常见肿瘤的综合治疗中，是不可或缺的重要手段之一。

综合应对肿瘤时应充分发挥各"兵种"的长处。治疗肿瘤的过程就像上演一场大戏，只有内科、外科、化疗、放疗各"演员"默契配合，轮到谁上场谁就上场，才能把"戏"演好。如果每个演员都说自己是主角满场转，肯定会把戏演砸，当好配角也是一种可贵的价值观。

事实上，对抗肿瘤只用单一的治疗方法是不行的，同样一种药，对这种肿瘤可能有效，但换一种肿瘤就不一定有效了；对这个人有效，对另一个人效果未必那么好。西医治肿瘤也强调个体化，应针对患者的不同特点修订治疗方案。现代医学治疗肿瘤也有类似中医辨证论治的理论，实施"同病异治""异病同治"。大家都知道有一个治疗慢性白血病的靶向药物伊马替尼，但后来发现也能治疗胃肠道间质性肿瘤，这就是异病同治。同病异治的例子就更多了，我们在给肺癌患者用靶向药物吉非替尼之前，会对每位患者进行详细的检查，分析肺癌的病理类型和肿瘤细胞有无表皮生长因子受体、受体有无突变、突变的拷贝数等等，根据检查情况用药使药物的有效率大大提高。对每一位患者有计划地制订合理、综合的治疗方案，是治疗成功的一个关键。

现在我们强调综合治疗中的靶向治疗，目的就是要把攻击的目标尽量集中到肿瘤，不伤及"无辜"的正常细胞。例如因为肿瘤在生长过程中，肿瘤会产生刺激因子促使人体长出新生血管营养自己，那我们就可以设法阻断这个刺激因子，让肿瘤得不到足够的营养，限制它的发展，最终"饿死肿瘤"。当然，肿瘤是很狡猾的，一旦某一种途径受到狙击，它会改变方式，从其他地方找到突破点。因此，治疗办法需要不断丰富完善，让肿瘤在发展时四处碰壁。

孙燕就是这样一个随着时代的发展，善于思考的人。孙燕在为之奋斗的"攻克癌症"的事业中，通过勤于思考而准确认识未来；善于思考而科学掌控脉搏；苦于思考而保证与时俱进。不断地给他的"综合治疗"的学术思想注入新鲜营养，丰富先进理念，增加有效手段，一步一步地把肿瘤内科学做大、做强，实践着做一个有益于国家的人，有益于人民的人。

孙燕的思考是全方位的，对于制约医学健康发展的社会现象，体制上的因素,进行立体性的思考,其实早已是孙燕"综合治疗"的学术思想不可缺少的组成部分。

五、创建中国临床肿瘤学会,实现"桃李纷飞"的夙愿

从 20 世纪 90 年代初开始,孙燕、胡亚美、陆道培、管忠震、石廷章就联名向中华医学会提议成立独立的临床肿瘤学会,并得到当时会长和秘书长的支持,但由于时机不成熟未通过。

1996 年孙燕在昆明主办第三届亚洲临床肿瘤学大会。出乎他们意料,除了亚洲各国和我国各地包括香港、台湾地区都来参会,还有欧美国家的约 200 位外宾,特别是来自法国的同行。参会人员共 600 多人,盛况空前。

这时,几位中青年的肿瘤学家向孙燕提出了建议:"为什么我们不成立一个中国的临床肿瘤学会呢?"这一倡议立即得到孙燕的大力支持。他敏锐地感到下一代的临床肿瘤学家会更开放、更努力、更务实,能作出更多成绩。

成立一个新型的、不同于其他学会的组织得到了很多同道和卫生部、北京科协领导的支持,特别是两位老部长钱信忠和崔月犁以及时任部长陈敏章和副部长彭玉的支持。经过一年的筹备,1997 年得到孙燕和吴孟超教授的支持,由我国中青年临床肿瘤学家为主的中国抗癌协会临床肿瘤协作专业委员会(CSCO)在北京饭店正式成立了。

大家从成立大会的照片可以看到当时的盛况,也会引起很多美好的回忆。CSCO 的成立是中国临床肿瘤学发展的另一个具有重要意义的里程碑事件。当时专委会制定了会训"团结、务实、协作",希望

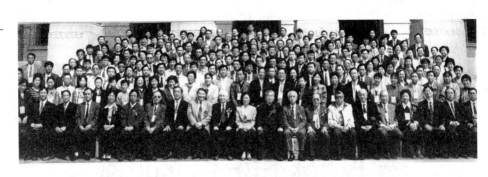

CSCO 成立大会（中坐者为钱信忠、彭玉、崔月犁，1997 年）

大家团结起来，摒弃浮躁，共同协作发展中国肿瘤学事业。目前，经过22 年的发展，CSCO 的个人会员已经达到 28 000 多人，200 个团体会员，每年会议有两万多人参会，可以说目前 CSCO 已经发展成为中国临床肿瘤学事业的先锋队和最活跃的专业学术组织。此外，我国的中青年临床肿瘤学家也在不断成长，在综合治疗、靶向药物治疗、生物治疗和姑息治疗等方面都作出了能够登上世界讲坛的成绩。

在 CSCO 快速发展的二十多年中，我国肿瘤防治机构也在不断完善，很多沿海城市已经有了肿瘤医院。2003 年，在全国上下一致抗击非典的日子里，当孙燕听到 CSCO 于 5 月间与美国临床肿瘤学会（ASCO）成为互认互惠的姐妹团体会员的消息时，他静默了好大一会儿，然后说："我们终于拿到了进入国际肿瘤学界'WTO'的入场券！我从事临床肿瘤工作 40 多年，终于等到了这一天。"

此后 CSCO 同时与国际主要的临床肿瘤学会，包括欧洲肿瘤内科学会（ESMO）、亚洲临床肿瘤学会（ACOS）等都建立了的互认互惠关系。在最近几年的 CSCO 年会中，都设有全英文的国际联合专场。我们现在已经发展成为世界上规模较大的专业学会之一。

2015 年 8 月，期盼已久的时刻到来了，中国临床肿瘤学会成立暨第一次全国会员代表大会在上海召开，会议宣布我国政府批准中国临床肿瘤学会正式成立，成为国家一级学会。这不仅是中国肿瘤临床研究历史上的里程碑事件，也是老、中、青三代肿瘤学家用自己的双手谱写的胜利乐章。

孙燕常说："我们村里的年轻人很棒,大家都是兄弟姐妹,由于有了一个共同的目标为发展中国临床肿瘤事业学而聚集在一起。要吸取过去他人太多的教训那就是各自立山头、互不支持,应当防微杜渐,谦虚、包容仍然是我们倡导的美德。一起走过 20 年也是缘分,我们理应互相照应、互相合作、互相支持,互相爱护,创造一个和谐的环境。"

时光飞逝,对于孙燕来说,这是他一生最高兴和最有成就感的 20年。他的老师和领导代表国家给他的"推动我国临床肿瘤学发展"的任务、"让老一辈的学术思想能够延续"、"出成果、出人才的'承上启下'作用"的愿望都得以实现或正在实现。所以中国临床肿瘤学会被国家批准为一级学会,他十分欣慰,而且感到幸福。这就是团结、务实、协作的力量。

孙燕认为中国临床肿瘤学会成为一级学会以后,他们会有更多的任务和新进展,因此他提出了一个新的口号——"传承创新、和谐发展"。传承过去老一辈互相包容、团结、合作的精神。创新是现在的重点,传承是创新的基础和前提,只有在传承的前提下才能更好地创新,没有创新就等于没有生命力。和谐发展要求我们互相照应、互相合作、互相支持,比加强管理有更深层的意义。目前我国肿瘤领域将才越来越多,各地的肿瘤学家都很有作为。

2015 年孙燕在接受《医师报》的访谈时说:"今年中国临床肿瘤学会成为国家一级学会以后,我们的责任更重了,不仅要有真正的创新协作,更要有更多能够在世界上立住脚,对世界医学作出贡献的研究。此外,我们也承担着提高基层医生诊疗水平,协助政府做好临床诊疗规范工作的任务,我期望我们临床肿瘤学同行们有一个共同的中国梦——让我们肿瘤死亡率迅速下降,发病率逐渐下降! 作为一名80 后,希望我还能为这一个梦想作出贡献,同时更希望我们大家共同努力! "

孙燕说了这么多老话，就是想让大家理解正是因为我们大家搭上了国家发展的顺风车才能有今天。面对前辈们的艰苦奋斗，我们这一辈的曲折，大家应当更加努力，特别是要引领广大会员前进，分担国家在防治肿瘤方面的重任。

他常常开点玩笑说："大家都喜欢当学科带头人，可是要担负起带头人的责任既要不断学习，掌握学科前沿发展的脉搏，知道最主要的方向和前景，又要帮助大家做好日常的服务——向患者和家属提供最新、最好的诊疗选择，还要不使一个同行掉队，所以是很累的。

"成为一级学会，中国临床肿瘤学会就必须担起这样的任务。我能想到的有：一是我们已经进入精准医学的时代，又有那么多的资源，我们应当在2015年起步的研究和实践上赶上国际前进的步伐，至少不能落在亚洲国家的后边。我知道我们在肿瘤高发区，对于常见肿瘤的治疗已经上马并取得一定结果，我们应当同心协力为国争光。二是制定全国常见肿瘤的诊疗规范，我们已经有了9年的经验，要分担国家卫生与计划生育委员会的重担，把这项惠及全国肿瘤患者的项目承担起来。三是在新药研究方面，我们已经有了不俗的开端，研究单位正在申请的新药很多，我们可否很好地完成临床研究，让世界享受我们的研究成果，从而对世界医学作出我们民族的贡献。"

令孙燕欣慰的是在2016年"全国科技创新大会"上，习近平总书记提到的"十二五"走出两个新的抗癌药阿帕替尼和西达本胺都是由中国临床肿瘤学会会员完成的。2016年初，孙燕还因开发我国第一个表皮生长因子酪氨酸激酶抑制剂——吉非替尼，获得科技进步一等奖。2016年ASCO大会上中国有20多项研究结果发表，其中大会口头报告4项。近3年来，我国学者在重要国际会上的报告越来越多，ASCO、ESMO、WCLC都设有中国专场。我们的CSCO也日益国际化，成为全球临床肿瘤学重要的学术交流平台之一。

伟大是熬出来的。中国人争取到了话语权，在学术上有了与世界对等的资格,由吴孟超、孙燕引领的中国肿瘤内科"抗癌大军"经过卓有成效地突破,让华夏儿女赢得了世界的尊重。2003年6月18日,《健康报》对这一令中国肿瘤界扬眉吐气的喜讯以标题为"争取在学术上对等"进行了精彩的报道——

孙燕院士特别约见记者,希望赶快把这个大好消息报告给我国同行。肿瘤学界有这样一句话:要想学习知识,国际要看ASCO,国内要参加CSCO。

在20世纪50年代以前,肿瘤治疗还不是一个独立的专业,大多附设在外科,放射诊断和放射治疗都在一起,镭就放在妇科,只用于妇科肿瘤治疗。1965年美国医学会正式承认肿瘤治疗是一门独立的学科,并且成立了ASCO,全称为美国临床肿瘤学会,它逐渐成为国际公认的最高水平学术组织,其每年的学术年会会吸引各国肿瘤大师云集,世界肿瘤学最新进展往往在这里发布,一些具有方向性的具体指导作用的"金标准"也常常在这里首先报告,其中最吸引各国医生的是大型多中心临床试验的结果。ASCO另一项重要工作就是将全球进展不断集纳为"教育专集",发给会员进行继续教育培训。各国学者也都以能成为其外籍会员而骄傲。同时ASCO还帮助和促进其他国家和地区发展临床肿瘤学,他们的儿位元老都曾来过我国访问和讲学。

在这样一个走向世界赢得胜利的时刻,孙燕院士深深地怀念他的老师们,他认为,我国肿瘤事业的开拓者应该追溯到金显宅、谢之光、吴桓兴、李冰等一批前辈。1997年,由我国各地100多位肿瘤学家发起成立了中国CSCO,6年多来CSCO已发展到3 400多名会员,其中50%是全国主要医院的正副院长和肿瘤科正副主任,60%是副主任医师以上职称的高级医师,覆盖全国1 000多家医院,差不多囊括了全国肿瘤学界的精英,开展了十几项肿瘤临床协作课题,及肿瘤规范化治疗的培训教育。

ASCO 在全球拥有会员 28 000 人，其中四分之一为外籍会员。我国是继欧盟和日本之后第三个被承认的外籍团体会员大国。所谓互认互惠，即双方给以同等的待遇，可以互相参加对方的学术活动，论文可以互投对方的学术杂志，享受终身教育的机会，还获得授权，可以帮助一名非会员参加这一"高级俱乐部"的学术活动。加入 ASCO 可以使我国医生与国际同行同步了解世界上的最新动态，并参与到一些大型多中心专题研究中去。

孙燕院士感慨地说："我们终于得到加入认可，这首先是因为我们的临床和科研工作得到认可，当然令人自豪。但是我们要清醒地看到，人家承认我们的对等地位，并不等于我们的学术水平'对等'，ASCO 每年的 4 000 多篇论文中，只有我们的 20 多篇。有时我到外地一些医院，看到那里的治疗还沿用 20 世纪 70 年代的方法，很多医生看到的书和资料都太老，我非常难过，觉得自己没有尽到责任。我们把 ASCO 的许多专家请到中国讲学，就是为了推广新的观念和技术。我们的 CSCO 也要把钱花到教育上，提高各地医生的水平。为此 CSCO 的会员资格也准备向住院医生这一级开放。"

孙燕院士说，我们加入 ASCO 是一件扬眉吐气的，有深远意义的大事，是我国几代肿瘤学者为之奋斗努力的结果，我们要团结起台港澳地区的同道，今后再能带出几代人才，真正能够与国际同道平起平坐。

看到世界的尊重，祖国的荣誉，孙燕动情地阅读着这篇报道。看后，拿出剪刀小心翼翼地把它剪裁下来，珍惜地收藏在自己的"剪报本"里。放好"剪报本"，一种幸福感油然而生。因为是"学医报国"的理想，把自己生命的起点和重点连接起来的人，是最幸福的人。

2017 年在纪念中国临床肿瘤学会成立 20 周年大会上，由国家卫生与计划生育委员会马晓伟主任颁发给吴孟超、孙燕、管忠震、廖美琳 CSCO 终身成就奖。孙燕热泪盈眶深情地说:"我感到很幸福,我是一个承上启下的人,受几位元老的嘱托继续发展我国临床肿瘤学。今天 CSCO 的成长总算有个交代。"并写下题词:"传承创新,和谐发展",与同道们勉励(见文前彩图 009 页:2017 年孙燕荣获"CSCO 终身贡献奖")。

第十章

开发新药造福患者

首次开发抗肿瘤新药的成功,给了他信心也支撑他在这个艰苦的路上走下去。在他手中完成转化而上市的新药超过50种,其中包括我国自主原创的新药8种。他为了培养这方面的人才已经举办抗肿瘤新药 GCP 学习班13次,被称为培养临床研究的"黄埔学校"。

一、毅然踏上"造弹"路

自从1959年起,孙燕进入日坛医院肿瘤化疗组的"殿堂",摆在他面前的是一穷二白,家徒四壁的状况,医生只有两位,病床只有5张,抗癌药物只有4种。那时,国际上这一新学科也正处于萌芽阶段,最大的困难是抗癌药物匮乏,少得可怜,不能满足临床的需要。

药物对内科治疗来说,就像战场上战士手中的武器一样,没有合适的武器就无法和手术、放射形成一个团队开展集团作战制服癌症。中国有句俗话说得好:巧妇难为无米之炊。所以,"要尽快改善临床治疗现状,解决药少的问题,寻找、开发和研制抗肿瘤新药,提高治疗方法和手段"成了一个时代的口号和目标。2015年进入"精准医疗"的时代,2016年美国癌症协会 Tim Byers 教授在总结近25年来抗癌斗争的经验时说开发新药仍然是三个重要的方向之一。

孙燕的性格中有着燕赵大地"风萧萧兮易水寒,壮士一去兮不复还"的刚毅基因。不管遇到任何困难,从不给自己找任何借口,他深知从中经受磨炼也会从中受益的道理。既然接受了祖国给他创建新学科的任务就要克服困难走下去。他深切理解《圣经》里的一句话:"手扶着犁向后看的人不配进天国。"那些给自己留后路的人是不堪重任的。认定了目标就要走下去,而其中最重要的是战胜自己。一张白纸,在国内没有任何前人经验,白手起家,没有任何捷径可走,突破瓶颈,必须自己打通道路开发新药。那时,肿瘤内科在人们眼中是个"可怜的学科"，甚至有人挖苦说是"给患者送终"的科室。这无疑是摆在刚刚过30岁生日的孙燕面前的一大挑战，令人欣慰的是，孙燕迎难而上，勇敢地踏上了开发抗肿瘤新药的战场，"造弹"事业从1960年开始，伴随着孙燕的一生。

拥有使命感、信心和耐心，不怕挫折和失败是开发抗肿瘤新药取得成功的重要前提之一。道理很简单，因为在那时临床肿瘤治疗尤其是内科治疗疗效很差，没有创新就没有前途，通往成功的道路就被阻断，只能遗憾地看着患者离去。所以，这是制服肿瘤的一条充满荆棘的小路。要前进，就需要不怕艰辛，要有愚公移山的精神才能坚持走下去。屈原的一句名言"路漫漫其修远兮，吾将上下而求索"刹那间进入了孙燕的潜意识中。

在吴桓兴院长的领导下，1960年孙燕、周际昌就开始了开发新药的征程。他们是幸运的，首先是老师制定了主要观察客观疗效和不良反应的正确方案；另外就是试用的第一个由中国医学科学院药物研究所合成的新药 N-甲酰溶肉瘤素，在探索合适剂量的 I 期试验中，第三例患者就看到了疗效。这给他们带来了极大的鼓舞，看着患者肿瘤迅速缩小后并获得手术切除，有的病理学已经检查找不到肿瘤细胞。初步的结果于1962年由吴院长拿到莫斯科第8届国际肿瘤大会上报告，加上宋鸿钊教授高剂量化疗治疗绒毛膜上皮癌的结果，此报告被大会誉为"化疗治愈癌症的典范"，为国家争了光。

二、开发抗肿瘤新药的成绩

从1960年开始，他们走上了开发抗肿瘤新药的征程，半个多世纪过去了，他们一直是我国这方面的代表性人物。多数我国自主研制的抗肿瘤新药和国际新药，都是由孙燕的团队经过临床试验进入我国市场的。其中比较重要的有：

1. N-甲酰溶肉瘤素（N-甲）

1959 年中国医学科学院药物研究所黄量教授根据载体学说合成了氮芥的衍生物 N-甲酰溶肉瘤素（N-甲）。动物实验证明对当时筛选抗肿瘤药物的动物模型大鼠吉田腹水肉瘤、Walker 癌肉瘤 256 和小鼠网织细胞肉瘤 L2 有明显抑制作用，而且毒性较低。从 1960 年 4 月起，孙燕和周际昌在吴桓兴指导下开始了临床试验。那时，国际上已经有了临床试验的分期，所以首先根据药物所在动物中应用的有效剂量推荐临床合适剂量和安全性进行探索。幸运的是递增到第三个剂量组（3mg/kg）就在一位晚期患者身上看到一定疗效，经过继续爬坡最后确定临床合适剂量为 3~5mg/（kg·d）。以后在淋巴瘤和多发性骨髓瘤上也都取得疗效。很多晚期睾丸精原细胞瘤患者得到缓解获得根治手术的机会。

最初完成 80 例 N-甲酰溶肉瘤素治疗睾丸精原细胞瘤结果的论文在 1962 年莫斯科召开的第八届国际肿瘤大会上由吴院长报告，引起轰动，加上宋鸿钊教授高剂量化疗治疗绒毛膜上皮癌的结果，报告被称为"药物治疗有效控制肿瘤的典范"。后来由孙燕主持总结 118 例睾丸经原细胞瘤的治疗结果：I 期患者手术后辅助应用 N-甲酰溶肉瘤素 10 年治愈率达到 100%；II、III 期和复发患者为 67%；甚至一些已发生肝、骨转移的精原细胞瘤患者经过治疗后，得以长期生存。由周际昌主持总结多发性骨髓瘤 36 例单药有效率为 57%，联合化疗（N-甲酰溶肉瘤素 + 长春新碱 + 泼尼松）有效率为 69%，骨髓好转率为 97%。1、2、3、4 和 5 年生存率分别为 89%、67%、47%、39% 和 33%。单药治疗淋巴瘤 77 例，有效率为 38%。这项工作获得了 1978 年科学大会奖和卫生部甲级成果奖。1985 年 N-甲酰溶肉瘤素入选我国药典和基本药品目录。

这是我国第一个自主开发的新抗肿瘤药物，而且疗效比较稳定，不良反应主要是骨髓抑制。旅美的李振翩教授在他的专著《中国的抗癌药剂》里仔细在国际上介绍了此药的临床疗效和应用价值,后来,结果也在 1964 年国际抗癌联盟(UICC)的杂志上发表。但由于此药当时价格定位太低,在 20 世纪 80 年代以后受到市场经济的冲击药厂不肯继续生产,以至目前市场无人供药。

2. 甘磷酰芥

甘磷酰芥(M-25,6202)从此药的代号就知道是 1962 年中国医学科学院药物研究所黄量教授以天然代谢产物为载体合成的甘氨酸磷酰氮芥类化合物。当时临床上已经有了环磷酰胺,他们发现非环状的甘氨酸乙酯磷酰胺氮芥也具有明显的抗肿瘤作用,是环磷酰胺的衍生物,但作用不完全相同。此药虽属环磷酰胺类,但不需要活化可直接起到烷化作用,局部应用也有效。

从 1964 年开始进入临床试验,完成 I 期临床试验将临床剂量定为 0.5mg 每日 2 次,每周服药 4 日休息 3 日或每次 0.5mg,每日 2 次连续服药,总量 20g 为一疗程。从 1965 年开始了有 22 个兄弟单位参加的多中心 II 期临床试验,但由于"文化大革命"而中断。在此期间,对局部应用进行了研究,用 20% 甘磷酰芥的二甲基亚砜溶液喷敷治疗癌性溃疡取得良好疗效。一例乳腺癌大面积右胸溃疡,活检和印片均发现大量癌细胞。多次喷敷治疗后溃疡愈合,患者恢复正常工作生存 35 年。一时类似很多患者前来就诊。1976 年孙燕继续开始这项研究到 1982 年完成。全身用药每日 1g 间歇或连续服药,总量在 20g 以上评价疗效;局部用药 10 天以上方可评价疗效。共完成 359 例,可评价疗效的 267 例,总有效率为 41.2% 。其中淋巴瘤 96 例,有效率为 49%;乳腺癌 86 例,有效率为 42%;肺癌共 34 例其中小细胞肺癌 14 例,5 例有效但缓解期仅 1~2 月。治疗子宫平滑肌肉瘤及内膜间质肉瘤各 2 例,其中 3 例有肺转移,经治疗后一例生存 14 年,另一例生存 5 年。局部用药可统计疗效的 33 例,乳腺癌和子宫颈癌疗效均较好。不良反应为常见的消化道反应和骨髓抑制,但均不严重,患者耐受较好。本品以后用于联合用药,由于可以口服和局部应用,受到患者的欢迎。上市后曾经进入基本药品目录,但由于受市场经济的冲击,供应不足。

3. 重组人血管内皮抑素(rhEndostatin,YH-16,恩度)

进入 21 世纪,靶向药物的开发成为临床肿瘤学领域内的新趋向。恩度是我国具有自主知识产权的第一个靶向药物。

此药的背景是 1997 年美国 J. Folkman 教授首先报道从小鼠血管内皮细胞瘤中得到的一种具有抑制血管生成的因子,经 N- 端氨基酸序列测定表明,该物质为 XⅧ型胶原 C- 末端的 184 个氨基酸片段,被命名为内皮抑素(Endostatin)。人体血液循环中有极微量内皮抑素存在。随后的体内药效学试验证明内皮抑素对小鼠接种 Lewis 肺癌、T241 纤维肉瘤和 B16F10 黑素瘤具有明显的抑制作用。它的作用与时相有关,并具浓度依赖性。1996 年美国生物科技公司 EntreMed 购入 Folkman 教授专利,利用酵母表达体系研制开发用于抗癌的 rh- 血管内皮抑素新药。美国食品药品管理局于 1999 年 7 月批准 rh- 血管内皮抑素进入人体Ⅰ期临床试验。经过近一年的Ⅰ期临床试验,2000 年 11 月 EntreMed 公司报道了令人满意的临床结果。2001 年 EntreMed 公司启动了Ⅱ期临床试验。

血管内皮抑制素是世界上首个内源性血管抑制剂药物,可抑制肿瘤血管生长,切断肿瘤营养供给,从而治疗肿瘤。然而,该蛋白不稳定,水溶性差,半衰期短,生物活性难以评价,临床用药量大,复性难,制备成本极高。以上问题严重制约了其药物研发。多年来各大研究机构、制药企业纷纷投入巨资开展相关研发,但上述问题仍未得到解决。由于单独应用临床有效率低,价格昂贵而中断。

由我国留美学者罗永章回国创建的烟台麦得津生物工程股份有限公司于 1998 年开始启动 rh- 血管内皮抑素项目,当年完成基因的克隆、构建等上游试验研究,并将自己独立开发研制由大肠杆菌高效表达系统表达且经修饰的 rh- 血管内皮抑素命名为"YH-16"。本项目解决了以上问题,完成了从理论创新、药物设计、工艺发明、质量标准建立到临床应用的新药研发系统工程。主要内容包括:发明了独特 N-末端附加氨基酸序列(M)GGSHHHHH 能显著提高该蛋白的稳定性、代谢半衰期和生物学活性;发明了包括大规模高密度发酵技术和千克级蛋白纯化、复性技术在内的大规模制备重组人血管内皮抑制素的全套工艺,总体提高制备效率至少 1.5 万倍。创立了血管抑制剂药物的质量标准及活性评价体系,为我国该类药物的研发提供了标准。

重组人血管内皮抑制素注射液于 2001 年 7 月 9 日正式取得国家药品监督管理局颁发的 I 期临床试验批件,2001 年 8 月,经中国医学科学院肿瘤医院医学论理委员会审批通过后,在中国医学科学院肿瘤医院国家新药临床研究(GCP)中心进行了 I 期临床人体耐受性和药代动力学研究,试验于 2002 年 3 月结束。I 期临床试验结果申报国家药品监督局审批后,于 2002 年 8 月 13 日取得 II 期、III 期临床补充批件。这是一种全新的药品,虽然在美国人血管内皮抑素已经进入临床试验,但制剂不同也未发表结果。所以,临床试验需要特别谨慎。

I 期研究先在 12 位正常志愿者中进行。分为 4 组,分别单次静脉滴注重组人血管内皮抑素注射液 $30mg/m^2$、$60mg/m^2$、$120mg/m^2$ 和 $210mg/m^2$,每组 3 例,给药后监测临床症状、体征及各项实验室检查。结果表明,12 例正常人单次静脉滴注重组人血管内皮抑素注射液后除个别患者有一过性心律失常或心前区闷痛外,呼吸、血压、体重给药前后无改变,血常规(15 项)、尿常规(8 项 + 镜检)、便常规 + 潜血、肝功能(GPT)、肾功能(Bun、Cr)等项检查,均在正常范围之内,试验前后无显著差异,表明 YH-16 注射液单次静脉滴注($30\sim210mg/m^2$)对人体是安全的。单次静脉滴注 $210mg/m^2$ 给药剂量组 3 例受试者中有 2 例出现发热,均于给药后 $11\sim12$ 小时发热,体温最高为 38℃,持续 13 小时后自行回落至正常;其余各剂量组表现为阵发性头晕、头痛、疲劳、胸闷、心悸、腹泻，均于给药后自然消失。

在连续给药耐受性试验中，把 10 名常规疗法失败的复治晚期肿瘤患分为 3 组，分别每日静脉滴注 YH-16 注射液 7.5mg/m²、15mg/m²和 30mg/m²，连续 28 天。每组例数分别为 3、3、4，于给药期间、给药结束及停药后 2 周监测各项生命体征、血、尿、便常规，肝、肾功能，并于给药前三天心电监护及给药当天及以后每 2 天做一次心电图检查。

结果表明，10 例肿瘤患者连续静脉滴注重组人血管内皮抑素注射液后，除个别患者有一过性心律失常或心前区闷痛外，呼吸、血压、体重给药前后无改变，血常规（15 项）、尿常规（8 项 + 镜检）、便常规 + 潜血、肝功能（GPT）、肾功能（Bun、Cr）等项检查，均在正常范围之内，试验前后无显著差异。在 30mg/m² 剂量组的 3 例肿瘤患者中，2 例在给药期间出现阵发性多汗、疲乏，另 1 例于给药第 4 天出现室性心律失常，均未经处理在给药结束时自行消失；15mg/m² 剂量组 3 例受试者中 1 例在给药期间出现一过性轻度头痛、心慌；1 例出现轻度皮疹、胸闷、心悸、发热，并于第 20 天出现偶发室性期前收缩；另 1 例于给药第 11 天和第 18 天分别出现偶发室性期前收缩，均未经特殊处理在给药结束时自行消失。而 7.5mg/m² 剂量组未出现任何不良反应。表明人血管内皮抑素注射液连续静脉滴注（7.5~30mg/m²）28 天对人体是安全的。

在连续给药耐受性试验中，10 例肿瘤患者于治疗结束时和治疗结束 2 周后，观察 X 光片、CT、MRI、B 超、骨扫描等指标，与治疗前比较，结果表明，在 30mg/m² 剂量组的 3 例肿瘤患者中，2 例乳腺癌患者病变稳定（SD），1 例胃癌患者病变进展（PD）；在 15mg/m² 剂量组的 3 例肿瘤患者中，1 例黑色素瘤患者病变好转（MR），1 例肝癌患者病变稳定（SD），1 例肝癌患者病变进展（PD）；在 7.5mg/m² 剂量组的 4 例肿瘤患者中，2 例肾癌、1 例直肠癌和 1 例胃癌患者的病变均达到稳定（SD）。试验结果表明 7.5mg/m² 剂量组和 15mg/m² 剂量组在疗效和安全性方面无明显差异，提示 7.5mg/m² 可以作为临床常规使用。

药代动力学研究，健康志愿者单次 30 分钟内静脉滴注 30mg/m² 和

$60mg/m^2$，及 120 分钟内静脉滴注 $120mg/m^2$ 和 $210mg/m^2$【滴注速率分别为 $1mg/(m^2 \cdot min)$、$2mg/(m^2 \cdot min)$ 及 $1mg/(m^2 \cdot min)$ 和 $1.75mg/(m^2 \cdot min)$】的最高血药浓度（C_{max}）分别为 $(4.30 \pm 0.69)\mu g/ml$、$(13.87 \pm 0.61)\mu g/ml$、$(11.49 \pm 3.29)\mu g/ml$ 和 $(29.23 \pm 13.98)\mu g/ml$；0~24 小时血药浓度——时间曲线下面积（$AUC_{0-24h}$）分别为 $(9.64 \pm 1.29)(\mu g \cdot h)/ml$、$(18.67 \pm 4.99)(\mu g \cdot h)/ml$、$(58.94 \pm 22.52)(\mu g \cdot h)/ml$ 和 $(124.78 \pm 42.94)(\mu g \cdot h)/ml$，剂量之比为 1：2：4：7，$AUC_{0-24h}$ 之比为 1：2：6：13；末端消除半衰期（$t_{1/2末端}$）分别为 $(9.9 \pm 1.5)h$、$(8.2 \pm 1.9)h$、$(9.8 \pm 0.1)h$ 和 $(9.5 \pm 1.1)h$；全身清除率（CLs）相近，分别为 $(2.8 \pm 0.6)L/(m^2 \cdot h)$、$(3.2 \pm 0.9)L/(m^2 \cdot h)$、$(2.1 \pm 0.7)L/(m^2 \cdot h)$ 和 $(1.7 \pm 0.6)L/(m^2 \cdot h)$。试验结果表明，健康志愿者静脉滴注不同剂量重组人血管内皮抑制素注射液，在研究剂量范围内药代动力学呈近似线性的特征。滴注速率、时间和总剂量均可影响 AUC 和峰浓度水平。

肿瘤患者每日 120 分钟内静脉滴注重组人血管内皮抑素注射液 $7.5mg/m^2$、$15mg/m^2$ 和 $30mg/m^2$【滴注速率分别为 $0.0625mg/(m^2 \cdot min)$、$0.125mg/(m^2 \cdot min)$ 和 $0.25mg/(m^2 \cdot min)$】，连续 28 天，第 1 天 C_{min} 分别为 $(159 \pm 119)\mu g/ml$、$(224 \pm 6)\mu g/ml$、$0\mu g/ml$ 和 $(61 \pm 48)\mu g/ml$；C_{max} 分别为 $(619 \pm 422)\mu g/ml$、$(1812 \pm 332)\mu g/ml$ 和 $(1735 \pm 432)\mu g/ml$；AUC_{0-24h} 分别为 $(3.21 \pm 2.66)(\mu g \cdot h)/ml$、$(6.75 \pm 2.91)(\mu g \cdot h)/ml$ 和 $(6.92 \pm 0.96)(\mu g \cdot h)/ml$；第 7 天 C_{min} 分别为 $(216 \pm 117)\mu g/ml$、$(241 \pm 114)\mu g/ml$ 和 $(160 \pm 42)\mu g/ml$；C_{max} 分别为 $(869 \pm 473)\mu g/ml$、$(1610 \pm 179)\mu g/ml$ 和 $(1614 \pm 438)\mu g/ml$；AUC_{0-24h} 分别为 (2.66 ± 1.76)、(6.32 ± 1.28) 和 $(5.89 \pm 1.92)(\mu g \cdot h)/ml$，$AUC_{0-24h第7天}/AUC_{0-24h第1天}$ 比值分别为 0.90 ± 0.39、1.00 ± 0.23 和 0.87 ± 0.36。试验结果表明，谷浓度随给药次数有持续增高的趋势，总剂量和滴注次数可影响峰浓度和谷浓度水平。肿瘤患者每天 2 小时内静脉滴注一次重组人血管内皮抑制素注射液，连续 28 天，个体间药时曲线差异性很大。只好采取连续滴注给药。

从 2002 年 9 月至 2003 年 3 月，采用 NVB+DDP 重组人血管内皮抑素方案治疗晚期 NSCLC 54 例,选用同期进行 NP 方案治疗的对照组 33 例,初步观察重组人血管内皮抑制素注射液联合 NP 方案治疗非小细胞肺癌的疗效的ⅡB 临床试验。结果:NP+YH-16 组有效率 37.0%,NP 组有效率 24.2%,不良反应没有增加。

从 2002 年 3 月 22 日开始,以孙燕作为主要研究者的科研团队,用了一年多的时间完成了多中心Ⅲ期临床研究。本期临床研究采用随机双盲、安慰剂对照、多中心临床研究方法,设 NP(顺铂 + 长春瑞滨)+重组人血管内皮抑制素组和单用组 NP 对比,两组配比,NP+ 组∶NP 组为 2∶1;病例分布,初治病例∶复治病例为 2∶1。从 2003 年 4 月起至 2004 年 6 月,在全国 24 所医院共入选 493 例Ⅲ/Ⅳ期非小细胞肺癌患者,采用如下给药方案:

试验组:NVB25mg/m^2 静脉冲入,第 1、5 天;DDP30mg/m^2 静滴,第 2、3、4 天;重组人血管内皮抑制素 7.5mg/m^2 静滴,维持 3~4 小时,第 1~14 天;对照组:NVB25mg/m^2 静脉冲入,第 1、5 天;DDP30mg/m^2 静滴,第 2、3、4 天;生理盐水,静滴,维持 3~4 小时,第 1~14 天。研究的终点目标是临床有效率、临床受益率、肿瘤的治疗进展时间(time to progression,TTP)、生活质量(quality of life,QOL)以及安全性。所有数据均采用 SAS 软件进行分析处理。

结果显示:重组人血管内皮抑制素注射液联合 NP 与单用 NP 方案比较,两组有效率分别为 35.40% 和 19.51%($P<0.01$),中位 TTP 分别为 6.25 月和 3.59 月($P<0.001$),临床受益率分别为 73.29% 和 64.02%($P<0.05$)。重组人血管内皮抑制素与 NP 方案联合具有协同作用,且不增加 NP 的不良反应。联合应用是安全、有效的晚期非小细胞肺癌的治疗方案,也是化疗与靶向治疗药物联合应用的成功典范,具有一定临床应用前景。

他们还对可能影响 NSCLC 患者预后的因素进行了分析,包括既往治疗情况、病理类型、临床分期、PS、性别、年龄、转移的情况。对这些因素亚组分析表明,在初治或复治、病理类型为鳞癌或腺癌、PS

为 0~1、性别、年龄≥40 岁的情况下,治疗组与对照组比较疗效有差异($P<0.05$)。Ⅳ期患者治疗组与对照组相比较在有效率上有差异($P<0.05$),而无论临床分期如何,治疗组与对照组在中位 TTP 上均有统计学差异($P<0.05$)。对可能影响疗效的因素(治疗分组、性别、既往治疗、临床分期、转移病灶、基础疾患或并发症、年龄、身体状况评分、体重指数、病程)进行多因素 logistic 回归分析,结果表明治疗分组、性别、既往治疗、身体状况评分、体重指数是影响疗效的因素,其贡献的 P 值分别是 0.000 6、0.017 8、0.003 2、0.011 6、0.024 8。

次要疗效指标方面(临床症状缓解率、QOL),临床症状缓解率包括咳嗽、咳痰、咯血、疼痛,治疗组均较对照组略高,但统计学上无显著差异($P>0.05$)。NP+ 重组人血管内皮抑制素组与 NP 组疗后 QOL 评分比较,有明显提高($P=0.015 5$)。

安全性方面,NP+ 重组人血管内皮抑制素组和 NP 组患者接受本研究的中位时间分别为 48 天(范围 1~385 天)和 43 天(范围 1~257 天)。两组患者各观察时点心率、呼吸、血压等生命体征无显著性差异。表明 YH-16 不增加化疗的不良反应,安全性较好。本研究中 493 例研究对象发生严重不良事件死亡 5 例,主要包括有剧烈腹痛、严重感染、病情进展。其中因 NP 方案毒性死亡 3 例,这 3 例患者均死于严重感染。未发生与 YH-16 有关的严重不良事件。综上所述,YH-16 安全性较好,患者的生命体征、心电图等不良事件,两组间无显著差异。初步结果在 2005 年美国 ASCO 会上报告,获得好评。当时,Folkman 教授赞誉这一结果,但也提出了一些批评,主要是在停止化疗后应当继续应用人血管内皮抑素。由于重组人血管内皮抑素与 NP 联合应用实现了他的设想。后来,罗永章团队在 Blood 发表 "Shuttle Protein Nucleolin is a Receptor for Endostatin Signal Network" 时他还书写了评述,并计划来北京访问。但可惜他于 2007 年过世,未能看到远期结果的发表。

这一成果被《科技日报》评为 2005 年国内十大科技新闻;《生产内皮抑制素的方法》获第十届中国专利金奖。重组人血管内皮抑制素于 2005 年 9 月获我国食品药品监督管理局批准上市，成为生物制品第一类抗肿瘤新药（恩度），填补了国内血管抑制剂药物治疗肿瘤的空白。该药在国内广泛使用，并经过中美专家讨论成为美国癌症综合网络 NCCN（中国版），关于晚期 NSCLC 一线治疗用药；推荐抗新生血管药联合 5 种含铂两药方案（长春瑞滨、紫杉醇、多西他赛、吉西他滨、培美曲塞）。2008 年获科技部颁发的科技发明二等奖。

上市后由国内 154 家中心合作的 IV 期临床观察，于 2006 年 12 月~2009 年 6 月共入组 2 725 例晚期非小细胞肺癌患者。结果显示，恩度可以提高非小细胞化疗方案的疗效。符合方案集中位总生存 17.57 个月（初治患者 18.78 个月，复治患者 15.30 个月），1 年生存率为 63.68%（初治患者 67.53%，复治患者 57.59%），中位至疾病进展时间（TTP）为 7.37 个月（初治患者 8.16 个月，复治患者 6.32 个月），CBR 为 80.66%（初治患者 84.16%，复治患者 75.17%）。恩度的疗效显著，生存获益明显。恩度不但提高了化疗的有效率，并具有生存效益，提高了患者 1~3 年的生存率。

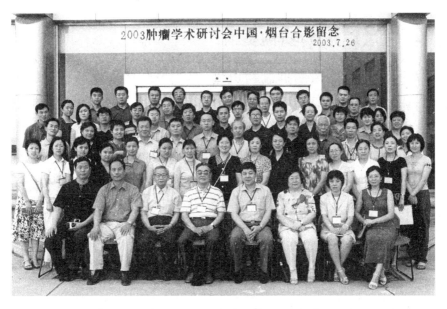

重组血管内皮抑素 III 期临床协作研究启动会（2003 年，烟台）

多项实验和临床研究正在开展。其中在黑色素瘤、骨肉瘤、癌性胸腹水的应用均获得了突破性成果。发表的学术论文超过 2 000 篇，由孙燕、罗永章、石远凯、韩宝惠、秦叔逵、李凯和郭军共同主编《重组人血管内皮抑素研究与临床》专著已于 2017 年 1 月出版。

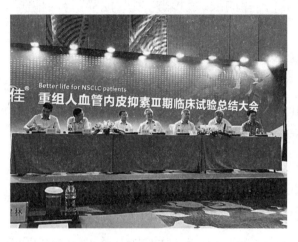
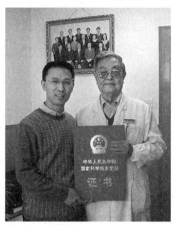

重组血管内皮抑素临床Ⅲ期试验总结会(2005 年) 荣获 2009 年度国家科学技术发明二等奖(左为罗永章教授)

4. 盐酸埃克替尼(凯美纳)

小分子酪氨酸激酶抑制物(TKI)是当前临床广泛应用的靶向药物。吉非替尼和厄罗替尼在我国上市已经超过 10 年,成为晚期非小细胞肺癌的主要靶向治疗药物。

盐酸埃克替尼(凯美纳)是我国留美回国创业的三位博士创建的贝达药业的第一个产品。是我国具有完全自主知识产权的小分子靶向抗癌创新药。

埃克替尼是在参照吉非替尼和厄洛替尼的化学结构设计的 EGFR-TKIs 化学库中,经分子水平、细胞水平和动物水平逐级筛选出的化学小分子 EGFR-TKIs,其核心结构部分与前两者相似,但与厄洛替尼更接近,与厄洛替尼的最大不同之处是其封闭的喹啉环,而厄洛替尼是一个开环状态,因而应具有更好的脂溶性,更容易穿过细胞膜或血脑屏障。

埃克替尼的Ⅰ期临床试验包括对中国男性健康志愿者进行的单剂量递增(20~1 025mg)耐受性试验和多剂量(100mg、350mg和600mg)耐受性试验以及进食对口服埃克替尼400mg片剂的药代动力学影响。

在20~1 025mg药物剂量范围内,健康受试者单次给药耐受性较好,最大单剂耐受剂量>1 025mg。可能的不良事件有短暂的头痛、头晕、腹泻、恶心;所有的不良事件均在Ⅱ级以下,并均在观察期内恢复正常。100mg、350mg、600mg单次给药的药代动力学研究结果显示,在剂量范围100~600mg内,AUC_{0-t}和$AUC_{0-\infty}$显示线性吸收特征,而C_{max}在100~350mg范围内与给药剂量显示良好的线性关系。食物对埃克替尼在体内吸收利用和代谢的影响研究显示,餐后服药和空腹服药相比,前者的吸收利用和暴露值均有显著增加,但两者的达峰时间无显著差异,两种给药方式服药后受试者的耐受均良好。

此研究在孙燕指导下由两个不同的研究中心完成;两个独立的Ⅰ/Ⅱa临床试验。其中一个采用每日3次(tid)的给药方法,另一个采用每日2次(bid)的给药方法。两个试验均以NSCLC患者为研究对象,采用Ⅰ/Ⅱ期相结合的临床试验设计,即首先进行剂量递增的Ⅰ期试验,当探明其有效并安全的剂量后,对该剂量组进行扩大入组并递增剂量进一步评价埃克替尼的初步药物疗效和安全性,并优化选择用药剂量和服药方法。

在口服埃克替尼tid试验中,完成了75mg、100mg、125mg、150mg、200mg、250mg、300mg、350mg、400mg、500mg和625mg共11个剂量组的剂量递增研究(300~625mg tid部分研究结果为未发表的研究结果)。上述各剂量组均有良好的耐受性和安全性,埃克替尼的最大耐受剂量(MTD)为1 875mg/d(625mg po tid),治疗窗口为300~1 875mg/d(100~625mg tid)。根据Ⅰ期试验的研究结果,对300mg(100mg po tid)、375mg(125mg po tid)和450mg(150mg po tid)3个剂量组进行扩大入组,即Ⅱ期临床试验将进一步研究这3个剂量组的疗效和安全性。

150mg bid 和 200mg bid 2 个剂量组的剂量递增试验结果显示,患者对 150mg bid(300mg/d)剂量组有良好的耐受性,且在该剂量组显示出明显的抗肿瘤效应,但是在 200mg bid(400mg/d)剂量组中,3 例患者中的 1 例出现了Ⅲ级皮疹。因此,仅对 150mg bid 剂量组进行了扩大入组的临床观察。

上述两个研究共完成了 130 例,既往经过 1 种或 2 种含有铂类方案化疗失败的ⅢB 期或Ⅳ期的 NSCLC 患者的临床观察。结果显示,埃克替尼治疗晚期 NSCLC 具有显著的疗效和良好的安全性。不良反应多为Ⅰ度或Ⅱ度,其中发生率最高的为皮疹(46.2%),其次为腹泻(24.6%),仅高剂量组(1 500~1 875mg/d)中的 3 例患者出现了Ⅲ级或Ⅲ级以上的皮疹。个别患者会出现一过性转氨酶增高,但不需停药或临床处理。埃克替尼具有显著的抗肿瘤疗效。在已探明的有效和安全的剂量组中,埃克替尼的客观缓解率(ORR)和疾病控制率(DCR)分别为 24.6% 和 74.6%。药动学研究结果显示,受试者单次口服埃克替尼迅速吸收,达峰时间 2~3 小时,半衰期约 6 小时,与健康志愿者的结果一致,提示埃克替尼更适合每日 3 次给药。

由孙燕主持的埃克替尼Ⅲ期临床试验(COGEN 研究)纳入了 499 例,既往经过 1 种或 2 种含有铂类方案化疗失败,且经组织学或细胞学诊断确认的ⅢB 期或Ⅳ期患者。随机分为试验组和对照组。根据Ⅰ/Ⅱa 期试验的推荐剂量,试验组予埃克替尼口服 125mg 片剂 tid,吉非替尼 250mg 模拟片 qd(每日 1 次),直至病情进展或出现不能耐受的毒性;对照组给予吉非替尼 250mg 片剂 qd,埃克替尼 125mg 模拟片 tid,直至病情进展或出现不能耐受的毒性。

结果显示,埃克替尼 125mg tid 治疗既往化疗失败的晚期 NSCLC 疗效和吉非替尼 250mg qd 相当,埃克替尼组与吉非替尼组的中位 PFS 和 ORR 分别为 4.6 个月 vs 3.2 个月,27.6% vs 27.2%,尽管在数值上显示优势,但两者无统计学差异;埃克替尼 / 吉非替尼的 PFS 的 HR 值为 0.84(0.67~1.05),95% 的上限小于非劣效性界值 1.14,非劣效性成立,提示埃克替尼与吉非替尼疗效相当;埃克替尼组的中位疾病进展时间(TTP)为5.1个月,显著长于吉非替尼组3.6个月($P<0.05$);两组的中位OS相近,分别为504天(埃克替尼组)和531天(吉非替尼组),进一步随访还在进行。

与吉非替尼相比,埃克替尼在安全性方面具有较明显的优势。埃克替尼总的不良反应发生率为60.5%,明显低于吉非替尼70.4%,且两者之间的差异有统计学意义($P=0.045$)。其中,埃克替尼组与吉非替尼组皮疹的发生率为分别为40%和49.2%;腹泻的发生率埃克替尼组为18.5%,吉非替尼组为27.6%,明显低于吉非替尼($P=0.03$)。

对收集到的152例标本进行基因检测,共134例(埃克替尼68例,吉非替尼66例)获得检测结果。其中,突变患者中E-19缺失(59%)和E-21的L858R(29%)占总突变患者的88%。突变患者ORR(57%)明显高于野生型患者(4.5%),其中E-19缺失(73%)明显优于L858R(40%)。中位PFS突变型为6.6个月,显著优于野生型2.4个月;两组总中位OS突变型较野生型提高11.7个月(20.2个月 vs 8.5个月,$P<0.0001$)。

吉非替尼、厄洛替尼和埃克替尼均为EGFR-TKI类的小分子靶向抗癌药,三者的核心结构类似,在分子水平、细胞水平和临床前肿瘤、动物肿瘤模型方面,埃克替尼的生物活性与厄洛替尼类似,但两者均略强于吉非替尼。药代动力学方面,吉非替尼和厄洛替尼在肿瘤患者中的半衰期分别为40~44小时和18.9小时,适合每天一次给药(qd);埃克替尼为6~8小时适合每天3次给药。但是前两者的药代动力学资料均来自西方人种的患者,埃克替尼则来自中国肺癌患者。这种差别是否有人种方面不同的因素有待进一步的探索。但是在药物的代谢酶方面,吉非替尼和厄洛替尼都是以细胞色素P450 CYP3A4为主,而埃克替尼是以CYP2E1和CYP3A4为主,且CYP2E1略强于CYP3A4(未发表的数据),是否埃克替尼的半衰期与吉非替尼和厄洛替尼的不同是由于代谢酶的差别导致的也有待进一步的研究确认。

埃克替尼的治疗窗口远高于厄洛替尼,也明显高于吉非替尼,这是埃克替尼与两者的主要不同之处。而这种临床上表现出来的安全性和治疗窗口的优势与其药代动力学研究的结果,包括半衰期及代谢酶的不同等一致,也与我们在临床前研究的结果非常一致。

　　埃克替尼被列入 2011 年国际新药发布年鉴,成为国际公认的第三个 TKIs。2013 年在 *LANCET ONCOLOGY* 发表后,受到广泛重视。2015 年获得国家科学技术进步奖一等奖。

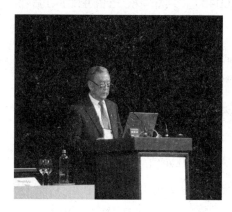

孙燕在国际肺癌大会报告埃克替尼Ⅲ临床试验结果(2011 年,米兰)

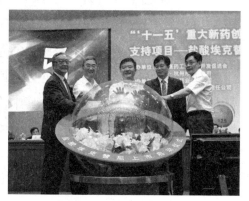

埃克替尼上市启动会(2011 年)

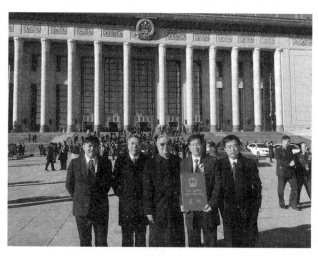

埃克替尼荣获 2015 年度国家科学技术进步奖一等奖(左起谭芬来、石远凯、孙燕、丁列明、王印祥)

上市后的Ⅳ期临床研究截至 2012 年 10 月 29 日共收到 6 087 份病例反馈表,其中做 EGFR 基因检测的 989 例。有疗效统计的 5 549 例病例中,总 ORR 为 30.0%,DCR 为 80.6%,与 ICOGEN Ⅲ期的结果一致。上市后安全性研究显示凯美纳常见的不良反应为皮疹和腹泻,程度较轻,患者耐受性好,与 ICOGEN 结果一致。老年患者的不良反应并未见增加。在有疗效统计的 879 例突变检测患者中,EGFR 突变阳性患者 665(75.7%),ORR 为 49.2%,DCR 为 92.3%;同时对于 EGFR 野生型患者的 ORR 也有 17.8% DCR 达到 75.7%;在 EGFR 突变患者中一线治疗的 ORR 和 DCR 分别为 56.3% 和 95.2%。

凯美纳送股上市后最重要的贡献是带头进入医疗保险目录,因而带动了其他"天价抗癌药"降价。七年临床应用下来,凯美纳的疗效和安全性已经得到在医药界赢得很好的口碑,转变了国产药不如进口药的思想,销售量超过同类两种进口药。

有关埃克替尼的论文集近期将由人民卫生出版社出版。

5. 其他

由于在相当长的时间里,我国从事肿瘤内科治疗的专家很少,多数今天常用的抗肿瘤药物,包括环磷酰胺、氟尿嘧啶、阿霉素、表柔比星、丝裂霉素、紫杉醇等都是由孙燕的团队通过临床试验引进的。改革开放以来,他协助我国制药企业完成了很多药物的研发和仿制工作。在 20 世纪 80 年代,孙燕除了完成甘磷酰芥的注册上市以外,还参与了我国第一个自主研发抗肿瘤抗生素平阳霉素和骨髓功能保护剂炔雌醇的研究及上市工作。

改革开放以后,孙燕的团队协助我国制药仿制了长春地辛、紫杉醇、卡铂、优福定(UFT)、依托泊苷(VP-16)、呋喃氟尿嘧啶(FT-207)、多西紫杉醇、短小棒状杆菌、G-CSF、GM-CSF 和白细胞介素 -2 等。国外生产的紫杉醇、多西紫杉醇、长春瑞滨、去氧氟尿苷、希罗达、奥沙利铂、替吉奥(S-1)、氨柔比星等化疗药物,以及美罗华、赫赛汀、吉非替尼、厄罗替尼，泰新生、西妥昔单抗、索拉非尼、索拉非尼及苏尼替尼等靶向药物也多数是由孙燕的团队支持或参与在我国上市的。

2008 年 6 月至 2011 年 7 月，孙燕组织了全国 24 家研究中心，完成了应用盐酸氨柔比星 + 顺铂（AP）方案与足叶已甙 + 顺铂（EP）方案，对比治疗 300 例广泛期小细胞肺癌的Ⅲ期临床研究。入组选取初治的具有可评价病灶的广泛期 SCLC，排除了有症状的脑转移、大量胸腔积液、心包积液的患者。患者随机给予，AP 组：氨柔比星 $40mg/m^2$，第 1、2、3 天给药，顺铂 $60mg/m^2$，第 1 天给药；EP 组：足叶已甙 $100mg/m^2$，第 1,2,3 天给药，顺铂 $80mg/m^2$，第 1 天给药。主要观察指标为总生存（OS），次要指标为有效率（ORR）、无进展生存（PFS）。结果显示：AP 组与 EP 组相比，总生存 11.79 个月 vs 10.28 个月（$P=0.0787$），有效率 69.8% vs 57.33%，无进展生存 6.83 个月 vs 5.72 个月（$P=0.3548$）。AP 组相比 EP 组，死亡风险减少了 19.4%，疾病进展风险减少了 12.3%，且在肿瘤客观缓解率方面的疗效更为显著。AP 方案化疗的毒性反应略高于 EP 方案，主要表现为 3/4 度骨髓抑制发生率略高。无明显心脏毒性反应发生。研究显示，在广泛期 SCLC 治疗中，AP 方案不劣于传统的 EP 方案，不良反应可控。盐酸氨柔比星丰富了 SCLC 的治疗选择。本研究分别在 2013 年美国 ASCO 和 2012 年中国 CSCO 大会报道，是近年来少有的治疗 SCLC 大型Ⅲ期研究。结果已经于 2016 年在 *BMC CNCER* 发表。

孙燕还带头参加多项国际多中心试验，例如比较吉非替尼和多西紫杉醇二线应用治疗非小细胞肺癌的 INTEREST 试验，对比来曲唑和三苯氧按治疗绝经后乳腺癌的 025 试验；多靶点药物索拉芬尼、替莫唑胺治疗晚期肾癌；苏尼替尼联合多西紫杉醇治疗晚期非小细胞肺癌的 ZODIC 试验；培美曲塞治疗晚期非小细胞肺癌和 Neratinib 治疗晚期 Her-2 阳性晚期乳腺癌等，都是有他作为中国 PI 完成的。有些还专门分析了中国或亚洲地区的亚组分析并发表。

2019 年中国药物创新促进会将"独树湖杯"终身成就奖授予孙燕，是对半个多世纪以来孙燕开发抗肿瘤新药的肯定。

他目前还负责三项新药的临床Ⅲ期研究：由人参提取的抗 VEGF 新药参一胶囊（Rg3）、由仙灵脾提取合成的 PD-L1 抑制剂阿可拉定和由海藻提取的普纳布林。

关于他主持或参与开发的扶正中药，我们将在第十一章介绍。

三、国家新药（抗肿瘤）临床研究中心

中国医学科学院肿瘤医院国家抗肿瘤药临床研究（GCP）中心是我国最早开始药物临床研究的单位之一，至今已有 50 多年的历史。长期以来一直承担着大量的药物临床研究工作，因此，孙燕的团队对我国如何进行新药临床试验的方法学和引入国际规范都作出了重要的决定性贡献。

1. 初创和灾难时期

在 1985 年我国政府正式颁布《药品法》以前，药品上市没有严格的规定。那时吴桓兴就强调，抗肿瘤药不是只解决症状就可以称为"对症药"，必须根据客观检查肿瘤缩小并能维持一定时间才能定为"缓解"；要说根治必须经过 5 年的考验。这些观点得到金显宅、李冰和谷铣之等人的支持。"根治术和根治剂量的放疗不等于根治，必须经过 5~15 年的考验，才能定为根治""没有随访的结果不能定为根治"。所以，日坛医院成立了"随诊组"特别重视对治疗后的随访；甚至对部分常见肿瘤未做特殊治疗的患者也进行随访。在纪念建院 5 周年的汇编中，就有两篇未经治疗的患者的随访结果。那时，患者的随访率超过 95%，多数达到 98%。对于经过一段时间无法随访的患者，生存时间只能计算到末次随访的时间。这样严格的制度,保证了治疗结果的科学性。

在这样严格追求科学性的氛围中,孙燕他们从一开始就特别重视药物治疗后肿瘤客观的变化,并基本与后来国际上通用的 WHO 指标一致。为此,孙燕在两位恩师的指导下从开始就重视抗肿瘤新药临床试验的方法学研究。这些论文最早在 1964 年在金显宅教授主编的《天津医药肿瘤学》附刊上正式发表,后来在 1965 年吴桓兴主编的《肿瘤学进展——化学治疗 1964》专著中得到更细致的诠释。所以,在我国大家都公认孙燕是这方面的带头人之一。

2.《药品法》颁布以后

在 1985 年我国发布《药品法》以后,我国药物研究步入正轨,进入快速发展的时期。并且成立了"药品审评委员会"。孙燕作为第一届药品审评委员,而且是抗肿瘤药物领域内唯一的委员,开始了建立健全我国抗肿瘤药物审评制度和审评实践的征程。起初,几十位委员一同审药。第一次就是评审欧洲药业申报的终止妊娠新药,由于天主教禁止堕胎,只好来中国开展临床试验。由于不熟悉这一专业和课题,全体委员都要重新学习难度较大,所以从 1986 年开始,药政局规定成立各个专业组。这样,组建抗肿瘤药物专业组的任务就落在孙燕头上,也显示了他能团结全国同道共同进步的胸怀。小组成员包括了来自广州、上海、北京的三位肿瘤药理学家,也包括了全国各地的肿瘤内科专家和合成、药代、剂型等各个方面的领军人物。并由管忠震、周际昌和孙燕合作起草了《抗肿瘤新药临床研究规范》第一版,作为审药的准则。这样的药审专业组在药政局领导的带领下,九年间经过两次组长换届,很好地完成了任务。1995 年,在卫生部药政局将药物审评工作移交给新成立的国家食品药品管理局前,孙燕问药政局局长潘学田:"能不能说在我们审评通过的药中没有伪劣差的?"潘局长没有正面回答,只是淡淡地说:"希望你自己敢说。"那时,他似乎已经预见药品管理的复杂和艰巨性。

　　为了规范普及药品临床试验的原则和实践,起初药政局指定北京医科大学临床药理研究所李家泰教授举办"新药临床研究培训班",孙燕每次都去讲"抗肿瘤新药的临床试验方法"的课程。后来,由于药政局核准有资质开展临床试验的单位越来越多,从1995年开始,为了培训抗治疗新药临床试验的专业人员,药政局指定中国医学科学院肿瘤医院举办"全国抗肿瘤药GCP培训班暨机构研讨会"。当时,孙燕邀请了几位外国专家和国内几位肿瘤学和血液学的专家授课,潘局长也亲自来授课。后来,参加第一届培训班的学员多数成了我国抗肿瘤药临床研究的骨干,所以被称为"黄埔一期",也成为参加新抗肿瘤药临床研究的资质之一。

　　随着时代的发展和临床研究的需求,到了2019年这样的培训班已经举办了十三届。全国近百家单位参与到会议中,包括来自全国的药物临床研究机构管理人员,以及国内外制药企业的管理人员和监察员。在会上会就我国目前的临床研究管理问题进行讨论,对目前存在的尚待解决的各种问题及今后的发展方向进行深入的探讨。据统计,参加培训的各地专业人员已经超过2 000余人,遍布全国,并逐步成为新药临床研究中的主力。

　　每届培训班孙燕均根据自己从事临床研究的经验答疑解惑。通过讨论,提高了我国各个单位临床试验的水平,并对今后临床研究管理的工作进行了重点交流,加强了合作,使我国药物临床研究水平得到进一步提高,使我国新药研制的重大任务得到更好的实施,使更多的中国患者能够用上安全、有效且经济的药物。在国家癌症中心的领导下,我国正在建立一支高水平的研究者队伍,以期待我国的临床研究水平能够不断崛起,造福于全球人民。

3. 国家新药(抗肿瘤)临床研究中心的建立和所取得的成绩

　　孙燕所在的中国医学科学院肿瘤医院是20世纪60年代发展起

来临床药理研究单位。也是 2000 年国家科学技术部 1035 工程项目建立的第一批国家级新药(抗肿瘤药)临床试验研究(GCP)中心之一。1986 年卫生部药政局经过考核确定抗肿瘤药临床药理基地 51 家,以后国家食品药品监督管理总局又批准 50 余家,目前我国有资格的参加抗肿瘤新药临床研究的单位将近 200 家。

一直由孙燕领导的抗肿瘤药临床研究(GCP)中心是由临床研究部、Ⅰ期临床研究部、试验药库、中心档案室、临床研究助理(CRC)部和伦理委员会等几部分组成。临床研究部主要由内科、外科、放疗科、妇瘤科等病房和其辅助部门组成,目前可用于药品临床研究的床位数 450 余张,Ⅰ期临床研究部包括Ⅰ期病床 14 张、临床药理实验室和标本制备室,可用于各种新药的临床耐受性研究、对受试者的采血、制备及药代动力学研究。自 1996 年建立了独立的伦理委员会,负责全院所有人体临床研究项目的伦理审批工作,现已完成各种伦理审查 1 000 余项。至今已开展临床研究项目 1 000 余项,新药品种 500 余种,发表专业论文 1 000 余篇。国家 863 "九五"至"十三五"期间,承担了国家新药临床研究平台建设的重点课题。获得国家级或部级科技成果奖 20 余项,包括国家科学技术进步奖一等奖等诸多奖项,其中"抗肿瘤新药临床评价研究技术平台的建立及推广应用"项目获得 2014 年中华医学会科技一等奖、教育部科学技术进步一等奖、华夏医学科技一等奖及北京市科学技术二等奖。

中心近年来接受过欧盟 EMEA、美国 FDA、日本厚生省及国内药政部门和美国的稽查,均获得通过和好评。2012 年获得北京市科委对在"北京生物医药产业跨越发展工程"即"G20 工程"中作出了突出成绩的单位颁发的"最佳临床药理基地奖"。

2015 年共开展各种临床研究 441 项,包括Ⅰ期试验 52 项(占 12%),其中大部分为首个人体试验,国际多中心试验 65 项(15%),国家一类新药 55 项(12.5%),研究者发起的各种研究 240 项(54.4%)。

自 21 世纪以来,GCP 中心通过临床试验使近 10 个国家一类新药批准上市,尤其是 2001—2004 年临床试验的重组人血管内皮抑制素(恩度)成功上市后,已经被列入中国治疗非小细胞肺癌指南,2002—2004 年经过临床试验上市的尼妥珠单抗(泰欣生)已成为该领域的常用药品;"十一五"重大专项 EGFR 靶向药物埃克替尼已于 2014 年成功上市,目前已经进入国家医保目录,使广大肺癌患者从中受益;"十二五"期间重大专项西达本胺已于 2015 年成功上市,已经被列入相关恶性肿瘤治疗指南,这些药物目前在临床为治疗肿瘤起到了重要的作用。为此中国医学科学院肿瘤医院的临床研究专家也获得了国家科技进步一等奖。

近几年来中心开展临床试验的数量逐年增加。为了控制数量提高质量,已经尽量减少仿制药的试验。将主要精力放在国际多中心和国内原创的新药。

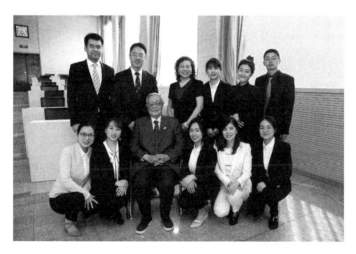

国家癌症中心新药(抗肿瘤)临床研究中心团队(2019 年)

4. 新药临床研究面临的新问题

从进入 21 世纪推广循证医学、规范化和个体化以来,很多靶向治疗进入临床,2015 年开始倡导精准医学。这些对于新药研究都有重大的冲击,面临许多新问题。2016 年孙燕在第十届抗肿瘤药物 GCP

培训班讲课时提出：

（1）Ⅰ期临床如何决定终点：过去对于化疗药物主要是剂量递增找到限制剂量提高的毒性（DLT）和最高耐受剂量（MTD），作为提供给Ⅱ期临床试验合适剂量的依据。而靶向药物由于不良反应不是传统的骨髓抑制合并肝肾功能损伤和常见的皮疹与腹泻等，且常常在未出现 DLT 的时候就可以观察到疗效，那么试验观察的重点就必须以出现疗效为主，而把 DLT 放在次要的指标。最为大家熟知的例子就是三种常用的 TKIs。很显然吉非替尼和埃克替尼选择的剂量是根据疗效，而厄洛替尼则是选择的 DLT。结果通过两组平行对比说明疗效基本相同，而不良反应厄洛替尼最大，其次是吉非替尼，埃克替尼最小。说明对于这样的靶向药物有无疗效最重要的是合适的靶向，及 EGFR 的基因突变，而不是剂量越大越好。所以，对于这样靶向清楚的新药应当首先寻找优势患者，可以比较容易地观察到疗效。最好的例子是克唑替尼，通过两组Ⅱ期试验就被 FDA 批准上市。这在一定程度上颠覆了传统Ⅰ~Ⅱ期临床试验的规范。

（2）Ⅱ期临床试验如何决定疗效：WHO、RECIST 传统的疗效指标对有些靶向药物失灵。应该把治疗靶标的动态变化作为主要指标。

（3）Ⅲ期临床试验如何选择对照：不言而喻，传统的Ⅲ期临床试验方法已经不能满足靶向和精准医疗的需要。对于主要作用于某些靶点或免疫检查点的新药必须选择敏感靶点的优势人群随机对比。不然很难真正得出可靠的结论。同时，由于长期带病生存的患者越来越多，除了肿瘤体积、PFS、OS 以外，生活质量也越来越重要。孙燕特别反对过早的使用安慰剂，这会给患者带来危害，甚至失去得到进一步治疗的机会。

（4）如何开展精准医学下的临床试验：这是一个崭新的课题。靶向药物的临床观察方法可以作为参考。但精准医学可能需要制定全新的评价标准。

5. 孙燕在抗肿瘤新药研究的心路历程

从 1960 年我国开创肿瘤内科学这一学科开始,以孙燕为首的肿瘤内科医生团队,创造性地开发和应用抗癌新药物,取得了显著的疗效,在我国研发临床抗肿瘤新药史上大放异彩,记载了浓墨重彩的一笔。

在孙燕和同道们的努力下,中国肿瘤新药研制的大树,正迎着阳光,越来越茁壮,而且硕果累累。很多经过他培训的中青年同道,近年来在临床研究方面也取得了很多令人鼓舞的成果。对此,孙燕特别欣慰,因为这正是他为之奋斗的目标之一。正如秦叔逵教授在 2014 年接受采访时说:"在这个时候,我们特别感激孙燕院士、廖美琳教授和管忠震教授等老一辈专家!是他们在临床研究方面起了很好的示范作用,也给了我们许多的教导、关怀和帮助。我们不由地回想起当年的 GCP 培训,而第一项国际临床试验就是孙燕院士带着我们做的,一步步学到了很多。在他们的指导和带领下,经过 10 多年的学习、实践、积累和沉淀,我们这些中青年学者终于大踏步地走上了国际舞台。"

面对中国肿瘤内科学翻天覆地的发展和变化,孙燕曾说:"中国肿瘤防治事业,是在周总理亲自安排、关怀、指导下迈出了第一步。每到中国肿瘤防治事业处于关键时刻,都是周总理亲自出面,作出具体的指示,特别是在'文革'期间,周总理以高超的智慧保存下了'火种',使刚刚诞生不久的中国肿瘤防治事业没有遭到夭折的厄运。可以这样说,周总理实际上是当时中国肿瘤防治事业的'总指挥'。开发抗肿瘤新药是在完成周总理的遗愿,也是实现恩师的嘱托,所以动力是无穷的。为什么要开发新药,这是保持肿瘤内科学持续发展的重要战略,纲举目张,要紧紧抓住一个理念不放松。这就是创新,创新永远在开发新药中处于核心的地位,是实现发展最基本的途径。创新,是着重开发新药,通过开发新药促进肿瘤内科学发展动力的重要源泉。怎样走出中国开发抗肿瘤新药的一条路,从 1960 年起,我们就知道这是一条多变的未知路,任何一个事业的实现,前面都会有无数个藩篱,其中,变化是最显著的特点。这就要求要善于在不断变化之中及时抓住和发现新情况、新问题,在变化的环境中,随着变化而变化,用一成不变的思路去指导工作肯定是行不通的。这就要求必须把科学和与时俱进结合起来,在动态中去实现动态开发,这是十分重要的。"

这些话是孙燕对开发抗肿瘤新药 59 年来的最权威的诠释。思路决定出路,从中不难看出这是孙燕人生观、世界观、价值观在中国不同历史时期不变的选择、坚守的阵地。

孙燕为什么能够做到? 用今天所取得的成果简单地去解释,显然是不够的。"古之所谓豪杰之士者,必有过人之节,而其志甚远哉也。"从孙燕论述的理念我们能够看到:有使命支撑,从而形成无尽的动力;走创新之路,从而注入不竭的源泉;随动态开发,从而提挈内科的优势。

美国学者皮鲁克斯曾说过:"成功最主要的原动力始于思考。缺乏思考的任何行动都会面临绝境,离成功的目标就会越来越远。"对于孙燕来说,对于开发抗肿瘤新药的思考,除了脚踏实地去开创未来,表现出来的另一个层面的意义是信念和理想。才会表现出不受蛊惑,从不怀疑自己,一定要把事情做好的勇气和胆魄。

让我们再一次翻开孙燕的档案:1959 年 12 月,孙燕被恩师招入门下,调到日坛医院(肿瘤医院),半个月后,转年到 1960 年,是孙燕受重托、接重担开创中国肿瘤内科学的起始年。同年,与新学科创建同步,开始了开发抗肿瘤新药艰苦的路程。也就是从 1960 年开始,开创与开发就从来没有和他分开过,尽管前面的道路布满了荆棘,相生相伴地走过了 59 年。这是一个男人用"站着是棵树,躺下是座桥"的气魄,用自己生命的力量去化解,去改变中国肿瘤事业落后的现状,而作出的自己难为自己,主动找"罪"受,主动在自己头上悬把刀,自己给自己戴上"紧箍咒"。只有仁者、智者、勇者,才能做到不忧、不惑、不惧。

孙燕的童年和青少年,生活在战乱连绵、外寇入侵,国破家亡,人民生活在水深火热之中。少年立志学医报国，家贫后，以超人的毅力与勤奋，靠拿奖学金完成高中学业，实现学医梦想。反右运动中下放到农村，临近春节，麻疹像"瘟疫"一样威胁着村民孩子们的生命，孙燕放弃与家人团聚，日夜奔忙，力挽狂澜传为佳话。从 1960 年起，开发抗肿瘤新药，孙燕顺理成章地认为匹夫有责、义不容辞，那里就是孙燕"学医报国"的战场。因此，理所当然、义无反顾投入了全部身心。孙燕的解释十分简单：这是新中国的事业，这是人民的需要，这是我报国的理想。于是，逆境奋起的精神意志；勤奋实干的精神支柱；敢成大事的精神潜能，从 1960 年，在踏入肿瘤事业并成为其中一员的时刻，为孙燕"学医报国"理想的孵化器里提供了巨大的能量。从而使孙燕步入了一个更高层次的领域，登上了一个更高层次的舞台。世上无难事，只怕有心人，这个"心"依然是信念。从 1960 年到现在，半个多世纪过去了，光阴荏苒，孙燕开发抗肿瘤新药的脚步从没有停止过。"中国医药界的'两弹一星'"，这是中国政府对孙燕开发抗肿瘤新药所取得举世瞩目的成果最好的注解。如今，已经 90 岁高龄的孙燕，仍孜孜不倦、老骥伏枥，像一头任劳任怨、勤勤恳恳的老黄牛一样，耕作在开发新药的"田间"，没有停歇的脚步声，没有扬鞭。

四、孙燕是一部中国肿瘤内科发展史

2013 年记者费菲在《中国医药科学》发表的一篇访谈中说："孙燕半个多世纪的历程就是我国内科肿瘤学的发展史，这在一定程度上是确切的。"

人类试图用药物治疗肿瘤由来已久。我国三千多年前黄帝内经就有类似病症的记载，历代医书中有治则的论述。然而，现代化学治疗的历史较短。一般认为，氮芥的发现可认为是现代肿瘤化疗的开端。

第二次世界大战结束后，美国发表氮芥试用于淋巴肿瘤，使肿瘤明显缩小，开始揭示了化学药物用于治疗恶性肿瘤的可能性。由于氮芥能直接作用于 DNA 成为烷化剂；另一突破性的进展是三种抗代谢物氨蝶呤、甲氨蝶呤和 6- 巯基嘌呤治疗急性白血病获得成功。到了 20 世纪 50 年代后期，专门针对肿瘤富有磷酸酶和磷酰胺酶合成的环磷酰胺与 5- 氟尿嘧啶上市成为肿瘤化疗的第二个里程碑。此后，各国都在积极研制新药，因而新型抗肿瘤药物不断涌现。

所以，也就是孙燕他们接受任务在中国开创新学科的时候，正是各国都在加强抗癌药物的筛选研究，逐渐建立和完善抗癌药物的研究、发展体系，使新的、有效的药物进入临床造福患者的时代，也是我国迎头赶超世界前进步伐的时代。

另一个重要原因是我国几位学界元老，敏锐地看到多学科综合治疗的正确原则，所以毅然支持了这一新学科的建立。推广多学科综合治疗的概念既需要了解肿瘤的病理和生物学特征、各类肿瘤的临床表现及发展规律、各类抗肿瘤药物的药理学毒理学，又需要严密的监测、防治及处理各种治疗带来的临床不良反应，特别是骨髓抑制及免疫功能受损和其所常伴发的严重感染等。而更需要的是如何提高患者的远期生产率和生活质量。逐步发展临床肿瘤学的一门分支——肿瘤内科学已经刻不容缓。

孙燕从踏入新中国肿瘤事业的第一天开始就深知，肿瘤内科学是个刚刚出生的婴儿，要从哺乳期开始，要想使其健康成长，就要精心栽培，这也是他实现人生价值的岗位。必须在非常薄弱的基础上艰苦地闯出一条路，这是责任所在。开发抗肿瘤新药与临床肿瘤学特别是内科肿瘤学的发展，两个同时启动的轮子，与一个目标紧紧地扣在了一起，这就是祖国的需要。

可以这样说，这就是孙燕的原始认知点，原始出发点。到如今 56 年过去了，贯穿着半个多世纪，在孙燕成功宝典的秘籍里可以概括总结出来的三个词：荣誉、责任、祖国。

中国肿瘤内科学在短短的时间里，完成了由过去的姑息性治疗向根治治疗过渡的跨越，极大提升了化学治疗在肿瘤治疗临床上的优势和效果。也是目前最活跃的研究领域，而中国同道早已经登上国际舞台与欧美学会建立了平等的姊妹学会关系，而且孙燕成功在昆明和北京主办两次亚洲临床肿瘤学大会，担任主席 10 年。使我国在国际肿瘤内科治疗中占有举足轻重的地位。

本文所列举的这些令人欣慰的突破，正是取决于孙燕把肿瘤学基础研究与抗肿瘤新药开发和临床应用紧紧结合起来的思路和探索精神。

目前单纯用内科治疗可取得较好疗效的肿瘤有十几种，除前面所提到的白血病、淋巴瘤、睾丸肿瘤、生殖细胞瘤、滋养细胞瘤等几种外，还有泌尿上皮细胞癌、骨肉瘤、软组织肉瘤及肾母细胞瘤等。近 25 年来分子靶向治疗进入临床，使得原来化学治疗疗效不满意的胃肠间质细胞瘤（GIST）、肾癌、非小细胞肺癌、乳腺癌的疗效都有明显提高。近五年来新一代的免疫治疗都是最热门的研究领域。如何在这些最前沿的研究作出我们的成绩，在国际会议上唱出"中国好声音"是孙燕最欣慰的事。虽然已经是 80 后老人，孙燕把工作的重点已经转入支持学生们出成果，但他仍然负责两、三项研究课题，就是中西医结合调控患者免疫功能的转化研究。他更高的目标是要通过分子水平的临床研究对世界医学作出我们民族的贡献。

五、创建抗肿瘤新药临床评价研究技术平台

为中国创建一个抗肿瘤新药临床研究技术平台，是国家"十二

五"给予孙燕团队的任务。同时,北京也启动了国际医药临床研发平台(CRO)平台的项目。目的是要求起到示范作用,推动全国同道共同前进,这无疑正是孙燕梦寐以求的好事。具体要求是:新药临床试验设计与评价和完善专业的临床药物评价研究实验室。

1. 解决关键技术问题

(1) 建立临床试验伦理审查体系:从1996年成立伦理委员会以来,所有进入临床研究的项目必须首先由伦理委员会审查其中包括药物的临床前研究、研究计划和流程、负责人员的资质、受试患者签署的知情同意书、病历报告表格(CRF)及药政部门的批件等。由负责研究的人员重点介绍,伦理委员会提出质询、讨论并作出结论:①同意进行;②修订后再讨论;③否定。至今中国医学科学院肿瘤医院伦理委员已经改选五届,审批临床研究项目1 600余项。他们严格把关常常会议超时。对项目的审查每次只有一半左右通过,近半数需要修订后再审,拒绝的项目约占2%,其中包括国际多中心的研究项目。

(2) 临床研究质量:GCP中心建有各种操作规范(SOP)60余种,装订成册且不断更新,保证了依法行事。为了保证临床研究质量,除了要求CRO严格进行项目的稽查以外,近5年来还邀请了第三方代表中心对重点项目进行稽查。对仪器设备等定期检查保证数据可靠。

(3) 建立药物疗效及安全性评价体系:所有临床试验中的不良反应必须严格按要求记录。3度以上严重不良反应(SAE)要求上报伦理委员会。Ⅰ期试验和以后各期患者第一次给药要求研究医师和护士在床边观察,特别是注射液。保证安全后才能离去由研究护士继续观察。对特殊药物的不良反应,例如靶向药物引起的间质性肺炎和心脏不良反应,要求负责医师在项目开始前学习掌握并及时报告负责医师(PI)共同处理,并特殊记录。

(4) 药物浓度测定技术和药代动力学分析:这是Ⅰ期临床试验的

主要任务。大部分标本由中心实验室检测,特殊试验不要收集后及时送指定的实验室检测。

(5) 抗肿瘤药物分子靶点检测技术:目前中心实验室已经建立大部分必要的检测,并继续学习按需要增加。这是完成新药临床研究的必要保证。

(6) 资料的保管:按规范对全部临床试验患者的资料,包括各种记录和 CRF 由专人保管,以便核查。由于场地的限制,中心一般只能保存 5 年,特殊资料例如我国原创的新药除开放药企保存 15 年以上,中心交院资料保存中心保管。

2. 全国推广和普及

前已述及,孙燕和他的团队在培养人才方面做了大量工作。几十年来已经培养硕士、博士研究生 165 名;进修医生、护士、实验室技术人员 917 名,遍布全国 494 家单位。包括来自北京医院、中国人民解放军总医院、中国人民解放军第 307 医院、中国中医科学院广安门医院、首都医科大学附属北京胸科医院、天津市肿瘤医院、天津人民医院、哈尔滨医科大学肿瘤医院、吉林省肿瘤医院、辽宁省肿瘤医院、河北省第四医院、河南省肿瘤医院、郑州大学第一附属医院、山东省肿瘤防治院、浙江省肿瘤医院、江苏省肿瘤医院、江西省肿瘤医院、湖南省肿瘤医院、湖北省肿瘤医院、贵州自治区肿瘤医院、中山大学肿瘤医院、南方大学肿瘤中心、福建省肿瘤医院、海南省肿瘤医院、云南省肿瘤医院、四川省肿瘤医院、青海省肿瘤医院、新疆维吾尔自治区肿瘤医院、内蒙自治区人民医院、拉萨市人民医院以及北京、湖北、福建军区医院和各地区肿瘤医院肿瘤科的专业医师。

并于 1985—2005 年在全国各地举办全国肿瘤化疗学习班 15 次,1995—2019 年举办规范化抗肿瘤新药临床试验 GCP 培训班 13 次,从 2007 年每年在举办内科肿瘤学大会已经 13 届。

此外,由孙燕和他的团队负责筹办的有关新药研究的重要国际会议有：

　　1983 年　北京"国际中医中药与免疫学讨论会"

　　1986 年　北京"国际肿瘤学新进展和治疗新趋向讨论会"

　　1988 年　北京"UICC 亚洲肿瘤内科高级培训班"

　　1996 年　昆明第三届亚洲临床肿瘤学大会（ACOS）

　　2005 年　北京"中美淋巴瘤国际学术研讨会"

　　2006 年　北京第六届亚洲临床肿瘤学大会（ACOS）

　　这些会议，无疑推动了我国抗肿瘤新药临床试验研究的健康发展，推动我国抗肿瘤新药临床试验研究的健康发展，提升本行业核心竞争力和国际影响力。

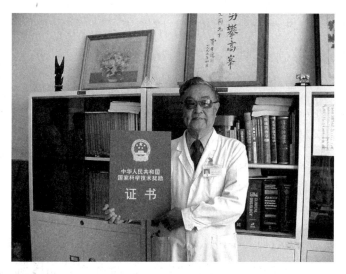

靶向治疗研究获得 2004 年度国家科学技术进步奖二等奖

3. 促进我国医疗水平和社会保障能力的提高

　　孙燕领导的国家 GCP 中心已经完成 200 多个抗肿瘤药物的临床试验或研制，获得药政部门批准上市。其中 100 多个药物纳入国家基本医疗保险药品目录。其中靶向药物埃克替尼是 2016 年第一个完成谈判已经在 20 省市进入医保目录。

4. 加速我国民族制药企业抗肿瘤新药产业的发展

在 1985 年全国《药品法》颁布前后,我国药企研制抗肿瘤药物的能力较差。当时药品审评委员会制定的策略是立足于帮。临床研究是药物研制的下游工作,对临床前研究提出建议能进一步完善产品的作用机制、不良反应以及给药途径和方法等研究,保证安全性和有效性。"文革"前主要协助中国医学科学院药物研究所研发抗肿瘤新药外,还在那以后协助中国医学科学院生物制品研究所完成了平阳霉素的研发。进入 20 世纪 80 年代以后,协助药企开发仿制药包括环磷酰胺、氟尿嘧啶、FT-206 和 UFT(优福啶)、顺铂、卡铂、长春酰胺、紫杉醇等。已经辅助用药 G-CSF、GM-CSF,曲马朵、氨酚待因等。

5. 为国家提供战略咨询

最早参与了国家《抗肿瘤药物临床试验技术指导原则》的撰写。1990 年协助卫生部编写了《癌症三阶梯镇痛指导原则》以文件方式发到全国。2011 年与 CFDA 联合举办靶向抗肿瘤药物临床研究关键技术研讨会和全国肿瘤分子诊断技术和靶向治疗培训班。制定了图书《抗肿瘤靶向药物的指导研制》。2011 年组织"十二五"抗肿瘤药物临床研究发展战略研讨会等。近年来参加中国工程院的咨询项目,提供抗肿瘤药物研制开放的现状和策略等。

6. 开展抗肿瘤新药临床研究,惠及患者

已是耄耋之年的孙燕带领他的团队毅然接受了这样的项目。因为他从踏入新中国肿瘤事业的第一天开始就深知,肿瘤内科学是个刚刚出生的婴儿,要从哺乳期开始,要想使其健康成长,就要精心栽培,也是他实现人生价值的岗位。必须在非常薄弱的基础上艰苦地闯出一条路,这是责任所在。开发抗肿瘤新药与促进临床肿瘤学特别是内科肿瘤学的发展,两个同时启动的轮子,必须推动全国同道共同前进,

这是祖国的需要。

更重要的是在 1997 年创建了中国临床肿瘤学会(CSCO),2005 开始每年召开中国肿瘤内科大会,使得我国肿瘤内科治疗在国际中占有举足轻重的地位。目前每年 CSCO 年会已经成为我国参会人数最多的临床医学盛会之一,达到或超过 20 000 人,并有很多外宾参加,会议语音组建逐渐成为中英文双语大会,在一定程度上成为全球临床肿瘤学交流学术成果和临床经验的平台之一。个人会员超过 20 000,团体会员超过 100 多个。

本章所列举的这些令人欣慰的突破,正是取决于孙燕把肿瘤学基础研究与抗肿瘤新药开发和临床应用紧紧结合起来,转化医学的思路和探索精神。

在"十二五"攻关期间我们自主研发了西达苯胺和阿法替尼;"十三五"我们已经成功上市了安罗替尼、吡咯替尼、呋喹替尼三个靶向药物;2018—2019 年共批准 3 个 PD-1 单克隆抗体上市。说明我国已经从以仿制为主,转向创新。国际上有一个互相承认临床试验结果的权威机构 ICH,原来成员只有欧美国家和日本,我国在 2017 年已经正式加入。特瑞普利、信迪利单抗和卡珠瑞利的上市标志着我们已经超过日本,进入抗癌药创新的第一梯队。而且全球都承认中国临床试验收治患者最快,信迪利单抗仅 20 个月就完成了注册临床试验。所以孙燕多次写道:我国抗肿瘤新药的研发进入快车道。在这些最前沿的研究领域作出我们民族的贡献,在国际会议上唱响"中国好声音"是孙燕最期盼和欣慰的事。

第十一章

中西融合大医精诚

传承创新不断开发有效的新药,是他人生的一部华美乐章。他对我国祖先留下的传统医学情有独钟,并把它应用到临床肿瘤学中。他坚信,中医中药在抗癌的战场上定有用武之地。

当我们的国人还在为持续了一百多年的中医该不该被抛弃,争得面红耳赤之时,美国权威医学杂志 *JAMA* 却对孙燕研究扶正中药调控免疫功能的结果给予了高度认可,刊出了"东西方全面平衡免疫学的阴阳"的评述。而美国 *USA Today* 则对中药在抗癌中的神奇作用表示"Chinese herbs may battle cancer(中药可能与癌症战斗)"。

孙燕被称为"黄芪迷",他与当代中医学泰斗陈可冀院士共同编写了我国第一部黄芪专著《黄芪——实验与临床》,并连续主持"世界黄芪论坛"。他现在研究的重点是扶正中药调控免疫的作用机制。

一、孙燕怎样走上了中西医结合的路

1. 新中国中医肿瘤学科的开端

虽然在几千年的中医典籍中有关于"肿疡"(肿瘤)的描述,但由于是罕见病,没有关于肿瘤学的专著。中华人民共和国成立之初还没有专门的中医肿瘤科。

1955 年政府成立了专门从事中医研究的中国中医研究院(现为中国中医科学院)。为了贯彻"中西医结合"的基本国策,日坛医院从1958 年建院就重视中医中药。1960 年广安门医院中医肿瘤科尚在筹备时就与日坛医院合作共同在日坛医院开设中医门诊。到了 1963 年,广安门医院正式成立中医肿瘤科。首任主任为余桂清,是我国中医、中西医结合肿瘤专业的主要创始人之一;科室成员一位是17代世医段凤舞;另一位是1968年毕业于由中医研究院主办的全国第一期西医学习中医研究班的张代钊。同时成立的还有创建于1960年的上海中医药大学附属龙华医院,毕业于1962年的刘嘉湘在该院开创了中医治疗肿瘤的工作。1968年北京市中医医院相继成立了肿瘤科,由中西医结合医师郁仁存主持。1972年上海市肿瘤医院成立中医科由于尔辛主持。这样,我国中医肿瘤事业迅速发展。广安门医院和北京市中医医院两个中医肿瘤科都十分重视临床肿瘤学基础,派中青年医师来日坛医院进修学习。通过边学习边实践的工作方式成就了我国中西医结合临床肿瘤学的基本队伍。同时,日坛医院也响应号召选派医疗骨干脱产学习中医。孙燕便是其中最早学习中医的医师之一,因之和几位中医肿瘤科的同道成了相互学习协作的伙伴,他与广安门医院的两位学长亦师亦友近半个世纪。后来,张代钊、朴炳奎、孙桂芝、林洪生,北京市中医医院的郁仁存,中日友好医院的李佩文,上海的于尔辛、刘嘉湘、刘鲁明,福州的潘明继,湖南的潘敏求都陆续成为这一学科的带头人,对我国中医肿瘤学的发展作出了卓越的贡献,他们也都是孙燕的好朋友。

2. 脱产学习中医

"用中西结合的方法治疗肿瘤"是在孙燕1960年受命开创中国肿瘤内科学时,作为一名拓荒者脑子里就开始琢磨去尝试的课题。那时,孙燕有一种从未有过的想系统学习中医的愿望。当孙燕把自己的想法跟吴院长、李冰院长汇报后,得到了院领导的高度赞扬、充分肯定和大力支持。院领导亲自出面联系,1962年,孙燕想系统学习中医理论的愿望实现了,脱产一年除了理论学习以外,并拜师于三代世医姚孝武门下,这令孙燕喜出望外,格外珍惜这次机会。

姚孝武知道孙燕学习中医的目的后,万分高兴。看着这位32岁从协和医学院八年制毕业的西医大夫,有如此敬业和超前的理念,当即从内心就喜欢上了这位青年才俊。姚孝武毫不保留地把平生所学传授给他心中这位不可多得的徒弟。兴奋之情溢于言表，回到家中，姚孝武不止一次地跟家人谈及孙燕："我敢预言，汝子日后必成大器"。

一年的时间很快，学习期满了，师徒俩要离别了，离别前姚孝武叮嘱孙燕的那席话，至今让他记忆犹新："一年来，我严格要求你在临床上开经方。在以后的临床实践中，我希望你把握好两点，第一个是传承，第二个是创新。特别是中医在肿瘤治疗中的应用，创新是人类发展进步永恒的主题，我们要让中医中药为百姓的健康造福。"在依依不舍中，孙燕聆听着老师的教诲，受益匪浅，心中暗下决心：敢问路在何方，路在创新脚下。

学习中医归来后，孙燕已经成为中国少有的"贯通中西医"的青年医生，这为日后孙燕所倡导、开展的"中西融合，开创'祛邪扶正'治疗肿瘤新模式"打下了基础，如虎添翼。

孙燕师从姚孝武学中医期间，有幸结识了我国著名中医教育家秦伯未，秦老像姚孝武一样，同样十分喜爱年轻好学的孙燕，亲自赠送中医典籍给孙燕。回来后，孙燕如饥似渴地学习，孙燕知道书籍是打开智慧的一把钥匙。

孙燕从中打开了理想的大门，他最喜欢中医的辨证论治，他相信历史的筛选，系统的师从名医后，一个观念从此十分明确地在头脑中确定了下来："应该把中医的思想融入西医肿瘤治疗的临床实践中；最大限度地应用到现代医学方法中，去阐明中医的内容；走中西医结合的道路，去发展和拓宽肿瘤内科的治疗方法和手段"。孙燕是当时我国最早从事中西医结合治疗肿瘤的医学专家之一。

中国工程院院士钟南山与孙燕惺惺相惜，被孙燕所取得的业绩鼓舞，钟南山评价孙燕："他善于发掘祖国的药物遗产，在肿瘤内科治疗方面，特别是提出中医'扶正固本'的观念及治疗方法，取得了很大成就，对于中医在肿瘤内科治疗方面作出了贡献。"

3. 孙燕的中医情结

如何看待、认知、理解中国的"国医"。中西医之争由来已久，而这种争论的范围已经走出了"国门"。这种争论的起源于1912—1927年，那时正处于民国初年，当时的北洋政府提出的拟"取消中医"，由此关于对中医是"扬"还是"弃"的争论近百年来就没有停止过。

20世纪50年代初期，孙燕刚刚进入协和医学院学习的时候，国内学术界曾有过一场争论，中医是否科学？该不该称为"旧医"？西医称不称为"新医"？有些权威的医学史专家一方面宣扬我国古代医学的卓越成就，另一方面又否定中医。孙燕当时就想，经过历史的筛选，而能生存下来的东西，总会有它自己的道理，问题是怎么使这些民族的伟大文化遗产发扬光大？中华人民共和国成立以来，党中央把"团结中西医，中西医并举"作为卫生工作的四大方针之一，肯定了中医和西医的地位。

很多人不理解，孙燕作为一位国内外知名的临床肿瘤学泰斗，为什么那么钟情中西医结合，其实他早在1986年《我怎样走上中西医结合研究的道路》一文中就回答了这一问题。

"我生在农村，从小有病就是吃中药，能够存在几千年的东西一定是有道理的。"孙燕认为，中西医是两种卫生保健体系，在历史上各自作出过卓越贡献。中医中药是伟大宝藏，经受过历史的洗礼。和西医相比，中医更重视整体，认识疾病发生的条件，强调防病、'治未病'。阴阳、正邪论是唯物辩证的；中医认识到正虚是疾病的重要内因的论证'邪之所辏其气必虚'，比西医早千年；正虚学说也经现代医学认识和承认。在相当长的时间里，中医是十分开放的，能够吸收其他民族的成就，不断丰富完善自己。中医治病入手比较广泛，重视病理生理的调整。越来越多的意向是认为中西医应当互相补充，从认识上和具体治疗原则上提高，从而给患者带来裨益。"

秦伯未赠送给他的一本《中医入门》调动了孙燕做医生的另一只手，除了西药以外能够给患者开中药调理减轻症状，提高一般状况。特别是 1966 年在林县和 1970—1972 年在甘肃定西时受到广大患者的欢迎。但他总是谦虚地说："我只是一个初学者，中医水平有待提高"。

无论中医怎样发展，核心的问题是传承创新。不系统学习中医就大胆"创新"，在"大跃进"和"文化大革命"中让人们吃了太多的苦，也给了很多骗子可乘之机。把学术之争提到政治层面，不许对中医给以批评，只会害了中医。很多头脑清醒的中医醒悟到："其实毁了中医的可能是自己。"而最大限度地应用现代科学方法阐明中医中药的作用和不良反应是创新的必然途径。有作为的中医向来是开放谦虚的，李时珍《本草纲目》就收录了很多外来的药，可见自古以来中医就不是保守的。屠呦呦作出了最好的示范。如果她墨守自古以来的水煎，不用现代的醚提，就没有青蒿素。

孙燕认为应当至少从三个层面去理解中医中药的价值：

第一，它是一种中华民族几千年来与疾病作斗争的经验积累，是一种实用技术，它可以解决很多问题，大到心脑血管疾病、糖尿病和肿瘤，小到一个感冒，很多人都离不开中医中药。但是需要通过研究让这些疗法得到现代医学的诠释。不然就是治好患者也会像那句俏皮话说的：西医是让人明明白白地死，中医是让人糊里糊涂地活。

比如现在时髦的"亚健康"，人体虽然处于亚健康状态，但用现代医学检查手段，可能指标都在正常范围，若从中医辨证论治的角度就有些失常，所以很多人要调理就会找中医。目前国家科技项目——亚健康课题研究，这个领域就凸现出中西医的差异与中医学的实用价值。"亚健康"是一类状态，至少到目前为止，国内现代医学界对亚健康还是失声的，也许只有加强锻炼和服用相关药物之类；中医则不然，"亚健康"状态可以从中医"证"的研究和体质研究中演绎出来，针对个体、时间进行调整，可以改变亚健康状态，很有价值。

第二是科学层面的，中医既然是一种传统性科学，又有科学内容。孙燕认为西医以治病为主；中医则是既治病又治人。西医重视远期生存率（PFS 为无进展生存期，OS 为总生存期）；但中医不但重视生存率，也重视生存质量（QOL）。就拿经络来说，"循经感传"现象，现在至少认为是一种客观存在的现象。但是现代的解剖学也解释不了这个问题。解释不了不等于不存在，这时需要改变以往的解释体系，现代的电生理就有希望阐明经络的存在，"络病学"至少已经是一种学说。

进入 21 世纪以来，肿瘤靶向治疗兴起，而且出现了只要具有相同的靶点，用同一药品都会奏效。由于认识到很多常见肿瘤具有不同的受体和基因突变，需要用不同的靶向药物治疗，这使孙燕领悟到：这不正是中医的"异病同治和同病异治"吗？真理总是相通的，21 世纪的靶向治疗实现了 2 000 年前我国先贤的思路；而 2015 年兴起的精准医学也和我们的辨证论治是一脉相通的。只不过古人辨的是寒热虚实，而今天辨的是受体、基因和突变。但是，两者需要兼顾，需要融合。无论多么精准，每位患者年龄、体质、免疫功能和病期不同，脏器的功能也都各异，医生也不能只看基因谱不看具体患者。因为治疗的是有七情六欲的人，不是机器。在可见的未来，计算机无论如何也不能代替医生。所以，孙燕常常告诫他的学生，做个好医生不能只会看化验结果、X 片报告和病理结果，还需要查体、望闻问切深入了解患者。除了左手规范化以外，别忘了右手个体化，需要与患者交流、合作，动员他们调动自己的积极性。

第三，中医还是种文化。孙燕认为中国医学和文学、艺术都是相通的，其核心都是以人为本、都是"仁术"。在苏东坡、曹雪芹的著作里都存在着对中医中药的阐述。中国人有中国的文化，用西方标准来评价，可能这个不对，那个不对，但是它是实实在在存在的，几亿人、几十亿人用了多少年都很有价值。中国传统文化的争论，已经基本平息了，国家出台了向西方传播中国文化的重大举措。其实一个民族真正兴起，除了我们的商品要走向世界以外，我们的科学思想、文化观念也要走向世界。在这个过程当中，中医作为一种和生活观念密切相关的、有价值的保健体系或者是生活哲学，一个可以提高人们生存质量的知识体系，一定会伴随着中国文化走向世界，而且会大大丰富中国文化的内涵。

孙燕常常感叹，研究中西医结合一方面要说服和感动中医界的前辈和广大同行，共同研究阐明祖国医学的作用；另一方面还要和各类形形色色假借中医行骗的骗子作斗争。所以他非常赞赏目前我国媒体邀请知名专家在电视台和网站宣传中医的做法，占领主要阵地防止各类骗子。他对迄今反对中西医结合的同道表示理解，多年来不许说中医缺点，不能提出问题，甚至乱扣政治帽子的做法不但不能使中医繁荣，反而对中医有害。允许百家争鸣会使中医不断发展、创新前进。但是也要注意另一种倾向：真理说过头了就会成为谬误。至少在临床肿瘤学领域内中医还不能代替手术、放疗和内科治疗，我们主张多学科综合治疗就是要发挥各自长处使患者获益。

在《医药信息论坛》孙燕专访的最后一节，记者向孙燕提出，就中药治疗肿瘤的话题，跟青年医师说几句话。

孙燕动情地说："我非常羡慕现在青年一代的医师，他们是幸福的、继往开来的一代。他们再也不用为学习中医而遭人鄙视，也不再因触及某些'禁区'而受到批判。近代生物学、分子生物学、生物化学甚至物理学的发展，给他们提供了更优越的条件，让他们从事这一难度较大，但却十分光荣的研究事业，继承与提高，这双重的任务都落到了他们这一代人的身上。在中西医结合研究的道路上，我们只走了比较小的一步。一个人毕生的精力是很有限的，需要更多的同道，特别是年轻的同道共同努力，才能够取得更大的成果。"

孙燕衷心地告诉年轻的同道："民族虚无主义是错的，复古主义也无道理；要最大限度地应用现代医学方法，去研究、阐明祖国医学，这样才可以大大推动中医中药事业。随着现代分子生物学的发展和临床研究方法的日益成熟,为祖国医学的发展提供了新的机遇。从大量的临床实践中发现,中医重视整体,重视内部联系而不是表面现象,我们认识到'虚'是很多患者共有的现象,所以选择了扶正培本这一研究课题。40多年来研究愈来愈深入,也愈来愈有味道。我相信,通过几代人的不懈努力,我们会取得成果,一定会对世界医学作出贡献。"

二、通过现代医学方法开展扶正祛邪研究的开端

1. 扶正中药促进细胞免疫功能的实验和临床研究

孙燕的主要研究是从开展扶正中药促进患者免疫功能开始的。在甘肃定西时发现当地黄芪很多,药农甚至挑着担子在赶集时卖。他十分痛心,黄芪是中药中的上品,这样做太可惜了。1972年正是学习细胞免疫的热潮,回到北京后,吴院长向孙燕提出:"为什么不用这些现代免疫学指标观察一下中医的疗效呢?"这样,孙燕首先开启了扶正中药对于免疫作用的课题。第一步就是和张友会教授检查了正常人、肿瘤患者和治疗后3年以上患者的巨噬细胞活性。在观察的150余例样本中,肿瘤患者活性低下,而存活3年以上的患者巨噬细胞活性与正常人相近。第二步就是对比观察恢复期和正在接受放化疗同时服用扶正中药的患者巨噬细胞和T淋巴细胞的变化。第三步在取得初步结果以后,就固定几种处方进行对比。

为了取得更可信的结论,孙燕、余桂清和全国中西医结合的同道共同组成了协作组,开展了扶正中药增强和恢复肿瘤患者细胞免疫功能的研究。通过与北京、上海两地同道们的共同观察,确定了扶正

中药可促进肿瘤患者细胞免疫功能,减轻化放疗的不良反应,改善一般情况。论文于 1981 年在《中国医学杂志》发表后受到广泛重视。

那时,孙燕已经在美国 M.D. 安德森癌症中心和美国同行开展了扶正中药调控肿瘤患者细胞免疫功能的实验研究,证实了传统中药黄芪、女贞子、芦笋、仙灵脾等可促进患者免疫功能的恢复,抑制肿瘤患者过多的 T 抑制(Ts)细胞的活性,保护肾上腺和骨髓功能。辅助放射、化疗应用,能够提高患者的远期结果。这些结果在国内外杂志发表以后受到广泛关注。1982 年孙燕回国后经过近一年的努力,包括 1983 年 4 月他在美国 M.D. 安德森癌症中心的免疫组主任 E. Hersh 和美籍华人学者 B.Tam 来北京协助筹备,于 1983 年 8 月 30 日~9 月 3 日在北京召开了"国际免疫学和中医中药会议"。参会的包括美国国家癌症研究所的相关人员、日本以及中国香港地区、中国台湾地区的代表和媒体共 300 余人。从而引发了国际肿瘤学界不小的"震动"。会后有 20 多家媒体对大会做了相关报道。

有意思的是,当我们的国人还在为中医与西医之间谁是谁非,争辩得面红耳赤的时候,这次会议引起的关注在一定程度上开启了国际肿瘤学界对中医中药治疗癌症患者的研究热潮。世界卫生组织也向中国发出期盼,希望中国的中医中药能在攻克、根治全球目前还未解

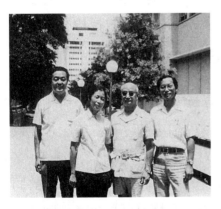

孙燕在美国 M.D. 安德森癌症中心的扶正中药研究团队(1980 年)

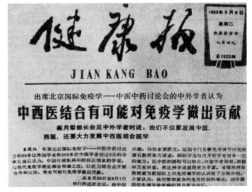

《健康报》关于中西医结合可能对免疫学作出贡献的报道

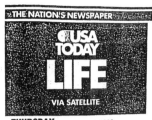

THE NATION'S NEWSPAPER

USA TODAY LIFE VIA SATELLITE

THURSDAY, OCTOBER 6, 1983

Chinese herbs may battle cancer

By Marilyn Elias
USA TODAY

LOS ANGELES — Several Chinese herbs used in traditional folk medicine are showing strong preliminary success in fighting cancer and restoring normal immune response, doctors and pharmacists will report at a weekend conference in Los Angeles.

The National Cancer Institute already has done successful pilot clinical trials on three herbs, University of Southern California pharmacist Eric Lien will tell a symposium titled *The Search for Healing*, sponsored by the Holmes Center, the USA's largest independent organization funding re-

search on holistic healing.

In another report, a Chinese physician says he has collaborated on a new University of Texas Cancer Center test of Chinese herbs, collectively known as Fu-Zheng therapy. The herbs restored normal immune function in 19 patients.

"Such complete restoration was not observed with the more conventional, well-defined drugs," says Dr. Yan Sun, associate director at the Cancer Institute and Hospital, Chinese Academy of Medical Sciences in Peking. The herbs may contain natural immune stimulants, he notes. A larger test is under way in China.

■ Other cancer therapy, 5D

Medical News

January 27, 1984

East meets West to balance immunologic *yin* and *yang*

The commune worker was referred to the Beijing hospital with complaints of severe headaches, nasal obstruction, and ringing in his ears for several months. A roentgenogram confirmed the preliminary diagnosis: nasopharyngeal cancer, one of the most frequent among Chinese.

The prescribed treatment: radiotherapy, but with a "plus"—a daily tonic produced by boiling a mixture of medicinal herbs specifically selected for the patient to bring his *yin* and *yang* into balance again.

The researchers from Newport, a pharmaceutical firm specializing in immunopharmacology, were especially interested in the presentations on herbal therapies since they are testing two herbs, *Astragalus membranaceous* and *Ligustrum lucidum*, for antitumor and immunostimulatory properties. In addition, Newport is negotiating with Sun Yan, MD, director of clinical oncology at the Cancer Institute, about financing some of his research with the two herbs. Sun spent more than a year testing herbal extracts in assays of cell-mediated immunity at the M. D.

美国 *USA Today* 和 *JAMA* 关于中西医结合的报道和评述

决的其他疑难疾病中作出贡献。

1985 年通过审评,孙燕主持研制的"贞芪扶正颗粒"正式在我国上市。以后,从女贞子中提取了一种有效成分——齐墩果酸,通过多中心双盲临床研究证明有良好疗效。与延吉制药厂合作开发的"固元颗粒"也陆续上市。孙燕从事的扶正中药研究被评为卫生部、天津市及中国医学科学院成果,并于 1985 年获得在美国夏威夷召开的第一届国际自然免疫与生物反应调节剂大会奖。贞芪扶正颗粒、贞芪扶正胶囊、扶正女贞素和固元颗粒等中药制剂自正式投产以来,畅销国内外,并获得四项专利,贞芪扶正胶囊和颗粒已进入我国基本药品名单。孙燕对中药的研究成果曾在美国、日本、德国、法国、瑞士、泰国、马来西亚、韩国、新加坡和我国香港、台湾、大陆召开的国际会议上报告。1996 年在第 63 次香山科学会议上被认为是我国肿瘤学领域内应用现代科学从事传统医学研究的典范,并获 1996 年"九五"国家重点科技攻关计划优秀成果奖。

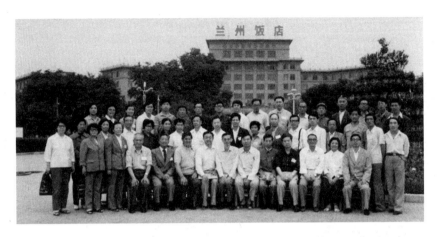

第一届扶正中药论坛（1985 年，兰州）

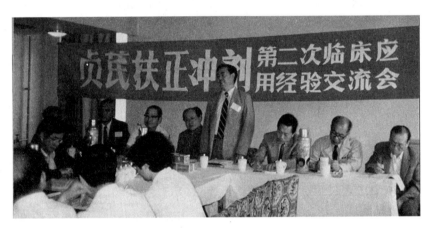

第二届贞芪扶正经验交流会（1987 年，西安）

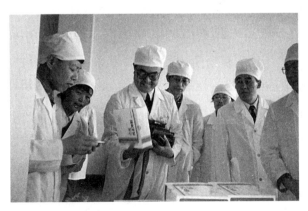

孙燕考察贞芪扶正的生产情况（1991 年）

2. 治疗肿瘤的中国模式

1995 年在新加坡召开的国际会议上孙燕报告了肿瘤医院对 5 100 例淋巴瘤患者的治疗结果,并对"祛邪——扶正——强化治疗——扶正"的模式进行了阐述。西方专家们毫不吝啬地称之为"中国模式"。中国台湾媒体介绍孙燕是能够将中医治病的观点融入临床实践的著名西医专家。孙燕对中西医结合治疗肿瘤曾做过一个生动形象的比喻:西医从前面攻击肿瘤,中医从后面支持患者机体的抗病能力。中西医各自拿出本事共同驱邪扶正、医治肿瘤,发挥异曲同工之妙。

扶正中药能促进患者的细胞免疫功能已经成为临床医师的共识,而且用于临床实践。孙燕和他的团队发现很多扶正中药,包括黄芪、女贞子、枸杞、猪苓、灵芝、西洋参、人参 Rg1 和虫草等都具有提供细胞免疫功能的效应;能抑制肿瘤患者过度的 T 抑制细胞(Ts)活性从而使 T 辅助(Ts)细胞的活性得到恢复,并经过临床试验证明。这些有效成分还能刺激干扰素和白血病介素 -2 具有协同作用。进一步辅助放化疗能提高远期生存率和患者的生活质量。1985 年孙燕和余桂清教授合编了由时任卫生部部长钱信忠题名的《中西医结合防治肿瘤》一书。论文集共收录了 20 世纪 80~90 年代中西医结合治疗肿瘤有代表性的论文 42 篇。作者包括郁仁存、余桂清、张代钊、潘明继、刘嘉湘、于尔辛和孙燕。充分反映了那个时代扶正培本治疗肿瘤的研究与医疗实践。

此外,孙燕在榄香烯、康莱特和苦参的研究中也都作出了一定的贡献。榄香烯的研究获得国家科学技术进步奖二等奖;康莱特联合健择治疗晚期胰腺癌是中、美、俄三国的协作研究,初步结果受到国际瞩目;Rg3 是人参的成分之一,具有抑制肿瘤新生血管的作用,双盲随机临床研究表明和化疗联合能提高化疗疗效,并具有生存效益。

目前,孙燕十分热衷于扶正中药对抑癌基因调控作用的研究,主持中医"阴虚"的探讨和中药抗肿瘤新生血管的抑制作用等三项研究课题。

2013 年美国《科学》杂志评出的 2013 年十大科学突破中,"癌症免疫疗法"被评为本年度最重要的科学突破,开启了人们对癌症治疗认识的新领域,可以大大提高肿瘤患者的治愈率,抑制治疗后的复发和转移。这就等于在患者体内建立起抗肿瘤的微环境,提供免疫系统"来攻击癌细胞"的信号,调动各种免疫细胞到达癌细胞的部位,发挥永久的抗癌作用,其展现出来的前景足以鼓舞人心。

当前,孙燕最关心的课题是扶正中药对细胞免疫的作用能否会得到分子生物学的诠释。因此他对扶正中药对 PD-L1/PD-1 的作用与正在国内和法国居里研究所进行合作开发。从扶正中药淫羊藿提取的具有抑制 PD-L1 作用的阿可拉定对原发性肝癌有一定疗效已经进入 Ⅲ 期临床试验,孙燕是该项研究的主要研究者之一。

3. 中西融合成大道

有一个残酷的事实,在中华人民共和国成立之前,中国对于抗癌的研究几乎处于空白阶段。中华人民共和国成立以后,政府卫生工作对防治疾病的研究,主要侧重于当时影响人民健康和生命的传染病和流行病方面。直到 20 世纪 50 年代末期,癌症已迅速取代被根治或攻克的传染病和流行病,成为威胁人民健康的主要杀手之一。在周恩来总理亲切的关注之下,面对当时癌症领域极少有人问津,科研和医疗人才奇缺的情况下,新中国开启了肿瘤防治工作,新中国第一所专科肿瘤医院——日坛医院建成。建院的第二年,孙燕和周际昌两个青年医生接受了使命,创建发展中国肿瘤内科学。

一心想当外科医生的孙燕没有想到,他一生的归宿,是成为一名肿瘤内科医生,日后成为一代宗师。

墨子在其著作中明确表达了对于事业、行动、实践、成功的逻辑思想观和认识论:"志不强者智不达,言不行者行不果"。评价孙燕的一生，他把祖国的需要放在第一位；意志坚强，言而有信，是他的优秀品质。正因为这样，孙燕从踏进肿瘤事业的第一脚开始，迎着中国政府吹响的"抗癌"号角，和着永不衰退的《生命》《英雄》交响曲，他成为一名"抗癌"的战士，日后成为中国的"抗癌符号"，他义无反顾地投身到与癌症一比高下，让癌症低头的较量战场。

在这条被人们看成是"难于上青天"的道路上，孙燕克服困难、耐住寂寞和"闲言碎语"、知难而进、团结同道，取得了举世瞩目的成就，并把中医中药作用发挥到了令世人刮目相看的程度，把一个赤子般的情怀双手捧给了祖国和人民。在孙燕的攻略中，他所创造的中西医结合，让十分挑剔的西方人眼前一亮，纷纷发出惊叹，肿瘤还能这样治。这是来自世界东方的智慧，这是来自古老中国的创造，这是一名中国医生孙燕的传承。

许多病通过辨证论治可以药到病除，但是对癌症，就需要艰苦钻研不断创新。中医的调理无疑对患者是有益的，但是单靠目前的调理解决不了患者的全部问题，只有和抑制肿瘤细胞增殖的方法合理地、有计划地综合应用，以及更深入地从分子水平和细胞免疫功能方面调理才能攻克癌症。和其他方面一样，愈是民族的就愈是国际的。

肿瘤是一类古老的疾病，自从有了细胞就有了肿瘤。但是，近代肿瘤学的形成仅有一百年，内科肿瘤治疗更是仅有 60 多年的历史。半个世纪前，肿瘤的治疗主要靠手术和放疗，而自从发展了内科治疗，对肿瘤是"不治之症"的结论发生了动摇。撼动这一魔咒的人，正是填补和开创我国肿瘤内科学，被誉为"肿瘤内科之父"的孙燕，他所创造的这一神话，必有中西医结合的伟绩。

什么是中西医结合或融合？将传统的中医中药知识和方法与西医西药的知识和方法结合起来，在提高临床疗效的基础上，阐明机理进而获得新的医学认识的一种途径。中西医结合是中华人民共和国成立后政府长期实行的方针。中西医结合发轫于临床实践，以后逐渐成为有明确发展目标和独特方法论的学术体系。

中西医结合研究大体经历了三个阶段：第一阶段（20世纪60~70年代），是临床与实验研究开创阶段。其特点是临床各学科开展中西医结合防治研究，全面显示出中西医结合的优势。在临床上主要采用辨证分型的方式分析疾病，并开展实验研究，已经出现一批研究成果。第二阶段（20世纪80年代），是临床研究与基础研究深化发展阶段。初步运用动物模型和实验研究观察手段，把证和经络的研究推到一个更为深入的层次。第三阶段（20世纪90年代以后），中西医结合学科建设发展阶段。1982年国务院学位委员会将"中西医结合"设置为一级学科，招收中西医结合研究生，促进了中西医结合学科建设；1992年，国家标准《学科分类与代码》又将"中西医结合医学"设置为一门新学科，促进了中西医结合研究把学科建设作为主要发展方向和历史任务。

我国的中西医结合工作，不仅在临床医疗和预防保健等方面广泛开展，而且涌现出一批优秀的研究成果。在临床中，用中西医结合诊治常见病、多发病、难治病已较普遍。大量事实说明，用中西医结合治疗某些疾病有明显的疗效。例如，治疗心脑血管疾病、再生障碍性贫血、月经不调、病毒性肺炎、肛肠病、骨折、中小面积烧伤、血栓闭塞性脉管炎、硬皮病、红斑狼疮等疗效显著。在治疗某些急腹症时，已经改变传统的治疗原则，成为一种有中国特点的新疗法，不仅提高了治愈率，而且可使一部分患者免除手术治疗，减少了并发症及副作用的发生。治疗内科急症，如呼吸窘迫综合征、急性心肌梗死、休克、急性弥散性血管内凝血等也有较好的疗效。治疗骨折，形成一种新的复位固定方法，可以缩短骨折固定和功能恢复的时间，保持较好的关节功能。

中西医结合还注重运用非创伤性疗法治疗疾病，把西医的某些诊治手段与中医的气功、针灸、按摩相结合，以其无损伤、简便易行、疗效确实而受到广泛的重视。例如气功治疗高血压病，针灸治疗神经功能性疾病和冠心病，正骨手法治疗软组织损伤等，通过临床观察，都取得了较好的效果。近年来已创立或正在酝酿一些新的学科领域，如中医病理学、实验针灸学和针刺麻醉学等。

对中西医结合的认识，除自身的实践外，还依赖于科技水平的进步。20世纪80年代以后，中西医结合突破了统一论，把中西医结合作为一种创新，在中西医各自向前发展的前提下，使中西医结合工作获得新的发展。

中西医结合自华佗和关云长刮骨疗伤时就开始了，华佗的手术做得很好，因此它并不是现在才有的医学技术，只不过近二十年才开始系统化的结合，因为这时候西医和中医中药的发展都非常快，结合的形式和深度也更加广泛了。尤其是在手术、肿瘤治疗等领域，中西医结合是有卓越贡献的，在我国和国外，不少医院都早已开始使用中西医结合的治疗方法用于治疗肿瘤等重大疾病。

中西医结合就跟西医和营养的结合一样，是一种非常自然而然的事情，并不存在什么学术之争、领域之争，只是治疗、康复过程中的不同分工而已。

中医中药是传统医学，所谓西医学是在西方传统医学与生物科学发展的基础上建立起来的近现代医学；因而，在现代生物科学、医学与中医学的基础上发展起来的是系统医学，也就是基于后基因组时代的系统生物学与技术的个性、转化与基因组医学。2015年屠呦呦因青蒿素获得诺贝尔奖，这无疑使全球认识到通过应用现代科学方法发掘古老中药可以得到治愈很多疾病的新药。传承创新成了我国医学的主旋律之一。

在疾病的诊治中，要由一个医生开中、西药，而不要看完了一个西医后，又去看另一个中医。可惜的是，不少患者还是这样中西医轮流地看、混合地治，以为这就是中西医结合。我国提倡中西医结合，它的精髓是在坚实地掌握国际先进的诊断和治疗的基础上，如有必要再结合使用我国传统医学治疗，治病又治人，更重视防病。这样才会源于西医，高于西医；源于中医，高于中医。

周恩来总理的教诲使孙燕懂得了人生理想与现实努力之间的因

果关系。周总理殷切地说道:"理想是需要的,它可以为我们指出前进的方向,但是,理想必须从现实的努力中才能实现。"

正验证了牛顿的那句话:"发明的秘诀在于不断地努力"。而"想成为一名成功者,必须先做一名奋斗者",舒曼的这句格言正是对孙燕从事中西医结合治疗肿瘤辛勤路程最好的解读,屠呦呦的成功更是这方面的榜样。

1993年的一天,孙燕在接收信件的时候,其中一封信引起了他的关注,信封上写的都是繁体字,在来信地址的一栏,注明是中国台湾荣民总医院。孙燕打开信封细看,这原来是一封来自中国台湾荣民总医院姜必宁院长写来的求助信,请他为一位食管癌晚期患者提供治疗意见。院长在信中向孙燕介绍患者是台湾地区知名人士,患的是食管癌,已到晚期。各种治疗方法和药物均已试过,仍不见效果,一时有点束手无策。早就听台湾同行们说过:"我们其实不必到欧美国家进修,我国大陆对食管癌防治的经验最多。"信中还具体介绍了患者的具体病情,希望孙燕在百忙之中为患者提供治疗意见。

孙燕仔细地看了两遍来信的内容,根据几十年对食管癌的研究和临床经验,孙燕向姜院长提出了自己的治疗方案,根据自己的经验,为患者提供了紫杉醇和一些扶正中药的资料。结果患者情况很快有了起色,这位患者一定要亲眼见见这位了不起的大夫,并亲自接受他的治疗。后来他争取到了赴祖国大陆探亲治病的机会,满足了自己的愿望。

在这以前,孙燕也曾结合中医扶正祛邪的方法为其他国家的两位副总理和友好邻邦的国王治疗过淋巴瘤,取得了良好效果。中国的传统中草药竟有如此神奇的作用,引起外国同行的极大兴趣。一时间国内外媒体争相报道。迄今,扶正中药能促进患者的免疫功能已经深入人心,得到国内外同道的公认。以致有些患者把孙燕看成中医来求治。孙燕总是谦虚地说:"我只是初学者,你们要想接受中医调理最好到我的中医朋友那里,请他们为你开药。"

有业内人士这样评价孙燕：中西医结合是孙燕学术思想、医学理论、临床成就中重要的组成部分，是对世界肿瘤内科学所作出的"独有"的重大贡献。中西医结合治疗肿瘤，无疑是中国的一面旗帜，世界的一个标志，孙燕作为倡导者、践行者、领导者，开辟出了一个肿瘤治疗的新领域，中药的神奇作用，显示出中西医结合道路的优势：有助于患者肿瘤转移、扩散及并发症的发生；可以提高患者的生活质量、提高治愈率、延长带瘤生存时间；有助于血象及免疫功能的恢复，增强预防的能力；能够预防和减少手术后复发和远处转移；优势还并不仅仅在晚期，而是全过程参与癌症各个阶段中；对尚未出现转移病灶的中晚期癌症患者，使用中药可控制肿瘤转移和扩散，从而增加了手术、介入等治疗手段的成功率。

已经发展成为全身性癌变的晚期癌症患者，中药还具有增效减毒作用，可增加化疗疗效，减轻化疗中出现的消化道反应及免疫、造血系统损害，延长生存时间。可以在一定程度上平衡身体内部环境，并有抑癌、控制癌细胞浸润、杀伤癌细胞的效果。

三、开发中药对肿瘤新生血管的抑制作用

在孙燕对中西医结合的研究中，中药抑制肿瘤新生血管的作用成了他学术生涯的另一项开创性工作。在中国医学科学院肿瘤医院中西医结合的领域内有两大重点，分别是由孙燕、张友会领衔的扶正中药调控患者免疫功能的研究和由放射生物学家沈瑜教授领导的活血化瘀研究。

自古以来，无论东西方医学都认为气血凝滞或黑胆汁凝聚是肿

瘤形成的重要原因和表现。所以活血化瘀是中医治疗肿瘤的重要法则之一,而现代医学则认为肿瘤形成的微环境也很重要。自从 20 世纪 70 年代 J. Folkman 提出通过抑制新生血管抑制肿瘤生长的学说以来,血管生成抑制剂成为肿瘤治疗的研究热门领域之一。迄今已有 20 000 多篇关于血管生成的文章发表,有 30 多种血管生成抑制剂正在进行癌症治疗的临床试验。主要批准用于临床的血管生成抑制剂,包括沙利度胺,治疗多发性骨髓瘤(2003 年 12 月);贝伐珠单抗配合化疗治疗结肠癌(2004 年 2 月);Macugen 治疗黄斑变性(2004 年 12 月);重组人血管内皮抑素配合化疗治疗非小细胞肺癌(2005 年 9 月)。三种已经上市的多靶点 TKIs 的治疗,靶点也均包括 VEGF。

人参是中医常用的补养药品,有效成分有多糖和皂苷。Rg3 是一种皂苷,实验研究发现具有抑制肿瘤新生血管和基质金属蛋白酶表达的作用,干扰内皮细胞与细胞外基质的相互作用,阻止肿瘤血管网的形成,并能抑制肿瘤组织 VEGF 的表达。孙燕和林洪生等在完成 I 期临床研究以后组成了 5 个单位的多中心 II B 研究:将晚期非小细胞肺癌随机分为两组:一组接受标准的 NP 化疗(长春瑞滨 + 顺铂)加参一胶囊;另一组接受 NP 化疗加安慰剂。患者最少治疗两个周期,观察终点为客观疗效和安全性。结果在 106 例均衡分入两组的患者中,有效率分别为 33.4% 和 14.5%;中数生存期分别为 8.0 个月和 10.0 个月,平均生存期分别为 15.3 个月和 10.0 个月。结果均有显著差异,随访结果证实参一胶囊具有一定生存效益。

孙燕的博士研究生黄景玉在 60 例不能手术的食管癌患者中随机接受 GC 化疗(健择 + 顺铂)+ 参一胶囊和 GC 加安慰剂的初步观察中,有效率分别为 50% 和 36.7%。患者血 VEGF 平均水平均有下降,但参一组较安慰剂组明显。双盲随机临床研究表明,和化疗联合能提高化疗的疗效,并具有生存效益。

参一胶囊是口服 VEGF 抑制剂。需要进一步进行 III 期临床研究,对作用机制的仔细研究。由于不良反应较低,所以可以长期服用。

孙燕认为无论这些中药提取物能否与靶向 VEGF 抑制剂（如安罗替尼）具有同等疗效，由于安全性好，可以长期口服，都是一个值得进一步开发的领域。

四、对中西医结合防治肿瘤的理性思考

自孙燕学习中医以后，他认识到中医和西医虽然体系不同，但实际上自古以来就是互通的。西医应该说是世界性的，本不属于哪一个民族；从传统上，我国的医学也同样是开放的，能够吸取其他民族的精华为我所用。所以争论谁比谁高明？哪一个更科学？事实上是不可能的，也是不必要的。他觉得西医受机械唯物主义影响较深，强调客观检查，吸收迅速发展的科学成就，在认识和解释疾病时比较深入、具体；而中医则有较多的朴素的辨证思想，观察患者细致、深入，特别是对分辨症候有独特的见解。中西医是各有所长的。西医治病着重在对靶器官病理改变的纠正、逆转，而中药的应用是强调辨证施治，多途径、多靶点的整体调节，其作用常呈调整性、双向性的特点。中医是以哲学为基础的，擅长从宏观上捕捉现象，而不仅仅是"头痛医头、脚痛医脚"的机械模式。由于中药作用的奇妙性和复杂性，构成了西药单一针对靶器官的用药方式所没有的治疗效果。这是在许多顽症治疗中，中药疗效显著的原因所在。事实上，对恶性肿瘤、艾滋病及老年性痴呆等现代医学最棘手的问题，中医中药正在展现其美好的应用前景。

中药治疗肿瘤的作用是什么？孙燕这么说：

根据祖国医学的基本理论，在疾病发生过程中，正虚占有一定地位,所以,在处理多数疾病时,"扶正祛邪"是最根本的法则。中医的"正"是一个比较广泛的范畴,根据辨证可进一步分为许多类型,但免疫功能的缺损,至少部分地概括了虚证的某些共性。

如肾上腺皮质和甲状腺功能、能量的代谢、蛋白质的合成和造血功能低下,也都与某些虚象有联系。扶正中药的作用也是多方面的,调节免疫功能只是其中的一方面,但无疑是一重要方面。

愈来愈多的资料证明,一方面免疫功能的缺陷有助于肿瘤的发生,另一方面肿瘤形成后,患者的免疫功能,尤其是细胞免疫功能会进一步受到抑制。这种免疫抑制现象,在晚期患者和经过长期化疗或放疗的患者尤为明显。肿瘤患者的免疫功能状况与预后相关。因此,提高和增强患者的免疫功能,可给患者带来一定裨益,改善患者的生活质量,并在一定程度上提高手术、放疗或化疗的效果。

中医的调理无疑对患者是有益的,但是单靠目前的调理解决不了患者的全部问题,只有和抑制肿瘤细胞增殖的方法合理有计划地综合应用,以及从更深入地从分子水平和细胞免疫功能方面调理才能攻克癌症。

当我们的有些国人在对中医中药治疗肿瘤发出一片反对和质疑的时候,世界却不这样看,世界卫生组织却对中国的传统医学寄予了厚望。他们把目前全球还没有完全攻克的疑难疾病告知中国政府,希望通过中国的传统医学为人类作出成果,其中就包括癌症。我们一定要探索出一条中西融合的道路,解决癌症和其他疾病的有效方法,从而作出中华民族的贡献。

有人曾问李政道,创新从哪里开始,李政道回答:"能正确地提出问题,就是迈出了创新的第一步。"正像法国人费尔马所说的那样:"做出重大发明创造的年轻人,大多数是敢于向千年不变的戒规、定律挑战的人,他们做出了大师们认为不可能的事情来,让世人大吃一惊"。

"老骥伏枥,志在千里;烈士暮年,壮心不已"。目前,孙燕以更加饱满的激情投入到关于扶正中药对抑癌基因调控作用的深入研究、对中医"阴虚"的探讨和中药抗肿瘤新生血管的抑制作用这三项研究课题中。孙燕认为,中医学是祖先留给我们的财富,我们应格外珍惜,这也是我国医学家对世界医学作出贡献的可能途径之一。孙燕一直关注大环境的改善和建设,这是压在他心中的一个长久的心结。

在 2016 年毕业 60 周年的聚会上,大家谈到中医中药都有同感。一直在临床上工作的同学都认为中医对中华民族的繁荣发展具有重大贡献,今天对于很多慢性疾病中医的调理和疗效是不可忽视;甚至像"非典"这样特殊的疾病来临时中医的辨证论治还是使很多患者获益。而从事研究的同学大多认为中医需要发展,需要深入研究才能融入世界医学,为民族作出特殊贡献。

华罗庚说过:"科学的灵感,绝不是坐待可以得来的。如果说,科学上的发现有什么偶然的机遇的话,那么,这种'偶然的机遇'只给那些学有素养的人,给那些善于独立思考的人,给那些具有锲而不舍精神的人,而不会给懒汉。"

五、把中医中药推向世界

谈起孙燕辉煌、传奇、励志的一生,在他厚重的成就史册里,在他所作出的贡献和取得的成果中,中西医结合是必须要提及的。其理由不仅仅是给孙燕本人带来的荣誉;更重要的他为中国赢得了世界的赞誉,丰富了肿瘤治疗的方式和手段。

2015 年孙燕和他的同龄人陈可冀院士共同编写了我国第一部《黄芪——实验与临床》专著,书中汇集了自古以来特别是近 50 年来的研究成果。也代表了他们多半生不断求索的经历和成绩,特别是将传统医学的精华推向世界的愿望。但无疑这是一份艰难坎坷的路,需要几代人共同努力才能逐渐实现。

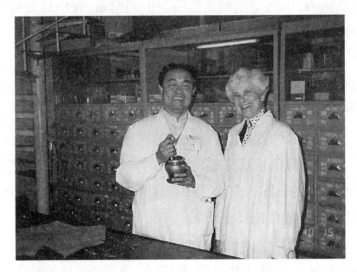

美国中医学会 B. Berne 来访讨论合作事宜（1988 年）

中国中西医结合肿瘤特殊贡献老专家合影　2008.10.25

孙燕获得中国中西医结合肿瘤特殊贡献奖（2008 年）

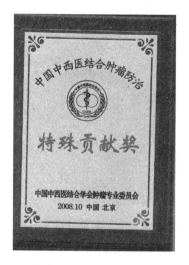

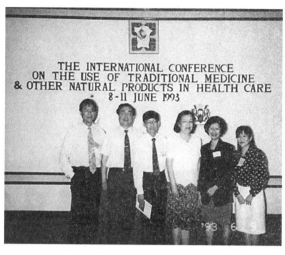

孙燕荣获中西医结合肿瘤
防治特殊贡献奖（2008 年）

孙燕在马来西亚召开的国际中医讨论会作报告
（1993 年）

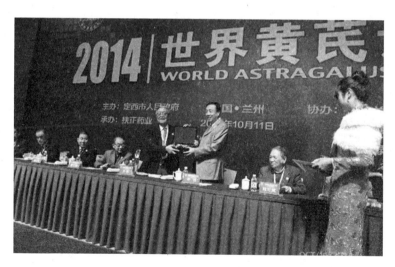

孙燕在世界黄芪大会受奖（2014 年）

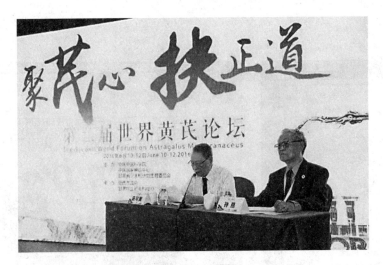

孙燕与陈可冀院士主持第二届世界黄芪大会（2016 年）

第|十二|章

保健专家不辱使命

他深知保健工作的重要，一生谨慎细致地工作

也使他受到常人不易得到的教育

他代表国家多次完成医疗任务，不辱使命

一、从年轻就参与保健工作

孙燕和保健工作结缘由来已久。早在 1956 年秋，刚刚毕业的孙燕在协和医院担任住院医师时，就被分配在五楼参加干部保健工作。那时，他认真完成自己的工作，为几位久病的首长治病。治愈患者的顽固性便秘；通过封闭和神经阻断治愈患者的三叉神经痛等，受到了首长们的表扬，并荣立二等功。

1959 年，孙燕到日坛医院（肿瘤医院），跟随恩师吴桓兴院长开展肿瘤内科工作，成了吴院长的助手。吴院长当时作为著名学者、专家担负着中央保健局的重要工作，从那时起，孙燕也跟随参与到了此项工作中。还曾经被北京医院借调担任陈嘉庚老先生的保健医生，和曾昭耆医生轮流住在陈老的寓所，给他看病，陪他外出视察、登山、运动等。陈老是著名的爱国侨领，生活十分简朴，虽然到了晚年一无所有，但还是把毕生的积蓄都捐献给了抗日战争以及捐款给集美学校和厦门大学用于建设。他的爱国情怀和事迹让所有中国人感动。陈老亲自视察他的墓园，努力将之建成为一个博物馆，教育后人。孙燕和曾昭耆两位医生也和陈老的家属、秘书建立了很好的友谊。陈老先生以前的秘书大多在国务院侨办工作，也就在那时，孙燕和来看望陈老的周恩来总理有过近距离接触。周总理每次来都诚挚认真地与陈老周围的每一位工作人员握手并表示感谢。以至于在十年以后，周总理再次见到孙燕时还认识他，说"咱们见过面！"。孙燕的一生很多工作都是在周总理的指示下完成的。能和他心目中最崇敬的伟人见面是

他终生难忘的。

1961年陈老因病过世,在中山公园举行了隆重的追悼会,几位国家领导人都出席了。孙燕、曾昭著两位保健医生站在工作人员的队伍中,并到北京站送走陈老的灵车。以后,多次到厦门的孙燕都会去集美大学瞻仰陈老的陵墓和纪念馆,对这位曾经相处一年多的爱国老人致敬。

在"文革"的日子里,他跟随两位院长在力所能及的范围内照顾很多受到迫害患肿瘤的老同志,也从中受到教育。孙燕十分不愿意谈起这段经历,那时自身难保,对一般患者都能尽量给予适当的治疗和照顾,但也有迫于政治因素不能获得理想治疗的患者,那是他最无奈、最痛苦的经历。

1970—1972年在甘肃定西工作的那一阶段,他通过保健工作结识了那时到甘肃定西军区政委、地区"革委会主任"王化宇同志。后来王化宇被调回中央警卫局工作,两人又在北京见面。孙燕一家与王政委和政委夫人黎静之间的友谊持续了近半个世纪。

1972年,孙燕从甘肃回到肿瘤医院以后长期参加保健工作,参与国内外领导和知名人士的会诊和医疗工作。同时也受到教育,使他更热爱这项工作。其中包括越南领导人黄文欢,在多次越南国庆日时,孙燕都应邀到人民大会堂参加庆祝活动。

1978年,我国一位著名的将军、副总参谋长病重,孙燕被中国人民解放军总医院借调作为保健医生和一位姓孙的军医轮流在他的驻地照顾。将军是我军通讯工作的创始人,在抗日战争和解放战争时期战功卓著,是个传奇性人物,但在"文革"中身体和精神受到极大摧残。他在病中十分乐观,相信国家会很快得到恢复。他对儿孙要求很严格,不允许有一点特殊化。能够近距离接触开国元勋,特别是他那种爱国热忱和对祖国的信心对孙燕的影响很大。

此外,孙燕多次赴美国、新加坡、柬埔寨、朝鲜及中国香港地区进行会诊,均较好地完成任务,受到嘉奖。还通过我国台湾的同行为当地的要人提供治疗方案,获得良好效果,以至这位患者专门来北京见

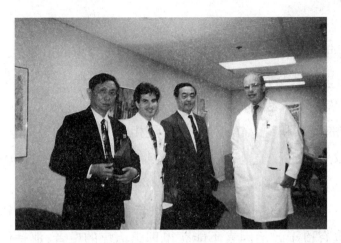

受国家委派与李炎唐教授到纽约 Sloan-Kettering 纪念
医院会诊（右一为该院 Paul Marks 院长，1993 年）

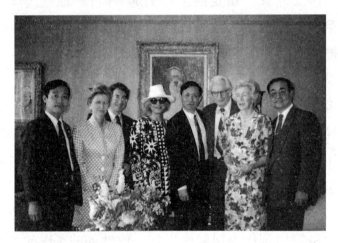

会诊期间受到 L 洛克菲勒宴请（右二、三为洛克菲勒
夫妇，1993 年）

孙燕医生一面。

　　孙燕长期和我国香港两位政协副主席安子介、霍英东先生保持朋友关系，相互信任。安老是位学者型的政治家，十分睿智。他曾经将其重要的著作《揭开汉字之谜》和自己发明的打字机亲自赠予孙燕。安老的爱国热情和对自己的严格要求也令孙燕十分敬佩。起草香港《基本法》是件非常重要而艰巨的任务，历时 5 年才完成。最后一次

起草《基本法》他进京拜会了邓小平同志,当天下午安老兴致勃勃地来到孙燕家里告诉这一喜讯。小平同志说:"只要承认'一国两制',回归祖国,一切细节都按起草委员会的意见办!"所以安老如释重负地圆满完成任务,高兴得像个孩子。在安老当选为政协副主席后,立即停止了一切商业活动,他说"已经是党和国家领导人了,就不能再有商业活动了。"这种严于律己的精神让孙燕十分敬佩。霍英东是大家熟知的爱国人士,在香港回归前就做过很多有益工作。在支持内地教育、体育和医疗等方面有作出过很多成绩。霍英东先生从 1983 年患病后虽然可以选择到很多国家的医院接受治疗,但经过调研和听了中国香港著名专家何鸿超先生的推荐毅然来到北京治疗。因为何教授与吴桓兴院长是挚友,他和家属相信在北京会得到最好的治疗,经过精心的治疗霍英东先生获得痊愈。

2005 年中央保健委员会授予孙燕"杰出保健专家"称号,担任保健专家组副组长。在保健工作中他谦虚谨慎、尽心尽责,跟随老一辈专家精心为患者诊疗、康复,作出了一定的贡献。目前,他仍然担任中央保健委员会专家顾问,为保健工作出力。

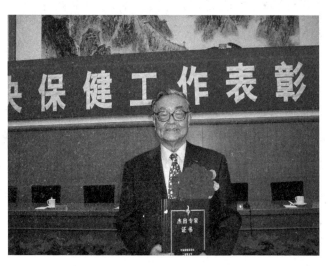

孙燕获得中央保健委员会杰出保健专家奖(2005 年)

二、两个皇帝的故事

提起皇帝,在我们的认知中,那只是已经被推翻了的封建社会留给历史的产物,遥远而又模糊。了解皇帝,我们都是从教科书、历史教材中得到的"知识"。再有一个渠道,就是铺天盖地的"历史电视剧",那些"戏说"的故事,娱乐着、充斥着我们的眼球,以满足人们娱乐的心态。

即使现在,在一些实行君主立宪制的国家还有皇帝,无论如何,古今中外的皇室们,还是被披上了一层神秘的面纱,让人们"雾里看花"。生活在 21 世纪的人,极少有人知道其真实的一面。

孙燕有幸,一生中与两位"皇帝"成为朋友。一位是中国的"皇帝",一为是外国的"国王"。他们之间没有三跪九叩之礼,反而他们在春节时给孙燕拱手拜年。

爱新觉罗·溥仪,字耀之,号浩然。清朝的末代皇帝,中国历史上最后一个皇帝,世称清废帝或宣统帝。

孙燕与皇帝结缘,是因溥仪生病而起。溥仪患肾盂癌,周总理闻讯,亲自打电话指示政协工作人员,一定要把溥仪的病治好。后又指示将溥仪安排到指定医院进行会诊。

受周总理的委派,肿瘤医院院长吴桓兴主持了对溥仪的治疗工作。孙燕作为吴院长的助手,也部分参与了这项任务。没有想到,这次非同寻常的治病经历,对孙燕而言是一次心灵的净化,精神境界的一次提升,并受益终生。

在与溥仪的接触中,溥仪给自己的一生做了一个有趣的总结。溥仪曾对孙燕说过——

"我曾经做了四次皇帝。第一次是三岁时继承先人的皇位。第二次是 1917 年，张勋在北京复辟，拥戴我做了十天的皇帝。第三次是 1932 年，日本人在东北把我扶上伪满洲国皇位，这一幕在 1945 年结束。第四次当皇帝，是在 1960 年，我成为中华人民共和国的公民，获得了选举权和被选举权的全部权利。现在我同其他中国人民一样。"

溥仪的一席话，孙燕感触颇深，溥仪说能够成为人民的一分子，是他至高无上的荣誉。对孙燕来说，如同触及灵魂的教科书，在采访中，孙燕打开了珍藏的记忆阀门，如是说——

"大约在 1965 年的时候，溥仪得了肾盂癌，先是右侧，后来进展到了左侧，因为右侧肾已经切除，左侧就不能再做手术，只能做放射治疗了。我那时候还是个年轻大夫，给老院长吴桓兴教授做助手。吴院长主持溥仪的治疗工作，所以我和溥仪也有接触。一两年前溥仪第一次患癌症的时候，在协和医院住院，我们也去参加会诊。所以前后跟溥仪大概有两三年的接触。见到溥仪，给我的印象就是一个典型的北京老头儿，跟他年轻时的样子不完全一样，常常穿着比较随意。他跟医护人员关系非常好，对人很和气。

有两年过春节的时候，溥仪都给我们拜年。当然，那时候溥仪就是一个普通患者，过年了见人就作揖、拜年。有一天，在我们老院（当时称日坛医院），吴院长进到机房帮他定位。照射的时间一般很短，做完以后就坐在外边跟他聊天。那天，他很高兴说他要上王府井逛街。他说：'你看现在我做一个普通人多好，非常的自由，爱上哪儿去就上哪儿去。我不幸生在这么一个家庭里，前半生几乎都是在人们的监视下生活。我是个非常软弱的人，连个苍蝇、蚊子都不敢打死'。他开玩笑地说：'当年我结婚入洞房的时候，就有四个老太太在那看着，我也没那个本事，我就跑了'。"

后来孙燕和吴院长说："您看看一般老百姓都羡慕当皇帝，可是皇帝又羡慕咱们。这正是钱钟书的'围城'思想，城里的人想出去，城外的人想进去。"

意大利和德国要拍一个关于末代皇帝的电影，那个摄制组曾访问过吴院长，孙燕也跟着参加了。访问时孙燕向他们讲述了这个故事，代表了溥仪晚年的一些真实思想。实际上，当时他们也提到溥仪特别向往、享受自由。溥仪的确是觉得他的晚年生活很好，很享受做一个普通公民的幸福。

这个故事对孙燕的影响很大。每人都有个人的难处，当皇帝也有。对溥仪的前半生我们不予任何评价，也不怎么了解。但是在他晚年作为患者和医护人员谈话的时候，他还是很享受自己可以过个普通人的生活，感觉特别好。后来乔羽同志在《末代皇帝》电视剧里头写了一首歌，其中有这么一句话："抛弃金玉便是自由"。

这个故事告诉我们，大家应该热爱自己的生活。我们的生活有美好的一面，但生活不可能全部顺心如意。皇帝未必幸福，我们也未必不幸福。皇帝也有皇帝自己难处的事，这样大家对今天的幸福会有更多的理解。

由于职业的关系，孙燕为很多政府首脑、知名人士、富商等看过病。孙燕的感受是：他们并不比我们普通人幸福。那时孙燕刚过40岁，正值不惑之年，可能也是由于自己的遭遇，开始有点自知之明。人生苦短，从历史的角度不过是一瞬间。在人生中摆正自己的位置，对自己可能达到的目的和自身的优缺点多少有些理解，活得就比较洒脱、少了很多不必要的痛苦。

在孙燕一生看过的众多患者中，有一位特殊的患者，他是我国友好邻邦的国王。这位国王把中国称为"我亲爱的第二祖国"。这位患者就是中国人民的好朋友，柬埔寨国王诺罗敦·西哈努克。

1970 年 3 月 18 日，柬埔寨内阁首相朗诺在美国的指挥下，发动了军事政变，废黜西哈努克元首，后又判处西哈努克死刑。当时，西哈努克正在访问法国、苏联期间，准备路过中国返回金边。就在他离开莫斯科之前，苏联领导人将柬埔寨发生政变的消息告诉了他。西哈努克闻听后，极为悲痛，在飞往中国的飞机上失声痛哭。

周恩来总理获悉中国驻柬大使馆关于柬国内发生政变的报告,决定亲自迎接废黜的西哈努克元首来中国。

19 日上午,周恩来、叶剑英、李先念等领导人,到机场亲自迎接西哈努克,还邀请了 46 位外国驻华大使参加。飞机降落后,西哈努克快步走下飞机与周总理等人亲切握手,热情拥抱。

周总理深情地说:"热烈欢迎西哈努克亲王来华访问!您仍然是柬埔寨的国家元首,我们永远承认您,决不认同别人!"面对中国人民为他举行的欢迎仪式,西哈努克心情十分激动。

2012 年 10 月 15 日,晴天霹雳,噩耗传来。中国人民的老朋友,西哈努克不幸在北京逝世,享年 90 岁。在震惊和悲痛之中,面对在第一时间赶过来的《健康时报》记者,孙燕深情缅怀与国王之间建立起的近 20 年的友谊。

近二十年来,孙燕有幸参与了国王的肿瘤治疗,从而与国王建立了良好的友谊。现在回想起来,当年治疗的情景还历历在目。

那是 1993 年,西哈努克国王在北京医院进行例行体检,外科医生给他进行肛门指检时,发现直肠外有一个肿块。当时检查医生非常重视,经过组织病理检查,结果证实他患的是低度恶性 B 细胞淋巴瘤。

为此,当时中央保健局成立了一个诊疗组,诊疗组包括多家医院的老专家、有经验的中青年医师和护士们。因工作需要孙燕多年来常常应邀到北京医院、协和医院和 301 医院会诊,主要是参与肿瘤患者具体的诊疗工作。西哈努克正好是其中之一。

从西哈努克确诊患肿瘤开始,作为诊疗组专家成员之一,孙燕就在中央保健局的领导下,参与了他的诊疗工作。那时还有北京医院的几位老专家,包括已经过世的钱怡简、赵夷年教授及中国中医科学院广安门医院的余桂清教授等,大家共同讨论,提出建议和方案,一切决策和处理最终都是由保健局领导提出具体意见,由中央领导批准后执行。

根据国际规范和我们多年来治疗淋巴瘤的经验,经过会诊决定按常规进行靶向药物和联合化疗。化疗剂量则根据国王的具体情况进行一定调整,同时给予扶正中药,中西医结合治疗。

西哈努克对治疗耐受非常好,治疗两周期后肿瘤就有明显缩小,第4个周期时就完全缓解(已查不到肿块),前后一共进行了7个周期,他就获得了痊愈。

大约十多年后,也是在他定期查体时,发现胃里有肿瘤,经确诊是淋巴瘤再发,那时他已经八十多岁了,经过几次讨论后,大家决定只用针对B细胞淋巴瘤的靶向药物治疗,几周后也获得完全缓解,定期检查一直没有复发的迹象。除了全面检查各种重要脏器的功能以外,还经常检测他的免疫功能。

当然,他还患有其他老年人的常见病,例如糖尿病、高血压和动脉粥样硬化等,保健医生都按规范给予适当的处理。

除了他对中国的深厚友情,作为一名患者,和疾病斗争的坚强意志以及跟医生的配合也令孙燕印象深刻。还记得,原来治疗计划是6~8个周期,由于治疗效果特别好,在完成6个周期的时候医生们曾和他商量,想提前停止治疗,那时他已经年过古稀,但他征求了他法国医学顾问的意见后,决定再治一个周期。无论在北京还是回到柬埔寨他都遵照医生的嘱咐进行检查和治疗,大家都称他是"模范患者"。

可能很多人认为西哈努克是柬埔寨的国王,是我国的贵宾,不好亲近,但在与西哈努克的接触中,大家丝毫感觉不到他的高高在上,反而非常平易近人。

在柬埔寨,不管是比他年长的,还是他的亲人,见了他都要双手合十行跪拜礼。但他对我国医护人员非常亲近,他说那是他们国家的礼仪,中国没有这个习惯,那就没必要了,每次见面他都伸出双手跟大家握手。

2010年秋天,他将要88周岁的时候,孙燕跟皇太后莫尼列说,给他过一个"米寿"。莫尼列说,柬埔寨是过虚岁,他们已经过了,等到

90 大寿吧。外界报道西哈努克逝世是 90 岁，其实他当时还没有到 90 周岁。

西哈努克非常喜欢中国医生。他常常跟大家说，得过肿瘤做梦也没想到能活到这么大岁数。西哈努克是个非常风趣而有魅力的人，他得了肿瘤之后，自己就到处宣布："我得了癌症了，我活不了多久了。"后来，孙燕跟他说："你别这样说，你这个病是能治好的"，他后来也就不说了。

在第一次治愈回国的时候，大家还跟他开玩笑说，你这不是活得好好的嘛！据他介绍，柬埔寨皇族是没有像他这样高寿的，最高不过 70 岁，他已经算是最长寿的了，所以他对中国的治疗非常满意。

在近二十年和西哈努克国王的交往中，孙燕体会到西哈努克国王对中国有着非常深厚的感情。他十分尊重我国的领导人，尤其视周恩来总理为良师益友。

孙燕记得他第一次治愈后，回国前在北京王府饭店举行的欢送会上，他动情地说："患病以后柬埔寨臣民准备安排他到欧美国家的肿瘤中心治疗，但他还是选择了留在中国治疗，并取得良好的疗效，与他同时患淋巴瘤的肯尼迪总统夫人等都已经故去，而他能健康回国，这是中国送给柬埔寨最好的赠礼。"

西哈努克国王也是一个非常睿智和多才多艺的人，孙燕至今珍藏的一份光盘是他当年送给大家他自己谱写演唱的歌曲《怀念中国》，在孙燕看来，这是最具有纪念意义的礼物。每次听到他的这首歌，都能感受到他内心的感激之情。多年来太皇和太后对中国医生的照顾非常满意，感激之情溢于言表。每年他生日都会邀请大家到他北京的行宫参加晚会或看电影。

1995 年他代表柬埔寨人民邀请为他看病的几位医生到柬埔寨访问，中央同意由吴蔚然院长组织曾经参与他诊疗的十几位医生前往，他在皇宫接待大家并带领参观整个皇宫，亲自为医生授予勋章。还让他的拉那烈王子陪大家到吴哥窟和金边的医院参观。因此，孙燕他们也有机会目睹柬埔寨人民对他的爱戴。

由于他将毕生精力都献给了国家和人民,我们看见很多他的臣民见到他时都双手合十虔敬地行跪拜礼,他也总是笑容可掬地回敬,就像大家看到他出现在电影和电视节目中的形象一样。

莫尼列说由于柬埔寨人民非常渴望见到他们,虽然那里卫生医疗条件较差,但他们总是尽可能回到国内和人民共度柬埔寨的新年和很多节日,以便能听取人民的愿望和意见。

我们看到,无论他们在宫内还是走到宫外,都主动和人民打招呼,并没有很多保镖阻拦。他为了和人民接触还设立了西哈努克网站,无论什么人都可以上网和他聊天或听他演唱的歌曲。

■ 记者手记

孙院士说起跟西哈努克的往事,像回忆一个老朋友那样,娓娓道来。

孙院士称呼西哈努克,有时称"国王",有时称"太皇"。孙院士说,柬埔寨的国王是家族制,但又不同于中国封建社会的世袭制,是一个家族选出来的,他的前任国王不是他的父亲,那时候他还在国外学习,是家族选他做国王的。但因当时需要参与一些具体的政治工作,他还要学习,所以不久就把王位让给他父亲了,他父亲去世后,他再继任,所以他是先后两次任国王。"他患病我们给他治疗的时候,那时他还是国王,2004年他让位给他的儿子,成了太皇,所以我有时候称他'国王',有时候又称他为'太皇'。"

在采访孙院士之前,记者曾上网找了许多关于西哈努克的生平信息,有媒体曾报道西哈努克在1993年查出患前列腺癌,2005年又患了胃癌,2008年还患了新的癌症。一生中患过三次癌症都全部治愈了。对此,孙院士专门谈了自己的看法:西哈努克原发癌是淋巴瘤,先在盆腔发现病灶,后来在胃里又发现淋巴瘤,并不是前列腺癌和胃癌。

采访孙院士是在早上8点多,当天他还要出门诊,采访结束后,他去门诊出诊。整理完采访录音,在返回的路上,记者又追上了孙老,说到刚才的话题,孙老还嘱咐我,千万别把治疗组神化了,因为现在的诊疗技术水平得到了很大的提高,70%~95%的 B 细胞淋巴瘤是可以治愈或长期存活的,并非不治之症。

"作为一位政治人物,如此尊重医生,平易近人让我终生难忘。多年来,我们大家与他和太后之间建立了深厚的友谊,对于他的逝世我们十分悲痛。希望借此向友好邻邦柬埔寨人民致意,向太后和西哈努克太皇家族致以慰问。祝他和我国老一代领导人建立的中柬友谊万古长青。"这是孙院士最后嘱咐我一定要写上的话。

有人这样理解:友谊,在人的过去生活里就像一盏明灯,照耀的是人的灵魂,使生活有了光彩。

有人这样评定:整个一生,我们都有赖于从一些人中获得友爱、知识、尊重、道义支持和帮助,不分国籍、不管年龄、不限地位。

深刻的融入度,是人生价值的一个标尺。孙燕与两个皇帝的友谊,打破了阶层的禁锢,折射出的是人性。

在孙燕的听诊器上,我们好像清晰地看到了什么? 无形中领悟到了什么是"仁爱"。托起"仁爱"的是孙燕心中永恒的、融入血脉里的"悬壶济世"的精神骨髓。

患者说,孙燕是让癌低头的"白衣天使"。

政府说,孙燕是中国外交战线上的"白衣大使"。

孙燕说,我是位大夫,一位中国的大夫。

第|十三|章

教书育人，学术生命延续

他信奉"教学相长"在教学中进一步深化知识

他把教学当成学术思想的延续

他站在七尺讲台上总是神采奕奕,感觉好极了

他热心科普工作,把它当成自己的本分

一、教学相长的过程和体会

1. 教学几乎与他的成长同步

由于工作的需要,孙燕曾在东协和医院神经精神科担任实习医师和后来任住院医师,接触教学工作,那时国家特别提倡"小老师"参加教学。一是带下一班师弟们进行轮流实习,教会他们做腰椎穿刺和脑脊液的化验;二是带领来进修的医师在科里实习。他开始体会到教会别人对自己也是一个学习、深化知识、掌握技术的过程,教学相长。同样,撰写报告和发表学术论文更是知识深化的过程。

到了日坛医院,由于开创了一个新学科,孙燕更有机会应邀到各处作学术报告。起初是由孙燕协助吴桓兴院长准备材料,后来在吴院长的指导下到外单位介绍内科治疗进展的任务就逐渐由孙燕自己承担了。给院内进修医师和研究生讲课,及协和医学院学生的临床肿瘤学课程也都由孙燕承担了。

准备一堂课常常需要翻阅大量资料,加之新学科发展迅速,必须掌握最新的进展。这样就迫使孙燕更加勤奋学习,掌握查找资料的方法。在很长的时间里是没有电脑和互联网的,查找资料要自己翻阅新来的有关杂志和 index medicalis,才不会遗漏重要资料。此外,为了教学工作孙燕养成了积累资料的好习惯,包括患者治疗前后的对比照片和影像资料。所以孙燕说:"讲课人的收获,远比听课人的收获要大。

教学让你的知识更加深化、扎实，自己不清楚怎么能让听的人懂呢，不能误人子弟。"当个好老师是他一生追求的最重要目标之一。

改革开放后特别是孙燕从美国回来以后，他在院内、北京和国内举办各种培训班和研讨会。同时，也利用在美国期间积累的人脉关系和研究成果在我国举办各种国际会议、培训班或讲学，邀请国际知名学者和组织来我国传授最前沿的肿瘤学知识。其中比较重要的有1983年在北京举办"中医中药与免疫学国际研讨会"；1984年在昆明和个旧举办"云锡肺癌研讨会"；1985年在北京香山举办"中日肿瘤学讨论会"；1986在昆明和2006年在北京主办第三届、第六届"亚洲临床肿瘤学会大会"；1986年在北京举办"肿瘤学新进展和治疗新趋向讨论会"；1988年在北京为UICC主办"亚洲成人和儿童内科肿瘤学学习班"；1990在广州负责启动"WHO癌症三阶梯止痛"项目，以后多次在北京、西安等地举办讨论会；1994年在北京与林重庆（Victor Ling）联合主办"中加肿瘤学术讨论会"等。2000年以后，他把这样的任务和机会更多的留给了年轻同行和学生们，支持他们举办这样的会议，走向国际舞台。

"师者，所以传道、授业、解惑也。"孙燕几十年甘当人梯，扶持人俊；心甘情愿，培养栋梁；肝脑涂地，为我中华，把一腔热血倾注在三尺讲台上。

与时俱进，孙燕开创了临床肿瘤学临床研究的"黄埔军校"，从1995年开始主办"全国抗肿瘤GCP培训班"，加上通过在国内为WHO、UICC、ASCO和ACOS以及CSCO、CSMO等办班授课，已有超三千弟子脱颖而出，这些专业人才像一张大网，撒向全国各地。他亲手为我国培养的博士、硕士和进修医师近千人。

他们在"综合治疗"旗帜的引导下，迅速成为我国临床肿瘤学的骨干和领军人物。历数目前活跃在国内外肿瘤内科学领域成功的专家们大部分都是受到孙燕教育和支持的学生,尊称他为"孙老师"。每当看到或听到这些英才在国际舞台上唱出"中国的好声音"时,他常常热泪盈眶由衷地感到幸福,"即使将来我不能和大家分享这份荣光了,我也会感谢你们,因为你们使我的学术生命得以延续。"

教育,是人一生所能完成的事情中最难、最有成就和幸福感的。在一片荒凉的土地里,在半个多世纪里,孙燕就像是一头拓荒的"耕牛",把犁铧深深地埋进了肿瘤内科学的这片土地里。

"活到这个年纪,我已经很快乐、很满足了。因为我已经把所有学术思想、科研项目传给了学生们。我高兴地看到,我的学术思想在他们身上得到了延续,那种满足无法言喻。我更高兴和欣慰地看到有的学生比我做得更好。"

2. 代代传承,做个合格的老师

89岁高龄的孙燕,在说起自己一生的教学体会时,还不时地检讨自己,怎样才能做到一名好的老师?

孙燕对教学有两个标准:一个是不断创新发展;另一个是要学生超越自己。每当看到学生的进步,看到学生们的突破,老人高兴得就会像孩子一样热泪盈眶。

孙燕对此深有体会。孙燕一生的成就,得益于恩师的指引。

孙燕对此深有感触。孙燕一生的业绩,得益于创新的引路。

孙燕对此深有领悟。孙燕一生的价值,得益于从恩师身上学到的真知,对科学的忠诚。还有一个更为重要的——对磨难来临时的淡定。

孙燕像爱护自己眼睛一样,看好年轻人;像勤劳的庄稼人一样培育青年人。孙燕给予他们慈父般的关爱,护佑着一棵棵幼苗壮大成长。

几十年来,在参加的各种学术会上、在组织的各级培训班里、在传帮带的临床实践中、在学生们遇到困难惑解时……不论在什么场合下，孙燕都要反反复复、良苦用心地告诫学生，并且倾尽全力地鼓励学生们去勇敢实践。在传授知识的背后，在做一名好老师的背后，是孙燕那颗拳拳报国的赤子之心。

"学生如果把先生当作一个范本，而不是'敌手'，他永远不能青出于蓝"。这是孙燕希望的结果，也是他有所担忧的心结。

不断地融入现代医学来进行临床实践，"传承创新、团结协作、和谐发展"诠释着他对我国防治肿瘤和学科发展的重要理念，也是他用来鼓励学生的重要课程。

3. "千教万教，教人真知；千学万学，学做真人"

当孙燕也为人师时，很自然地便把恩师的品德当成自己的楷模。像恩师那样做人、做事，教学、育人，他自知还有差距，不误人子弟，在用心去追赶。每次讲课、报告他都精心准备，哪怕是他讲过上百次的"综合治疗""内科治疗原则"都要更新、充实，力求有最新的内容。

共同进步，引领前沿，针砭要害，内容新颖，有的放矢，深入浅出，富有哲理，形象生动，语言风趣，引古论今，博学多才。这些感悟都是听过孙燕讲课的学生们总结出来的。

爱听，乐意听；想听，喜欢听。一听说哪次会上有孙燕的讲课，就是暂时放下手里活儿也要赶到会场，这其中包括很多"老学生"，就是开车从外地来也会参加，恐怕落掉听孙燕讲课的机会。孙燕这位奋战在"抗癌前沿阵地"的"老兵"，拥有着一支庞大的"追星族"。

"教师要有高度的自我牺牲精神，目的不必在使自己登上科学的最高峰，但要使更多的青年登上科学的最高峰。这样的教师，自然也就登上了教育科学的最高峰。"孙燕深刻的理解当一名"好老师"的目的和意义。

学贵知疑，大疑则大进，小疑则小进。疑而能问，已得知识一半。孙燕从青年时期就养成了这个习惯。在我们的记忆中，去听一堂课，是再熟悉不过的经历了。去听场报告，是再屡见不鲜的事情了。事先要干些什么吗？不少人绝对会有疑问："难道事先还要干什么？"人只要去了，带着耳朵去听就够了，拿个本子，还有一支笔去记录，足够显得认真对待了，显然这是一种常规的状态。

"学者必求师，从师者不可不谨也。"这句话孙燕从青年求学时就牢记在心，用心去做，一直到今天。从一个人的求知态度，可以判定其今后的走向，"三岁看大"不无道理。

每上一堂课，每听一场报告，心求甚解。老师讲的课程观点，专家谈的学术理论，心求消化。对于知识如饥似渴的欲望，没有人强迫孙燕，每次要去听课或者听报告前，都要进行预习准备，讲课的内容是什么？现状怎么样？难点疑点有什么？重点解决有哪些？有利无利是什么？发展前景在哪里？孙燕都会一一地记在本子上。

孙燕这样做是为了在听课时有所准备，了解更多的情况，有针对性地吸收更多的知识，有帮助地掌握最新的医学理念。在聆听中，孙燕把事先准备好的问题，与老师的讲课内容紧紧地连在一起，找重点、提扼要，认真地一一记录下来。孙燕认为，每次在课堂或会场里，都是一次与老师的思想碰撞，都是一次学术交流。

做到这点在孙燕看来还不算完，回来以后孙燕都要进行复习，进一步去查书、看文献，争取理解得深入。时间一长，从不墨守成规的孙燕形成了自己的思维模式，特有的学术思想，创新的道路选择。他的一位已经当了教授的学生说过："每次听孙老师讲课，哪怕是听了多次的课题，总有很多新的收获。我们也体会到他对授课的重视。"

从自己当学生的经历中，孙燕太明白当一个老师的责任和重要性，更能切身体会出作为学生需要的是什么。

——**不糊弄**。每次出去讲课，孙燕都要花上足够的时间认真备课，用一篇讲稿说"天下"还不如去"混饭"。孙燕把备课看成是自己一个重新学习的机会，他由衷地感激自己备课时的过程："每次讲课我的收获比听众大。"

——**不耽误时光**。"肿瘤综合治疗"孙燕已经讲了有 30 多年，很多中年医师，甚至已经是主任医师都不止一遍听孙燕讲过，但还是百听不厌，每次孙燕讲课，他们仍然愿意再去听听。

为什么？"孙老师每次讲课均有新内容，对我们目前的工作有帮助，有指导。"孙燕跟学生们说："不负责地讲老内容，会耽误那么多听众的时间，实在是罪过。"

——**教正道**。要当一名好医生，这是孙燕跟学生们最常说的话。为此，他对学生的要求很严格。孙燕允许学生在学术上与自己辩论，但从不允许他们和患者发脾气。

在孙燕的科室里，他从不允许收取不正当的财物，严格禁止药厂给医生"红包"。

"你看到患者第一想的是什么？解除他的病痛？还是谋取什么利益？这是一个医生和商人的分水岭，是思维方式的区别。"

孙燕总是语重心长地对青年医生和护士说："什么时候都不能忘记我们是医生、护士，患者是我们的服务对象。你们在家里，在我面前是孩子，但是，一穿上工作服就是工作人员，要克服自己的一切给患者以温暖和信心。"

在今天，孙燕的学生们回想起老师几十年来一贯的教导，无不万分感激和感谢，"正衣冠"是作为一名医护人员，更是做人的正道。

——**定责任**。孙燕深深地知道，当一名医生他的责任有多么重要，孙燕在教学上课、临床指导中，反复告诫学生和年轻医生。其苦口婆心、用心良苦，每每都令他的学生们感到动容。

"尽管我是名老医生，一般的事情我都会处理了。但是你知道，人是有变化的，你处理一千例、一万例患者的时候，你可能都是对的。但是，当你处理一万零一个患者的时候，可能会犯错误。所以，我们常说，一个好的医生应该通过自己的实践，检验你自己的判断，你才知道自己的判断是否正确。"

4. 谦虚谨慎倡导学术民主

当然，在科学上如果孙燕有一个什么发现，从不敢轻易发表。"因为我不知道它是否正确。等到同道重复我的这一结果的时候，心里就有底了。通过其他人的证实，说明我的判断是对的，到那个时候我才敢发表这篇文章。"

为了打消学生的顾虑，让他们树立信心，孙燕常常以自身举例，解剖自己，如何才能做一名科学严谨，对患者生命负责的医生。这就是教书育人的实事求是，人的谦虚态度。

孙燕常常告诫自己的学生，千万别说这是孙大夫说的，还能有错？孙大夫也会出错误，也经常对自己不满足。学生们听到孙燕的话，望着老师真挚的目光，心就静了下来……

"医学是一门科学，来不得半点虚假。而且生命科学变化很多，你把这个患者治好了，实践证明你是对了，就是符合真理了。但是，对待下一位患者，用同样的方法处理，可能就不一定合适，应当结合特点谨慎用药。

我们在做学问的时候，需要冷静，需要谦虚，最重要的是需要医生对患者的责任心。"

孙燕在学术报告和讲课的时候，总是留下一定时间让听众提问。并且告诉学生："你们不要怕我不能回答，我是个敢于承认自己无知的老师。"他特别提倡学术民主，对于其他人的批评总是高兴地接受。对于有人故意贬低例如说他没有本事，他竟然回答："他说的很对，我多希望有本事治愈每位患者啊！"对于不同意见他总是平淡对待，必须尊重事实，相信真理，真理越辩越明，一言堂不好，影响学术进步，他的包容和鼓励后进是业内熟知的。

孙燕几十年来送走一批又一批的学生，指导了一批又一批前来进修的年轻医生，当他们即将离开老师，回到各自的工作岗位时，在心中都会记住老师的话：患者以生命相托，万万不可粗心大意。

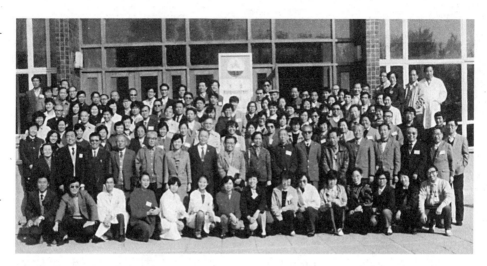

内科建立 30 周年师生合影（1989 年）

5. 给学生舞台——培养、重用、提拔

如今，在全国各地孙燕播撒的种子，见到了收获的果实。一大批孙燕的学生，担当起了中国肿瘤内科的大任，成长为中坚力量。把舞台交给充满朝气、富于创新、思维活跃的学生们，让他们为了肿瘤事业去充分地施展才华。孙燕看在眼里，喜在心头。

1981 年底，孙燕抵挡住了四万美元年薪的诱惑，甘愿回国去拿每月不到一百元的人民币。回国后，孙燕用他在美国争取到的几十万美元的科研经费，选派了他的两位学生继续完成孙燕在美期间的研究工作。

在孙燕的影响和教育下，接下来被派出的博士生、硕士生，学成后都回到了祖国，回到了孙燕领导之下的中国肿瘤内科学的工作岗位，回到了自己恩师的身边。

不仅如此，就连孙燕的儿子孙波，儿媳刘阿力两位天坛医院的教授，在当时出国热、定居潮的冲击下，也像父亲一样，抛荣华毅然选择回国效力。

6. 将最新的信息与大家分享

孙燕每年都要外出参加国内和国际的重要会议,早晨还出现在病房查房,下午就出现在外地的讲学会场,第二天又飞到了大洋彼岸去作学术报告,晚上刚刚下飞机,第二天上午又坐在门诊室出诊看病。

孙燕深知自己外出,其他的同事就得代替自己完成工作。孙燕每次外出回来后,都要向科里或者是院里汇报会议的主要内容。孙燕的想法是,一定要把最新的信息、最新的进展与同事分享,主动为把握医学前沿动态,去交流。孙燕把这一想法,告诉给他的学生们,潜移默化地影响着他们。孙燕每次外出开会一定要带上他的笔记本电脑,哪怕衣服带少了,也不会把电脑落下。会议结束后在回来的路上,一项重要的工作就是把会议的主要内容进行梳理,找出要点整理好,找出重点总结好。孙燕在电脑上完成"功课"后,绝对不会耽误"讲课",第一时间就会把"讲义"传给学生和自己科里的医生们。

近几年,他协助北京大学肿瘤医院创办了《全球肿瘤快讯》,成为学术界的"参考消息",受到大家的喜爱,从而引导大家进一步阅读,了解前沿的学术进展。

二、桃李纷飞满园春

自 20 世纪 60 年代,经孙燕领导的肿瘤内科,栽培出来自全国各地进修的内科医师 2 000 多人。举办各种学术会议和全国肿瘤化疗学习班 15 次;国际癌症疼痛学习班 8 次;全国肿瘤 GCP 培训班 13 次。

超三千"弟子"在其中学习,一批批专业人才脱颖而出。他们像一张网撒向了全国各地,迅速成为了我国肿瘤内科学的骨干,在"综合治疗"旗帜的指引下,战斗在为民"除癌""一定要让癌症低头"的神圣岗位上。

很多同行开玩笑地跟孙燕说:"你和孔夫子一样了,有弟子三千"。孙燕欣然接受了,笑着与同行们戏言道:"好啊! 他们可能都是我的'未来佛'呀! "幸福感堆满在孙燕的脸上。他经常对中国临床肿瘤学会说:"我们村里的年轻人真棒! "对大家的成长感到由衷地欣慰。

功德无量,事业幸哉,患者福音! 看一看我国肿瘤内科学这支日益强壮的队伍,在这个领域里,历数屡建"战功"的专家们,大部分都是孙燕的学生,有人戏称:孙家军。真正是"桃李满天下""桃李撑乾坤"。

孙燕喜欢学生,喜欢到了无以复加的程度。孙燕热衷给学生们上课,热衷于到了热血沸腾的地步。随着年龄的增长,孙燕在三尺讲台上感觉好极了! 学生们看到的他一头白发,永远是神采奕奕,一颗年轻的心,是永远可以信赖的航标。面对如此深奥的前沿技术,孙燕把每一位学生称为是未来的"医学科学家"、未来"抗癌先锋"。学生们毫不掩饰地表露出了一种幸福的自豪感——我的老师是孙燕!

几十年过去了,孙燕站在三尺讲台教书育人,种瓜得瓜,种豆得豆,圆了他当一名好老师的愿望,结出了累累硕果,肿瘤治疗战线上鲜花叠放,人才辈出。所以,每次站在讲台上,孙燕的感觉好极了。

在孙燕的门下,已经毕业的博士生43人,硕士生4人,分配到各地的"亲传弟子"就更多了。

"听孙教授讲课是一种享受,不但能学到新知识,最重要的是,打开了我们的'天门',学到了方法,终身受益。"学生们纷纷在自己的心中,写下这样的感言。

"我是在听了孙教授的讲课后才对肿瘤内科有了兴趣。他把这么枯燥、高难度的科学讲得这么有意思。在我的抗癌道路上,是孙教授亲手帮我树立了信心。"通过孙燕的讲课,一批年轻有为的医生茁壮成长,有的专门投考孙燕的研究生。

"在孙教授身边进修'学艺',是我们一生中最宝贵的财富,也是最珍惜的时光。跟随孙教授查房，每一次都是不可复制的教科书。通过大查房我们收获都特别的大，学到了很多书本上没有的知识。"很多进修医生在即将完成一年学业，将要离开孙燕回到自己的岗位前，都很依依不舍，深情地对自己的老师立下"军令状"。

"平庸的老师只是叙述，好的老师只是讲解，优秀的老师是做示范，而伟大的老师是启发。"孙燕每次讲课，都在极力地启发。

"年轻人永远怀着高飞的雄心，因此，哪怕一线的光明和希望，也可以鼓舞他们走很远的路程。"孙燕每次讲课，传递的都是鼓舞。

"青年的敏感与独创精神，一经与成熟科学家丰富的知识和经验相结合，就能相得益彰。"孙燕每次讲课，力求激发动力，力透纸背。

与青年人沟通交流，是孙燕幸福人生的"金话筒"。

企盼青年人早日成才，是孙燕快乐人生的"主旋律"。

"世界是你们的，也是我们的，但是归根结底是你们的。你们像早晨八九点钟的太阳，希望寄托在你们身上。"这是孙燕要做一名"好老师"的光源。

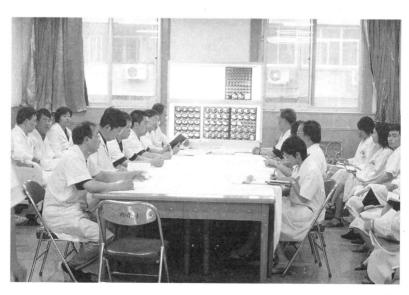

每周的内科大查房（2003 年）

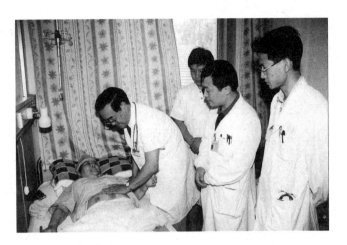

带领中青年医师检查患者(2001 年)

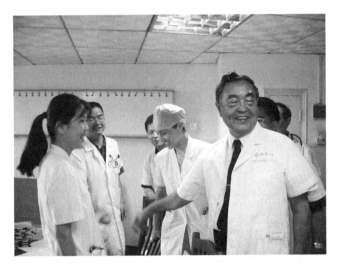

在广州南方医院查房(2004 年)

三、和青年医生谈如何成才

　　教育处在每年开学不久会邀请孙燕给分配来的大学生和研究生、进修生谈"青年医生如何成才"这个题目。这时有机会让孙燕敞开心扉——

我十分高兴能有机会和各位青年同道谈谈这个题目。其实我是一个既有缺点也有弱点的人。从我的学生们为我编的《岁月如歌》可以看到过去我的经历,其中包涵了令我难忘的、充满了阳光的欢乐和幸福,也有已经远去的沧桑和痛苦。人生道路上总是有遍地鲜花的田野、丘陵,也会有艰辛的低谷、坎坷和险峰,但总体来说我生活的时代和过去的岁月是美好的,对此我充满了感激。所以,能结合自己的经历和青年朋友们谈谈这样的课题,一方面很高兴,另一方面也是对我的一种鞭策。活到老,学习到老,检讨到老。

1. 人生要有追求

我和其他生于民族危亡年代的人一样,自幼深知没有国家富强便没有个人的一切。因之从那时起我就总是考虑我能为我们苦难的人民做些什么?后来就立志学医报国,为解除人民的病痛而努力学习工作,向着目标直跑,从未放弃。

这种动力使我能克服几十年来遇到的不公正待遇和国外高额薪酬的诱惑,无论在协和学习、工作,在肿瘤医院工作近55年,在京郊下放,造林队做医生,还是全家到甘肃定西安家落户,在河南林县和云南个旧医疗队从事医疗研究,在美国以客座教授身份从事研究和医疗,我都能持之以恒,尽心尽力,在各地留下多年难忘的事迹。

大家都知道我一生有三个追求:做一名爱国者、好医生、好老师。

到了你们这个年代,各个方面都好了。无论生活和学习都和我青年时候大不相同了。我真羡慕你们,但各个时代对大家都有要求,你们怎样安排你们的人生追求值得思考。你们为什么学医?你们怎样报国?你们如何不辜负这样让我们羡慕的时代,对民族对人民作出你们的贡献?一个没有生活追求的人最重要的是耐受不了挫折,容易痛苦动摇。苦难和挫折也是人生的财富,你们基本缺少这些。要自觉补上这一课。

2. 学习要有动力

为什么学医？是为了糊口,还是为了报国实现自己的人生价值？你看到患者第一个想法是什么？解除他的病痛？还是攫取自己什么利益？这是医生和商人的分水岭,是思维方式的区分。

患者以生命相托,我们不可辜负他们。要有做医生的责任感和荣誉感。

3. 成才的必经之路

很多医生到了中年以后都悟到做医生有三个不可逾越的阶段:

一是苦练基本功。基本功是不可以忽视的。我常说其他领域可以有很多天才,例如音乐、美术,甚至物理、数学,但医学从来没有听说过哪位是天才。我们有名的前辈包括我的很多老师都没有说过自己是天才。多数说自己是通过学习实践"苦出来"的。基本功扎实了可以受用一辈子。但这绝非一日之功,需要反复学习、实践才能形成。

例如在学习神经解剖的时候很多人都觉得很难,但到了临床你就必须学会神经检查、定位,到了抢救患者时就必须知道患者的抑制达到哪一水平？能否挽救？这就需要反复回头学习神经解剖、生理和药理学知识。此外,一个医生必须熟悉病理、生理表现和正确处理。在急诊室上班,必须能够迅速正确得到想要的证据,达到正确的判断、处理的过程。大家一定听到过"外科的基础是解剖,内科的基础是药理。"其实,我认为无论哪一科医生如果对解剖学和药理学不精通都很难成为一名好医生。

一个主治医生不能只会对症处理,解决病理生理异常;还要学会常见疾病的常规处理,从病因考虑阻断解决尚未发生的过程,综合考虑安排可能的方案等。"上工治未病"就是除了目前以外还要有预见,和下棋一样看到第二步、第三步怎样走,才是能治愈患者的好医生。未学医的朋友通过看书自学也可以学会对症处理,头痛医头,脚痛医脚,但他们不是医生。在肿瘤学中有很多"治未病"的例子,根据各种常见肿瘤发展的规律进行辅助治疗、预防照射,就是针对未来可能发生的复发转移在化疗后需要预防不良反应和可能发生的并发症;对每位患者治疗后都要讨论如何延长 PFS(无进展生存时间)。目前在患者的肿瘤得到控制后通过分子靶向药物维持治疗达到长期生存都是"未雨绸缪"的考虑。在实践中学习提高,吸取自己的教训,也要学会吸取别人的教训。

二是选择专业。到了主治医生以后,就要选择自己的专业。对某一领域的常见疾病深入学习、了解和开展一定研究。在临床肿瘤学领域内存在的问题太多,所以大家不能满足于只熟悉掌握我们《临床手册》中的东西,必须要从事一定的临床研究,开始学习如何提高疗效和解决不良反应等。这时,就需要思路清晰,目标明确,从实践积累、临床试验中不断提高。

三是教学和协作。到了副主任医生你必须在一定领域内达到专家的水平,也就是我们常说的"有一套"基本知识、处理患者的能力和了解国际发展的现状和方向,有能力给学生讲课。我很喜欢教学,因为可以逼自己学习、进步、搞清楚一些基本知识或难题。一个人不但要向老师、患者学习,向自己的学生学习也特别重要。"教学相长"不是空话,我深有体会。

在一篇题为《无悔人生》的报道中,我曾说过,站在讲台上,我感觉好极了,因为我可以畅快淋漓地把自己对人生、对生命科学的理解以及多年来积累的临床经验传授给年轻的医生们,使自己的学术生命得以延续。我每次讲课尽管已经讲过多次,但总是认真备课。我认为肿瘤学是一门既艰难又有趣的学科,需要不断学习、研究和实践。其间有太多的课题要做,一个人的知识、精力和时间太有限了,就是不吃不喝也做不完,因此需要培养大批新人。我承认我取得的成绩和同事、学生的努力分不开,所以我把教学当成自己学术生命的延续,我的"未来佛"。

我把培养副主任医生和博士研究生看成是培养"将才",使他们在某一领域内将来可以独当一面。但并不是每一个人都能成为"帅才"。培养一个学科带头人就要求能带领一群人工作,让全科室每个人发挥作用,而且能协作、共同前进。这就要求能大度、包容、从更高的角度看问题,有的时候也要有自我牺牲的精神。大家能够在一个科室或团体里,为了一个共同目标走到一起是一种缘分,理应互相爱护互相支持。包容和团结别人共同进步是一种美德,我反对任何形式的斗争哲学和破坏团结的行为。

大家知道我很重视每周的内科大查房。几十年来,把新入院的患者,特别是疑难患者进行大查房是内科很有名的活动。很多进修医生在完成一年学业临离开时都深情地说,他们通过大查房收获最大,学到了很多书本上没有的知识,也看到全科如何认真对待每一位患者,所以要保持这一好的传统。面对患者我们不可以有半点不懂装懂,医学是一门严格的科学,而且是立竿见影的科学。作为医生,要谨慎敬业,马虎不得。你可能治过一千例患者,但到一千零一个可能出错。无论将才还是帅才都不可能不犯错误,十全十美。我深信西方那句名言"never perfect"。不要相信也不要要求别人永远是正确。

4. 医学和哲学、美术、音乐、体育相关

我认为医学和文学艺术都是相通的。作为中国人不懂我国的历史和文化遗产,包括诗词作品实在太亏了。我喜欢司马迁的《史记》,喜欢杜甫、苏东坡、曹雪芹等人的作品。我也喜欢鲁迅、巴金、老舍等人的作品,喜欢王洛宾、谷建芬等人的歌。从中我可以体会他们对人们的热忱和真诚。文学、音乐也使我们能和古人对话,体会他们的优美情操和忧国忧民的思想感情。因此我十分赞赏"以人为本"和"创建和谐社会"的方针。

医学是唯物的。但医学也是唯"心"的,用心行医,用心理解医道、医术,医学具有她的魅力和美丽,一生行医也是幸福的。

我希望你们和我们这一代人一样有责任感，能够以报国、报答人民培养为动力而努力学习、创新。临床肿瘤学没有保守的余地，我们只教会你们这些知识是不够的。我不希望你们和我一样就满足了，必须超过我"胜于蓝"。临床上只有不断创新，能提高患者的治愈率才是真正的成果。所以我体会"与时俱进"的内涵是更有效地为患者服务。

"我不是什么师长，只不过是告诉你方向的同路人。我指向的前方不仅是你的，也是我的。"这是孙燕喜欢教学的唯一原因。

"弟子不必不如师，师不必贤于弟子。"这是孙燕的教学理念所要达到的目标。

"我喜欢教学，因为它是我学术生命的延续。"孙燕喜爱"三尺讲台"，原因很简单，讲台上连接着的是祖国和人民的生命。

1960 年一穷二白，孙燕白手起家开创肿瘤内科学。孙燕思索后给自己定下方略，其中之一便是：定战略、带队伍。

你中有我，我中有你，两方针同步，就像人的两条腿，孙燕同步迈开了肿瘤内科学的双腿。一个是肿瘤内科"综合治疗"的理念；一个是肿瘤内科"人才培养"的建设。

这如同一架登高的梯子，医学理念和队伍建设同等重要，缺一不可且必须要融为一体，才能构成整个事业要想攀升的"主柱"。有了干事的明确目标，有了干事的优秀人才，这架梯子就能托起登峰的脚步。

在一片荒凉的土地里，创造时目光要深，开辟时目光要远。孙燕是一头拓荒的"耕牛"，把犁铧深深地埋进了肿瘤内科学的这片土地里，孙燕一定要让这片荒凉的土地充满生机。

在一片贫瘠的土地上，不深思而不能造其学。孙燕是一名育花的"园丁"，把沃土、营养、雨露、阳光深情地哺育在了肿瘤内科学的这片土地上，孙燕一定要让这片贫瘠的土地充满活力。

半个世纪过去了，今天，在百花盛开的肿瘤内科学这座大花园中，一片春意盎然,百花飘香,姹紫嫣红,蝶蜂报喜,百鸟朝凤的喜人景色,荒凉与贫瘠早已成为了昨天的历史。

"艰苦劳动的果实,是所有欢乐中最甜美的"。教学,89岁高龄的孙燕,看到中国肿瘤内科学不断发展强大,心中充满了幸福。

"种瓜得瓜,种豆得豆"。作为一名老师,至今仍是"三尺讲台"上辛勤耕耘的"园丁",看到肿瘤事业"江山代有人才出"的可喜局面,心中充满了欣慰。

人自贤良品质高。孙老师您好!向尊敬的"园丁"致敬!

"我喜欢教学,因为它是我学术生命的延续。"

"年纪越来越大,就越能体会到教育的重要性。一个人的力量终究有限,即使马不停蹄,又能看多少患者呢?通过讲课,就可以把有益的经验和办法,传授给更多的医生。另外,我也喜欢讲课,喜欢学生。"

"一个人一生的时间是有限的,总有很多想法来不及实现,许多事情来不及做,而学生就是学术思想的延续,我希望能给他们一个更高的起点。"

四、大医精诚,成就一代宗师

凡是在自己从事的领域里,因思辨而开疆拓土、因创造而掌定乾坤的人,他们留给后人的财富光辉,无不集中地篆刻在他们思想核心的卷帙上,其隽语箴言,寓意深刻,更耐人寻味。

1. 祖国的需要就是我的责任

带着敬畏,打开孙燕学术思想的智慧大门,但他教给医生的首先是责任和精诚。从学医开始孙燕就知道必须取得患者的支持,把患者当亲人、战友才能共同克敌,尤其对肿瘤的治疗需要患者的配合和理解。

孙燕从"大跃进"年代就听到了"让高血压低头，让肿瘤让路"的说法，但自从他进入日坛医院才深切体会到这是个艰巨的任务。

20世纪50年代的青年听从党的召唤，似乎没有讲价还价的想法和余地，只有在催人奋进的"冲锋号"中勇往直前。孙燕就是怀着"壮士一去兮不复还"的心情上路的。他也常常用《圣经》里的一句话告诫他的学生们："手扶着犁向后看的人不配进天国。"选择了临床肿瘤学这一岗位就要勇往直前，不能有后退的思想。在重担面前是选择知难而退还是迎难而上是个基本的觉悟问题。

但是随着实践的积累，他也理解到肿瘤的复杂性，病因多样化不说；它的"异质性"常常会使局面瞬时改变，必须从新起步；到了分子水平你仍然很难找到那些"关键基因"，即使找到了，治疗取得了成效，肿瘤细胞就会绕过你设定的关卡，产生耐药；肿瘤太狡猾，会对机体释放"烟幕弹"麻痹机体的"警卫部队"——免疫细胞。面对这样的顽敌，如果没有患者的配合是很难取得胜利的。只有把患者当战友才能动员他们去积极地共同完成这一艰巨的任务。

在孙燕几十年的从医过程中，这样的例子很多。早年肿瘤化疗多数反应较大，孙燕在开始治疗前总是会向患者表示歉意："我知道化疗会给你带来不少负担和痛苦，但为了治好你的病希望你能承受下来。我当然会尽量设法减低这些反应，有什么不适尽管告诉我。"当年很多小患者怕打针，孙燕就亲自陪着他们。为了减轻消化道反应带他们去院子里散步。

很多老患者都成了孙燕的朋友。他们多次告诉孙燕："要不是你当年的安慰与鼓励，我真很难完成治疗。"

但他也有很多缺憾。尽管努力治疗终要面对失败，有的患者会因为种种原因故去。孙燕保留着多年前青岛一位患霍奇金病的纺织女工的一封来信，信中说："经过这么多年的治疗，我也经受了放疗和多次化疗的痛苦。但终于肿瘤进入到晚期，恐怕没有机会当面向你表示这么多年对我的照顾了。希望你们不断改进,治疗治愈更多患者。经受了这么多年的忍耐未能痊愈心中有些冤屈,希望你理解。"这是临床肿瘤学医生的痛苦,孙燕把这些当成不断前进的动力,也把这种责任感传授给学生。他就是带着这种心情鼓励学生必须不断努力创新:"肿瘤内科是个正在发展中的学科,知识浅薄也没有太多可守的妙方。我自己也很不满足现状,只有不断学习创新才有前途。"他把学生当成共同进步的伙伴,满怀热情希望他们对学科的发展多做贡献。

孙燕自己也是这样做的。翻开中国工程院为他编写的《院士业绩——孙燕》一书,从他的成长历程(42 册著作和 400 多篇论文)可以看出,不断钻研、渴望新知贯穿着他人生的主线,像一面镜子,映照出孙燕学术思想史形成、发展的轨迹。也从一个侧面鲜活地记录下了中国肿瘤内科学从无到有、从弱到强的进程。

孙燕一生最大的幸福就是他曾受到过我国临床肿瘤学三位元老的爱护和亲传。把以人为本的"多学科综合治疗"传承下来,是他不断提高、创新作出一些学术贡献的基础。

"人类对医学的探索是无止境的,临床经验和学术知识固然可贵;我们制定的《诊疗规范》定义为'向患者和家属提供最新最好的诊疗选择',但具体执行起来还要结合患者的实际情况,特别是动态发展的趋势,就要十分谨慎地安排和落实。而我们所面对的众多患者情况都是不同的,而且病情又是瞬息变化,这就需要医生把一般规律和个体差异及当前的动态作出综合的判断和果断的处理。所以,面对患者总要心存敬畏,如履薄冰,谦虚谨慎。你可能成功处理了一万位患者,但到一万零一位会犯错误。"这就是为什么周恩来总理说做医生要做到老、学到老、检讨到老。

所以,患者是医生最好的老师。几十年来孙燕除了向老师学,向书本理论学,还总是重视向实践学,向患者学。孙燕有很多患者朋友,几十年前的老患者他都能记得名字,甚至病历号。很多儿童患者长大了,带着他们的孩子来看他或寄来一张全家福照片,孙燕总是很激动也感到这是他最大的幸福。他说过很多次：“老患者好了，很感谢我，其实我也很感谢他们。正是他们支撑着我，让我在内科肿瘤学这一艰难的领域坚持下来。在困难时刻，他们对我的爱护令我终生难忘，也支撑我度过那些蹉跎的岁月。”

2. 跟上时代的学科带头人

进入 21 世纪以后，医学发展有三个重点。

第一个重点是循证医学，就是要求大家说明问题时必须拿出数据来证实，因此也叫数据医学。但数据是死板、冰冷的，不可能代替医生。

第二个重点是诊疗的规范化，诊疗的规范化实际上是将循证医学的结果列入到了条框中。在肿瘤治疗规范化方面，美国国立综合癌症网络（national comprehensive cancer network，NCCN）做得很好。他们的网站每年更新两次，将肿瘤最新的、可靠的循证医学知识纳入 NCCN 治疗里。孙燕和 NCCN 有着很好的合作，2006 年 3 月 NCCN 的代表团到中国来，一起讨论 NCCN 的中国版和本土化问题。当年就合作完成了《NCCN 中国版》非小细胞肺癌和乳腺癌两种肿瘤，分别出版了电子版和印刷版。经过几年的努力，截至 2012 年完成了 12 种常见肿瘤的中国版，而且成为 NCCN 外文版中最优秀的。我国政府也正在制定各种常见疾病包括肿瘤的诊疗规范，大大提高了医生的服务水平。

第三个重点就是所谓的个体化治疗。有人认为规范化和个体化是矛盾的，孙燕则认为规范化和个体化治疗是相辅相成的。个性化治疗是针对某个人的具体情况进行具体对待。我们有很多个体化治疗的案例。比如乳腺癌，同样是早期乳腺癌，有的患者做完手术就好了，有的则很快转移，有的长得特别快，属于高危人群。即使做了根治手术最后都有一定的比例会复发。我们目前知道有一部分细胞的细胞核里的 Her-2 基因过度表达，过度表达会使这个基因调控癌细胞表面的受体增加，在生长因子刺激下使癌细胞疯长。

目前针对癌症高危人群，哪怕是非常早期的，我们都要给予化疗和靶向治疗,这就是辅助化疗加赫赛汀(一种针对 Her-2 过度表达的单克隆抗体),能大幅度降低这些患者的复发转移率,一年复发率能降低 46%。而对一般患者,根据规范 I 期乳腺癌术后可以不用做化疗,这就是治疗的个性化。

医生必须对患者有全面的了解。一个好的医生必须像下棋那样,至少会下两三步棋。现在不是讲预案吗?对于治疗后的可能会怎样,可能会发生什么,早一点作出预案,这样就容易成功。

个性化治疗的"辨证论治"是中医治疗的灵魂。中医有"同病异治,异病同治"的理论。孙燕在学完中医后,觉得个体化治疗的理念对西医很有帮助。每个生物个体都是不一样的,因此在规范化的基础上必须能个体化。

如果只懂得个体化也成为不了一个好医生。要成为一个高明的医生即要知道如何收集、对待好的科学研究,又知道规范的、最新的领域是什么,还要知道怎么给患者调控。所以说循证医学、规范化、个体化、精准医学其实都是一体的。

"目前,规范化治疗和个体化治疗的障碍是我们的教育跟不上的。存在两方面问题,一方面是医生的责任心、敬业程度不够。干一行要抓一行、爱一行,干好一行,而不是拿来混饭吃。什么行业都不能混饭吃,对于医生而言,尤其如此,医生混饭吃会危害患者的。"

"现在全世界对于医生和教师这两个职业都是非常尊重的。而现在我们国家医生做到这个地步,是有原因的。其中有医生本身的因素,不过,我觉得我们 600 万医务人员整体是好的,他们依然是白衣天使。"

"我不否认,由于我们的某些疏忽,教育不够,我们中的有些人很懒惰,很败类,违背了职业道德。但这只是部分人。现在国内对待医生的一些行为,伤害了医生,同时也是伤害了患者,最后伤害的是国家的形象。所以,应该树立医生的正面形象,进行正面教育,这是我现在的看法。"

"在全世界，几乎都是最好的学生去学医，因为学医学制长，很辛苦，而且有职业风险。而我们现在最好的学生都不愿意选择医生这个职业了。所以，如果维持现在的状况，会危害这个行业。因为好学生不学医了，庸医自然就多了。等到现有的精英、真正好的医生过去后，后果就不堪设想，而且是今后几十年都未必能恢复过来的。"

"我告诉我的弟子和年轻医生们，光靠 8 小时上班就想干好医生是不可能的，如果想挣钱，那就别干这行。我的体会是要做一个好的医生，没有一点牺牲精神，牺牲自己的爱好，牺牲自己的时间是不行的。"

"另一方面就是我们的体制问题。医生靠年资，熬年头，到时间就晋升，没有良好的晋升机制。人是有惰性的，没有监督是不行的。以前的协和医院，有专门的督导员，后来'文革'时取消了。督导员的职位比护士长高，他主要就是找毛病。这些人是绝对需要的。现在的问题是干好干坏都一样，这种体制需要改革。自然，改得太快也不适合我们的需求，但应该明确这是一个方向。优秀的医生和懒惰的医生应该有区别，应该鼓励按劳取酬。"

路很长，雾很浓，但是，如果肯保有一颗谦卑与洁净的心，一定会在前进的路上，找到一个更为开阔的世界。在那里，生命另有一种无法言传的尊严与价值。

3. 成就一代宗师

珍惜时间，把握住时间分分秒秒的眷顾，不虚度光阴，孙燕的生命时钟勤劳地拨动着，一年当成两年过。如今 89 岁的孙燕，永远在跟时间赛跑，他心中想的最大的心愿是珍惜不多的时间，协助中青年尽快成长，使学科发展挽救更多肿瘤患者。

孙燕在他的事业宣言中抒写道："百年来，多少仁人志士未能实现的梦想就要实现了，我能为之贡献微薄的力量，就没有白活一世。"

人行犹可复，岁月哪可追。不停歇片刻的时间，勇敢地探索肿瘤内科学这个充满挑战的无穷领域。孙燕拍翅展翼要做到的是让时间神圣起来。

但是，孙燕深知人生苦短，一个人的努力虽然可能取得一些成就，但总归不过大海里的一滴水，成不了潮流。这就不能独善其身而要动员广大同行者共同进步，只有山花烂漫才是春，才能达到目标。孙燕从一开始就把国家、恩师们交给他的"发展我国临床肿瘤学"的任务铭记在心，并且心存敬畏。怀着这样的心情，他多年来致力于团结临床肿瘤学的同行，总是把团结、包容放到各个学会的"会训"中。到了八十岁以后，当有同行邀请他题词或书写"墨宝"的时候，他总是会写下"传承创新，团结协作，和谐发展"

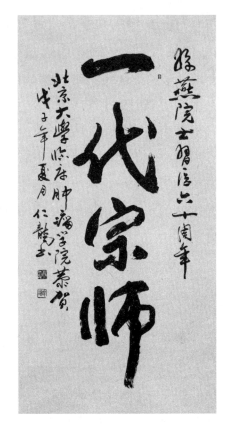

北京大学临床肿瘤学院祝贺孙燕从医 60 年的贺词

这十二个大字，与大家共勉。他把每一位同行当成战友、伙伴，无私地将自己学到的知识传授给他们。能成为一位好老师是他终生追求的三大目标之一。他多次深情地说过："我当年进入临床肿瘤学领域时几位老师和前辈热情欢迎我，无私教导我。我也要加倍热情对待后来的同道。"我们都是为了同一个革命目标走到一起来的理应互相爱护、互相支持，绝不能视同行为冤家。

从全国同行共同进步的高度出发，孙燕的包容精神是业界有名的。他的接班人之一，已故的储大同教授曾说："孙燕教授的人格魅力不单是由于他的学术成就，更重要的是由于他胸怀大志，对人的大度和宽容。"他的博士生黄景玉曾说："我本想收获一缕春风，老师却给了我整个春天"。现在在美国 Vanderbilt 大学任教的吴冠青在他写的《学界的大师，一生的楷模》一文中谈到他的老师孙燕时说，孙燕有着令人敬佩的大师风范、严格的治学之道、深以为敬的尊师之道。令他耳濡目染，受益终生。并指出孙燕教授在学术界的造诣和影响，除了与其个人的杰出才智有关以外，还与他的学术修养密切相关。在他从师孙燕教授期间，他能感受到一种积极向上的力量和开放自由的学术气氛。从未感到任何对年轻一代专业发展的限制和压制。

孙燕做到了。但是，孙燕却说："为了自己终生追逐的目标——爱国者、好医生、好老师，我要活到老，学到老，检讨到老。"

孙燕在他的事业道路上，让诚实一次次完美地照亮生命。

立大志、求大智、做大事。这是孙燕抒写给自己不愧的篇章，这是一个真实的孙燕。

五、热心科学普及工作把真理交给群众

孙燕参加科普工作最早是从一本小册子《肿瘤》开始的。1965 年科学会堂邀请李冰做科普讲座，由孙燕替她准备幻灯片。没有想到讲后反应很好，科学普及出版社邀请李冰书写成一本小册子。1966 年首次出版后正好赶上"文革"，这成了李冰的罪状。但由于当时新书很少，此书流传很广，1972 年出版社要求再版。孙燕闭门专门从事此书的补充修订工作，完成了再版，于 1973 年由科学出版社出版。署名为中国医学科学院肿瘤防治研究所日坛医院，书名也改成《与肿瘤病作斗争》充满了时代的印记。这段经历使孙燕从此走上了科普工作的道路。向广大医务工作同行介绍关于肿瘤的新知识，提高他们的医疗水平;向广大群众介绍防癌知识帮助他们科学预防癌症。

1. 重视及时向同行介绍新知识提高他们的认识水平，从而能更好地为患者服务

由于临床肿瘤学,尤其是内科治疗是一个崭新的学科。所以从20世纪60年代初,孙燕就作为助手协助吴、李两位院长向其他医院的同行介绍肿瘤学和肿瘤学进展。为了普及内科治疗编写了一些专业参考书,例如《肿瘤学进展——化学治疗》(1965年出版)、《肿瘤化学治疗的临床应用》(1966年出版)和《恶性肿瘤化学治疗学》(1981年出版)等。流传比较广的是《临床肿瘤内科治疗手册》从早年的手抄本到1987年正式出版,已经连续修订、补充,到2015年已出版发行第6版。同时,他们也根据工作的需要翻译了几部重要的工具书,如世界卫生组织、国际抗癌联盟等权威机构编写的《WHO癌的药物治疗》(1975年出版),《UICC成人与儿童肿瘤内科手册》(1988年出版),《WHO实体瘤的化学治疗》(1979年出版),《UICC临床肿瘤学手册》第5、7、8版(1992—2006年期间出版)和《AJCC癌症TNM分期手册》(2005年出版)等。近年来,他还支持翻译了两本业内重要的参考书《癌症医学》(2013年出版)和《Abeloff临床肿瘤学》(2016年出版)。

为了推广常见肿瘤的规范化诊疗。自2006年起,在中国临床肿瘤学会的支持下,孙燕作为总召集人将美国NCCN诊疗规范引进中国,每年邀请美国同行来我国与我国专家共同讨论《NCCN中国版》,目的是迅速吸取国外最新最好的诊疗选择,并让其本土化,从而造福广大患者。此项工作共连续开展6次,为我国政府和医学权威机构制定我们自己的诊疗规范奠定了基础。

临床肿瘤学是当前最活跃,进展迅速的学科之一。为了使我国同行能及时获得最新的研究结果和进展,自2013年开始他作为总顾问协助出版了《全球肿瘤快讯》半月刊。及时去粗取精向同行提供有用的参考消息。目前已经出刊到180期。

2. 第二战场登蜀道

翻阅孙燕给笔者的两大本媒体采访报道的"剪报"有一个发现，最早的已经发黄了的封存"文章"，见诸报端的日期是 1986 年 9 月 27 日，媒体是《中国青年报》。细看文章，宣传报道的不是孙燕在学术上的成就和业绩，通篇都是孙燕倡导、提出和呼吁普及防癌、治癌的知识与理论。标题是《螃蟹，还能恣意横行吗？》看后，顿觉震撼！

迅速抢占了纸质媒体、广电媒体、网络媒体的滩头阵地。孙燕又增添了一个光环：教育家。因为孙燕越来越多的体会到要防治肿瘤，如何把真理交给群众才能达到真正的目的。

教育，是人一生所能完成的事情中最大而且是最难的课题。在这条最难的道路上，孙燕一走就是半个世纪，马不停蹄。

孙燕面对的不仅是迅速攀升的癌症发病率，针对棘手而又严峻的现实情况，孙燕把一项任务立即锁定了下来——开辟第二战场：普及宣传防治癌症。

不得癌，少得癌。科学理念需要从上到下地普及。知识的掌握不可缺。

要预防，怎预防。掌握知识需要深入人心地教育。知识的了解不可缺。

早诊断，快发现。形成共识需要习惯陋习的转变。知识的应用不可缺。

早治疗，促治愈。拯救生命需要医患双方的配合。知识的课堂不可缺。

在每一个国家，知识都是公共幸福最可靠的基础。防治肿瘤同样如此，宣传教育、科学普及、全民参与，孙燕在"综合治疗"的第二战场，发起了总攻，精密地配合"综合治疗"临床的第一战场。

在孙燕普及肿瘤防治科学知识的生涯中，有一件事后来让他追悔未及，而且自责至今，那就是在 20 世纪 60 年代未能为《中级医刊》

写稿。

孙燕深情地说:"以前中华系列医学杂志邀请我写稿被认为是一种光荣,总是努力完成;但一次《中级医刊》约我写稿,因为工作太忙未能及时完成。后来我在林县、甘肃下乡,看到当地医生们看的杂志只有《中级医刊》。他们只能从这本杂志中学习到需要的知识,只有到了县以上的医院才有中华系列的医学杂志。那时,我才理解为什么《中级医刊》能发行几十万册,成为基层医生的良师益友。"

从此,孙燕多次应邀为《中级医刊》《大众医学》《健康时报》《生命周刊》等报刊写稿并接受访谈。他还支持医院编辑了《抗癌之窗》科普杂志,为广大同行创建了《癌症进展》《全球肿瘤快讯》等服务性进展报刊。每年为《中国新药杂志》组织编写"肿瘤学专辑",并长期担任《医学论坛报》《医师报》肿瘤学专科主编,希望及时将最新的进展呈递给广大读者,分享这些成果推进临床实践的提高,更好地为患者服务。

近几年来,孙燕多次应邀在中央电视台、人民网、中国网络电视台、百度网、癌症救助网、腾讯网等做科普讲座,受到广大听众的欢迎。医院医务处编写的《科普集锦》每年都有他的内容,科普宣传文章每年总在 10 篇以上,并被评为"科普先进个人"。朋友们调侃地说:"孙燕从来做人低调,怎么老了反而爱出风头了?"

3. 防癌四条

孙燕十分赞赏樊代明院士的"防癌靠自己,治疗靠专家"的简明提法。在接受《养生堂》和很多报刊访谈时孙燕总结了防癌的三原则:

防癌第一条原则是远离致癌因素。致癌因素有许多种,原子弹爆炸、切尔诺贝利核事故和福岛核事故,会造成癌症高发,很低剂量的辐射也会对人体造成危害。有人淋巴系统敏感,会因辐射引发淋巴瘤,女性甲状腺对放射线特别敏感,即便是低剂量的辐射,也容易引起甲状腺癌。

食物当中的亚硝胺和一些化学添加剂是致癌物，抽烟可以致癌，爱吃洋快餐等不良生活方式导致肥胖，肥胖者容易导致癌症，这些都是常识。另外，许多生物性感染会间接导致癌症。

孙燕强调说，乙肝、丙肝和戊肝都可以引起癌症。我国在20世纪60年代，由于人的免疫功能下降等内外因，造成了乙肝病毒流行，出现了一大批乙肝患者。对于那些经过治疗仍然携带乙肝病毒的患者，应该得到及时救治，否则容易转化为肝硬化、肝癌。我国江苏省启东和广西壮族自治区扶绥是肝癌高发区，后者是由于食物中黄曲霉毒素感染引起的肝癌，在启东，我们发明了用甲胎蛋白来检测肝炎抗体，可以发现乙肝引起的早期肝癌。

许多艾滋病患者，最后并不是由于衰竭而死，而是因为死于并发的癌症。除了肝炎感染外，艾滋病病毒也能间接诱导出肿瘤。中国人感染较多的是 EB 病毒，可以引起鼻咽癌。还有好多病毒，本身并不直接引起癌症，比如说有些人由于爱吃生鱼，被肝吸虫这种寄生虫引起长期慢性炎症，诱发胆管性肝癌。

2008 年诺贝尔医学奖获得者哈拉尔德·楚尔·豪森论证了人乳头瘤病毒（HPV）与宫颈癌之间的关系，我们以前研究发现旧社会的妓女子宫颈癌发病率非常高，认为性伴侣多、性生活紊乱的人容易得子宫颈癌。在山西的一个子宫颈癌高发区的监测点发现，HPV 高表达的人，在长期慢性感染下，容易由子宫颈糜烂慢慢发展为原位癌、子宫颈癌。一部分的口腔癌、食管癌和肛门肿瘤都与 HPV 病毒有关。

环境污染、空气污染等导致环境中致癌因素增多的同时，也增加了许多促癌物。孙燕说，吸烟和大气污染协同作用，造成的肺癌发病率比正常人要高 8 倍，经常烹调、爱抽烟的人的肺癌发病率比正常人高 12 倍。两个附加因素在一起，会互相促进，有协同作用。

而促癌物中，最大的促癌因素是免疫功能下降。在器官移植的人群里癌症的发病率是正常人的 23 倍，过度疲劳和过度精神刺激，会导致神经内分泌紊乱，免疫功能下降。

防癌的第二条原则是提倡每年进行健康体检。汽车每天就运作几小时,每年都还必须年检,人的器官每天 24 小时不停转地工作,非常辛苦,更需要查体来"上岗"。孙燕打了个比方,体检不能敷衍,根据所处的不同年龄段,选择不同级别的查体。年轻人注重心肺功能,老年人可以做一个薄层修复 CT 和腹部 B 超,做胃镜前要做胃肠造影等。体检不是没病找病,查体后可以采取预防措施,纠正不良的生活习惯。二级预防可以查出许多早期癌,而早期癌是可以治愈的。另外,查体后,可以发现许多与癌症相关的疾病,叫癌前病变。

各国对癌前病变的定义不完全一样,目前我国公认的有 100~200种。胃炎不算癌前病变,但慢性萎缩性胃炎是胃癌的癌前病变;十二指肠溃疡不算,但胃溃疡算是胃癌的癌前病变;乳腺增生不算,但是乳腺囊性增生和乳腺腺瘤是乳腺癌的癌前病变;女性子宫颈糜烂是子宫颈癌的癌前病变……堵住癌前病变的口,治未病,可以降低癌症的发病率,并且能发现早期癌。

孙燕阐述查体并非儿戏,1983 年在林县对食管癌进行预防试点工作,给细胞有变异的高危人群补充维生素 A、维生素 C、β 胡萝卜素和硒,以及原本作为指示剂的维生素 B_2,进行严格的双盲研究,8 年后发现食管癌、胃癌的发病率下降,连白内障的发病率也降下来了。

其他常见肿瘤,如乳腺癌、大肠癌、子宫颈癌、胃癌、肺癌和前列腺癌都有可信的资料说明筛查能挽救很多患者。

防癌的第三条原则是保持身心健康。精神要愉悦,适当地进行锻炼。如果能保证做到这三条,除非个别癌如胰腺癌,一般人都能健健康康。

孙燕借助媒体做医学知识的宣传,增大科普的覆盖面,所以各个领域的医学专家应当积极占领"主航道",使广大群众知道什么是正确的,同时避免上当受骗。

孙燕提出的"防癌三条",受到了"谈癌色变"的百姓的广泛关注,即被誉为:防癌专家送给百姓的健康"大礼包"。一时间,信件、电话、网讯接收到的各种疑问纷至沓来。最近，熊猫医学科普联盟的"小大夫漫画"网站把这些绘成漫画，影响也比较大。

防癌的科普"橱窗"，收到了明显效果，产生了积极的回馈，同时也引发了进一步的追问。孙燕的科普工作使他兴奋。

再接再厉，孙燕再次与媒体联手，对采访的记者说："防治癌症，如何实现我们的梦想？普及知识，与临床治病齐步展开，这是不可分割的。很多同道都有自己的认识，我把自己的看法和体会和大家分享，希望能抛砖引玉"——

全民重视防控 在 1971 年，美国总统尼克松颁布了《国家癌症法案》，开始对癌症防治研究投入大量资金，30 年后见到回报：美国的癌症发病率和死亡率开始下降。2013 年 1 月 CA 杂志报道，目前每年发病率递降 1%，死亡率递降 1.6%。2012 年，奥巴马总统说"A cure for cancer in our time"。我们深切地体会到癌症防治绝不单单是医生的事，需要全国大众和政府大力参与才能取得成绩。因此每年 4 月 15 日～21 日被定为"全国肿瘤防治宣传周"，希望唤起大家重视。不采取一定强制措施，税收仍然依靠烟草行业、严重污染环境的工业，空气污染，食品卫生无保障，房屋装修不环保，导致癌症的种种生物因素得不到不控制，患者不到晚期不来就诊，建设再多的肿瘤医院，医务人员再努力也无用。

重视健康教育，从儿童抓起 正因为癌症和人民的整体健康水平相关，所以我们提倡要从儿童开始就进行健康教育，例如在小学开设哪怕一个学时的课程教育孩子们要注意健康生活和增强体质；到了中学我们建议开展"健康生活——防控肿瘤"课程，告诉学生应当保护环境、远离可能的致癌因素，包括不吸烟、少吃快餐、保持正常体重和锻炼身体、增强体质等。到了高中就应当进行洁身自爱，告诉他们不正常的性行为会传播 HPV、HIV 等严重疾病。当然，我们也不需要像有些发达国家从 16 岁就给女孩注射 HPV 疫苗。但健康教育和防癌意识必须从那时就加强。

像控制酒驾那样控烟　我们是全球烟草大国,死于吸烟的人口也最多,我国曾经获得国际上极不体面的"烟灰缸奖"。吸烟的危害大家都知道,但控烟的活动未得到有力的支持。政府必须采取措施,吸烟对人的危害不比交通事故差,但吸烟是慢性的,交通事故是立竿见影的,所以没有引起重视。希望政府能认识吸烟的严重危害,像控制酒驾那样控烟,再加上其他措施,例如减少生产、提高烟草税等,相信会获得回报,和吸烟有关的慢性疾病包括癌症会减少,医疗费用会下降。

谁造成环境污染谁治理　中央领导早就提出"再不以牺牲环境发展工业"和"谁造成环境污染谁治疗",这是行之有效的措施,问题是必须严格落实,不然就是空话。

远离可能导致癌症的病因　近年抗癌周的主题是"保护环境,远离癌症",真是非常现实的课题。从前面的介绍大家对怎样实现这一主题一定有了明确的认识。

像汽车年检那样每年进行有效地健康检查　我给大家的第二个防癌建议,是每年进行有效的健康检查。大家每年一定要做健康查体。这样的话,不但可以了解每人的健康水平如何,还可能发现有一些早期的不正常的征象"癌前病变",我曾经指出过一个错误论点就是"小车不倒只管推"。在战争年代和特殊时期可能是正确的;但在今天危害很大。

前不久,一位英雄罗阳突然去世了。他有冠心病症状已经有段时间了,但就是硬撑着不去检查治疗。我虽然不是心内科医生,但我参与保健工作,清楚地知道如果他及时做了 CT 血管造影完全可以评估他冠状动脉供血的程度,如果及时治疗,他还可以工作很多年。他的英年早逝造成的损失是很难弥补。所以,我们不提倡平时有病忍着不去检查。

改变不良生活习惯,适当锻炼身心健康　我们应当保持我们民族良好的生活习惯,多吃米和杂粮,多吃蔬菜水果等,但近 20 年来饮食习惯改变很快,热量和脂肪摄入增加,在很多城市特别是儿童和青年有"全盘西化"的趋向,以至肥胖逐渐成为一个社会问题。美国由于体重超标的人口已经超过 30%,政府正在大力宣传治理。

我们十分担忧肥胖将造成很多慢性疾病的增多,其中就包括肿瘤,特别是大肠癌、前列腺癌、胰腺癌和乳腺癌。所以应当提出保持我们民族饮食习惯中合理的部分,而不要走一些国家错误的老路。适当锻炼是我们一贯提倡的防癌重要措施之一。

目前国家已经注意到学生体能下降的问题,很多学校已经规定学生必须参加体育活动。另外,我们倡导身心健康。现在生活节奏加快,应当有劳有逸。长期精神紧张以后免疫功能就会下降,当然很多疾病包括肿瘤就容易乘虚而入。

莫愁千里路,自有到来风。孙燕从事防治肿瘤科普工作一路走来,反复思考如何去传播?不断告诫如何有效果?孙燕给自己设置了两个前提,两个达到的目标。

任何一项知识的传播;任何一个理念的普及;任何一种科学的认知;任何一个习惯的养成,有两个词连接着两个行动,需要有两个必不可少的出色条件才能实现。

首先是传播者。必须要低下身姿去说"小道理",由浅入深,由表及里,去说家常话。决不能高高在上,夸夸其谈,要让知识变成百姓的常识,听得进去,听得明白。

再有是接纳者。要让他们能够直起腰板,在喜闻乐见中去接受,感同身受中去思考,平时生活中去转变,要让学到的科学知识变成守护生命的"神杖"。决不能有如听"天书",雾里看花的感觉而不知所云。如果是一头雾水,还不如不讲,还不如不听。

孙燕在每一次科普前都给自己制定一个原则,这个原则比给自己的学生上课更难。孙燕把"课堂"比作自己的家,你要像跟自己的家人、亲人、朋友聊天一样,把对亲人般的关心、关爱、关怀、关切、关注、关照送到每一位受众的心里。50 年来,每次备课孙燕都把"我说的、你听的"两个到位不到位,作为最终的标准。

孙燕对工作认真的态度,可以说到了"挑剔"的程度。与孙燕合作过的媒体编导人员都有过这种感受。他不是为自己去"挑剔",也不是为媒体在"挑剔"。不马虎,求效应;不应付,求效果。做人,做事,看人品。点滴中,可见光辉。

4. 为实现中国梦奉献一生

孙燕近年来特别重视关于防治肿瘤的科普宣传。他在各大媒体多次报告,每年都写很多文章回答报刊的提问。他衷心拥护"没有全民健康,就没有全面小康"的论断。

"中国肿瘤患者数量在全球名列前茅,固然让我们面临了巨大的挑战,但也正因如此,中国医生更应该当仁不让地站出来和癌症进行搏斗。这是我们应该承担的责任!"尽管头发花白,行动也早已不如当年矫健,可孙燕誓与肿瘤抗争到底的决心多年来从未改变。

"我 80 多岁了,还有机会得肿瘤。"孙燕经常开玩笑地告诉大家。通过这样的言传身教,他希望更多的老百姓了解到,癌症不是"绝症",是可防可控的。"肿瘤的发病率与死亡率并不一定成正比。比如,虽然乳腺癌在女性中发病率最高,但是女性死亡率排名第一的却是肺癌,乳腺癌是比较容易治愈的。另外,男性中前列腺癌虽然发病率也高,但死亡率较低,排在 10 名之后。"孙燕表示,老百姓完全没有必要谈癌色变。

"小车不倒只管推,是预防肿瘤的大忌。"当他听到罗阳不幸死在岗位上,而且他已经有症状多时而不来就诊,他感到心痛。他强烈倡导对我国的这些精英们,保健工作一定要加强。

WHO 将每年 4 月 15 日 ~21 日定为"全球肿瘤防治宣传周",希望唤起大家重视。我国已经采取强制措施改善环境,采取措施保证食品卫生,预防和控制导致癌症的种种生物因素,积极提倡锻炼身体,避免肥胖,对适龄女青年注射 HPV 疫苗。在建设健康中国的目标中重视癌症的防控。我国常见癌症的发病率在 10~20 年后一定会有下降。

对于癌症的治疗，孙燕表示，一方面要早发现，最好从癌前病变开始控制；另一方面，要科学、正规、有效地治疗，不能一味悲观，也不能盲目求助江湖医生，轻信各种"骗局"。比如市场上炒得火热的一些宣称能抗癌、防癌的补药，大家一定要保持清醒的认识。"否定这些抗癌、防癌补药和食品，不等于否定中医中药在肿瘤领域的作用。我曾系统地学习过中医理论，师从名医，经历过临床实践，并进行过很多研究。这些产品或许能提高患者的免疫功能，但是不能代替正规治疗。"孙燕是个乐观主义者，他相信只要全民动员起来，科学认识和治疗肿瘤，经过大家的艰苦努力，随着国家大力治理环境、大家改善不良的生活习惯和将卫生工作的重点前移，大力开展预防、筛查和早期治疗，不断推广新的诊疗规范，在践行健康中国的过程中，我国的癌症发病率和死亡率下降的"中国梦"，必然会实现。

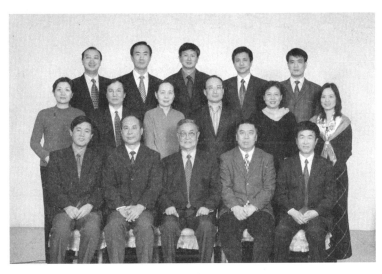

孙燕和部分博士研究生合影（2005 年）

第十四章

和睦家庭避难港湾

一个人的成功，家庭是重要的支柱之一。从一个孝顺父母、争气的儿子到现在十口之家的太爷爷。孙燕家庭和睦，父慈子孝堪为模范。但是那些蹉跎岁月中的往事令人动容。

一、为父母争气的孩子

孙燕是家中的长子，也是孙家的长孙。自幼受到家庭的宠爱，但家长对他要求也非常严格。从记事起，孙燕就知道不许浪费粮食，掉在桌上的一粒米都要捡起来吃掉；对长辈、老师和来访的亲友要有礼貌；外出要得到母亲的同意。那时，农村也没有车，到三里外的姥姥家都是走去的。偶尔，表兄赶着牛车来接母亲他也跟着坐坐。

为了让孙燕能得到比较好的教育，从高小开始家里就送他到昌黎读书，寄宿在学校。每月父母给的钱有限，而且必须记账不许乱花，慢慢地孙燕养成了简朴、节约的习惯。

由于父母都没有机会接受良好的教育，所以把希望寄托在孩子身上。每季度老师的批语必须拿给他们看，偶有较差的评语一定要解释清楚。当然，家里总是在力所能及的条件下，给他补充营养，添置新衣。

也正是因为家庭严格的要求，从高小到读完高中，孙燕的学习成绩总是名列前茅。在学校里也是以"好学生"著称。由于父亲有一个阶段患病失业，从高中到燕京大学，孙燕都是靠奖学金和补助完成的学业。1954年参军后每月还有20元的补贴。工作以后无论多么困难孙燕总会按月给家里补贴，供弟妹们上学。

孙燕说过："我不讳言我的家庭观念很重，对在艰难的时代克服一切困难支持我受到良好教育，并对我寄托很大希望的父母常常心怀感激。"

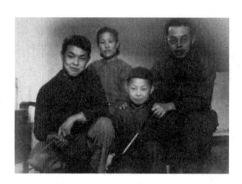

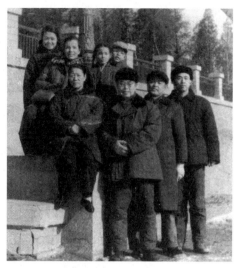

孙燕与父母、二弟在天津（1944年）　　　孙燕一家在天津元旦合影（1970年）

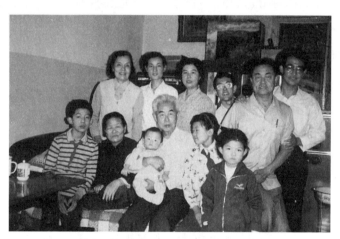

天津一家喜庆四世同堂（1986年）

二、在燕大找到自己的人生伴侣

　　从懂事开始，孙燕就知道学习的路很长所以没有过早考虑婚姻问题。那时的农村虽然已经比较开化，但总有人来提亲，孙燕的父母表示尊重儿子的决定都拒绝了。到了中学由于男女不是合校,尽管有些机会在合唱团接触邻校慕贞中学的女生,也没有特别的交往。

1948 年冬天,孙燕进入燕京大学,认识了护士预科的同学崔梅芳。在那年圣诞节的聚会上听她动人地朗读了"第四博士",开始对她有了好感。12 月 13 日,国民党军队退守北平,大批军车路过燕大校门外,学校组织大家轮流在护校值班。很快解放军就占领了海淀地区大家兴高采烈地出去迎接解放军。由于那时学校已经停课,大家就在未名湖溜冰,从那时起孙燕开始和崔梅芳比较熟悉。一个特殊的机会对她有了较深的了解,那年 12 月底傅作义与解放军达成和平解放北平的协议,打开城门。孙燕和崔梅芳的家都在天津,他们知道天津局势很严峻,加之都没有收到家里的消息所以都急于回天津看望。经人联系结伴进城到丰台搭乘刚刚恢复的火车回天津。那时候年轻,路途的辛苦是可以承受的,但外面兵荒马乱让人感到战战兢兢。崔梅芳从来没有出过远门又胆小,孙燕一路上就尽量照顾她。第二天凌晨他们与协和医学院的张锡钧教授搭伴走到丰台总算可以乘车到天津了。由于崔梅芳手中没有钱,孙燕便将仅有的两块银元借给了她,一起买车票。到天津已经是傍晚,也就各自回家了。出于礼貌和好奇,孙燕曾到崔家看望过梅芳一次,但没能进楼只是在前廊子坐了十几分钟就告辞了。

以后,孙燕回到燕京大学,梅芳则转到协和医学院继续完成学业。但由于共同的兴趣他们总有机会见面,其中一次就是在中山公园音乐堂看舞蹈家贾作光演出的舞剧《大雁》。孙燕和几个同学骑车进城,互相见到很亲切地打招呼,引起她同伴的注意。此后,孙燕进城就"顺便"到协和医学院护士楼看望她,见见面谈谈学习和生活等。

一个偶然的机会使孙燕得以认识崔梅芳全家。1950 年暑期燕大团契组织到北戴河休假,共十人住在西山一位教授闲置的别墅里。正好崔梅芳全家也在北戴河东山自己的别墅度假。那时梅芳的妹妹莉芳已经考入燕京大学心理系,比较活跃,和梅芳一同来到孙燕他们的住处看望同学,自此就有了第一张他们两人都在内的集体照。后来,大家到东山回访在她们家中吃午饭,孙燕和另一位同学在她们家前廊的行军床住了一夜。这是孙燕第一次见到崔家的老人和其他成员,给他们留下了不错的印象,家人们似乎也都同意他们两人继续交往。

但那时的孙燕总有些顾虑,首先是门不当户不对。梅芳的家庭很富裕且父亲是美国人,在学校又是有名的漂亮女生,曾经在圣诞节大礼堂里扮演过圣母玛利亚,是现在年轻人说的典型的"白富美"。而孙燕出身平民家庭,靠奖学金才上了燕大,还有时参加"自助劳动"靠磨花生酱挣些零钱,学习年限又很长需要等待多年才能成家。

到了1950年秋,一次梅芳专门来燕京大学找孙燕谈参加抗美援朝医疗队的事。傍晚等进城校车的时候,两人共同谈到互有好感建立恋爱关系的事情。那是中华人民共和国成立后最单纯的岁月,大家都在进步,似乎只要彼此相爱其他都可以不考虑。那时的孙燕已经是大三的学生了,接触的女同学也多,表示好感的也有;梅芳更是如此,很多人追求或为她介绍对象,定下来也就安心了。1950年寒假梅芳到孙燕家见面。孙燕的父母见到这位大家闺秀的女友都十分喜欢,不但长得漂亮,而且温柔礼貌。这样两家就都满意了。

1951年夏天,梅芳护校毕业,孙燕也去协和礼堂参加典礼,以男

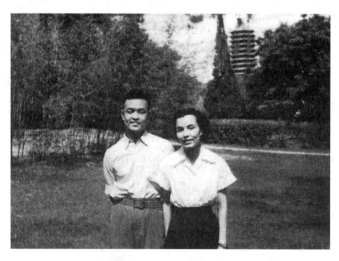

孙燕、崔梅芳在燕京大学(1951年)

友的身份又一次和梅芳母亲见面,取得好感。到了秋天,孙燕转到协和医学院住在新开路宿舍,和梅芳见面的机会就多了,他们成为在协和医学院一对令人羡慕的情侣。但是大家都很忙,一同出去玩的机会并不多。一次两人骑车到颐和园,留下了一张最早也是最美的合影。

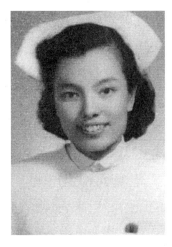

崔梅芳护校毕业(1951 年)

以后几年,政治运动一个连着一个。那时他们的思想很单纯,都热心参加,并且都是积极分子。说来也很有趣,促成他们结婚的原因竟然是因为孙燕要参军。中华人民共和国成立后,协和医学院由部队建制,朝鲜停战以后决定划归地方。为了给部队保留一部分力量,校方决定动员部分职工和学生参军。当时军队的规定是需要达到一定级别才能结婚,所以动员已经有对象的同学不如就结婚,免得再等多年。因之 1954 年夏天他们多半同学都"突击"结了婚。在二十几位参军的同学中共有十六人结婚,其中同班同学结婚的有六对。不然,按协和医学院的老规定他们也会像很多前辈一样需要再等七八年,等当上主治医师后才能结婚。

虽然事情有些突然来不及准备,但他们仍然高兴地拿着政治部的介绍信去登记了。1954 年 7 月 31 日,两人约好早早到了协和医学院西门的东城区办事处。礼仪很简单,工作人员看了介绍信连问都没问就发给他们两张精美的婚姻登记表,让填写好上面的信息,给盖上了区长刘仁和区政府的大章。那年孙燕 25 岁,崔梅芳 26 岁,就这样他们经过相识、相知、相恋,历时五年多终于走到一起了。但两人在北京都没有家,需要回天津才能成婚。当天两人到一个小照相馆照了一张合影,一同吃了一顿午餐就各自回去了。下午孙燕带着梅芳同事送的暖瓶和脸盆回天津筹备婚庆去了。

回到天津他们将婚房粉刷一新,整修了床铺,挂上了两人的照片。

医院破例给了梅芳7天婚假,8月10日下班后回到天津,孙燕到车站来接她回马场道的家。8月11日早上,孙燕穿着新衣到崔家迎亲,下午父亲带着两个弟弟拜访崔家,并请崔家老太太和兄嫂、大姐、三姐共同在起士林吃饭。饭后崔家大人送梅芳到孙家参观简单的新房就算成婚了。那时,孙燕母亲已经带小女儿回乐亭老家了,没有参加婚宴。第三天新娘回门,崔家在家里回请孙家几位成员吃饭,很多亲戚都来祝贺,场面相当热闹。当时举行婚礼都十分简单,照相都是自己拿相机照的。后来,孙燕几位同学旅游回来路过天津参观了他们的新房,因为是夏天床上连新被子都没有。那时送的礼品都是些日用品,也算是当时的时尚了。

不久,1954年9月孙燕参军。两人有一张并肩而坐的合照,以示革命伴侣。直到1956年他们的第一个孩子孙波出生,医院才给分了房子。先是在外交部街后来才给了西堂子胡同的两间平房,算是有了自己的家。

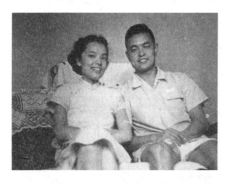
孙燕、崔梅芳在天津家中(1954年)

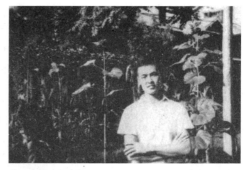
困难时期孙燕和他的小菜园(1961年)

三、西堂子胡同的蹉跎岁月

孙燕一家在西堂子胡同12号一住就是13年。这是协和医院的宿舍，过去应当是个王府一共三进的大院，前面是金鱼胡同，后边就是甘雨胡同。孙燕他们住在一进门左侧面北的两间平房。从位置看应该是过去保卫人员的住处，厨房厕所都在院子里。往里进去才是第一进大院。进门右转通过连廊可以进入第二、三个大院。那时宋鸿钊教授就住在第二进的院子里，王桂生教授则住在进门右侧的小院里，协和的同事很多。但那时整个大院只有一部传呼电话，就在进门门洞的墙上，由住在门洞另一侧传达室的诸葛大爷管理传呼。

那真是革命激情的年代。起初日子过得很清苦但也快乐、幸福。在那里除了公家给准备的两个单人铁床和一个不大的书桌，就只有从天津家里搬来的一个大木床，两个樟木衣箱，其他什么也没有了，炊具都是现买的。梅芳夜里排队买了一个收音放唱片的一体机，这是家里最珍贵的东西了。

梅芳每天骑车到协和上班很近。孙燕则要穿过东单北大街向东一直穿过护城河的桥到日坛医院上班，一般每天来回要 30~40 分钟，夜里病房有事则只需要 13~15 分钟就到了。在相当长的时间里，他早晨要送儿子上幼儿园，下午回来路上还要给女儿取羊奶。

到了 1958 年 5 月以后，孙燕被后补成"右派"，脱掉军装，工资减少了将近一半，每月还要给家里寄钱。除了给保姆和日常的饭菜钱，手头就很紧张了。

在带着"右派"帽子的那一年半的时间里，除了精神上的压抑生活过得倒还可以。那时的孙燕思想很单纯，觉得党的一切都是正确的，总是自己不好。主观上哪怕一闪念也没有反对党的想法，觉得历次运动都是荡涤旧社会所必要的。孙燕对农村生活比较熟悉，而且刚到上苑乡是以下放干部的身份去麦庄的，又会看病，所以很受老乡们的欢迎。但有两种劳动是不过关的，一是蹲着间苗；二是拔麦子。几个下放干部都不及一位当地的妇女。到了 1958 年 10 月开会公开了队里几个"右派"，老乡们反而说："你们胡说，老孙是好人。"冬天与村支部书记和他老父亲住在一个炕上，老人像亲人一样热情的接待孙燕。因为要防治麻疹孙燕要在村里过年,老乡们排着队请他吃饭。劳动人民的恩情和实事求是的精神永远激励着孙燕,他努力工作以报答他们的厚爱。1959 年 2 月,孙燕在西山造林队与队长书记住在一起,既当医生又带队植树、修路、劳动。带着两个小狼狗到下边的任村或山沟里出诊,反而很高兴。

摘了"右派"帽子后,1969 年 12 月到了日坛医院得到两位院长和同事们的欢迎,工作上虽然有困难但也过得充实。最艰难的是三年困难时期,在采访中总是无法避免地谈到这里,知道这会触及孙燕心底最深沉的痛楚。实际上那几年很难吃顿饱饭,粮食定量本来就不够,还要再减二斤。最难的是孩子跟着挨饿,下班后把儿子从幼儿园接回来,让他听"小喇叭"儿童节目。到了晚上七点左右孙燕夫妻二人吃饭,孩子四点半在幼儿园吃过饭到那时也饿了。刚刚比桌子高半头的儿子看着大人吃饭,那种期盼又无奈的眼神令人心酸。只能用一句甘肃人常说的一句话(实际是古语)"孽障"来表达那时的心情。1961年女儿出生,每天只能供应一瓶牛奶,根本吃不饱,只好从协和一位养羊的同事那里每天买一瓶羊奶作为补充。一次,附近天意顺副食店的经理推车来,孙燕就求他卖给他一斤糕干粉,那位刘经理很同情他居然就应允了。他们从甘肃回来后,专门从日坛医院到天意顺看望了那位经理,他已经退休了。几十年过去了,刘经理的这点恩情未能当面致谢,成了孙燕永远无法弥补的缺憾,这样的痛楚和心情其他人可能很难体会。

三年困难时期,孙燕在院子里开了一个菜园,种了葱、蒜、黄瓜,尤其还种了几株倭瓜让它们爬到对面的房上,居然获得了丰收。在那样的年代里送人一个倭瓜也算是雪中送炭了,特别是到了春节回天津过年,要给两家人背去白菜和四个大倭瓜再加上领着儿子抱着女儿,那种狼狈相可想而知,幸好车站离家很近,弟妹们来接。就这样总算度过了饥荒的年月。

1961 年春天,孙燕脱产学习中医。那时女儿患了麻疹,梅芳又要当一个月的总值班，每天上夜班。两人只好轮流看着女儿，不让她受凉。那时孙燕常陪吴院长会诊，吴师母把他们双胞胎女儿穿过的两件红大衣送给女儿孙萍，那个场景至今让人难忘。

那时，陈嘉庚先生的秘书为了照顾他们常常把会诊时间安排在上午11点或下午5点，说是怕他们太忙，实际上是照顾他们，可以在陈老家里吃顿饱饭，省下饭票让家里人多吃一些。

1964年秋，梅芳到山东参加"四清"，两个孩子由保姆陈大妈照顾。每到周末保姆休息，孙燕就推着自行车带两个孩子去公园玩，倒也其乐融融。那时只能给孩子们买两根5分钱的牛奶冰棍，自己买3分钱的水果冰棍。有时周末还要上半天门诊，两个孩子只好自己在门诊外边的花园玩。门诊结束以后三人到食堂吃完饭再推车回家。

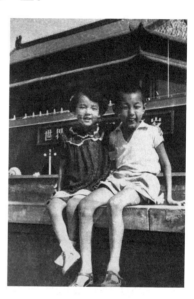

孙波、孙萍的金色童年（1965年）

就是这样的两间平房，在"文革"的年代里成了亲友们的"西堂子宾馆"，是他们在北京的落脚点。孙燕的岳母、梅芳的大哥大嫂、大姐，一到北京就住在这里。这种团聚真有种劫后余生的感觉，为了欢迎她们，孙燕一家人把蜂窝煤炉搬到自家门口吃涮羊肉，这成了难忘的记忆。

1969年冬，孙燕一家到甘肃定西安家落户。那时发生了很多动人的故事，已经在第五章中讲述过了。

四、崔伯和他的家族

这里需要介绍梅芳的父亲崔伯（Percy Blackford Tripp）这位具有传奇色彩的华籍美人，因为他对他们两人后来的遭遇有一定影响。

崔伯 1881 生于美国 Vergina 州一个叫 Falls Church 小镇，位于美国首都华盛顿的郊区。那里

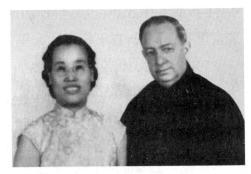

崔伯夫妇（1940 年）

的一个教堂因早期华盛顿总统常去礼拜而闻名。在那里还有一条小溪被命名为 Tripp's ruin。崔伯毕业于哥伦比亚大学文学系，1906 年，清政府直隶学务处委托天津基督教青年会在美聘请两位英文教员来津任教，崔伯欣然就聘，来到中国。执教于官立中学（今天津三中，创建于 1901 年），后就任南开中学中学部任英文科顾问。1915 年娶中国少女何淑娴（1898—1988 年）为妻，1917 年正式加入中国国籍。1930年 8 月，天津市立师范学校创建，他受邀担任该校的英语教师，一生致力于教育事业。他是一位热爱中国、倾心中国文化、为发展天津教育贡献青春和智慧长达 40 余年的天津近代教育家。他曾经教过周恩来，并和其一同演出过话剧《一元钱》，扮演女教师，所以在天津有一定的知名度。1937 年"七七事变"后，崔伯不愿出去为日本人做事，"退休"隐居在家，和其他中国老百姓一样，忍受着精神上的痛苦和生活上的折磨，和家人一同吃混合面。1941 年太平洋战争爆发，来了一车日本兵抓他入集中营，由于一名德国邻居帮助他出示加入中国籍的证明，而未被逮捕，从此他居家从不外出，于 1947 年 7 月 18 日因病在天津逝世。他与何淑娴共有 7 个子女，长子崔约翰毕业于燕京大学哲学系，

长女崔莲芳毕业于燕京大学家政系，二女崔兰芳毕业于燕京大学音乐系，三女崔桂芳毕业于清华大学化学系，崔梅芳是四女毕业于协和护校，五女崔莉芳毕业于燕京大学心理系，最小的儿子崔克聂毕业于清华大学建筑系，子女们都受过高等教育。现在有孙辈、重孙辈三十余人。其中五女和小儿子目前定居美国，其他均在中国工作或已经退休、过世。

"文化大革命"开始不久，崔家就受到冲击、抄家，崔伯被打成"美国特务来华发展组织"，并焚烧崔伯的藏书。当然，孩子们就都被打成"美国特务的孝子贤孙"。

孙燕并没有机会见到崔伯。他与崔梅芳相识时崔伯已经去世一年多，结婚时崔伯已经逝世 7 年。但在那时，造反派从孙燕档案中查到岳父的资料而被扣上"美国特务的女婿"，甚至是崔伯发展的"美国特务"，真是让人哭笑不得。改革开放以后落实了政策，现在崔伯的房子成为天津的"名人故居"，在周恩来、邓颖超纪念馆里有《一元钱》的剧照，还有很多介绍崔伯的书籍。孙燕、崔梅芳曾经多次访问崔伯在美国的家乡，当在 Fall's Church 教堂里看到纪念她祖父 Silas Tripp 的大理石碑，孙燕对这位没有谋面的传奇岳父有了较深的理解。

现在天津政府把崔伯的独栋小楼装修作为五大道观光点之一，这

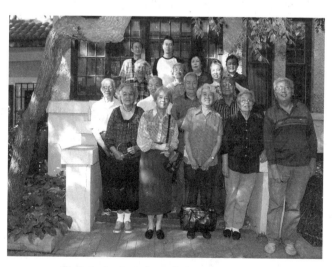

崔家部分子孙在天津老宅合影（2011 年）

里住着的是崔伯的孙辈和曾孙,门口上仍然挂着"崔宅"。在几本旅游书上都介绍他是"倾心中国文化,融入中国生活"的知名教授。

五、和睦家庭温暖的港湾

在同事和其他人眼中,孙燕家庭和睦,祖孙几代其乐融融。对于这些,我们还是听听孙燕自己的体会吧:"60多年来,我对伴我走过风风雨雨共享欢乐,也承受压力历尽坎坷不离不弃的老伴心存感激,也充分体会她对我深切的爱护。虽然我们没有过任何结婚仪式,但就像西方结婚牧师说的:不论贫富、健康与否都能相扶相爱,不离不弃,我们都认真地践行了。

"我前边已经说过自己的命运和祖国息息相关。但是没有父母和家庭,特别是没有崔梅芳的支持,我恐怕活不到今天,更不用说能有一些成就了。所以家庭的命运同样和个人的幸福是分不开的。对孩子们我虽然尽力做到父亲的责任,教育他们成长,但是也常常心怀愧疚。我的两个孩子从小就都很可爱,由于我是长子所以我父母兄妹对长孙长孙女特别钟爱。我甚至和我父母开玩笑,有了孙子大概儿子就不那么重要了。但是,他们入团、参加红小兵的时候,学校都要求他们'和父亲划清界限',我不得不向纯真又热爱父母的孩子检讨自己曾经犯过错误,替他们写对父亲的批评报告。这种痛苦当然是没有经历过的人无法体会的。更让我担心的'远虑'是那时已经提出'地富反坏右'的阶级划分,按那时的政策他们一生都会像出身地主富农一样终生背着出身不好的包袱,教育和工作都会受到牵连,这是我一生中承受最大的痛苦之一。所以我十分感谢邓小平、胡耀邦拨乱反正,终究在他们长大的时候,上学、入党、就业没有受到影响,也使我脱掉了一生对不住孩子们的包袱。

"结婚后不到 4 年,1958 年 2 月我就被候补为'右派'。我清楚记得那天晚上我回到西堂子胡同的家里,向梅芳述说开会的决定,虽然那时大家都还不知道'右派'这么严重,但知道是犯了严重错误。我向她提到不如离婚免得牵累到她的前途,但当时我们已经有了一岁多的儿子孙波,她为了我和孩子断然决定和我一同度过难关。我从那时体会到女性在有些时候会比男人坚强,相对来说男人就很脆弱耐受不了挫折。她在我最困难的时刻对我的不弃,就是用我一生的努力也难以报答的。其实她是我们家里的 number 1,是家长。

"无论是在我下放到林县医疗队、'文化大革命'以后我们全家到甘肃定西安家落户、我出差到各地以及到美国的两年,她都支持我,从无怨言。当然我也有较好的表现,1964—1965 年,她到山东海阳'四清',那时我虽然很忙但每周日都推着自行车带两个孩子逛公园,还用省下的稿费买了一台海鸥牌 120 照相机,从此我们也有了较多的生活留影。我的女儿后来曾经埋怨我们为什么哥哥小时候有那么多的照片,而她却没有。其实,她不知父母生活的艰辛,哥哥小时候可以用爷爷的照相机,1959—1960 年,三年困难时期把相机卖了换食品,所以她出生以后的几年家里都没有照相机给她照相。那台 120 照相机对我们家的贡献很大,一直陪了我们十几年,一直到 1980 年我在美国买了 135 相机它才退役,它成了我们家的传家宝一直留到现在。

"两年多的定西生活虽然很苦,梅芳又患了肝炎,但一家人在一起还是充满了欢乐。孩子们也在那两年长大了,他们开始了解农村,懂得农村人的艰苦。2000 年我们全家重回定西访问旧地重游,访问他们童年的学校,看望老师、同学,看到定西近 30 年的变迁,收获和感慨良多。2015 年梅芳和孙萍又陪我到兰州参加会议,在定西巉口陇药馆参加定西为我制作的铜像揭幕仪式。全家人对两年多的定西生活是终生难忘的。

"1972 年回来以后,全家搬入日坛医院的小楼。那是一栋两层的筒子楼,几家共用一个厨房,一个卫生间。两间住房也很简陋,但又成了'招待所'，不但两家老人和亲属都来过，还有从甘肃来北京看病或路过的朋友。还接待过美、英、法、日等国的外宾。娶了著名影星沈丹萍的德国专家乌苇·克劳特还在他的著作《穿越界限》中介绍，他母亲是我的患者，也是我们家里的常客。那时著名影星于蓝同志住院，北京人艺的几位朋友来看她，多数都需要来找我带领。我们全家在这里一住又是11年，期间发生了很多变化，但影响最大的是改革开放，整个生活都有了巨大的改变。一直到1983年迁入中国医学科学院肿瘤医院的新宿舍塔楼，整个生活进入了新时代，随着国家的发展也都迅速现代化了。

"梅芳调来日坛医院工作，负责几十万份病例的重新编目登记工作。她代表我国参加国际抗癌联盟肿瘤病案交换项目，翻译了国际疾病分类和肿瘤学分类编码以及开始病案入机等，作出了很多成绩，并晋升为主任技师，一直工作到70岁才退休。儿子孙波在天坛医院学习、工作，1989—1992年间在美国Minnesota大学学习磁共振，回国后39岁就晋升为教授。女儿由于要照顾我们坚决不肯出国。所以我们和很多同龄人不同，孩子都在身边每周都能相聚。现在我们已经有了孙子、外孙女、一个小曾孙女和一个曾孙子。生活也得到了大大改善，晚年过得十分幸福。家庭是避难所，也是欢乐的港湾。"

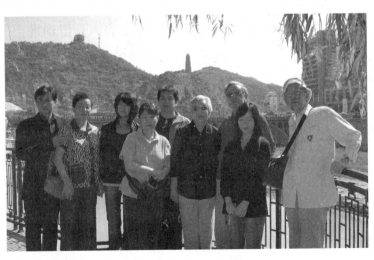

全家赴延安红色旅游(2009年)

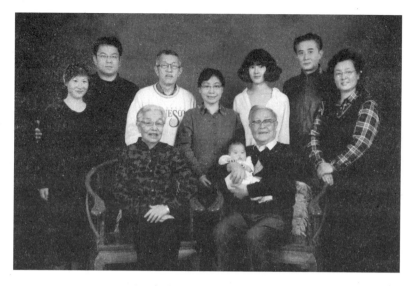

孙燕、崔梅芳四世同堂(2015 年)

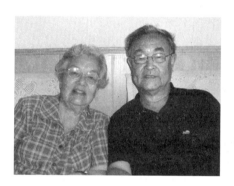

金婚纪念(2004 年)

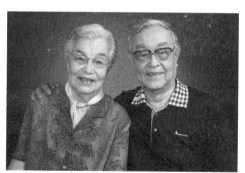

钻石婚纪念(2014 年)

六、感恩家庭

　　孙燕早年间听说过西方的一句谚语:"对于亚当,天堂是他的家,而他的后裔,家就是天堂。"谈起家,说起对家庭的情愫,孙燕不仅简单地视为自己生命的起源,更是自己命运的"如来"。

　　每一个成功人士的背后,都有一个令其铭心刻骨的家庭。不论从哪里走来，家庭给予的影响可透彻到人品德行的骨子里。立体的人格魅力，只须看他对家庭的表现便可窥视得一清二楚。不用举着放大镜，不用放在显微镜下去填写"功德表"，对家庭的热爱和责任，是最直接、最裸露的"磁共振"。

"家道正而天下定"，用这句古话足以解开孙燕对家庭热爱的情怀，依恋的情思……

说起对家的感悟，孙燕说，她是我立志成业的"支柱"

初中毕业，家遭变故，父亲失业，重病在身。便卖家财，一贫如洗，立志学医，面临辍学，理想遇阻。父母大义，忠告孙燕，家已无力，全靠自己，儿须努力。将来作为，为我民族，为我中华，做出事来，为国争光。父爱如山，母爱如海，头可悬梁，三年勤奋，不花家钱，年年三甲，依靠奖金，完成学业，踏进医门。

家的力量是强有力地托举，孙燕青少年时代家的幸福感让他寻觅到了前行的方向，"三军可夺帅也，匹夫不可夺志也"，父母的教导，胜过千金遗产，孙燕精彩地完成了自我救赎。

说起对家的感恩，孙燕说，她是我摆脱迷茫的"北斗"

协和毕业，踌躇满志，济世救人，尽言其乐。国运突变，直击命运，打成右派，下放改造，近值而立，迷茫困惑。父亲站出，指点迷津，不管风云，坐稳渔台，只要不夺，你当大夫，理想志向，就在胸中，塞翁失马，做好自己。

孙燕面对当时的迷茫，之所以能够在很短的时间被解除，都是因为家，是家的挚爱平复了他的"六神无主"，再一次塑造了孙燕的性格，支撑着孙燕在"磨难"中闯过了 20 年。要像男人一样活着，孙燕从父母的教训中，知道了不论在什么情况下，信仰比生命更重要，人只有在不幸中才能发现自己的美德。孙燕完美地实现了春泥护花。

说起对家的感激，孙燕说，她是我战胜蹉跎的"力臂"

一九六六，急风暴雨，一场革命，荡涤神州，摘帽"右派"，孙燕二次回炉。伤口撒盐，雪上加霜，又添新罪，白专典型。剥夺自由，禁锢人身，身心陷入，万劫深渊。古有放翁，今发甘肃，一家四口，注销户口，离开北京，定西安家。灾祸降临，自身难保，前途理想，付之一炬。万念俱灰，一瞬搅心，妻子梅芳，仁心大义，不离不弃。带领儿女，火海共跳，保你为医，哪怕黄泉，远离京城，定西是家。

面对灾难，有的人能挺过去，有的人则扛不下来。在黑暗的压抑下，在苦难的挣扎中，孙燕为什么能够拥有和保持一颗强劲的心让自己不垮？

孙燕心中的答案是家和在他人生路上给予他教导、爱护、支持的人。一切的能源支撑来源于家庭的亲人和一些贵人。孙燕为什么要感激？是家，是他们驱散了孙燕心中压重的雾霾，硬生生地把苦难变成了一座磨炼人格的高校，使孙燕华美地完成了涅槃重生。

追根溯源，从 1929 年孙燕出生，到中共中央作出决定彻底否定"文革"，实现拨乱反正，整整的 49 年，这时，孙燕已经到了知天命的年龄。

半个世纪不短，半个世纪走卜来，一座"五行山"压在身上，困厄、苦寒、灾殃，从不离身边，一直眷顾着孙燕。在"苦难"中成长起来的孙燕，对家深沉的爱是有铭心的内涵，对亲人炽热的爱是有刻骨的体验。

穷尽一切的家庭情怀，让孙燕的名字定格在一个时代的历史镜头下，燕赵侠士在烈火中永生。

无法割舍的家庭情爱与师友们的支持和爱护，让孙燕的事业升腾在一个时代的历史宝典中，燕赵义士在"老君炉"中百炼成钢。

一个人能完成苦难与幸福的统一"分列式"，格局与智慧同行，思维与身子同步，家庭与个人同筑。从源点到终点，从学生到医生，从受助到推手,从践行到引领……冰心说,一切幸福和力量的根源,是拥有一个美好的家庭。

人者,天地之仁也。而人,是环境的产物。

爱的法则,即是牺牲的法则。

家,在孙燕看来是抵御一切可怕的东西的托庇所,不可知的一切都给挡住了,没有一个敌人能跨进大门。

家,是浇灌心灵的寄托处。犹如沙漠中的甘泉。

家,是培育道德的孵化器。会陪你一生,让你洗心涤虑。

家,是指导品行的胚胎巢。长年影随着左右,涌出宁谧与安慰。

家,是国家社会的细胞库。文明的核心不被破坏,才能怡情悦性。

"你要努力,将来要为我们的民族,为中国做些事。"这是父亲的嘱托,孙燕把她当作家训。

家连着国,国牵着家。家国,国家!

在为患者解除痛苦的过程中找到自己的欢乐和幸福。

并不遥远,是那么的近!

再重复一句开篇的话:"爱家的人,才会爱国"。热爱患者的医生才能体会行医的幸福。

第十五章

人生风采德艺双馨

他从一个读书人,到一个爱书人;从一个懂书人,到一个著书人。书陪伴着孙燕成长,孙燕陪伴着书进步。

一生能够与音乐结缘,是件幸事;人生能够与音乐共鸣,是件福事。

智者乐水,仁者乐山。喜爱大自然是孙燕与生俱来的乐趣,"爱山爱水"的天性,养育了孙燕"做事必虑"的习惯。根从哪来,事由哪成、往哪里去的思谋和远见。

找个机会去聆听和寻找到孙燕的人生秘籍,从中一定会受到启发,领悟到人生的真谛。

爱家的人才会爱国;懂得祖国的需要才会敬业;热爱自己的患者和他们的期望才会成为良医;热爱自己的学生和把他们当成自己学术生涯的延续才会成为良师,这是从孙燕身上得出的结论。

什么是人生的真理归因? 表现在对祖国、对生命的强大热情。兴趣爱好要有益人生,孙燕告诉我们,它的先决条件就是美德。

一、幸福家庭幸福源

生活对任何人都是公平的,不用冷眼旁观别人活着,每个人都在扮演着自己的角色。生活的秘诀就在于,永远不要发出有失体统的情感。

不失体统的情感,我们认定为是美德。麦卡弗里把一个人的美德归纳为七种:谦卑、慷慨、贞洁、温顺、节制、友爱、勤奋。他一针见血地指出:"这是与七种罪恶相对的七种美德"。

从骨子里认识一个人,其实办法很简单,只需要看他对家庭、亲人的态度和言行便可知一切,能了解得一清二楚。

一个美好的家庭，是一切幸福和力量的根源。从源头走进孙燕的"家"，站在人性另一个高度，从另一个视角走进孙燕的"心"。

他甚至告诫他的儿孙和学生："一个对父母和老师不好的人和对祖国不忠诚的人，是万万不可做朋友，因为前者是对他最有恩的人，祖国是他祖先繁衍的地方。这样的人怎么会对你好呢？他同样会在关键时刻背叛你！"

读过《周易》的人可能都会记住这样一句话：乐天知命，故不忧。不忧，减少烦恼，是闪耀在孙燕身上的人格魅力；从不怨天尤人，从不为厄运找借口去抱怨；从不为得到赞誉而沾沾自喜。一个人在喜、怒、哀、乐、悲、欢、离、合的命运戏弄之下，能够始终保持一颗淡定的心，世界上十有八九的人是做不到的。

他相信事实和真理。千秋功过，让后人评说。他提倡学术上的争论，也鼓励下级医生对他的结论提出自己的意见。孙燕毫不犹豫地说："每个人出色地干好本职工作，热爱自己的祖国和民族，热爱自己的家庭和亲人，都值得尊重。只爱自己，只爱金钱，为了追求名利地位而为之一往无前不择手段的人，才是最可怕的。"

孙燕对以仁爱为核心的儒家思想和基督教都心怀敬佩。他痛惜"文革"破坏了我们民族的优秀传统。对党提倡的和谐社会感到由衷欣慰。同样，对十九大以后从严治党，规范公务人员，包括医务人员的行为准则十分拥护、理解。

只爱权力，而为之绞尽脑汁丧心病狂的人，他会做出什么事？他们今天正在受到惩处。孙燕对为祖国解放而不惜牺牲生命的先烈充满崇敬，对很早就参加革命的前辈们心存敬佩。

左拉一位法国人，他这样理解爱：爱是不会老的，它留着的是永恒的火焰与不灭的光辉，世界的存在就以它为养料。

歌德一位德国人，他这样诠释爱：爱，是真正促使复苏的动力。

冰心一位中国人，她这样告慰爱：我对生命的前途，并没有一点别的愿望，只愿我能在一切的爱中陶醉、沉没。这情爱之杯，我要满满地斟,满满地饮。

走进孙燕的心田,你会发现,爱祖国和人民,爱家庭和亲人,是支撑孙燕灵魂的基石和顶点;是孙燕存在于世的精神养料;是孙燕不断奋发图强的动力;是孙燕一生幸福的港湾。

每个人都是自身的设计师。幸福与爱是一对亲密的伴侣,孙燕的幸福观在某种程度上,源于中国的传统教育和家庭教育。

善气迎人,亲如兄弟;记人之善,忘人之过;量大福也大,机深祸亦深;多责备自己,多原谅别人;通情达理,宽宏待人;帮助朋友,融合相处;知足常乐,忍能自安;爱人者,人恒爱之,敬人者,人恒敬之;精诚所至,金石为开,人之相知,贵相知心……

孙燕自小从书中、从父母的口中懂得了这些道理,如今已经是"四世同堂"的孙燕,又把这些道理结合自己的经历和体会告诉了他的子孙们。孙燕引以为豪的"幸福家庭"延续着他的幸福观,影响着家族成员的"价值观"。

在孙燕的资料中,笔者像发现新大陆一样,找到了一个只讲家庭不说工作的采访报道,倍感珍贵。2013 年 2 月 5 日,《北京青年报》在蛇年春节到来之前,"春节专刊"对孙燕进行了专访,刊发了题为"乐观、包容、家和,烦恼就少"的文章,打开了一位老人的家庭观,揭开了孙燕的情感世界——

《北京青年报》"健康专刊"春节特刊,健康过年——访孙燕教授

问:这一次不跟您谈工作,我们想了解一下您怎么过年。

答:节前把家里打扫一下,是春节的传统节日习俗之一吧。扫尘,取扫"陈"的谐音,干干净净过年嘛。我也跟着干呀,呵呵,不过我一般就是把我随手放在各处的书和材料整理一下,其他事情都是女儿主理了。

我家每年都挂春联,门口也贴上大"福"字,增添节日气氛。我还喜欢传统年画,在我的客厅里挂着天津杨柳青的"莲年有鱼",很

喜庆。

　　最重要的是每年的家庭团聚。我们已经是个三世同堂的九口之家了。全家约定,除夕都回家包饺子,守岁到午夜,迎接新春钟声。

　　午夜烟花,虽然我们年事已高,不亲自操作,但也会一起去,做个"旁观者",给子孙们拍上几幅照片,也不失一种乐趣。

　　问:看您腿脚利落,行动迅速,春节放假出去玩吗?

　　答:我来北京已经接近70年了,但过去很少逛庙会。在学生时代往往一放假就回去过年,工作后又很忙,但自从有了孙辈以后就不同了,我们几乎每年都陪孩子们逛附近的龙潭湖庙会。而且,往往要逛小半天,环湖一周吃糖葫芦、油茶、羊肉串甚至带上饭盒吃肉饼、炒面。这种乐趣是年轻人不能体会的。我认为老年人需要保持"童趣"和孩子们一道参与。这也是拉近亲情的一个重要的方面。

　　问:您已是耄耋之年,还出去拜年吗?

　　答:我们父母在世的时候,我们都尽量回家和父母团聚,或在大年初一到岳母家拜年。很遗憾,这样的年月已经一去不复返了,我们成了家庭中最大的兄嫂。但我们每年都要召集弟弟和妹妹连同他们的子女欢聚一次。老老少少一共19位,也是一种亲情的表现。我的女儿和外孙女是组织者和主持人,但聚会的中心必然是最小的那位,表演又拜年,其乐融融。

　　每年春节我们还到几位年长的师友家去拜年,借此也见见面。每年必去的有30多年前我们在定西安家落户时的老领导90多岁的王政委,老院长的遗孀今年97岁的吴师母,还有几位和我们年龄差不多的老师友。一是表示我们对他们几十年来的感谢,另一方面也是见一年少一年了。特别是已经患病的老同学老朋友,他们需要旧日朋友的关怀。但大家见面时,除了祝贺以外谈话的题目多半是些朋友的消息和玩笑。

　　问:听家人说,您胃口不错,有什么特别爱吃的,或者过年打算吃什么?

答：虽然我称不上"美食家"，但对京城和各地好吃的还是很向往的，有机会总是要品尝一下。北京各大餐馆的美食多半吃过了。我自己比较欣赏的美食当然很多，例如钓鱼台的炖品、东来顺的涮羊肉、大清花的素饺子、西北餐馆的拉面和刀削面、西南餐馆的米粉、粤式餐馆的虾饺、东北餐馆的酸菜和小鸡炖蘑菇等等。我常说人是杂食动物，不要偏食，什么都吃就自然会达到营养的平衡。

过年，我们和大家一样，年夜和初一吃饺子，初二吃面。当然，随着生活水平的提高，逢年过节家人提议去一些老字号吃饭，倒也省事又美味。例如到莫斯科餐厅或起士林吃西餐、晋阳饭庄吃山西风味菜、飞天大厦吃甘肃风味菜，还有前面我说过的等等，今年也要看儿女们有什么好建议呢，他们总能发现新的好吃处，哈哈。

问：作为医生，也作为一位长寿又健康的老人，您对大家过年的饮食有哪些建议？

答：过年了，大家吃些好的，为了气氛喝点酒都是应该的。但我认为什么都要适度，吃喝多了对健康有害。我具体的建议是：

1. 过年吃喝要有个计划，准备适当，免得剩下太多和浪费。

2. 我们民族的饮食习惯有好的一面就是粗细搭配和多吃蔬菜；但也有不合理的部分就是每逢节假日暴饮暴食，危害健康甚至生病；我是医生，无论在城里或农村，每到年节胃病、腹泻和饮酒过度伤肝因而需要治疗的人不少。这其实是乐极生悲，非常不值得的。

3. 我非常赞同吃八、九分饱，多吃些果蔬等。

4. 亲朋好友在节日饮些薄酒助助兴是好的，但压酒、罚酒、劝酒就大可不必。饮酒多了伤肝这是大家都知道的。

问：看到您和家人那么多照片，您又喜爱摄影，经常全家去旅游吗？

答：我们还真是经常在过年期间全家出游，呵呵。因为只有这个时候一家老小都能休假。前年我们全家到广西旅游，去年全家坐邮轮到新马泰走了一圈。这样不但欣赏到各地的风光，也品尝了各地各国的美食。每次都是大年初二动身,提前一天回来,休息一天,好准备上班。

问:跟我们读者分享一个能健康快乐的独家秘方吧!

答:我想最主要的是保持乐观的心态;在工作上和家里多包容,帮助别人找到快乐;找机会活动锻炼;和子女们保持"友谊"和平等,达到家庭和谐,那就很少烦恼了。

问:马上要到的这个春天,您有什么打算吗?

答:我自己还要负责开展几项抗肿瘤新药的临床试验,完成两本专著,修订我们第七版的《临床肿瘤内科手册》。但我最重要的任务是协助中青年同行出成果、出人才。

二、丰富心灵天地宽

孔子曰:知之者不如好之者,好之者不如乐之者。

欧阳修答:视其所好,可以知其人焉。

培根答复:有什么样的情趣,就有什么样的思想,一旦享受它,就有什么样的学识和见解,就有什么样的谈吐。

罗素解答:一个有勃勃生机与广泛兴趣的人,可以战胜一切不幸。

孙燕是位爱好和兴趣十分广泛的人。在与孙燕的交谈中,随时都可以发现他的生活充满了活力,只有当生活富有乐趣的时候,才能显示出美好。

世界上没有一个人的一生是顺风顺水的,在每个人的岁月长河中,酸甜苦辣、喜怒哀乐,其实在人生的比例总量是一样的,只不过有早有晚,总要不期而遇。然而,不论如何人生的旅程是没有回程的,每一天都是现场直播。从孙燕的身上我们可以读懂一个道理:必须要用心地走好人生的每一步。

如何把兴趣和爱好转为正能量，有益人生？孙燕告诉我们："兴趣是有先决条件的，它的先决条件就是美德，没有美德，也就没有什么乐趣了。"

1. 读书陪伴他一生

孙燕喜欢读书，钟爱音乐，擅长摄影，潜研书画，收藏奇石，热爱自然……当你真正走进孙燕情感的另一个世界，你会突然领悟到孙燕人性魅力的另一个层面。

读书，是父母交给孙燕的第一个任务。从小就在父母和老师的"监督"下，"四书五经"必看，"唐诗宋词"必背。一生下来，深厚的古文和儒家文化，打造出了孙燕渊博的底蕴，也成就了一代儒医的重要精髓。

读书已经成为孙燕的爱好和习惯。访谈中，他特别记得在汇文中学槐花飘香的季节，每周日坐在明亮的图书馆听着蝉鸣阅读《词选》的惬意；在燕京大学除了苦读必要的参考书以外，还有能看图书馆收藏的像《脂砚斋红楼梦》那样的善本书的特权；在协和图书馆每个周日上午阅读最新的杂志，还有机会向敬佩的老师请教；在肿瘤医院定期阅读浏览必要的几十本杂志，得到国内外最新学术进展的滋养。此外，他对读书乐趣和书的教化作用也有充分的体会，特别是通过读书与古人对话。他喜欢白居易，能背诵他的很多长诗；特别喜欢苏东坡的诗词，趁外出讲课或会诊，专门到眉山参观东坡故居和海南儋州的祠堂。

但他对"书中自有黄金屋，书中自有颜如玉""吃得十年寒窗苦，方能成为人上人"这两句话有些不同的看法。这些把苦读当成跳板升官发财的方式是受我国几千年的科举制度影响的。其他国家没有过科举，所以读书只是为了寻求知识，充实自己，享受读书本身的乐趣。目前应当倡导读书本来的意义，为提高自己的修养和工作能力，为实现中华民族的伟大复兴而读书。他也希望青年朋友能够保持读书人的操守。人生的目的和初衷，决定了人生的行为。

书回正传,孙燕从一个读书人,到一个爱书人;从一个懂书人,到一个著书人,书陪伴着孙燕成长,孙燕陪伴着书进步。书籍陪伴他一生以习医报国作为对事业的追求。他处在我国内科肿瘤学的开拓者和学科带头人的位置上,必须每天阅读书刊才能赶上学科的发展,不致落后,这样才能带领全国同道共同前进。因此,他多年来热心编辑《癌症进展》和《全球肿瘤快讯》两本杂志,把最新的知识和发展动态呈现给这一新专业的同行者。最近,孙燕在一篇文章中说"我是一个乐观主义者,能看到在我国肿瘤死亡率进入平台期很高兴,以后必然会达到下降期,就会实现我的中国梦。"只要在正确的路上刻苦努力奋斗,一定会有回报。

与孙燕交谈是件幸福的事,凡是接触过孙燕的人,都会有切身的体会,专业之外,孙燕通达历史,晓知地理,熟知古今。"唯有对外界事物抱有兴趣的人,才能保持人们精神上的健康""读书能使我与古人对话、交流,这些话一点不假。"

我的古文底子不好,不敢与孙燕"论古",说起中国现代作家,倒有一番"聊头"。孙燕喜爱三位作家:一个是鲁迅,一个是巴金,一个是冰心。

他们三位的作品,孙燕从小反复读过多遍。孙燕告诉我他喜欢他们的心怀博大、真诚,让读者和他们心灵相通。

我说:"鲁迅的品格是横眉冷对千夫指,俯首甘为孺子牛。"

孙燕说:"读过鲁迅的作品,真正要读懂的是,通过他的作品反映的思想和价值观:人类总不会寂寞,因为生命是进步的,是乐天的。鲁迅对闰土、祥林嫂、萧红的心是热的,我是这样理解。至于'横眉'和'冷对',这是作品之外的鲁迅。"

话题转到孙燕喜爱的巴金,这也是我读过的作家作品。我极想表现一番:"家、春、秋,是巴金的《激流》三部曲,是巴金的早期代表作。这部作品,呼唤社会自由、民主,主张尊重人格,提倡人性解放,是中国摆脱封建最鲜明的一面旗帜,在中国现代文学史上占有重要地位。"

我把从教科书上知道的都给搬了出来。

孙燕听我说完,微微地笑了笑:"你说得不错,这是对作品地位的评价。从巴金的作品中,能够获取到什么,能引发自己的思考与作者共鸣,这是最重要的,这是摒弃口号之后的'读书'。在家、春、秋三部曲,其中'家'的成就最大,被搬上了各种舞台。作品中强烈反映的是面对'生'的导航,每个人都热爱生命,活着真好,怎样'生'下去,作品告诉我们,能不能把自己的理念和信仰,投身到生命的海洋里去。我读巴金作品最大的收获是鼓舞人前行的是希望,而不是失望。"孙燕一席话令我汗颜。

说到这儿,孙燕告诉我一个故事,是和巴金有关的故事。

在一次法国友人婚庆的宴会上,孙燕与当时瑞典驻华大使坐在一桌。由于能用英语交流的人不多,孙燕成为这位白发苍苍的大使主要谈话的对象。在交谈中,孙燕对大使说:"巴金是中国著名作家,也是世界著名作家,他曾经在欧洲生活过,他的作品影响了中国历史发展,影响了中国三代人。你们有半个世纪的时间可以选择巴金,但是你们没有,诺贝尔文学奖没有选择巴金,是诺贝尔文学奖的缺憾。"

书可以使人励志,书可以使人自强。孙燕对中华民族历史上的许多伟人和文人都很敬仰,并从他们身上学会了如何去做一个真正的中国人。

"怒发冲冠……待从头,收拾旧河山,朝天阙。"描写了千古传颂的爱国名句,民族英雄岳飞勇赴国难,抗敌复国的壮志。孙燕到汤阴专门到岳飞祠,并精心保存岳飞写的《前出师表》拓片。

"路漫漫其修远兮,吾将上下而求索。"《离骚》中千古绝唱的图志名句,写出了忧国忧民的屈原。

"人固有一死,或重于泰山,或轻于鸿毛。"千古恒言的人生价值,受到宫行仍完成鸿篇巨制《史记》的司马迁。孙燕在"文化大革命"的日子里读过几遍《史记》和《红岩》。他钦佩在困境中不断追求真理的古人、烈士和前辈们。

"非淡泊无以明志,非宁静无以致远。""明志致远"千古传播的立志警句,事必躬亲的智者化身诸葛亮。每次到成都他都会去瞻仰武侯祠。

"千古兴亡多少事? 悠悠,不尽长江滚滚流。"千古传告的爱国壮志,弃笔从戎,抗击倭寇,收复中原的辛弃疾。他每到济南都会去大明湖畔辛弃疾祠堂。

"人生自古谁无死,留取丹心照汗青。"千古留名的壮士悲歌,赤胆忠心光耀中华史册的文天祥。

崇尚英雄,英雄情结,是孙燕读书的一个重点,父亲在他小时候,用《劝学》中的"三更灯火五更鸡,正是男儿读书时;黑发不知勤学早,白首方悔读书迟",告诉孙燕读书是学习的过程,要从学习中获得的一切知识来改造自己。"非学无以广才,非志无以成学",读书成就了孙燕,忠心报国,赤胆为民,先天下之忧而忧,后天下之乐而乐。这些信仰和理想,潜移默化地植入了孙燕的血脉里。教育最重要的方式是阅读,它可以帮助人们精神成长,把书中的内容变成自己的意志和智慧。他的朋友秦伯益有方闲章"读书乐",孙燕深谙其真味。

2. 音乐净化他的心灵

一生能够与音乐结缘是件幸事;人生能够与音乐共鸣是件福事。孙燕喜欢冼星海,更喜欢冼星海的那句话:"音乐,是人生最大的快乐;音乐,是生活的一股清泉;音乐,是陶冶性情的熔炉。"翻开孙燕的历史,冼星海的这句话一点都不假。

孙燕说:"我的一生可以用几首歌曲来概括,我喜欢唱歌,别人夸我是'有水平的男中音',那是技巧。真正的意义是,这些歌曲是伴着我一生调解和医治心态的良药。"

孙燕的一生分为四个部分:一是生在民族危亡时期的目睹与思索;二是求学报国的激情勤奋和美好向往;三是"文革"的灾难性迫害和坎坷;四是改革开放后的祖国发展。

在孙燕的"歌谱集"里,排在前四位的是《天伦歌》《歌唱祖国》

《未完成交响曲》《那就是我》，这是孙燕一生的喜爱，这是孙燕一生的写照。歌如其人，人如其歌。

歌曲音乐在孙燕不同的成长发展阶段起着非常重要的作用，生命与音乐共存，命运与音乐共勉，事业与音乐共伍。从音乐这一独特的视角去了解一位当代的医学家，本身就是一件十分有趣的事儿。

人，都不是一种活法。孙燕为何如此钟爱音乐？时间，是最伟大的作者；岁月，是最忠诚的歌者；经历，是最无悔的听众。

音乐是民生的传递，使立志得到启蒙，打开了孙燕立志学医报国的"天眼"。

音乐是对追求的思索，使求知成为推手，激活了孙燕在家贫无助时，靠拿奖学金完成学业，成功踏入医门。

音乐是祖国的回归，使青春激活热血，点燃了孙燕在协和医学院毕业后，投身国家建设的"激情"。

音乐是永恒的主题，使苦难铸就磨砺，锻造了孙燕胸中永不泯灭坚强的"双翅"。

音乐是高昂的号角，使科学助推春风，托起了孙燕走进新时代的"丰碑"。

一生岁月如歌，一生如歌岁月。这是孙燕展现给我们的另一种情怀与风貌。

青少年时期孙燕最喜爱唱的是《天伦歌》。这首歌，孙燕一直唱到1948年，这首歌对孙燕影响之大，与他当时生活的中国历史环境分不开，他目睹过苦难的中国。

泱泱大国在外寇的刺刀下遭受欺辱和蹂躏，浩浩中华儿女，如同失去父母一样沦为亡国奴，在无助的痛苦中呻吟，期盼光明的到来。生长在山河破碎，民族危亡时期的孙燕，听到了这样一首歌，迅速在心灵上与这首歌产生了共鸣。20世纪30年代，《天伦歌》是电影《天伦》的主题曲，作词钟石根，作曲黄自，由郎毓秀演唱，片中的孤儿怀念父母的真情，感叹失去父母的痛苦，盼望美好人生的到来，催人泪下。《天伦歌》代表了孙燕对未来的向往和憧憬。音乐是人类的直接语言,它能够唤醒人的觉悟。

孙燕唱着这首歌,立下了学医报国,济世救人的理想。

孙燕唱着这首歌,在汇文中学艰苦完成了学业。1947 年开始向往新中国,唱着:"兄弟们向太阳,向自由,向着那光明的路!"孙燕唱着这首歌,迎来了中华人民共和国的成立,美好生活真正到来。如果说这些歌是孙燕青少年时期的心灵点拨,那么,《歌唱祖国》的巨大感召力,则点燃了孙燕的报国豪情。

1948 年,孙燕考入燕京大学医预系,那年孙燕 19 岁,不久迎来了北平和平解放,使他对未来充满了憧憬和向往。从小立志学医报国,如今学医已成,报国有门,激情万丈,热血沸腾。喜欢唱歌,热爱音乐的孙燕,在自己人生命运的转折点上,又有一首歌曲点亮和鼓舞着他,为孙燕的理想插上了奋强的灵魂翅膀。

1950 年 9 月 15 日,新中国第一个国庆节前夕,《歌唱祖国》的作曲者王莘从天津到北京购买乐器。返程路过天安门广场时,忍不住下车,欣赏被金色晚霞笼罩着的天安门广场。抬头看,一面鲜艳的国旗在霞光中高高飘扬,令王莘心潮澎湃,顿时灵感突现。

和平时代的到来,极大地鼓舞着中国人民,大家对今天感到骄傲和自豪,对未来充满信心和展望。正在燕京大学学医的孙燕听到《歌唱祖国》这首歌曲时,爱不释手,唱着这首歌抒发着自己准备建设祖国的豪情、理想和信仰。

五星红旗迎风飘扬,
胜利歌声多么响亮;
歌唱我们亲爱的祖国,
从今走向繁荣富强。

1951 年,孙燕和他的同伴,在五星红旗指引下,唱着这首歌从燕京大学医预系转到协和医学院。

5年后孙燕唱着这首歌从协和医学院毕业,获得医学博士学位,向亲爱的祖国交出了一份赤子的答卷。

孙燕唱着这首歌,踏上了工作岗位。从《歌唱祖国》的响亮歌声中,步入了"报效祖国"的人生旅途。

正当孙燕伴着《歌唱祖国》的歌声走向治病救人的工作岗位,拳拳实现自己理想的时候,风云突变,反右运动开始了,孙燕被划定为"右派分子"。祸不单行,8年过后,"文革"爆发了,又被打成了"走资本主义道路白专道路的典型",老账新账一起算,到1978年中央拨乱反正,整整20年。

从29岁到49岁,三十而立,四十不惑,五十知天命。古往今来对光阴之叹,我们可以看到很多的感慨。把这段光阴过成什么样,他的人生就是什么样。

从而立到知天命,一个男人工作、事业、精力正处于黄金时代的20年,然而,命运留给孙燕的却是困惑、迷惘、迫害、摧残、痛苦。命运的变化好像天上的月有圆缺,是左右命运,还是被命运左右?

孙燕从小读过《论语》,"岁寒,然后知松柏之后凋也"。意思是到了寒冬季节,然后才知道松树、柏树的叶子是最晚凋落的。

无奈与坎坷,曾经一时折磨着孙燕的心绪,不愿就此凋落的他,面对"精神监狱"如何活着?

荒废人生? 燕赵侠士的骨子里从来没有丢失壮志的性格。

自暴自弃? 在孙燕人生的字典里你是找不到这个词条的。

怨天尤人? 爹妈从小就没教给他。

鼓舞人生,从上中学起就是学校文艺积极分子的孙燕,在合唱团里他特别喜爱舒伯特的抒情歌曲。而此时萦绕在他头脑里的却是舒伯特第八交响曲《未完成》。此曲于1822年完成,舒伯特活着的时候没有发表,43年之后,人们才发现了舒伯特的总谱,原本四章的交响曲总谱,舒伯特只完成了两章。这就是《未完成》名称的由来。孙燕记得 1948 年 12 月临近解放时,燕京大礼堂里由燕京清华交响乐团演奏的就是《未完成》。

身处逆境,命运坎坷的孙燕突然想起了这首交响曲,被这首交响曲传递给人们的思想主题所震撼和鼓舞。作品的创作主旨为在无奈中追求光明,这令孙燕的迷惑得以释然,作品着力个人情感的抒发,以热爱生命和大自然,钟情理想和爱情世界,取代孤独、寂寞、痛苦和压抑。这与孙燕当时的处境何等相似,这与孙燕要摆脱的无奈情绪不谋而合。

《未完成》陪伴了孙燕 20 年,逆境变成了奋进的学府;寂寞里完成了医学的发现;孤独中践行着济世救人的天职;坎坷中实现了生命灵魂的完美升华……

从此,孙燕在人生中几位"贵人"的帮助下十分智慧地利用了长达 20 年的"苦难"谱写了一部自己的交响曲。对于一个有抱负有理想的人来说,没有一个地方是荒凉偏僻的,在任何逆境中,都能不断充实自己,作出成绩。

1978 年,孙燕和全国亿万人民一起,意气风发地进入到伟大新时代的激流中。从"人生大学"毕业后的孙燕已是学识渊博、医道高超的中国肿瘤内科学的著名学者。在百废待兴、经济崩溃、人才匮乏的中国,孙燕顿时成为祖国肿瘤治疗领域里一位夺目的领军人物,被国家关注。很快,在改革开放之后的春天里,孙燕的才华得到了淋漓尽致地发挥。他做梦都没有想到过他会被国家派往美国深造,融入临床肿瘤学的世界大家庭里。1982 年初,孙燕不为美国给予的荣华富贵所动,带着自己的科研成果义无反顾地回到祖国。改革开放以后,孙燕进入他人生的第二阶段,也是他张开双臂怀着报国之心发展学科,最得力、最有成就和最愉快的 40 年。他为祖国的每一项进步感动,为能参与祖国实现小康,实现健康中国而感到幸福。

这时,孙燕又满怀激情地捧起了最能抒发自己思想的,由陈晓光作词、谷建芬作曲的《那就是我》的歌谱。

"我思恋故乡的小河,我思恋故乡的炊烟""妈妈,如果有一朵浪花向你微笑,那就是我"。孙燕微笑着向祖国汇报,在肿瘤综合治疗学术思想的引领下,提高治愈率,降低死亡率取得突破性进展,谈癌色变的观点发生根本性变化,肿瘤由"不治之症"变成"可治之症"。

"妈妈,如果有一支竹笛向你吹响,那就是我。"孙燕兴奋地向祖国述说,在开发抗肿瘤新药的进程中,国产第一药,拥有自主知识产权的"中国药"屡屡打破"进口封锁"。降低药价,进入医保,有效遏制了一人得癌全家致贫的悲剧。被中国政府誉为医药界"两弹一星"的抗肿瘤新药埃克替尼(凯美纳),特别是 2018 年又有 3 个我们自主研发的靶向药物和 3 个抗 PD-1 单克隆抗体上市,是孙燕至高的荣光,是患者至上的福音。

"妈妈,如果有一叶风帆向你驶来,那就是我"。孙燕高兴地向祖国倾言,中医中药在肿瘤治疗中发挥了重要的作用,扶正祛邪有了新的内涵,这将对世界作出我们民族的贡献。

从《天伦歌》到《歌唱祖国》,从《未完成交响曲》到《那就是我》,组成了孙燕一部完美的人生四部曲,忠诚地记录和演奏了孙燕的历史足迹与情怀。在保利剧院、人民大会堂、国家大剧院和中国工程院的礼堂里,孙燕一有空就携妻带子出现在那里,安静地聆听和享受音乐给人们的感悟。

3. 热爱大自然是他的天性

孔子曰:智者乐水,仁者乐山。孙燕一生与"山水"结缘,一生从"山水"中受益。

"河床越深,水面越平静"。说的是人的修养和知识越高,心态越平静,绝不争一时的得与失。这是孙燕一生的做人准则。

"大海能冲刷掉人类的污垢""海纳百川,有容乃大"。大海在孙燕看来可以修复人们的灵魂,胸怀是仁爱的基石,每个人在大海面前,任何的"想法"都显得狭隘和微不足道。

最广阔无疆，最仁慈宽厚的"崇山峻岭"赋予人们的是意志的固守。孙燕把大自然看成是一本精美的书，用一生去阅读，去感受其中的力量，但还是觉得未必能真正地读懂它。

"树木是大地写在天空中的诗""花草是大地黝黑的胸膛"。绽放自己，扮靓他人，树木与花草互补，根植大地，护卫疆土，任凭风吹雨打，年复一年，花开花落，叶落归根，春天一到百花盛开，万树生辉，每一次轮回都不刻意修饰自己的平凡。孙燕说："我是肿瘤内科学百花园里的一分子，就好比一棵树，一朵花，一叶草，我为能扮靓这个百花园，而感到骄傲。"

喜爱大自然是孙燕与生俱来的天趣。故乡的海，从小求学时昌黎的山培育了孙燕性格坚韧、胸怀广博的基因。"爱山爱水"的天性养育了孙燕做事必虑——"根从哪来，事由哪成"的思谋。

孙燕的家乡就在渤海边上著名的"黄金海岸"，把大海的恩泽毫不保留地赐赏给了人间。昌黎的碣石山中有座塔，它叫"源影寺塔"。山中还有座庙就是千年古刹"水岩寺"。山不在高，有仙则名，历史名山"碣石山"，孙燕的家乡就在这座山的脚下。孙燕从小每逢假日就去和同伴登那里的小东山。

孙燕从小与海为伍，海天一色；海与人伴，博大精深。怀揣着抱负，少年孙燕从这里出发来到京城。14岁的孙燕离开家乡，告别了家乡的"山和海"只身一人来到北平求学，进入汇文中学（当时第九中学），开始了"学医报国"的壮丽人生。

孙燕爱山，只要有机会就一定会去攀登那些名山。美国的落基山脉有很多观光地，科罗拉多大峡谷位于美国亚利桑那州西北部，大峡谷让人懂得世界之大。南达科他州的拉什莫尔山的花岗岩上雕刻着美国开国元勋的雕像，令人景仰。在加拿大他特别喜欢温哥华，随时就能够看到大海，很容易见到海，一抬头就见到北面的雪山。他很喜欢夏天到温哥华，天空永远那么蓝，蓝的没有一丝云彩，眺望远处连绵不断的落基山脉，隐隐约约能看见著名的"韦士拿"雪山，令人惊奇。

朋友带他坐缆车去山顶，虽然会感到一丝寒意，但他仍然像孩子一样到处观看，拍照录像好回去与家人和朋友分享。他和他的夫人还到过巴西里约热内卢，攀登了面包山，一览城市全景，还有基督山，山顶有世界著名的里约热内卢基督像。他们专门游览了位于阿根廷与巴西边界上的伊瓜苏大瀑布，以前在张大千的画中看到如此雄伟的三叠大瀑布总觉得出于想象，看到伊瓜苏大瀑布才知道是真的。在欧洲他们还到过阿尔卑斯山中的著名小镇达沃斯，在那里享受冰雪世界。在南非还登上了开普敦的好望角。

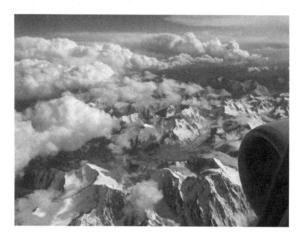

天山雪峰（摄于 2014 年）

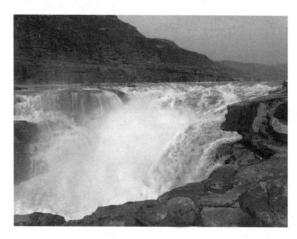

壶口彩虹（摄于 2015 年）

国内的名山大川他当然也从不放过。他的摄影作品《天山雪峰》《壶口彩虹》与摄于德天瀑布的《层瀑叠翠》还曾经获奖。在 71 岁高龄时他还在大雪天登上了丽江 4 500 米的高峰。

进入中国工程院以后，除了能近距离接触很多前辈、老师和同年龄的专家以外，特别让孙燕感兴趣的是每年院士会期间院士们的书画摄影展览，还有每期《院士通讯》刊登的作品。很多老院士的书法像程莘农、程天民、徐德龙和中国科学院

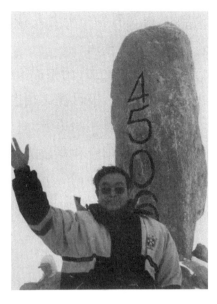

登上云南丽江玉龙雪峰（2000 年）

的薛社普都是著名的书法家。在他的同龄人中，药理学家秦伯益除了撰写了神经精神药理毒理方面的著作，还著有《秦伯益游记：美兮九州景》（2011 年由天地出版社出版）和《秦伯益游记：壮哉中华魂》（2012 年由天地出版社出版）。他的同行好友临床肿瘤学家汤钊猷业余出版了四本摄影集。这都说明了很多院士的人文修养和造诣同样杰出。

孙燕自幼年生长在海边所以爱海，他从高小时就与同学一起学游泳。上中学时由于泳池很少而且票价很贵，他和同学们就在建国门外的窑坑里游泳，到了燕京大学经常骑自行车到昆明湖游泳。那时昆明湖不收费，夏天游泳的人很多。在美国，他到过洛杉矶、旧金山、迈阿密海滩和纽约长岛等，都曾去看海、游泳。他在休斯敦的时候最喜欢去的是离休斯敦不远的半岛海滩。在国内他最爱的还是北戴河与三亚。如今，已经 89 岁高龄的孙燕，对"山和海"的热爱没有一丝减退，反而这种情感愈加强烈了，他仍有一肚子的话要向山述说，向海倾诉。

完全摆脱了"游山玩水"的孙燕，每每望着一座座大山，他依然是

个学生；每每看着一个个大海，他依然是个弟子。大海使他胸怀宽阔，高山使他更为坚强。

仰望天地之大，俯察品类之盛，历目心胸得以骋怀。双脚所及之处，极观之雄也，极目视之阔也。

回顾孙燕对书的热爱，对音乐的钟情，对大自然的景仰，最好的注解还是选用欧阳修和罗素的话最为恰当。

欧阳修：视其所好，可以知其人焉。

罗素：一个有勃勃生机与广泛兴趣的人，可以战胜一切不幸。

三、情播艺海话儒医

书痴者文必工，艺痴者技必良。

孙燕告诉我："艺术与科学本是携手进行的。"他引用泰戈尔的一句话才使我"开窍"："我们在热爱世界时，便生活在这个世界上。"看到孙燕交给我他所写的随笔、散文、游记，见到他所拍摄的作品时，我突然眼前一亮，顿时就明白了，悟到了。

一个精神文雅的人，以他自己特有的令人喜悦方式，把自己的情感传递出来。不但是生活的点缀，而且是生活的一面镜子，孙燕是在用自己的观察、发现、思维、顿悟、理解，用他自己的另一种方式去"谈论"着那些让人喜欢的事物。

我一下子明白了，归根结底，孙燕是位传承我国几千年文化的"儒医"，既有司马迁、诸葛亮、陶渊明、杜甫、苏东坡、曹雪芹那样的忧国忧民、热爱自然的风骨；又是传承历代名医的敬业精神和仁心仁术的现代医生。明白了孙燕是一个"心里想得透彻，生活自然明白"的人。

除了大部分章节介绍的医学成果，孙燕的人生如同他的作品一样,除了文章和专著以外,还有精美的摄影作品。文则数言乃成其意,书则一字已见其心。

生活,是孙燕用自己的言行谱写的快乐乐曲。

写作,是孙燕用自己的认知解读的内心感受。

摄影,是孙燕用自己的视角勾勒出的美好憧憬。手摁快门,光线与角度融合,流动的画面在瞬间留下。

艺术,使孙燕提高了人文修养,也是解除烦恼和激励自己不断进步的良药。

这就是孙燕,一位热爱自然,能从山水和古今文化艺术中吸取生活的乐趣和工作的动力,为我国临床肿瘤学的发展贡献毕生精力的临床肿瘤学"儒医"。

第 十六 章

感悟人生精神财富

他热爱自己的医生职业,并从中获得工作的幸福

他人生最大的感悟就是自己的一切与祖国的命运是息息相关的

这种思想在异国他乡被不断深化

他能正确对待自己和师友,也能理会学术上的正确与否

一、孙燕的人生感悟—— 没有祖国就没有个人的一切

"没有目标而生活,恰如没有罗盘而航行"。

伊曼努尔·康德的这句励志箴言,极其准确地诠释了孙燕的行为准则。不管是在民族危亡的战乱年代,还是在身不由己的"政治运动"中,亦或是在国外"灯红酒绿"的世界里,孙燕始终不忘"学医报国、济世救人"的初衷,把一切贡献给自己热爱的祖国;把党交给他的事业当成人生的目标,排除各种干扰,无悔无怨地为实现我国肿瘤"发病率下降,死亡率显著下降"的梦想而不断耕耘奉献毕生精力。

1. 珍惜时间,警钟长鸣

孙燕不敢有丝毫的懈怠,每天忙碌的身影,是孙燕几十年来生活工作的常态写照。

了解孙燕的人都知道,他爱惜时间就像爱惜生命一样。孙燕的同事们看到,他永远秉承着"今天能做完的事,不要拖到明天去做"的工作标准。走进孙燕的内心世界,你会发现,孙燕在心中为自己制定了约束标尺:"人的一生中会有不幸,但是没有哪一种不幸能够与失去的时间相比。"听完孙燕的一席话,其中深奥的哲理,十分耐人寻味。

每年年底孙燕的儿女们都会认真为父亲准备一件新年礼物,那就

是一本大台历，那里会记录下父亲每天的工作安排。这已形成了习惯，虽然不值钱，却给父亲每日的辛劳留下印迹。这份新年礼物一送就是几十年。

因此，孙燕时刻告诫自己，鼓励自己："你热爱生命吗？那么别浪费时间，因为时间是组成生命的材料。"

当你走进孙燕的办公室，在那间"陋室"里的办公桌上，再一次看到通体白色，舵盘造型的台表时，你会想到什么？

孙燕对我说："每个人都有理想，为了理想实现，要珍惜时间。中国有句老话叫：一寸光阴一寸金，寸金难买寸光阴。宇宙的时光平等地赋予每个人生存的'领地'，均衡地给予了每个人创造、实现自己个人的'GDP'的时间。时间不会重复给你，过去了，就失去了，爱惜了，就拥有了。"

说到这里，孙燕指了指桌上的表接着说："这块表是我的心爱之物，是我特意给自己准备的。"

说着，孙燕双手拿起表，对我说："舵盘造型，是要让它勉励我，任凭风浪起，瀚海航行把准方向，不能偏离航道；时钟刻盘，是要让它提醒我钟表滴答一声，生命就减去一秒，无论对谁，它都同样无情；通体白色，是要让它警示我，清清白白做人，明明白白做事，一清二白立世。"

孙燕边说边把表放回桌上，沉思片刻后，指着自己胸口说："这表是我给自己树立的一个'警钟'，我要让它随时敲打我，鞭策我，哪怕会有一丝一毫的懒惰。"

熟悉孙燕的人都知道，他是一位最会利用边角时间的人。会议开始前大家都到了，你会看见他在闭目养神其实他是在默诵他的致词；会议前几分钟他离开座椅去爬楼梯锻炼，等开会时间一到又端坐在那里；会诊大家发言时你会看到他在小本上不时写什么，等会诊总结完他已经把给上级的报告写好了；到国外开会回程的飞机上，他常常用笔记本电脑把会议的收获书写成文以便和大家分享。再加上他平时的勤奋,就可以理解他为什么能完成那么多工作了。

2. 在坎坷的路上,有贵人相助,他从未迷失方向

一个人在一种不能屈伸的环境中,只有两条路可走:一条路是消极地被命运宰割,一条路就是努力的自造命运。孙燕选择的是后者。困难只能吓倒懦夫和懒汉,而胜利永远属于敢于攀登科学高峰的人。

"千磨万击还坚劲,任你东西南北风"这是孙燕性格的真实写照,面对挫折荣辱不惊,这是孙燕品格的铮铮定力。孙燕始终坚信"不经一番寒彻骨,哪得梅花扑鼻香"。

坦然和超脱,是孙燕精神境界的核心价值观,在接受媒体采访时,当大家不约而同地对孙燕 20 年间的磨难、逆境、挫折表示同情时,孙燕多次表露心声:"对于这些,在那个特定时期的不公正的待遇,我心里很坦然。那是整个国家和民族的灾难,很多人都被触及了,我个人受到牵连不足为怪。"

掐指一算,从 1958 年孙燕被后补成"右派",到粉碎"四人帮"后1978 年十一届三中全会召开整整的 20 年的时间,命运往往是无情的。从 1958 年开始,孙燕作为一个医学博士,突然被莫名其妙地打入了"另册",在炼狱中没有政治自由,也失去了人身地位,处处得格外小心谨慎,唯恐一句话"不到位"给全家带来麻烦。虽然在 1959 年就摘去了"帽子"但阴影仍在。现在的年轻人可能不会体会,甚至会问:"你不是照样当医生,在日坛医院还被重用,到甘肃安家落户还成了定西名医?"但从那个时代经历过的人都不会忘记,但凡身上有点"黯儿"的人,他和他的家人整天都要处在惶惶不可终日的状态中。尤其是到了 1964 年,"地富反坏右"并列时情况更令人心惊肉跳,这意味着要连累到下一代。如果没有 拨乱反正,就不会有孙燕的今天。到 1978 年,孙燕已经 49 岁了。这 20 年间他从一名青年小伙儿,长成了一名中年男人。难能可贵的是,孙燕没有虚度年华,没有"破罐破摔"。在那段"有苦难言"的日子里,如何认识社会? 如何认识自己? 在理想、志向

被鞭打得"体无完肤"的环境中，"宁要社会主义的草，不要资本主义的苗"，把科技进步和科技人才当作"牛鬼蛇神"，在走白专道路，企图颠覆社会主义的强大政治铁拳之下，坚持信仰与理想不动摇，不是每个人都能做到的。当然，大多人选择无奈保身生存的决定，其实是无奈之中的"明智"选择。

他心里用列宁的"必须有勇气正视无情的'真理'"这句话鼓励自己。在这20年间，孙燕无声无息地躲在一边，认认真真地给患者看病；业余时间一头扎进图书馆，两耳不闻天下事，一心只读医学书；从中药入手，苦心研究提高患者免疫功能的新药、治疗的新方法；下放农村劳动改造，春泥护花照样出彩；全家去定西，造福定西患者传佳话……

但孙燕是幸运的，在他坎坷的路上遇到了几位贵人，给他工作的机会，鼓励他在困难的条件下努力成才；永远难忘于患者对他的真情回报。他几次含着泪水对我说："在写到我的成就时一定要写他们对我的爱护和帮助，如果没有他们就不可能有今天的孙燕。"

在一篇纪念吴桓兴（1912—1986年）的文章中孙燕写道："回忆对我人生有重大影响的恩师，常常使我难以控制情感。他是我学术上和人生道路上的导师和引路人。良师益友二十多年，很多难忘的事情历历在目，特别是共同度过'文革'那段艰难岁月。他对学科发展要求严格，最初几年吴院长实际是我们的主治医师，很长一个阶段每周带我和周际昌处理患者，指导我们开展工作，包括一些新药的临床试验。'文革'开始，吴院长见到我很迷茫，就对我说了一句话'That is not our business（那不是咱们的事）'，并让我做好临床工作好好充实自己。那时我只有36岁，虽然还没有到40岁，但经过他的点拨提前进入了"不惑"。他爱憎分明，在'文革'中的表现令人敬佩。他特别关心李冰院长，常常故意到李冰劳动的洗衣房'视察'，有一次吴院长在我的办公室看资料，李冰从外边楼道走过，吴院长把李冰拉到办公室并安慰她，告诉她千万要想得开。由于吴院长书写中文有难度，所以我和殷蔚伯、余子豪常常作为助手跟着做记录。在我们编写《肿瘤学进展——化学治疗》一书的时候，每星期都有 1~2 天他约我早晨 6:30 到他家的前廊，他用英文和中文口述，我记录下来，然后整理成文，再由他进一步修改定稿。也有的是由他写提纲，例如《实用肿瘤学》，由我按他的意思写出初稿再由他修改定稿，后来经过多次讨论修订才印刷的。"

"四人帮"粉碎以后，吴桓兴像年轻了很多，到云南个旧看望孙燕他们，和时任医学科学院副院长黄乎像孩子一样爬山下矿。并且在昆明的大会上热情洋溢地鼓励大家把握机会共同努力。那时他主持编写了《实用肿瘤学》《医学百科全书——肿瘤学卷》等重要参考书。并且，积极推动国际交流，接待很多代表团来访并带领我国同行到欧美国家访问。这一阶段可能是他一生中最愉快的工作时光了。1985 年他光荣入党，韩素音女士曾这样描写吴桓兴："他是一个杰出的理想主义者，他为祖国肿瘤事业献身的精神值得每一个人称赞，他是一个高尚的人。"

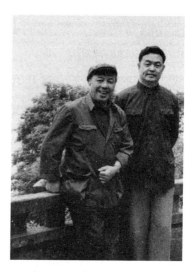

孙燕和他的恩师吴桓兴教授
在昆明参加肺癌会议(1976 年)

谈到金显宅教授(1904—1990 年)，孙燕告诉我："我和金教授可以说是很有缘分。1959 年冬，我调入日坛医院时金教授在我们医院任顾问，每月从天津来北京参加 1~2 次大查房。我和金教授初次见面是在那年全国肿瘤学术会议上，大会结束后他来到北京，当吴桓兴院长向他介绍已经由我和周际昌组成化学治疗组开展工作后，他表示十分欢迎，并表示他已经期待多时了，化学治疗是一门新学科，将来会有发展，他对我这样一个晚辈能从事肿瘤临床工作表示很高兴。1933 年，他毕业不久加入创建临床肿瘤专业的工作中，他觉得总是要有人去开创一些新学科，难是难，但是很有味道。他的这种感悟是我终生从事内科肿瘤学研究和临床工作，特别是遭遇困难和挫折时候的指路明灯和动力。从此，在以后近三十年间，我成为受到金教授关心、指导、爱护的学生之一。他留给我们最大的精神财富是他严谨的治学态度和为发展我国临床肿瘤事业的敬业精神。他对肿瘤内科治疗的关心体现在很多方面，除了寄予厚望以外，首先是他对学科发展要求的严格。1963年我们在晚期乳腺癌的内科治疗方面取得了一些进展，院里鼓励我们写两篇文章，那时我们都是在学术界无名的住院医师，第一篇送审后退修时我看到了密密麻麻的修改文字，上面批注了'宝贵经验值得发表'一段话，对此我很受感动，拿给我的学长外科赵恩生主任看，他告诉我这是金教授的字迹，金教授只有对他最喜欢的学生才会这样'改作文'。后来我索性将第二篇文稿直接送给金教授，由他改过我重新抄写。很多和金教授不熟悉的人可能和我当时的想法一样，以为金教授祖籍韩国而且受的全是美国教育，中文一定不好，其实正好相反，他的中文功底和造诣极深，这使我对他更加敬佩。很快，他创建了《天津医药杂志肿瘤学附刊》，从第一期开始我们多数文章都是在他的直接关怀下发表的。金教授的一生德高医粹，他们老一代医务工作者无私奉献、团结敬业、鼓励培养后辈的精神永远是我们学习的榜样和前进的动力。"

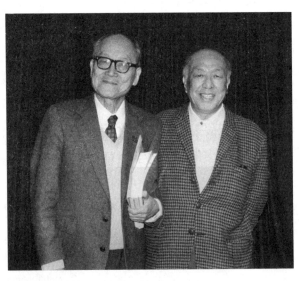

被命名为"战友"的金显宅教授和吴桓兴教授合影

1959年,孙燕调来日坛医院初次见到李冰(1920—2002年)院长时,她斩钉截铁地说:"组织开创一个新专业正是出于对你们的信任,还犹豫什么?"在后来的工作中能够感受到她是一位原则明确且支持下属工作的领导。1965年,在李冰的具体安排和支持下日坛医院正式成立内科病房,为扩展内科工作创造了必要的条件。1972年,在周恩来总理的支持下,很多医护人员被调回,还从其他医院所调来了科研人员成立了研究所,其中由著名血液病专家宋少章教授担任主任,内科具有了比较完备的条件,床位增加到60张。

孙燕回忆说:"'文革'中我给李冰院长带来最大的麻烦就是1966年初出版的一本由她和我共同编写的小册子《肿瘤》,这使她有了"立场问题",受到攻击。1965年科学会堂邀请她做科普讲座,由我替她准备幻灯。没有想到讲座结束后反响很好,科学普及出版社邀请将其编写成一本小册子。出版后正好赶上'文革',这成了李冰走资本主义的罪状。李冰在会上解释,科普本来事件好事,出版社要求署名,内容是她讲的,但书稿是我写的,如果不署我的名字不是就成了剽窃。对此,我一直深感歉疚,如果我当时拒绝署名就好了。很多老一辈革命者来我院看病,吴桓兴、李冰两位都特别给予关照。

"开院之初,医院没有专职的保健医生,就由内科医生兼任。20世纪60年代初,李冰院长就开始出现心绞痛,心电图有典型的心脏供血不全表现。所以我常常陪她到协和医院和阜外医院看病。'文革'期间她的病仍然经常发作,但多数时候是自己服药控制病情,只有到了不能缓解时才找我们去看病。1967年秋,我们去怀柔渤海所劳动,参加秋收接受再教育。参加劳动前她突然感到头痛、胸痛,一量血压高压接近200mmHg,低压也超过100mmHg。我当时在队部担任保健医生,便让她服药休息半天,但第二天她又去参加劳动。回来后继续接受批斗还要工作,病情当然也日益加重。

"1975年2月,周总理在病中指示她关怀一下云南个旧锡矿工人的肺癌问题。她在一周后就匆匆组织当时的冶金部和医科院职业病研究所的相关人员,带队奔赴个旧。由于不适应当地气候工作 3 天后就发生急性胆囊炎,引起冠状动脉供血不全、休克。当地医生一方面全力抢救,一方面要求我们派人去。3 月 5 日一早,我坐当时仅有一班的飞机于第二天下午到达个旧。当时她的病情已经比较稳定,能坐起吃点东西。自此之后她患上了发病时间很难预测,一发病就很严重的急性胆囊炎。但是,她仍带病多次到各地指导工作。我记得 1975年 7 月我们在昆明举办第一届全国肺癌会议,晚饭后她很高兴地邀我和当时在科研办公室工作的张彩云医师一同到外面散步,走不多远她忽然说有些发冷,赶快回到饭店,很快就出现发热、寒战、血压升高、气促、呼吸困难、两肺啰音,导致左心衰竭。经过一整套抢救她才平静下来。第二天早晨,她又勉强出现在会场和大家一同讨论了。

"李冰院长从 1957 年将筹建中的国际医院改为肿瘤专科医院到2002 年逝世,这 40 多年里她一直坚守党中央给她的发展我国肿瘤学事业的第一线这一重要岗位。改革开放以后在党的十大会议上她当选为中央候补委员,很多人以为她会被调到更高的职位,但她坚决留在肿瘤医院,继续发展学科的任务。由于她特殊的家庭关系,可以直接得到周恩来的指示,医院也就获得了很多特殊任务和照顾。其中最主要的是开展几个高发区的现场研究、编写我国第一部肿瘤学参考书《实用肿瘤学》和开展全国肿瘤死亡调查,并在此基础上绘制《中华人民共和国恶性肿瘤死亡分布地图集》,负责与美国国家癌症研究所合作开展食管癌化学干预的研究等。她团结全国同道,虚心向专家学习,成为我国临床肿瘤学的元老之一。很多业内同行说李冰在特定的时期,起到了特殊的作用,对我国肿瘤学的发展作出了特殊的贡献。晚年她在协和住院一年多,医生几次和我谈过她的心脏多次梗死,功能这么差,很难想象她这样的心脏怎么能支持这么多年的工作。

"古人赞扬一个人为事业呕心沥血总会说'春蚕到死丝方尽',李冰就是忍着常人不能耐之苦,抱着对我国肿瘤事业极大的责任感而工作这么多年的。想到她这位'老八路'的工作精神,我们这些曾经和她共事多年,受她教育的人们,至少会净化思想境界,像她那样更加认劳任怨无微不至地做好自己的工作。"

在访谈中每次谈到三位元老对孙燕的爱护和帮助时,他都会热泪盈眶。"没有他们慧眼给我工作的机会,没有他们的热心支持,就不会有我和我的成就。所以在我 1999 年当选为中国工程院院士时曾写下'初闻涕泪念前贤',他们是我人生路上遇到的贵人,是我终生学习的榜样"。

有人把灾难看成是"苦海",孙燕把它看作是土壤,再好的种子离开了土壤,永远长不成参天大树。孙燕坚定地相信自己,面对现实只要问心无愧地工作就是了。

在残酷的生存空间里,孙燕每到一处,从不怨天尤人,而是将其当成一种鞭策。以至于后来他说:"事事有人监督就可以更为谨慎,少犯错误。""学医报国"是他永不泯灭的理想,这一直支撑着孙燕,为发展我国内科肿瘤学奉献一生,并且作出卓越的贡献。

充实自己,从不懈怠,决不虚度光阴;强大自己,从不放弃,决不碌碌无为。天生我材必有用,真理不存在于丑化了的现实里。孙燕的言与行来源于志向的不左右摇摆,孙燕的行与果决定于信仰的不知难而退。

"信仰不是逢场作戏,不是形式上的信仰,而是生平一贯地作为精神支柱的信仰"。孙燕花了 20 年的时间,从一所高等学府"社会人生大学"光荣毕业了,同样获得了"博士"学位,所不同的是这份荣誉是人民给予的。

恍然间 20 年过去了,到了 1978 年"政治运动"结束了,国家的发展重点转移为"以科技为先导,发展经济",不再浮夸、浮躁地高喊口号,开始静下心来的人们像发现新大陆一样,突然间一个人脱颖而出,人们惊奇地发现,20 年前的小伙儿孙燕,已经成为中国肿瘤内科学一位贯通中西、理念明晰、成果创新、医术高超、知识渊博的学者。

俗话说：机会总是留给有准备的人。孙燕花费了20年的苦心和勤奋，机会降临到孙燕身上，自然是顺理成章、水到渠成的事儿。而对孙燕来说，单独一个人去美国学习，再也不用被别人监管，当机会真的到来时确实有些意外。

"文革"刚刚结束，中国到底向哪里发展？这一切在老百姓眼中还是未知数。1978年国庆节前后，孙燕在外执行保健任务，突然接到李冰院长的通知，让孙燕马上回医院找她。孙燕如约来到李冰的办公室，李冰告诉孙燕："你可以参加留学考试。"

当时，孙燕实在不知道中央已经开始"拨乱反正"，十一届三中全会只是完成了党在政治路线的纠正。"右派"的阴影其实一直压抑着孙燕的思想。听完李冰的话，孙燕以为这次只是走走形式，轮不上他。上次中国代表团访美，吴桓兴、李冰院长使了那么大的劲儿，又立下保证状，都没有同意孙燕参加。

想到这儿，孙燕半开玩笑地问李冰院长："万一我考中了，会放我出去吗？"面对当时还没有彻底明朗的"政审"条件，李冰也不能打保票。她这样回答道："我不能保证一定让你出去，但是放弃是你自己的事儿。"

顺其自然，干好眼前的事，做好当下的事，这已经是孙燕这20年来形成的生活和生存的行为准则。他不可能有详细的计划来安排自己的事业。他想干好肿瘤事业，让他到西北安家落户去了；他想干好内科肿瘤学，结果队伍解散了。个人计划对孙燕来说是"零"期待，他的命运和祖国的命运一样。

"塞翁失马"恰恰是在这样的环境中，孙燕养成了"干好眼前的事，做好当下的事"的习惯，无形中培养出了孙燕不好高骛远、脚踏实地、扎扎实实的优良品质和工作作风，成就了孙燕一生"学医报国"的闪光点，做人做事的大家风范。

因此，在孙燕的人生字典里永远找不到"明日复明日，明日何其多，我生待明日，万事成蹉跎"。这种作风一以贯之地落实在每一次的日出、日落中的行动上，不给人生留遗憾，才会变成现实。即便遇到了遗憾的事，经过自身努力，去缩小这种遗憾给人生带来的损害，仍然可以做到不给人生留遗憾。当然，这是一种高尚的境界，明智的选择，是自我救赎、自造命运的智慧人生。

3. 在美国的遭遇和感悟

不虚度年华，不给人生留下遗憾。来到美国休斯敦，方向十分明确的孙燕，更是惜时如金，爱时如命。

靠承袭别人的思想而活在世上，或墨守自己的主张而遗世独立，这都不是什么难事。然而，那种鹤立鸡群而独葆自主的芬芳者，才是了不起的人，是一个了不起的中国人。有能力才会受到别人尊重，有实力才能拥有话语权。

查房是检查、讨论和制定治疗方案的重要任务，也是孙燕的日常工作，是最能体现一位医生能力和水平的时刻。在跟随美国教授查房过程中，美国的教授们还不知道孙燕是中西医贯通的医生。中医是孙燕的独门绝技，孙燕暗暗地运用中医的辨证理论，结合西医的理念，利用综合治疗理论巧妙地提出对患者的治疗建议。孙燕的建议以诊病准确、解病深道、手段灵活、分理清晰，赢得了美国教授的称赞，钦佩地评价孙燕：经验丰富、医术超群。很快，孙燕就破例协助美国教授们处理一些病情复杂的患者。

孙燕的到来，给休斯敦这所世界顶级肿瘤治疗"学府"带来了一股来自东方的新鲜空气，新的思维理念让西方人眼前一亮。他们突然发现，东方人的儒雅和聪慧，西方人的精明与智性，在孙燕身上结合得如此完美。

在当时，由于我们闭关自守 20 多年，西方人对我们存在很多误解和困惑，所以怀着好奇的心绪想了解新中国和中国人究竟是什么样？但是，他们从孙燕身上看到了和气、勤奋、灵活、机智、自强的中国人的特质，具有浓重的中国色彩，看到了另一番风景，改变了他们想象中的一切。

孙燕到美国休斯敦半年后,1980 年 5 月的一天,他来到圣地亚哥参加美国 AACR-ASCO 肿瘤学年会。这是他到休斯敦后的第一次"出走"。

圣地亚哥是加利福尼亚州的第二大城市,在全美国都是数一数二的城市。美丽的圣迭戈海湾环抱着这座城市,无数的海滩和高地像珍珠一样点缀着这座城市,点亮起居民的生活。一年 365 天,湿度变化不大,哪怕是在最寒冷的冬天,只要穿身薄棉衣就可舒适地过冬。到了夏天,看不到炎热和"桑拿天",到了傍晚夕阳西下,凉爽的空气吹来,给这座城市营造出"仙境"一般的感觉,是一个避暑胜地。

美国的圣地亚哥强烈地吸引着孙燕,这是他来到美国后,从没有过的期盼。孙燕也没想到,自己的到来会引起国际关注。在没有邀请的情况下,不少在美国的各国同行纷纷从各地汇集到圣地亚哥参加每年一度的盛会。

孙燕作为中国代表,第一次参加这样的大会,第一次在国际舞台上展示风采。孙燕在年会上作的学术报告题目是《中国淋巴瘤临床特点》,组委会把他安排在淋巴瘤专题报告最后一位出场。这不能怪组委会,当时的中国经济不发达、科技落后,因此在探讨肿瘤治疗尖端医学科技发展的前沿讲坛上,留给孙燕的发言时间是 10 分钟,在组委会看来,这已经是给足了面子。

"人生的道路就像一条大河,由于激流本身的冲击力,在从前没有水流的地方,冲刷出崭新的意料不到的河道"。

伴随着主持人的激情推介,从麦克风中传出下一个出场人的名字和国籍,巨大的电波响彻全场。这一刻被无数镜头和双眼记录了下来,变成了永久的记忆。顿时,会场里掌声四起。

这就是"1980"孙燕的转折。他万万没想到在中美建交后的第二年,这次年会上他的出现和报告竟然是新中国的临床肿瘤学家在这样的舞台上第一次露面,并受到如此的重视,甚至掀起了一丝涟漪,这预示着国际肿瘤事业不可忽略的潜在能量不久将要崭露锋芒。他注意到在座无虚席的大厅里有他在国内曾经接待过的 H. Kaplan、H. Rappaport 和 MD Anderson 的同事 J. Freirich、E. Hersh 等著名教授，还有很多黑头发的亚洲专家。本来不准备到会听报告的教授们都纷纷动了心，不光是美国的肿瘤专家、教授，就连在美国工作的各国同行，尤其是中国的台湾同胞，都被这一爆炸性新闻牵动了一根根敏感好奇的神经。

至今回忆起那次年会，都令他们震撼、措手不及。在静静地等待中，一大屋子的专家、教授们，期待的时刻就要到了，全场瞬间安静了下来，屏气凝神，目光齐聚在灯光聚焦下的讲台上，心中一切的未知就像团团的迷雾，期盼着阳光把它拨开，等候着东风把它吹走。

截至 1980 年，孙燕在国内对淋巴瘤的临床研究已经展开了近 20 年，到现在仍然是闻名海内外，保持着一定地位。在这次年会上，孙燕在《有关中国淋巴瘤临床特点》的报告中，以其科学的分析、精辟的见解、丰富的经验、独到的手段、惊人的疗效，让与会者眼前一亮。孙燕一口流利的美式英语，震惊四座。在组委会安排的仅仅 10 分钟的时间内，一位来自贫穷落后国家的"穷棒子"，把这一前沿课题竟能阐述得如此科学严谨、精彩纷呈、环环入扣。

在这些西方人毫无准备的情况下，疑问瞬间产生：这真的是中国大陆吗？这真的是中国人吗？

10 分钟到了，孙燕的学术报告结束了。当孙燕再一次向全场鞠躬致谢时，会场里掌声雷动。

在与会者的强烈要求下，在孙燕报告后增加了提问环节。这一决定，竟成了这次年会的一大亮点，成为中西方肿瘤界今后交流合作的起点。令人难以想象的是那次 10 分钟的报告竟然回答问题达到两小时。孙燕以儒雅、谦虚、诚恳、亲切的态度回答了来自各方的提问。孙燕知道他们关心的不是孙燕自己，甚至也远远超出了他的报告，而是关于中国的各个方面。

中国的改革开放向世界肿瘤界打开了相互了解和交流的窗口。中国作为不可忽视，不可缺少的力量，必将成为世界"抗癌大军"中的重要资源，这是在1980年对于孙燕最大的收获。几十年过去了，我国在美国临床肿瘤学年会上提供的论文数量仅次于美国，每年的口头报告都显示"中国好声音"，甚至被选入"the best of ASCO"。中美两国早已建立了相互承认会员资格的姊妹学会关系。中国临床肿瘤学会（CSCO）已经拥有20 000多个人会员和100多个团体会员，成为世界第二大的临床肿瘤学组织。

在改革开放之前，中国人对世界的认识、了解还停留在书本上、政治宣传上。由于对外宣传的局限性，世界看中国带着敌视性，早已偏离了公正和历史，他们无法真正走进中国，了解中国的历史，认准中国的现实。

这次年会是孙燕第一次在世界舞台上发出中国的声音；孙燕拉近了中国肿瘤界与世界的距离；世界从来没有用这样直接的方式了解过中国。年会结束后，美国临床肿瘤学会对孙燕情有独钟，他们把孙燕吸纳到学会中，他成为这家"神圣殿堂"里的第一位中国大陆的会员。

孙燕来到美国后，以其杰出的科研成果、临床治疗水平，迅速轰动了国际肿瘤界。转年也就是1981年，孙燕受邀参加了在华盛顿召开的ASCO大会。在大会上，孙燕所作的《中国云锡肺癌的研究》报告，以中国独特的治疗高发地区、高发人群癌症的理念、方式、手段，以及取得的骄人效果，受到了与会者的热烈欢迎，大家交口称赞。当即在大会上，国际肺癌学会（IASLC）接纳孙燕为会员，随后美国德州公关卫生学院专门请孙燕做专题报告。这也为1984年在昆明召开的"国际云锡肺癌研究会议"打下了基础。

随着中国对外开放步伐的加快，到国外学习、访问、交流的人数日益增多，孙燕到休斯敦肿瘤中心工作以来还承担着另一个角色：访问学者组组长，并且专门成立了"国内学者访问休斯敦接待站"，这是身处异国他乡的孙燕最感幸福的任务。1980年秋，孙燕的恩师李冰院长和张友会教授应邀来美国进行讲学、访问。听到恩师和好友即将到休斯敦,孙燕兴奋不已、彻夜未眠。见到恩师,唯恐恩师不放心,孙燕迫不及待地先交"作业"汇报工作。孙燕说,这是他最难忘的岁月和时刻,他乡遇故知,人生一大幸事。

满怀激情的孙燕,先后接待了中国人民解放军总医院牟善初院长带领的代表团;参加国际会议的胥彬、韩锐;来美访问的吴善芳、宋献文、王宝恩;好友吴葆真等人。孙燕说,在国外能够与祖国的亲人相聚,倍感亲切,听到祖国日新月异的变化,倍感振奋。总领馆也十分信任孙燕和另一位留学生组组长马熙林,时常通过他们做一些团结和统战工作,包括为国内的访问学者安排住宿和组织大家参加由总领馆召开的小会和游园活动,与当地朋友联欢,以及参加在各种学术大会。

在 M.D. 安德森癌症中心上班第三天孙燕就应邀和老校长 R. Lee Clark 见面,并签名赠给他一本 *Clark and the Anderson*,这是一般人难得的殊荣。R. Lee Clark 教授被誉为"M.D. 安德森癌症中心之父",由他发展了目前全球第一的肿瘤科研、教学的临床肿瘤中心。1975 年,由于吴桓兴和李冰曾经率领中国肿瘤学代表团访问过 M.D. 安德森癌症中心,所以 R. Lee Clark 教授对于孙燕第一位来到 M.D. 安德森癌症中心的访问学者十分关心。在他的关怀下,孙燕得到可以到各个科室参观学习的机会,不到半年就聘请他为客座教授。这样孙燕就可以在院内给医学生和护士讲课,能自由出入只有教授才能去的 Drs' Club,也能与医学中心的所有教授结识交流。1980 年秋,UICC 执委会在休斯敦召开,因为吴桓兴院长不能出席,R. Lee Clark 特别邀请孙燕代表中国参加,并获赠一块 MD Anderson 肿瘤中心红色大理石镇纸,多年来孙燕把其作为最贵重的礼物珍藏。R. Lee Clark 教授多年来作为孙燕的亦师亦友十分关心支持他的工作。1985 年孙燕夫妇一同访问 M.D. 安德森癌症中心,他专门单独宴请,这种殊荣是少有的。

R. Lee Clark 教授是全球的肿瘤学的开拓者,他曾多次来华,特别是协助华西医学院筹建四川省肿瘤医院。1986 年在布达佩斯召开的

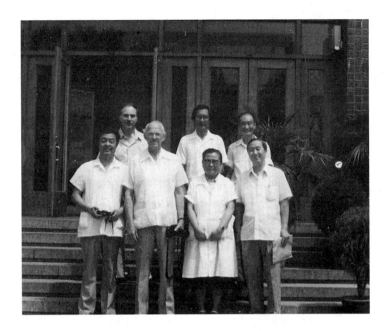

R. Lee Clark 教授来北京访问受到李冰、张友会院长接待(1983 年)

UICC 大会,介绍汤钊猷教授当选为选下一届执委和推选孙燕为教育委员会委员。

转眼两年快到了,在美国事业蒸蒸日上,顺风顺水的孙燕,有一天接收到吴桓兴、李冰两位院长从国内寄来的一封信,手捧两位恩师的来信,孙燕格外高兴。打开信是叫孙燕回国,利用在美国积累的学识和人脉关系趁机发展中国临床肿瘤学事业。

激动的心情,掩盖不住内心的澎湃。看完信,孙燕热血沸腾,祖国和信仰是一座大祭坛,人只是一段香,命中注定要为祭坛增光而点燃。祖国在召唤,孙燕没有多想,放下信后当即作出决定:孩子放学了,理所当然要回家。

"我以我血荐轩辕"。看完信,面对祖国的召唤,孙燕只说了这样一句最朴素的话语,就像许久以前孩子向母亲许下的承诺,从小"学医报国"的理想伴随着孙燕那颗永不停息而律动的心在成长。抉择来得如此简单,简单得令人一时不可思议。孙燕马上拿出纸和笔,给两位院长回信,向两位恩师回复:处理完休斯敦的事,立即启程回国。

第二天,孙燕拿着两位院长"叫他回国"的信,找到肿瘤中心,美国的同行们一听,像丈二的和尚,顿时摸不着头脑,他们想不明白。诧愕、不解、挽留,中国不是有句话"人往高处走"吗?孙燕这是怎么了?

"以孙燕的才华,留在美国前途无量,事业定会不可限量,为什么要走?"惋惜声一片。

"手里握着研究项目,科研设施又如此先进,放弃,意味着丢掉发展,为什么要走?"可惜声一片。

"身上有经费,又身为两大协会的会员,在美国可谓是如鱼得水,为什么要走?"叹息声一片。

"一个中国大陆人,年薪四万美金,回到中国,恐怕一辈子都挣不到这个数,为什么要走?"不解声一片。

……

来到美国的这两年,孙燕结交了不少的华人朋友。当美国的同行纷纷向孙燕表示出心中遗憾和不解的时候,这些华人朋友,十分理解孙燕的想法和选择。

不是解释,而是告诉他们:"孙燕是个理想主义者,报效祖国就是他的理想,任何眼前的诱惑,在孙燕身上是不会起作用的,不用大惊小怪。"

闻听这些华人的话,美国的同行们还是不明白,不过,他们从孙燕的行为上,读懂了卡尔·桑德堡说过的话:"黄金诚然是宝贵的,但是,生气蓬勃、勇敢的爱国者却比黄金更宝贵。"

办理完与休斯敦肿瘤中心的工作事宜后,淡定、从容、毫不犹豫,孙燕带着自己的科研成果,义无反顾地回到了自己的祖国,回到了中国医学科学院肿瘤医院。

至今,谈起这个话题,我们的一些国人还会流露出一丝不解。有人说,孙燕真是爱国爱得有点愚,他人生那么坎坷,就是不回来也是可以理解的。多少年来,特别是众多的媒体在采访孙燕时,都会饶有兴趣地问到这个话题,甚至想从中挖掘出当时孙燕激烈的思想斗争。

孙燕的回答,每每都让这些 80 后、90 后的年轻人惊讶。"爱国心,在我们这一代人中是根深蒂固的;面对功利,我们不可能不顾国家的利益,而只考虑个人;报效祖国,这是没有什么商量的,甚至没有什么激烈、动人的思想斗争。这是一个必然的选择:孩子放学了,理所当然要回家。"

孙燕的精神力量深深感染着国外的同行,并赢得了他们的尊重,他们把孙燕视为中国临床肿瘤学的代表人物,衷心地邀请孙燕作为国际组织的成员,愿意支持和参与孙燕在中国组织的国际会议,国际抗癌联盟(UICC)选孙燕加入元老委员会,美国临床肿瘤学会选孙燕作为终身会员。

世界认识了孙燕,通过孙燕,世界认识了中国,孙燕说:"我清醒地明白,这是由于世界逐步对中国的崇敬。"

孙燕安静地坐在回国的"校车"内,回忆起两年来在美国的工作,想到祖国改革开放以来突飞猛进的发展与进步;回想起自己曾经的经历,想到中国肿瘤事业的未来,他引用了钱学森的一句话:我的事业在中国,我的成就在中国,我的归宿在中国。

回到北京,吴桓兴和李冰院长热情地欢迎他。孙燕感动得像一个刚放学的孩子,见到亲人格外亲切。见到恩师万分幸福,一句"院长,我回来了!"顷刻间,相拥而抱,激动的泪花夺目而出。

历史早有预言:"士之所以能立天下之事者,以其有志而已"。

二、医海钩沉撷心语

作为一名生于燕赵大地,自幼立志学医报国的医生,孙燕有很多格言、警句、名言、箴言。但他说:"谈不上这些,它只是我心有所想、事有所为、虑有所出、盼有所念而已。"其实这些话忠诚地记录下了他传奇人生的痕迹与足迹。从这些话中你一定会受到启发，哪怕有一句话能触动你，或引起共鸣。算是一句隽语去领悟和借鉴人生的真谛，见证了孙燕一生难以释怀的精神印记。

1. 对中华民族对国家

"国破家亡，在异族统治下的生活，使我从幼年就深深懂得，没有祖国的富强，不管穷的富的，不论你有多大本事，敌人一来都是一样。"

"人不能只为自己，国家现在越来越兴旺，越来越好，应去考虑一下，你要为别人做点什么？不要只要求大家为你做什么。任何一个国家，如果多数人都考虑自己就不行了。对民族、对国家每个人都要考虑，作出大的贡献才不愧伟大的时代，不为良相，便为良医。"

"只有在正确的道路上，全国人民不懈努力，我们民族才是有希望的，百年来，多少仁人志士未能实现的梦想就要实现了，我能为之贡献微薄的力量，就没有白活一世。"

"我一生有三个追求，做一个爱国者、好医生、好老师。"

2. 对人民

"劳动人民最实事求是，也最真诚。你待他们好，他们也对你好，而不考虑你是失意或得意。这份情谊，是我克服一切困难，抛弃烦恼的良药。"

"1958年5月，我被下放到昌平农村，一边劳动一边给当地农民看病。回到农村，我如鱼得水。如果不是带有某种惩罚的意义，青年人多接触工人农民本来是很好的。"

"农村的很多大娘、赶车的老汉、木匠其实都很聪明。如果他们能有机会受到我这样的教育，他们可能比我更有成就。所以我能和他们做朋友，也有共同语言。"

"离开定西时，足有150多名老乡到车站送行。那种场面使你无法不落泪，一个人还能期待什么？这种真情，是我在定西两年多最高的奖励。"

3. 对学医、行医

"目睹社会的黑暗、腐败，决定立志学医的理想。这一志愿激励我不断学习，同时也支撑了我克服后来人生道路中的蹉跎。"

"爱国心，在我们这一代人心中根深蒂固，我们不可能不顾国家利益，而考虑个人的利益。这没有什么商量，甚至没有什么动人的思想过程。"

"中华民族是一个伟大的民族，有几千年的文化传承和底蕴。作为一个中国人你不了解祖先留下的文化遗产，没有读过屈原、陶渊明、李白、杜甫、白居易、苏东坡、陆游、李清照、辛弃疾的诗词，没有看过关汉卿、马致远的曲，没有读过四大名著，没有读过鲁迅、巴金的书多亏。"

"我认为，医学和文学艺术都是相通的。作为中国人，不懂我国的历史和文化遗产，包括诗词作品，实在太亏了。从中可以体会他们对人民的热忱和真诚；对国家的优美情操和忧国忧民的思想感情。"

"进入燕大医预系，为了学医，我只好将很多爱好降到真正'业余'的水平，必须全身心投入学习，才能成为一个合格的医生。"

"既然你选择了学医，就要敬业，要热爱自己的职业和患者。"

"立志学医报国，为解除人民的疾痛而努力学习工作，向着目标直跑从未放弃。"

"我是医生，怎么能离开患者呢？"

"虽然做医生很累，但在其中有他们的快乐，就是能给患者带来活下去的机会。看到一些老患者来访，几年、几十年以后见到，肯定是幸福的。特别是看到一些小孩，现在长大成人，甚至带着他们自己的孩子来看我，我觉得这是做医生最大的快乐和幸福。"

"医生需要学会通过实践校正自己的临床判断和处理，我们是直接面对真理的，绝对不能有半点马虎或主观主义。"

"周恩来总理曾经说过,要做好一名医生,就要学习一辈子,检讨一辈子。因为人的认知总是落后于现实,一个问题解决了,另一个问题会出现。"

"在生命科学里,没有百分之百,只有相对的成功。而且患者痊愈基本需要靠他自己机体免疫功能的恢复,医生只是在患者需要时帮助一下而已。"

"科学研究中有乐趣。科学是认识世界的一个很好的途径,只有通过一些正确的、科学的方法才能认识世界。如果没有新药的临床研究,没有幸运地开发出很多给患者带来裨益的新药。很难想象我能活下来,而且感到没有虚度此生。"

"我是一名老医生。我懂得如果你对患者很冷落,那么患者就会觉得很痛苦。尽管有的时候,我们并不能保证能够完全把患者治好,我没有那么大的本事,把所有的癌症都能治好。但是,我可以保证一点,我可以很热情,我可以给他带来温暖,带来支持,减少他的痛苦,我能够努力争取把病治好。"

"医学是唯物的,但医学也是唯心的,用心行医,用心理解医道、医术,医学才具有她们的魅力和美丽,医生行医也是幸福的。"

"我特别欣赏'换位思考'的提法,你换个位置考虑,你从他人的角度去考虑,你从患者的角度去考虑,就知道怎样去做一名医生了。"

"绝大多数的患者都是能够跟医生配合的,所以,慢慢地就跟他们成了老朋友。多年相处共同与疾病斗争,在唯一的共同的目标下,我们一起付出过,我付出过我的辛苦,患者付出过一些努力和精神肉体上的痛苦。如果取得了一个很好的结果,我们都会很高兴,这样友谊是值得珍惜的。"

"对治病救人,我从来不敢有一丝懈怠。对一些当地认为不能治疗的患者,也一样热情接待,努力制订治疗计划。对自己曾经工作过的河南、甘肃、云南来的农民、工人朋友来找我看病或办事,我定会热情接待。对于他们的信任我不能辜负,医生的快乐就在这里,这比表

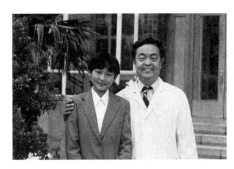

小患者治愈工作后从齐齐哈尔来看望孙燕(1989 年)

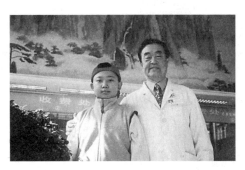

新疆小患者来京看望孙燕大夫(2001 年)

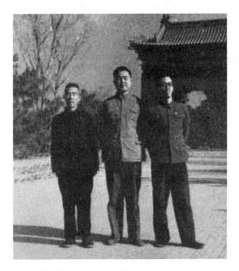

与童师傅(左一)和张工程师(右一)再相聚(1972 年)

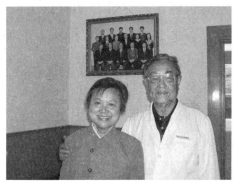

三位送箱子的老患者之一夏老师和孙燕(2007 年)

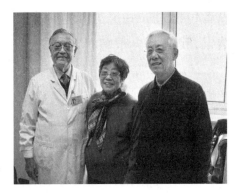

三位送箱子的另一位老患者张工程师治愈 36 年后携夫人看望孙燕(2012 年)

扬好得多了。"

4. 对中西医结合

"我从小生病是吃中药治疗的,相信能够存在几千年的东西一定是有道理的。"

"我相信历史的筛选,最喜欢中医的辨证论治。我们应该把中医的思想融入西医的临床实践,最大限度地应用现代医学的方法,来阐明中医的内容。"

"中医学是祖先留给我们的财富,治病又治人,辨病又辨证,我们应格外珍惜。这也是我国医学家对世界医学作出贡献的可能途径之一。"

"很多病通过辨证论治可以药到病除,但是对癌症,就需要艰苦钻研不断创新。传承创新是中医发展必然要走的路。"

"我们一定要探索出一条中西融合,解决癌症和其他疾病的有效办法,从而向世界作出我们民族的贡献。"

"充分发挥中医辨证论治、扶正祛邪的指导思想和我国在这一方面的传统,提高综合治疗,已经占有愈来愈重要的地位。

"我们强调循证医学,更需重视积累有关综合治疗的经验和资料,只有这样,才能使我们的治疗更为有效,给广大患者带来裨益。"

"在20世纪50年代,一大批有作为的西医医师学习中医,中西医有了互相融合的趋势,半个多世纪以来已经取得了丰硕成果。我认为最大的成绩是中医进入医院,和西医一样成为重要科室,得到互相认识、交流乃至结合的机会。"

"几十年的实践和探索,使我们坚信,中西医是可以结合的,而结合点就是高水平的临床研究。因为无论中医还是西医观察的都是患者,只是从不同的文化和科学背景来认识而已,理应有共同的结论。"

5. 对教学和学生

"活到这个年纪,我已经很快乐、很满足了,因为我已经把所有学术思想和科研项目传给学生们。看到我的学术思想在他们身上得到了延续，那种满足无法言表，我更高兴地看到，有的学生比我做得更好。"

"穿上白大衣，你就是一位救死扶伤的医生，应当努力尽到自己的责任。如果为了多挣钱，你为什么不去学商，何必学医呢？"

"不负责任讲老内容，会耽误那么多听众的时间，实在是罪过。因为我付出了备课的时间，每次讲课，我的收获比听众大。"

"如果你不喜欢做医生，你这样喜欢发财，你为什么要学医呀？学医这么苦，要经过这么多的努力才能够做医生，而且还有很多经验的积累。为了要赚钱你为什么当初不去学商呀？"

"当然，学商业也不是像我所说的，赚钱也有它的规律。医生和商人的思维方法是不同的，一位患者来到我们面前，我们所想的是如何做好诊疗，使患者康复从我们的服务中获益。而商人则是想如何从他人身上攫取利益。"

"如果一名医生在诊疗患者的时候，考虑如何从患者身上获取自己的利益，就背离了医生的思维和底线，也就不再是一位值得尊重的医生了，而是成了商人。"

"我不希望你们和我一样满足，必须超过我'胜于蓝'。临床上只有不断创新，才能提高患者的治愈率，这才是真正的成果。"

"我喜欢教学，因为它是我学术生命的延续。"

"我仍然有很多不知道和不会的事情，讲完课我常跟学生说，有什么想问的就问，别怕我回答不上来。我是有些专科的知识，就是在自己这个领域内，也难免有不知道的，更不用说其他学科。不知道，我就告诉你我不知道。"

"年纪越来越大，就越能体会到教育的重要性。一个人的力量终究有限，即使马不停蹄，又能看多少患者呢？通过讲课，就可以把有益的经验和办法，传授给更多的医生。另外，我也喜欢讲课，喜欢学生。"

"一个人一生的时间是有限的，总有很多想法不能实现，许多事情来不及做,而学生就是学术思想的延续,我希望给他们一个更高的起点。"

6. 对师友

"被打成'右派'后,我的论文只能由别人拿到国际会议上去报告,写的论文也不能署名。我十分感谢我的两位恩师对我的爱护,他们冒着风险,在很多论文中仍然把我的名字署在后面。"

"我能有今日,无论从做人还是学医,都是我老师教育的结果。虽然年过80岁了,但从心态来讲,仍然觉得是在学习,很多知识需要继续充实,心气还是年轻的,不知老之将至。"

"我一生最幸运的事,是我得以在很多名医门下授教。"

"老院长是我的良师益友,他对我的爱护,最好的例子是在'文革'时期。那时候我才三十几岁,很惶恐,他安静地用英文告诉我:'那是他们的事,不是我们的事情,你不要去理会,好好学习,充实自己。'进入耄耋之年以后,我也总结了自己的缺点和优点。我觉得优点就是我比较执着,认死理,认准的事我就会勇往直前。缺点是容易感情用事,受不得他人苦苦哀求。像我儿子说的:那么大岁数了还是幼稚。"

"我能比较敬业,很大程度上是跟我的老院长学的。不论患者高低,不论病种,他都非常认真地去对待。要是我们年轻医生有困难找他,他从来不说这个患者没什么希望,治不好,他从来没表现过不耐烦,总是给你出很多主意。"

"中国古训说:滴水之恩当涌泉相报。恩师不但培养了我,而且为培养我担了很多风险。我无法报答他们,只有用最大努力继承他们的事业。"

"我被选为院士,当然很高兴。但有很多缺憾,我的老师没做院士,而我做了,只是因为机遇,也是由于学科发展了,总要有个代表,没有前人和大家的努力不会有人选我当院士。所以,我只能更加努力工作和保持谦虚。"

"要看到和同行协作的重要性,必须和其他单位搞好关系,才能推动专业的发展。只要我们真诚待人,总会感动上帝的。"

"我们来自五湖四海,为了一个目标,就是发展我国临床肿瘤事业走在一起,理应互相爱护。"

7. 对学术

"应当看到 50 年来,癌症这个过去人们认为的'不治之症',很多已经成了'可治之症',随着中央倡导科技创新,我国在抗癌新药的研制上已经取得令世界瞩目的成果。如果你在这一过程中,作出过哪怕是很小的贡献,应当是莫大的光荣和欣慰。"

"我多次提到一个怪圈,是我国患者资源丰富,而大样本的高水平研究却很少。多数是几十例的回顾分析或一二百例的'对比研究',送到国外著名期刊很难被接受,不得不承认我们的协作不够。"

"由于过去的浮躁,的确造成了一些不良影响,我们不能停留在埋怨国际学者对我们有偏见的老思维里,我们需要反思和积极提高研究质量。"

"目前,临床研究中存在很多'瓶颈',例如质量控制、样本数量、疗效指标、研究设计、统计学处理和长期随访等亟待解决。"

"这无疑需要尽快改善,虽然近年来有了一定进步,在国际会议上,也有较多的论文发表,但和我国的大国地位,和丰富的患者资源是十分不相称的。"

"浮夸实际是腐败的一种,人们对腐败痛恨,是因为谁都知道那是错误的,会严重危害国家利益。但浮夸,特别是明知不可能,为了个人的利益,堂而皇之说大话,很容易欺骗很多人,危害比腐败更厉害。因为不易被人民察觉,欺骗性更强。"

"肿瘤治疗领域的夸大欺骗,已经使不少患者贻误病情,花费了所有积蓄,而得不到有效的治疗。"

"学术界的夸大,就更具有欺骗性。科学的灵魂就是求真、求实,违背了就成了谬误。作为共产党人,实事求是是党性的体现。"

8. 对家庭

"我不讳言我的家庭观念很重,对在艰难的时代克服一切困难,支持我受到良好教育,并对我寄托很大希望的父母常常心怀感激。"

"我父亲是一个天赋很高的人,没念过多少书,但知识面很广。很有爱国心、正义感,应该说,我最早的偶像就是我父亲。"

"我一生最美好的选择之一是和我的同学崔梅芳结成伴侣。不离不弃六十多年。无论是在我下放到林县和个旧医疗队,以及'文化大革命'以后我们全家到甘肃定西安家落户,还有去美国工作两年,她都支持我,从无怨言。"

"女性在有些时候会比男人坚强,相对来说男人就很脆弱,耐受不了挫折。她在我最困难的时刻对我的不放弃,就是用我一生的努力也难于报答。"

"在'文革'中,孩子们入团,参加红小兵的时候,学校都要求他们和父亲划清界限。我不得不向纯真又热爱父亲的孩子检讨自己曾经犯过错误,替他们写对父亲批判的发言稿。这种痛苦当然是没有经历过的人无法体会的。"

"父亲失业又患病,无力承担我的学费,面临失学。所以,从高中开始我只能靠奖学金,在比别人艰苦的条件下继续学业。"

"一个对父母、老师不好的人万万不可和他做朋友。因为那是对他最有恩的人,他还能对你好吗?"

9. 对自己

"我从来不大愿意参加表扬我的会。我常常因为受到表扬而感到惭愧,我没有说得那么好,自己需要实事求是,要有自知之明。"

"像'文革'那样的批评,我心里也有底。我想,我也没有你说的那么卑鄙、那么坏。所以,我心里就想:也不必那么认真,对自己应该有一个正确的评价。"

"一个人没有生活追求,最重要的是耐受不了挫折,容易痛苦动摇。苦难和挫折也是人生的财富,要自觉补上这一课。

"由于职业关系,我给很多 VIP 看过病,以及中国港台的富人、要人。至少我并不觉得他们比我们幸福。"

"从 40 岁不惑之年开始,可能是由于自己的遭遇,我开始有点自知之明。人生苦短,从历史的角度不过是一瞬间。在人生中摆正自己的位置,对自己可能达到的目的和优缺点多少有些理解,活得就比较洒脱,少了很多不必要的痛苦。"

"我年幼的时候,最强烈的记忆就是大海,觉得非常广阔。上学以前的生活还记得一些,好像片片浮云总在脑海里飘荡。"

"在我上高小的时候,老师就灌注文天祥、岳飞为民族献身的思想。等我长大以后,了解到犹太人没有祖国任人宰割的历史,没有国就没有家和个人,在我们这一代人中,是毋庸争议的信念。"

"在'文革'中,我曾有两年多的时间与哈献文大夫被'勒令',在护士长的领导下从事门诊的一切工作,包括每周日的门诊。其实,那反而成了我的避难所,还有,每周四关上门在门诊手术室做小手术,我们仿佛又回到正常的年月。"

"在困境中工作,也有积极的一面,在监督下事事谨慎可以少犯错误。今天我们的临床试验就是如此,不但有检查员帮你核对,还有稽查员检查,出错的机会就少了。"

"我多数时间也很乐观,能够排除外界的影响,战胜自己内心的软弱,这也是我能够活到今天的一个很重要的原因。这样一个优点造就了我不断进取,没有自暴自弃。"

第十七章

师友评述人间真情

中国内科肿瘤界奉他为"一代宗师"

国际肿瘤学界称他是"中国内科肿瘤学之父"

"孙燕的历史,就是中国内科肿瘤学的历史"。一个人的历史就是一个崭新学科的历史,在世界上也是凤毛麟角

国内外专家、学者公认他是倡导肿瘤"综合治疗"的传承者,胸怀大志的学科带头人

在同行们的眼中他是乐于助人开启肿瘤内科学的泰斗,"祛邪扶正"模式的缔造者

在学生们心里恩师是一部永远读不完的书,不断续写光辉的篇章

在患者和家属们心中他和蔼可亲,他是从农村、工矿来的我们的家里人

而孙燕则把一切定语都给去掉了,他说:"我是孙燕大夫"

为了纪念孙燕从医60年,我们收集了50多篇短文,其中包括他多年亦师亦友的老师前辈,共同发展我国临床肿瘤学的伙伴,他在各地的学生和病友们对他的一些评述。从中可以看出孙燕一生的追求,医德医术,学术成就和对中青年同道的培养和爱护,看到一个真实的孙燕。他十分珍视这些人对他的评述,把这些视为人间真情。"媒体的介绍和访谈虽然也很好,但多少有些过分之词。而这些师友和患者的短文,反映的是一个真实的孙燕,一个曾经在这个世界上自幼立志习医报国,度过90年坎坷如歌岁月,有仁爱之心也有缺点弱点的临床医生。我感谢这些前辈、同道、学生和病友。"

由于篇幅所限,本书无法收录所有关于孙燕的采访文章,感兴趣的读者可以从附录5中自行查阅。下面简要总结一下媒体对孙燕的评价:

孙燕院士是一部中国肿瘤内科发展史。这份历史留给后人的震撼,是一笔无比珍贵的遗产,是值得我们自豪的。

破坚冰,大胆创新。"让癌低头"癌症可以预防和控制,孙燕缔造

了一个神话。

让世界抗肿瘤舞台上发出了中国医生的声音。日复一日地挽救着一条条与死神擦肩而过的生命。

孙燕院士有着普通人的心态。一个普通人的心态,使他保持年轻、淡定。

坚定的爱国者、敬业的肿瘤学专家、患者心目中的好医生、从农村、工矿来的"家里人",这些标签或者说是符号,都源于一个普通人的心态。

孙燕院士是中国的抗癌符号。起源于理想形成的萌芽时代;定位于他启开中国肿瘤内科学元年;创新于缔造"祛邪扶正"中国模式;发展于倡导综合治疗的学术思想。

生命是一种进攻。我们的生命是天赋的,我们要得到生命,也唯有付出生命。延长生命的法宝之一,就是不断地思考和前行。

孙燕院士:我国临床肿瘤学的开拓者与实践者。傲立的天才对于轻车熟路不屑一顾,他们憧憬追寻的是迄今从未开垦的土地。

孙燕院士:传承与创新是临床医学的永恒主题。没有目标地活着,生活自然也就没有了劲头,而无目标地生活,就像没有罗盘的船只,在大海中盲目地漂流。

下面我们选出被孙燕视为"珍品箴言"有代表性的几位师友、同辈专家、他多年的学生和患者对孙燕的评述。

世界第二大临床肿瘤协会
在中国诞生

首都医科大学附属北京儿童医院 胡亚美

孙燕教授是我的学弟,我们有着很多共同的经历和志愿,他也总是叫我胡大姐,我也常常对他直呼其名。

我和他真正交往是在"文革"以后,由于从事肿瘤专业经常开会见面。另外他是吴桓兴和李冰的助手,我和这两位是好友,由于有着前述的背景和经历所以也倍感亲切。

在我印象中孙燕是一位谦虚好学的医生。他喜欢同行也对患者热心。总是认真对待我介绍的每一个患者,患者治愈后也都很感谢这位好大夫。1985年我和孙燕共同当选全国科协代表,和很多前辈共同讨论科学的春天,受到邓小平同志的接见。他虽然经历坎坷但仍然很坦率地提出建议,给我留下深刻的印象。令我难忘的美好日子是1994年我们一同在香山编写《肿瘤学》,他和我的老伴老解都曾经在燕园学习,虽不同时但受燕京大学的影响很大。孙燕对老解很理解,一同出去游览总开玩笑称他为"解学士"。后来老解还为孙燕书写唐诗留念。

1997年我们共同协助成立了中国抗癌协会临床肿瘤学协作专业委员会(CSCO),他担任指导委员会的主任,我和张金哲教授都是委员。他为CSCO的发展和壮大做出了很多贡献,在关键时候能提出自己的意见,引导大家团结务实共同前进。目前CSCO成员人数仅次于美国临床肿瘤学会(ASCO),成为世界第二大临床肿瘤学会。

1999年他以高票当选为中国工程院院士。大家对他的评价是虽然历经坎坷但一直对党和国家抱有信心,在实际工作中通过自身努力和其他几位同仁共同开创了内科肿瘤学专业,在新药开发、中西医结合、综合治疗等方面都取得了很好的成绩。近十年来每次开会他都虚心向医学前辈和同年龄的院士学习、请教,大家相处十分融洽。

与孙燕合作是我一生
最美好的日子

中国医学科学院肿瘤医院　哈献文

我是 1940 年考入北京燕京大学医预系的,他是 1948 年入学的,1959 年我们先后被调到日坛医院,那时,内科几位医师年资都很低,我还有机会到内科指导他们开展研究。1966 年我们一同到林县医疗队,互相帮助共同为当地群众服务。但是“文革”开始后,我因 1943 年参加了缅北战争,被错误地认为是国民党的残余孽,打入另册只能去促生产。有两年多时间,我和孙燕被“勒令”共同在护士长张月梅(我夫人)领导下负责门诊的工作,包括每周日上午的门诊。其实,那反而成了我们的避难所,记得每周四下午我们会在门诊手术室一同做小手术,仿佛又回到正常的年月。改革开放以后,合作的机会就更多了。我们都得到发挥聪明才智实现凤愿的机会,那是我们一生最美好的日子。

1966 年孙燕和我都参加了我院的第一批林县医疗队,驻地是任村卫生院,任务是送医送药并培训当地卫生员。

有一次我和孙燕参加修建红旗渠的劳动,那时干渠还没有修成,漳河水还没有引过来,为了河渠的巩固,要在渠底铺上一层石板砖。孙燕看到我弯不了腰,只能蹲着干活,便问我:“你是不是有腰疼病?”我说:“是啊!”他便没有再言语。下工回到宿舍后,他有意识地把一张纸片扔到地上,并让我帮他拣起来,同时他仔细地观察我的动作。最后他较有把握地说:“你恐怕患有腰椎间盘突出症!”并告诉我他过去在神经内科的时候,对有腰疼的患者,医生故意丢下纸片请他们拣起来,如果他们没有像常人一样弯腰去拣,而是蹲下来拣,那他患有腰椎间盘突出症的概率就很高。无意中我从他那里学到了一个诊病的小窍门。

当时的初春,晚上气温可以下降到零下20℃。有一天晚上我们刚刚入睡不久,被急剧的敲门声惊醒,原来是一位村民用镰刀割颈自刎,患者呼吸困难出血不止,要我们前去急救。当时天寒地冻,我只有一件棉大衣,远远不足以御寒。孙燕马上拿出了他的羊皮大衣给我,并帮助我准备好急救的简单器械。当我穿着皮大衣,顶着寒风来到患者家中时,手脚已经冻麻木了。在油灯下紧急做了气管切开术,充分止血,缝合,包扎。手术完毕时,天已蒙蒙亮了,患者最终度过了危机。

帮助同行　规范化疗

中国科学院上海药物研究所　胥彬

孙燕教授于20世纪50年代就在北京协和医院和中国医学科学院肿瘤医院工作,1955年我从苏联留学回国分派在中国科学院上海药物研究所,常有机会到医科院的研究所和医院看望老领导、老专家和同行们。在参与全国肿瘤研究的协作任务中有幸结识了孙教授。那时他年轻有为,知识广博,思维敏捷,医术精湛,深受各方面重视。后来几十年间,工作上的接触增多,一起参加推广介绍肿瘤化疗知识,药审会议评审抗癌药物,评价新药临床试验结果,一同出国开会及访问等等,加深了对他的了解。对他渊博的学识,高尚的品德,基础理论结合临床实践的治学精神十分钦佩,他是我学习的榜样。

为了普及内科肿瘤学专业,从1985年我们每年举办全国肿瘤化疗及内科医师讲习班,他非常热心,进行大量的领导和组织工作,亲自承担许多章节的授课任务,先后已举办了 15 届,使成百上千的医务人员受益。近年来中国抗癌协会临床肿瘤学协作专业委员会(CSCO)在他的领导关心和帮助之下,获得飞速的发展,会员已逾 20 000 多人,与美国临床肿瘤学会(ASCO)和欧洲肿瘤医学协会(ESMO)互认为姊妹学会,相互接轨。对提高我国肿瘤学术水平和促进国际交流起了十分重要的作用。

孙教授为人谦和、谨慎、乐于助人,在患者中口碑很好,是医务界的楷模。现在他虽已近九十高龄,仍继续活跃在学术界,大力培养年轻人,提携后辈。我衷心祝愿孙院士健康长寿,为我国肿瘤防治事业作出更巨大的贡献。

精神与汗水浸透在他的事业中

中国医学科学院肿瘤医院　周际昌

我同孙教授从 1959 年开始共事,一起走过 50 多年的时光,几十年的战友,这也是难得的同事缘分,在长期磨合中,学习很多,共勉成长。

一、克服坎坷坚持前进

他半生行走在坎坷的道路上,经过"大跃进"、三年困难时期、"文化大革命"和干部下放等各种政治运动,气氛压抑,工作艰难,才能难以发挥。但在这种情况下他仍然不气馁,没有放弃任何机会,持续努力,坚持前进,从不后退,凭借这种精神他跨过不平坦的道路,继续向前迈进。这种坚持前进的精神是难能可贵的,没有这种精神就没有今天的孙燕。

二、具有顽强的工作精神，团结全科努力工作

孙燕对工作有坚韧不拔和勇攀高峰的精神，做了许多开创性的工作，在医疗和科研中取得一个又一个成就。他对下级医生要求严格，耐心指导年轻医生成长。他关心老同志，在我患重症肺炎和做胆囊手术时，他亲自看望和安排治疗。

三、为创建肿瘤内科贡献毕生精力

在建立肿瘤内科时，我们有幸在一起工作，当时在国内并没有成形的科室模式，我们白手起家，没有条件就创造条件，克服困难，从无到有，从小到大。从 5 张病床增加到 200 余张。从 2 名医生发展到现在 100 多名医护人员，并建立实验室。从医疗到科研，不仅治好了许多患者，还很快开展课题研究，发表很多论文和编写专业书籍，开展国内外的学术交流，组织了许多全国性的学术会议，使肿瘤内科在国内外享有愈来愈多的声誉。这些成绩的取得都与孙燕的付出了分不开。

四、精心培养大批人才

从 1962 年开始每年在全国各地招收进修医生，到现在已有 1 000 余名，并开办了多期全国肿瘤内科学习班，许多学员已经成为全国各地肿瘤内科的骨干力量，有效地推动了我国肿瘤内科事业的发展。此外，在科里培养了一批又一批的年轻医生，使他们成为能独当一面、德才兼备的内科人才。培养了许多硕士生和博士生，送他们出国深造。在孙燕的精心培育下年轻人才得以成长和壮大，这是一笔宝贵的财富，这些都浸透着孙燕辛勤的汗水。

祝孙教授事业前进再前进，身体健康。

一次谈话：坚定了我从事
肺癌专业的信心

上海市胸科医院　廖美琳

孙燕院士，早在 20 世纪 70 年代我第一次在北京见到他时还只是称他为孙大夫。这在我心目中可不是一般的称呼，虽然他早已成为教授和令人尊敬的院士，但我还是喜欢称他为"孙大夫"，这是我对他的昵称，我们之间有近 50 年的师友情结。

他和上海市肿瘤医院张志义医师共同主编出版了中国第一本肿瘤化疗书籍《恶性肿瘤化学治疗》。记得我的老师徐昌文、吴善芳教授要我去北京参观学习，他们首先叮嘱我一定要去中国医学科学院拜访孙燕大夫，那时我还只是一个呼吸内科的主治医师，1970 年才开始接触肺癌化疗，初出茅庐，对肿瘤治疗知识是所知无几。我怀着钦慕而又惴惴不安的心情去拜访他，我按约定时间在门诊部的一个办公室里见到了孙大夫。他给人一种朝气蓬勃、英气逼人、富于书卷气的印象，回想起来迄今已有 40 多年。他的外貌形象和目前无大区别，只是两鬓添了几缕白发。他笑容满面、平等友好，首先问候了我的老师们，关心地问了我科有关肺癌的临床研究工作开展情况，这使我定下心来打开了话匣子。整整半小时多的谈话他不时给我以启示和建议，这是场非常令人愉快的谈话，此次谈话加强了我从事肺癌专业的信心，也为我指引了如何开展肺癌临床工作的道路、方向。

谈话中我深深感受到在抗肿瘤方面他有着渊博的知识，令人佩服。让我感受最深的是他的老师吴桓兴院长的观点：肿瘤的发展和肿瘤细胞增殖生长相关,可用肿瘤倍增时间来测算肿瘤生长,可以相应的采取合适治疗。这一席话对我来讲意义颇深,在返家的途中,我不断思索着,深感孙大夫对老师的尊重和对后进的帮助。我和同事们着手肺癌倍增时间和手术治疗预后的研究,1978年研究成果发表在《中华内科杂志》,后来又接到《中华医学杂志英文版》约稿和国外学者的来信咨询,这可以说是我的第一篇有关肺癌的论文,是我成为肺癌肿瘤内科医师的一个转折点。

孙大夫与我亦师亦友,数十年来不断地给我科和我予以帮助,我的两位老师也是孙大夫的忘年之交,我非常珍视这份难得的师友情。

站起相迎相送
一位大师对患者的尊重

北京大学肿瘤医院　　刘淑俊

1961—1969年我工作于原北京医学院第一附属医院内科,1972年回到肿瘤科多学科多病种的病区。此时孙燕教授出版的关于癌症治疗小册子成了我们肿瘤内科医生爱不释手的珍品。对内科、中医科等多学科协作治疗癌症给予了指导。通过日后逐渐接触、了解了孙燕院士,他成为一位让我深深感动的恩师。

1998年3月我被派去日本参加"WHO癌痛缓解与姑息治疗培训班",有幸与孙教授同行。孙老师在会上报告了国内动态及展望,同时鼓励我要积极投入到该项工作中,指出为患者解除疼痛是一项高尚事业。1998年10月,在"癌症止痛、姑息治疗高级讲习班"上,孙教授又介绍了中国癌症疼痛和姑息治疗项目。从此,孙教授就带领我们中青年医生大力推广癌痛控制及姑息治疗事业,如普及《癌痛三阶梯止痛》,开展"WHO 三阶梯止痛原则在中国推广 12 年的回顾和展望"五城市电视会议。孙教授提出尊重生命,以爱来影响医务人员,提升了医疗文化也培养了一代中青年医生对肿瘤四大战略任务的理解与实施。在我成长过程中,孙教授总是循循善诱,让人如沐春风。有一次我陪我先生去看孙教授门诊,候诊期间,我见他对患者站起相迎、相送、再三嘱咐,当时他已是 70 余岁的老人,他的一举一动、一言一行都会给患者以希望和抚慰。在平时的接触中,我感受到孙教授让人尊敬的亮点——倾听患者心声,分担患者忧苦,抚慰患者心灵。

孙教授之所以受人尊敬,就在于他对同道、对患者奉献了他挚诚的爱。他心宽、量大,他用智慧、能力做样板,用慈悲去包容。因此才构成现在全国肿瘤学界同心协力、互助互爱的团队。孙教授就是我心目中最尊敬的医生和老师,是我们肿瘤内科最受尊敬的人。

孙燕院士印象记

广东省人民医院、广东省肺癌研究所 吴一龙

凡为大师,总有一股无形的魅力,他既让你敬畏,又让你感到亲切和榜样的力量。孙燕院士之于我,就是这样的一位大师。

1997 年中国抗癌协会临床肿瘤学协作专业委员会(CSCO)成立,孙燕院士众望所归,当选为指导委员会主任委员,而我,有幸被选为执行委员会副主任委员,直接在孙老师的指导下工作。尽管这是一个民间的学术组织,但自它成立的那一天起,孙院士便倾注了他大量的心血,特别是在扶掖后进上更是不遗余力。记得那一年学术大会上我开讲的学术报告是关于肺癌的"97"分期。医科院肿瘤医院的一位同行告诉我,孙老师特别专注地听完了我的全程报告。那

一刻,我更多的是惶恐,肿瘤界的学术泰斗竟是这样的关注后辈!也是自那一刻开始,我视孙院士为我的老师,从此不敢怠慢我的每一场学术演讲,从思路的组织到每一张幻灯片的制作都是亲力亲为,因为我总是感到孙院士在无形中监督着我、鼓励着我,做一件事就要做到最好。

时光流转到 2002 年,一个病例的处理更让我看到孙院士的大智慧。那是一位身份很特殊的肺癌患者,因诊断为晚期肺癌而辗转国内外多地求医,在接受了十几个周期的化疗和放疗后病情没有好转、身体状况也衰弱得难于耐受进一步的治疗,更让人头疼的是对进一步的治疗国内的专家们产生了严重的分歧。这时候孙院士出奇兵了,他让我到北京商量,而后避开学术纷争转患者到广州,经过多次的检查和商议,我们否定了患者晚期的诊断,果断地采取了手术治疗,十几年过去了,患者至今仍高质量地生存着。以从事一辈子肿瘤内科学的身份,敢于力排众议提出外科干预,将肺癌多学科治疗运用得如此精致、如此经典,更将学术争论化于无形,没有大智慧哪能成呢? 真应了那么一句话:叱咤风云唯有孙大院士。

让我印象最深的是 2007 年 CSCO 大会最后一天学会工作会议上孙老师的讲话。面对我们这些执行委员的工作班子,孙院士侃侃而谈,要我们冲出亚洲走向世界,具体措施一、二、三,动情之处呜咽不止,拳拳之心溢于言表,真让我们这些已不年轻的后辈汗颜不已。高山仰止,我们何时才能达到孙老师的高度? 于我而言,这辈子恐怕是不可能了,我体会到孙院士恨铁不成钢的心情,真的是愧对培养我 10 多年的孙老师。

2008 年,在纪念孙院士习医 60 周年的活动上,我选取了 3 件事情表述了我对孙院士的印象,想表明的是:一个时代的医学大师,既有侠骨,也有柔情,更是良师。高山流水,事业永恒,祝愿孙燕院士学术青春永在,祝愿老人家健康长寿。

精湛的医术让我佩服得五体投地

哈尔滨血液病肿瘤研究所　马军

二十年前,在上海一次国际肿瘤会议上,孙燕院士作为大会主席作了关于中国人肺癌循证医学的报告,他的报告设计严谨,逻辑清晰,病例丰富,语言生动,给我留下了极为深刻的印象。在以后的三十年间,我们经常在一起参加各种学术会议,这使我有机会经常向他请教,经常聆听他的讲座和临床病例讨论,使我受益匪浅。孙燕院士严谨的治学风范为我们青年一代树立了榜样。

前不久,我省一位中年患者肺部有一占位性病变,多家医院均诊断为肺癌,患者极度悲观绝望。孙燕院士在研究了患者的 CT 和 PET-CT报告后,明确提出患者肺部的占位性病变不是肿瘤,可能是肺部霉菌感染。术后的病理报告结果证实了孙燕院士的诊断完全正确。孙燕院士如此精湛的医术让我佩服得五体投地。

孙燕院士也是 CSCO 的创始人之一。自 1997 年以来,他一直担任 CSCO 指导委员会的主任委员。他身体力行,为 CSCO 的发展出谋划策。他倡导的循证医学已经成为大家的共识。

孙燕院士特别注意培养中青年医学专家,在我的成长过程中无不倾注着他的鼓励、关心和厚爱。他是我最崇敬的良师益友。祝愿他健康、快乐、长寿。

学界泰斗　德臻至善　精诚大医

中国人民解放军第八一医院　秦叔逵

孙院士习医 70 多年以来,始终勤于理论学习和临床实践,人文底蕴深厚,医德医风高尚,知识渊博,技术精湛,具有卓越的学术成就和广泛的社会影响,早已成为一代名医和学界泰斗。

学习光辉历程,我们深刻地体味到大师的梦想与甘苦,领悟到人生的价值与真谛,由衷地敬佩孙院士浑厚而强毅的人格魅力、博大无私的胸怀。我们可以知晓:早在 20 世纪 50 年代末,孙院士就开始潜心致力于我国肿瘤内科学的开拓、发展、普及和提高工作,曾经劫难而矢志不渝,呕心沥血而宠辱不惊,战胜了无数的艰难困苦,使得我国的肿瘤内科从无到有、从弱到强、欣欣向荣、蓬勃发达。孙院士开创我国肿瘤内科之先河,提倡规范化综合治疗新模式;潜心推进肿瘤专科医师的培训教育,促进其快速发展和与国际前沿接轨;因此被公认为是中国内科肿瘤学的开拓者和带头人,贡献巨大而影响深远。

初睹孙院士的风采,可以追溯到 1989 年在北京参加"国际细胞因子治疗肿瘤研讨会";然而,真正结识孙院士却是在 1997 年 CSCO 成立之后,日常运作的过程中。积极提倡"团结、协作、务实",促进践行"学术、公益、奉献",孙院士对于 CSCO 活动,一直给予了大力支持、认真指导、亲自参与和无私帮助,倾注了许多的心血精力,因此学会能够活跃业界、日益壮大。

二十多年来,能够经常获得孙院士的耳提面命、言传身教,受益匪浅的不仅是他的远见卓识、高超医术和教导提携,更有他献身事业、坚持真理和为人师表的高尚品德,实为自己人生的大幸。多少年来,无数往事点点滴滴,历历在心,对我有着深刻的触动和永恒感应。他对同行专家亲切和蔼、团结尊重,对年轻学者殷切关怀、爱护帮助,充分体现出一位大家的风范。孙院士不仅从学业上传道、解惑,使我们晚辈学生在专业技术上能够进步提高;更重要的是耳濡目染地熏陶、感化,对我们人格的塑造、精神境界的升华起到了非常重要的鞭策和鼓励。德臻至善,精诚大医,孙院士是我们的学习榜样和楷模。

衷心祝愿孙院士身体健康,开心愉快,引领我国临床肿瘤学界不断发展!

前辈的心声

中国人民解放军陆军总医院专家组　刘端祺

第十三届吴阶平——保罗·杨森医学药学奖于 2012 年 10 月 25 日在京举行颁奖典礼,大家熟悉的临床肿瘤界前辈孙燕院士获得特殊贡献奖,并即席发表了获奖感言。孙院士的感言发自肺腑,言简意赅,一气呵成,深深打动了在场的每一个人。

孙燕院士说:

吴阶平——保罗·杨森医学药学奖在我国医药学界是很有影响力的奖项,它以我的老师吴阶平教授和比利时著名药学专家、企业家保罗·杨森的名字命名,意义非同寻常。前几届获特殊贡献的获奖者半数是我的老师、半数是我的学长,我是以诚惶诚恐的感恩之心站在这里领奖的。

我首先感谢这个时代。我青年时代选择以医生为职业就是为了强健人民的身体,为国家效力,为人民造福。年龄稍长的同道们都知道,这样一个单纯的愿望,在我们这一代人身上要实现并不容易,和我们的国家一样,大家一起走过了许多坎坷不平的道路。现在,我们总算找对了方向,我很幸运,赶上了改革开放这样一个好时代。

我还要感谢我的师长和曾经共事的领导们。是第一代肿瘤学的先驱和领导们披荆斩棘,开辟了我国肿瘤医学之路,以他们的远见卓识,早在20世纪50年代末就帮助我克服了一个个困难,创造条件,搭建了一个肿瘤内科的平台。在肿瘤界我算是第二代,承上启下是我义不容辞的责任和义务。正是前辈的不断激励使我不敢有丝毫懈怠,我无以报答,只能继续努力工作,不辜负他们当年的期望。

我尤其要感谢我的患者们,为他们解除病痛是我的使命和责任,我把他们视为亲人,他们也把我视为亲人。有些药物治疗还是有一定风险的,他们信任我,经常鼓励我大胆工作,不要有顾虑,并认为配合治疗"为医学发展作出贡献很值得"。他们中有的人成了我终生的朋友。有件小事使我至今难以忘怀:1970年,我全家到甘肃定西安家落户前,三位经我治疗痊愈的淋巴瘤患者冒着凛冽的寒风骑着平板三轮车将他们用捡来的木板做成的白茬木箱拿来,供我搬家使用。在那个物资十分匮乏的年代,这个木箱承载的是多么大的分量啊!

我还要感谢我的夫人,今天她也到场了,我要对她说一声"谢谢"。我们风风雨雨已经共同走过了58年,这58年不容易……

最后,我要说的是,我要感谢我的学生、感谢肿瘤界的年轻人。是你们渴望知识的热情时时刻刻感染着我,正是由于你们,我才感到学术发展有望,事业后继有人,我的学术生命可以得到延续。你们是我的"未来佛"。你们赶上了好时代,一定不要辜负了这个时代,既要扎扎实实打下良好的专业基础,更要打下真心实意为患者服务的思想基础。

最后,我多年来致力于我们同行间的团结。我们的队伍壮大了,能开万人规模的大会,与国际知名肿瘤组织保持了广泛、深入的联系,大家一定要互相帮助,为了肿瘤事业的共同发展齐心协力,把这来之不易的大好局面保持下去!

十多年前,我着手组建肿瘤科时,曾请孙燕教授为全科同道讲授

"开科第一课"。孙教授的"开场白"是：

多年来，肿瘤学科不是热门，从业人员不多，让人多多少少感到一些孤独寂寞。咱们中国第一代肿瘤学者就是在这种孤独和寂寞中开拓了这个事业，如今他们绝大多数都已经故去了，如果他们今天都还在世，知道又有许多新生力量投身到这个事业中，我相信，他们一定会高兴的。但是，不管肿瘤事业今后多么"热闹"，前辈那种为学术献身，耐得住孤独和寂寞的精神是我们要永远学习和发扬的。

一位老人超越时空的两段话，一脉相承，相互呼应，体现的是对肿瘤事业、对肿瘤学后来者们的殷殷之情。作为亲历者，我感到有责任把它记录下来，供同道们特别是青年朋友们体味和思考。

引导肿瘤学科的导航灯

南方医科大学肿瘤中心　罗荣城

在中国，肿瘤学其实可以追溯到 3 000 年前的殷周时代，但与现代医学接壤，真正成长壮大却不过几十年。民间传统和现代科学相遇产生不可避免的冲突，由于现代医学发展本身的渐进过程，肿瘤学界一度百家争"嚷"、学派林立，各种"特效"疗法和"神药"鱼龙混杂，许多患者甚至连医生都迷失过。孙燕院士等开拓者们，每每站出来为大家指点迷津，正人视听，使大家不要误入歧途，就像海上的导航灯，引导肿瘤学科这艘巨轮在正确的航向上航行。

孙燕教授是一位大家。古往今来，能谓之"大家"者均德才并举。孙教授正是如此，他不仅学识渊博、医术高明，更有着非凡的人格魅力。孙燕教授首先是一位仁心仁术的"医者"。在他眼中，患者不论"贫富贵贱",永远是第一位的。由他诊治的患者成千上万,其中不乏国家元首、富贾名流,当然更多的是普通百姓,无论对谁他从不摆架子,讲大话。每一位患者他都一视同仁、尽心尽力、实事求是。他大力推广倡导各种现代肿瘤诊疗的新理念、新模式,为提高中国的肿瘤学诊治水平,切实改善肿瘤患者的生活质量作出了卓越贡献。

孙燕院士是一位成功地的"师者"。学生遍布全国乃至世界各地,许多已成长为我国肿瘤学界的中坚力量。孙教授不仅向我们传授专业知识,更言传身教地教育我们为人处世的道理。孙燕教授讲话做事简练直接,从不优柔寡断,但对每件事都会一丝不苟。我们主持编写的专业书籍,送到他手中时,他从不草草打发,而是经过仔细阅读并给出精辟的见解及意见。年过八旬,他从未停止过学习,学术、外语、电脑……他的学习热情绝不亚于任何一个年轻人,令我们这些作学生的深受触动。能从师于孙燕教授,乃是我此生最大的荣幸。

孙燕院士作为我们大学和医院的客座教授,在百忙之中经常抽出时间莅临我院进行指导,这对我们这些学生而言真是无比珍贵的学习机会。无论是一般病例还是疑难病例,孙院士都仔细问诊、查体、阅片,从不放过任何一个小小的细节。他的讲评不仅针对一个病例,还会跟我们讲授许多相关的知识和从医心得。我们这些从医几十年的"老医生",与孙燕教授相比,永远都是"小学生",孙燕教授的严谨作风和渊博知识总是令我们深深感动、受益匪浅。对于我们医院和肿瘤学科的建设,孙院士也常常提出非常中肯的意见和高瞻远瞩的发展建议。在孙院士等国内外肿瘤学家的亲切关怀和大力支持下,南方医科大学肿瘤中心已成长为广东省重点学科和国内有较大影响力的肿瘤专科中心。推己及人,老师的桃李满天下,不难想象,他的医学精神和学术思想已经惠泽祖国和世界的各个角落。

孙燕教授也是一位耕耘不倦的"学者"。他不断提出新的医学理念,积极发展民族医药事业,为我国的医药学革新和进步作出了巨大的贡献。他致力于将祖国医学运用于现代肿瘤的综合诊疗,创造了有中国特色的肿瘤个体化医学理论。从世界上第一个重组人血管内皮抑制素——我国自行研发并拥有多项自主产权的抗血管生成药物"恩度"的临床推广，到抗癌中药人参皂苷"参一胶囊"的研发，再到我院在国内率先研制使用基因修饰的 DC 细胞疗法、难治性淋巴瘤放免靶向治疗等技术，对于我国肿瘤学的每一个进展，无论大小，孙燕教授都亲自参与或者给予极大的关注和支持。

"医者""师者""学者"对一般人而言或许只是不同的称谓，但孙教授却无一不在身体力行。他用半个多世纪的临床实践救死扶伤，拯救了无数的肿瘤患者和家庭；他用 50 年授业解惑，桃李满天下；他用大半生耕耘不倦，发展壮大了一个领头学科……

孙燕教授习医 60 多年，为中国现代医学史创造了一番佳话，竖起一面旗帜！愿孙燕教授健康长寿，继续为中国肿瘤学领航指路。

我崇敬的孙燕教授

中山大学附属肿瘤医院内科　徐光川

1977 年，我来到中国医学科学院肿瘤医院进修学习，有幸得到孙燕教授的指导。孙教授平易近人，第一次见面时，孙教授亲自向全体进修医生自我介绍，孙教授介绍了他的名叫"燕"，燕国的燕。尽管时间仅一年，但对我此后的临床医疗工作有着深远的影响。孙教授注重临床实践，认真对待每一位患者。查房时，对初治患者都亲自检查，详细查阅患者的资料，根据患者的特点，讲述书本相关的基本知识，同时讲述国内外的现状和进展情况，以及他本人的体验和见解。这对我们把握患者的诊治，加深理解认识诊疗规范、学习掌握新的知识有着致深的影响。

孙教授发表的论文、综述和编写的专著很多，在肿瘤内科界可能是最多的。我喜欢读他的著作,特别是他写的论文和综述,读了他的文章,增添新的知识,开阔视野,启发新的思路,拓展新的方法。孙教授的著作对国内肿瘤内科事业的发展起到促进作用。孙教授研制的贞芪扶正冲剂很受患者的欢迎,我和同事们都喜欢选用此药进行支持治疗。

孙教授平易近人,勤于学习,注重实践,重视培养,勇于开拓,为国奉献的精神是我们的榜样。孙教授是我最崇敬的长辈,是肿瘤学界的伟人。

孙老习医六十载,
教书育人为典范。
医药研究有建树,
国际知名耀中华。

热心关注　积极参与

—— 记孙燕院士与中医肿瘤事业

中国中医科学院广安门医院　朴炳奎

我和孙燕院士相识是从 1977 年 2 月去中国医学科学院肿瘤医院(当时叫日坛医院)内科进修开始的。当时,广安门医院肿瘤科余桂清主任带领我们到河北磁县张二庄农村防治肿瘤医疗点工作,一年后回到北京,正是 1976 年末,史无前例的"文化大革命"结束,预感到新气象的来临。为了加强中西医结合肿瘤事业,发展广安门医院肿瘤科,余桂清主任策划了很多措施,其中一条就是派人到肿瘤医院进修,我有幸被派到日坛医院进修。

长期在政治运动和政治挂帅年代度过的我，跨入日坛医院的第一个感受是学术气氛浓厚，感受最深的是跨科室间的会诊制度每周都在进行，每周都有全院的学术讲座。这里是著名肿瘤学家、中国肿瘤学创始人之一吴垣兴院长和李冰院长领导的肿瘤专科医院。当时的日坛医院规模虽然不很大，但这里是我国肿瘤专家最集中的大学府。在这一年的进修中，听到了和见到了他们的讲座和临床实践，学到很多肿瘤专业相关的医学知识。他们都是我令我肃然起敬的老师，孙燕院士就是其中的一位。正是他们的不断努力，才造就了今天这样闻名中外的中国肿瘤专科医院。现在我在诊疗中仍然能学到他们的成果，我在会诊或门诊时，最喜欢阅读医科院肿瘤医院的病理报告，影像学报告，还有其他病历资料，这些资料写得层次分明，结论明确，使人学到不少新的知识。我非常希望医科院肿瘤医院永远是我国培养肿瘤专业人才的好学校。

我去肿瘤医院进修时，孙燕院士是内科负责人之一，在他的带领下，内科各项工作都搞得很活跃。那时我们进修医生中流传着这样一种说法：孙燕院士在协和医大学习和工作时是一位业务尖子，他的病历写得好，经常作为典范教材给学生们展示。因此，我们都很敬佩他，能够在这里进修学习，真是机遇难得啊！

在这里我还要回忆两件与内科业务不大相关的事情。

一是孙燕院士积极、认真的劳动态度。改革开放以前的那个年代，和体力劳动相结合，在劳动中自我改造是件非常重要的事情，也是评估一个人的重要尺码。我记得有一段时刻，我到医院一上班，先打扫室外卫生，还搞室内卫生，然后给患者送饭，有时还喂饭，接着帮护士打针送药，这才开始查房，开医嘱，写病历。当时觉得这样才称得上表现积极的好医生。虽然"文化大革命"已经结束，但去了肿瘤医院进修时还是照旧。一上班先拿着扫把、铁锹等打扫户外卫生。每当这个时刻，孙燕院士总是抢先推着车子，装垃圾倒垃圾，捡着重活儿干，而且干得很熟练，非常认真。当然这是带头人的责任心所使，但我脑海里也有过另一种闪念：劳动真的把一个人改造成这个样子了。

还有一件事，应该作为这篇文章主题的开场白，即孙燕院士对中医药治疗肿瘤不寻常的"兴趣"。他在查房、会诊时经常说中医治疗，还讲黄芪如何的好，与环磷酸腺苷的关系如何等。院内的学术会议，有时也讲中医扶正药的观察结果，门诊时还给患者开中药方。当时我心里想这位真的比我还"中医"。他还积极报名参加"文革"后第一次全国中西医结合大会，还投了中西医结合治疗肿瘤的论文。或许正因为孙燕院士对中医的如此执着，促使我更加相信中医和热爱中医；他谈论黄芪影响了我，现在我开方用药，几乎不离黄芪，而且量还比较大，我要说这就是榜样的力量！

那么，孙燕院士为中医药治疗肿瘤事业做了哪几件事呢？

一、做了中医药治疗肿瘤的临床与实验研究

孙燕院士长期系统地做了黄芪等扶正中药治疗肿瘤的临床观察，证明了扶正中药能够提高肿瘤患者免疫功能及延长患者的生存期，在国内外作了学术报告，并在《中西医结合杂志》上发表了《扶正中药治疗肿瘤患者的 10 年随访观察》一文。与储大同教授一同在《中西医结合杂志》发表了《黄芪成分 F3 增强低剂量白细胞介素 -2 诱导 LAK 细胞的细胞毒效应》等。他还让自己的博士生选择中医药相关的课题，比如女贞子的提取物齐墩果酸的研究、肿瘤患者阴虚证的相关研究等。

二、研制了中药新药——贞芪冲剂（胶囊）和固元冲剂

孙燕院士在黄芪等扶正中药的观察得出结果的基础上，在美国对黄芪、女贞子等提取物进行了实验研究，20 世纪 80 年代初回国后，就开始研制了治疗肿瘤的中药新药——贞芪冲剂。我曾经说过，余桂清主任的"健脾益肾颗粒"、韩锐教授等研制的"靛玉红"和孙燕院士的"贞芪冲剂"是将现代科学方法与中医药理论相结合，研发治疗肿瘤的中药新药、开展相关科研工作的先导。"固元胶囊"是由人参多糖

和黄芪多糖组成的,对肿瘤患者有提高免疫功能和保护骨髓功能的作用。以上两种成药,都获得了国家药品食品监督管理局的批准,正式生产。

三、为中药新药的开发带头做中药新药临床试验

一位西医权威人士,能敢于承担中药新药的临床试验,这是对中药事业的极大的支持。据我所知,孙燕院士做了榄香烯注射液、得力生注射液、参一胶囊等药物的临床试验。榄香烯注射液的研制有这么一个有趣的经历。在"大跃进"年代,我的母校大连医学院妇产医院,用莪术制成了注射液,叫莪术注射液,治疗子宫颈癌取得了一定的效果。后来我的有机化学老师郭教授,从莪术中提取了有效成分榄香烯,为此获得了科研奖。此后郭老师任大连医学科学研究所所长,数年后要退休卸任时,从长春中医研究所招来了我的同班同学霍玉书,让他继任所长。霍玉书到大连医学科学研究所后,发现榄香烯的科研成果很值得开发,向郭老师极力建议。在霍玉书的倡导下开始研制,1989年春把我也叫过去参加了研讨会,商讨进入临床的可能性。事隔数年,我知道了榄香注射液在孙燕院士主持下做了新药临床试验,并通过验证拿到国家新药证书。这个由来经过似乎与我有缘,我感到很高兴,觉得很有意义。

另外值得一提的是"参一胶囊"是从人参中提取的人参皂苷 Rg3 单一化学成分,是大连的药学博士富力研制成功的。1997 年,富力博士找到我,希望我们主持这项临床试验。我们做一期、二期试验,取得了国家中药新药批准证书,开始正式生产。当试验成功后,我把论文投到孙燕院士主持的国际学术会议上,孙燕院士非常认可这个新药,鼓励我在会上发言。后来为了取得更可靠的证据,在孙燕院士的主持下,做多中心、随机、双盲临床试验,结果令人振奋,再一次证实了"参一胶囊"能够延长肺癌患者的生存期,后来这篇论文发表在《中国肺癌杂志》上。

四、孙燕院士的著作总是包含中医的内容和章节

20世纪80年代初,徐昌文、吴善芳、孙燕三位教授主编的《肺癌》一书,是"文革"后较新的医学书籍。这本书包含了中医的章节,这在当时是件很稀罕的事情,也可以说是"文革"后第一部包括中医内容的非官方医学著作,这与孙燕院士对于中医的重视和研究是密不可分的。孙燕院士后来编写的《临床肿瘤内科手册》《抗肿瘤药物手册》《内科肿瘤学》等都包含了中医内容,他还和余桂清主任一起主编了《中西医结合肿瘤进展》一书。

五、孙燕院士积极支持中医药同道参与他主持的学术组织和学术会议

1985年在北京成立了中国中西医结合学会肿瘤专业委员会,是由余桂清主任主持召开的。当时就有孙燕院士参加,他们二人是在这次学术合作交流中建立的友谊,而且保持始终。每次孙燕院士主持学术会议,始终不忘邀请中西医结合的同道们参加。尤其是 CSCO 组织成立到现在,在孙燕院士的倡导下,储大同、马军及秦叔魁教授主持的会议,都吸纳了中医及中西医结合同道参与这一组织,也都支持中医学术的发展。这对中医及中西医结合肿瘤事业起到了很大的推动作用。

我与孙燕院士相识了40多年,受益匪浅。正因为在肿瘤医院进修有了肿瘤专业基础,才有可能东渡日本东京国立癌中心进一步深造;正因为后来继续与孙燕院士来往,在学术上才有了不断地提高。值得回忆的是,在日本进修期间(大约是1980年的夏季),在东京肿瘤学术会议上遇上了从美国来参加会议的孙燕院士,我格外高兴,那几天,我们一同参观了皇宫广场,并访问了东京国立肿瘤中心。借此机会,我也和日本的肿瘤学知名专家坐在一起,交流学术和娱乐,这是很值得记忆的往事。

一路走来,要回忆的往事很多。我很感激孙燕院士,给我很多参加学术会议或学术活动的机会,感激他长期以来在学术上给予我的关照和指导。恰逢孙燕院士习医 60 周年之际,向孙燕院士表述我心底最真诚的祝愿,祝您平安、健康、快乐、长寿!

导师的准则我终生受益

美国新泽西医科大学　袁瑞荣

1983 年,我和其他几位"文革"后新一代医学院毕业的年轻医生一同来到中国医学科学院肿瘤医院开始了肿瘤内科临床学训练。当时,孙燕教授刚从美国工作进修归来不久。他精力旺盛,知识渊博,敢于创新,与宋少章教授一起开创了中国肿瘤内科临床学的新篇章。

作为孙燕教授的首批硕、博研究生,我有幸与他一同出门诊、查病房、进行实验室研究、参加与国内外同行的合作交流。孙燕教授医术精湛,医德高尚,对患者如同亲人。他对自己的学生总是言传身教,严格要求,关怀备至。我那时还太年轻,缺少临床经验,孙燕教授对我总是耐心指导,热情鼓励。在他身边工作六年中所学到的专业知识、临床经验和做人的准则使我受益终生。

癌症患者的临床治疗与其他疾病不同,不仅内科、外科与放射治疗科之间需要密切合作,而且患者与其家属的配和也非常重要。当时医疗条件及药品远不如现在,许多患者由于化疗药物副作用不能按期完成治疗,这不仅增加了患者及家属的经济负担,更影响了患者的治疗效果。为了提高癌症患者的疗效,孙燕教授与其他科室的同行们积极合作,开创了一系列综和治疗方案。孙教授早在美国工作期间就开始了中药促免疫作用的临床和实验研究。回国后,他带领我和其他学生继续进行中药黄芪、女帧子提取物促进患者免疫功能恢复,减少化

413

疗药物副作用的临床和实验研究。在孙燕教授的亲自指导下,此项研究不仅提高了癌症患者的治疗效果和生活质量,而且临床和实验研究成果也获得了中国医学科学院一等成果奖。

1989—1993 年我在瑞士学习工作。在此期间,曾有两次机会与孙燕教授和夫人见面。孙燕教授英语流畅,学识渊博,极其为国人争光。他在 1990 年 Lugano 国际淋巴瘤会议上的精彩发言展现了中国肿瘤内科临床科学的发展和深度,获得了国际同行们的热烈赞扬。那时,中国肿瘤内科临床学还不像今天这样如此得到国际的肯定,孙燕教授的演讲使国际同行、专家们大开眼界。后来,我们有机会经常见面,出席国际会议。作为他的一名学生和同事,每当听到国际同行们赞扬中国肿瘤内科临床研究的成就时,我总感到非常的骄傲和自豪。现在,我在美国仍继续从事肿瘤内科临床学与肿瘤免疫学方面的研究。像老师一样,我也抽出一些时间为促进中美及其他专业团体在肿瘤内科临床及实验室研究方面的合作作出一些努力。回顾过去二十年来中国肿瘤内科临床学的发展,不管是国内还是国际的同行们都会认可一个事实:孙燕教授不仅是中国肿瘤内科临床学的开创人之一,而且把中国肿瘤内科临床学推向了与国际同等的水平。

今生吾师

中国医学科学院肿瘤医院　石远凯

认识孙燕院士是在 1985 年参加中日肿瘤学术交流会议上,孙燕院士渊博的学识、优雅的学风和对学科发展的高度预见性,给我留下了深刻的印象。20 世纪七八十年代,肿瘤内科在我国肿瘤临床治疗领域尚处于非常从属的地位,除了部分省级肿瘤专科医院外,其他医院基本上都没有独立的肿瘤内科专业科室。尽管如此,孙燕院士在老一辈肿瘤学家的指导下对肿瘤发生本质和药物治疗在肿瘤综合治疗中潜在作用已经有了明确的认识，使我对这一年轻的学科产生了浓厚的兴趣，并萌生了成为孙燕院士学生的想法。

1988年经过我两位硕士生导师的推荐，我考入中国协和医科大学，成为孙燕院士的博士研究生。孙燕院士把造血生长因子作为我的研究方向，当时这一领域在国际上刚刚起步，孙燕院士敏锐地预示到了它的发展前景，并于1989年介绍我到日本大阪大学，跟随田口铁男教授从事相关的研究工作。1992年初，在我即将结束在大阪大学的学习前夕，孙燕院士几次写信，希望我能回到科室工作，并为我准备好了科研课题。回国后，经孙燕院士和医院的多次协商，尽可能地为我创造条件开展工作。孙燕院士带领我们在我国首先开展了重组人粒细胞／单核巨噬细胞集落刺激因子和重组人粒细胞细胞集落刺激因子对实体肿瘤化疗后白细胞和中性粒细胞减少症防治作用的两项临床研究，同时让我负责自体骨髓移植工作。如果说我在这些年做了一点科研工作的话，那么孙燕院士最初的决定和判断是至关重要的。

我读大学期间学习的是日语，英语几乎没有学过。自从踏入中国医学科学院肿瘤医院，孙燕院士就不止一次地告诉我只会日语是不够的，必须突破英语关，特别是口语和听力，并且创造机会让我参与外宾的接待工作，在实践中得到锻炼和提高。正是由于孙燕院士当年的教诲，才使得我今天能够用英语进行广泛的国际学术交流。

中国医学科学院肿瘤医院内科是孙燕院士和其他几位前辈共同创建的，他们为此倾注了毕生的心血，也是他们感情的寄托。科室的未来是孙燕院士最关心的问题。几年前，孙燕院士排除各种阻力，做有关人员的思想工作，全力推荐我来接任科室主任。在任命会上，孙燕院士回顾了内科从建立之初到现在四十几年的风雨历程，谈到了对新的科室领导集体的期望，最后郑重表示将全力支持我们的工作，永远不做"太上皇"。每句话都情真意切，表现了一位长者崇高的精神境界和对肿瘤内科事业的钟爱，令人肃然起敬。

以孙燕院士为代表的中国医学科学院肿瘤医院内科是我国肿瘤内科的旗帜，半个世纪来为我国肿瘤内科的发展作出了很多开创性的贡献。团结全国同道一起推动我国肿瘤内科事业的发展，一直是摆在我们面前的任务和挑战。孙燕院士经常告诫我们，要从事业发展的角度和全国同道共同进步，所以要处处与人为善、乐于为他人做事情、要有海纳百川的胸怀看到其他同行的优点。看到近年来我国肿瘤内科的飞速发展和年轻一代的快速成长，孙燕院士感到由衷的高兴和自豪，并告诫我们要顺应形势的发展，不断地研究新情况、解决新问题，做到与时俱进。2007 年，在孙燕院士的支持下，我们科室成功地召开了第一届中国内科肿瘤学大会，孙燕院士高兴地担任大会主席。在会议的筹备过程中，孙燕院士提出了很多建设性的意见和建议，为会议的成功举行奠定了重要的基础。

如何做人、如何做事、如何面对各种复杂的情况，是我从孙燕院士身上获益的另一个重要方面。孙燕院士经常告诫我们，做人一要诚实，要讲信誉，不能弄虚作假、不能欺骗和诬陷他人；二要知道感恩，连自己父母和老师都不孝顺和善待的人怎么能够得到别人的尊敬和信任；三要勤奋，世上没有天才，任何成绩的取得都是辛勤努力的结果，可谓一分耕耘、一分收获。最近几年，孙燕院士多次和我谈起如何处理好与科室其他领导以及与医院领导班子其他成员之间的关系，创造和谐的工作环境，并特别告诫我身在其位要心中想着百姓，多为群众做实事、做好事，这样才能得到大家的拥护。

孙燕院士习医六十年，是中国肿瘤内科的开拓者和奠基人，桃李满天下。他对 CSCO 的发展倾注了心血，作出了卓越贡献，把大家的进步当作自己学术生命的延续。他常常开玩笑说我们是他的"未来佛"，目前活跃在我国肿瘤内科界的中青年专家们，都不同程度地得到过孙燕院士的指教，愿意称他做老师，这其中我是获益最多的。结识孙燕院士，改变了我的人生轨迹；跟随孙燕院士 20 年治学和做人，我的视野不断开阔、能力不断提高。科研和临床技能的训练是一个方面，综合素质的全面发展更显重要。每次我与孙燕院士的长谈都能从中得到启迪和教诲，直到今天，我仍然把跟随孙燕院士查房、参加孙燕院士主持的学术会议、与孙燕院士一起接待外宾等活动，作为难得的学习机会。学习他的智慧和风范、学习他做人和治学的态度、学习他处理各种复杂事务和驾驭全局的能力和艺术。

感谢您孙燕院士——今生吾师！

您给了一把尺　我天天丈量自己

中国医学科学院肿瘤医院　徐兵河

光阴似箭，岁月如梭。时光的河流，总是在转瞬之间便流去数年，许多记忆如滔滔江水东流而去。然而，总有些记忆伫立岸头，挥之不去，那其中之一，就是关于我尊敬的恩师孙燕院士的点滴恩情。

高山感恩大地，因为大地让它高耸；苍鹰感恩长空，因为长空让它飞翔；鲜花感恩雨露，因为雨露滋润它成长；我，要感恩，感恩我的老师——孙燕院士，是他引领我成长，给予我关怀。

亲爱的老师，是一次偶然的决定，也是一次命运的安排，让我遇到了您这样一位人生的好导师。记得在我刚刚考上您的研究生时，您就谆谆教导我要努力学习，您当时就以敏锐的眼光，要求您的学生不但要学会专业知识，而且要掌握好英语和计算机知识，而在那时，计算机的重要性并不为多数人所认识。六年的研究生学习，使我获益匪浅并终生受益。传道、授业、解惑，恩师精湛的学术造诣、严谨的治学态度、诲人不倦的品格影响着我的一生，是您引领我走上肿瘤内科之路，是您教给我如何创新，是您不断关怀着我的成长。您给了我一杆生活和学习的尺，让我自己天天去丈量；您给了我一面模范行为的镜子，让我处处有学习的榜样。您不仅教育我学习科学文化知识，还教会我生活的哲理。您是严师,严厉中却不失慈祥;您是爱师,慈爱中却照样严格要求我们。

教书育人五十余载,学子莘莘满堂红。五十教龄,这本身就是一首诗,丰富的底蕴,显示您对教育事业的一腔忠诚。恩师像辛勤的园丁一样,为了培养国家医学人才,年复一年,日复一日,勤勤恳恳,呕心沥血。多少个炎热的夏夜,多少个寒冷的早晨,恩师趴在办公桌上认真地备着课,紧张地准备每一节课的内容,思考着如何培养出好学生。记得每当我把写得不那么成熟、甚至有不少语法错误的综述、论文交给您时,您总是一笔一画,认认真真、一丝不苟地进行修改,字里行间透着您严谨的治学态度、凝聚着您对我的关爱。您每天只睡多少小时啊,您为我们付出的太多太多了! 在您严格、认真的教诲下,我在各方面均取得了很大进步。现在,我也试着用同样的标准教育我的学生,以使我的学生也能像恩师所期望的那样成为国家的有用之才。

恩师的付出也结出了累累硕果。您不仅亲自培养了数十名博士、硕士,还一直十分注重对青年医师和进修医师的培养。早在20世纪80年代,您就开始邀请美国、日本及欧洲各国著名医生来我院讲学并主办了各种学术会议,您还鼓励青年医生出国交流、学习,通过这些途径,大大提高了我科医生的整体水平,也使全国肿瘤内科的学术水平逐渐接近国际水平。究竟培养了多少人才,恐怕您数也数不过来。如今您的学生遍布大江南北、长城内外,许多学生成为各自医院的骨干力量和学科带头人,不少人成为国内外知名专家,这都是恩师辛勤劳作的结果!

苍龙日暮还行雨,老树春深更着花。恩师虽然年事已高,但仍辛勤耕耘在医疗、教学、科研第一线,每天仍是照常上班、出门诊、查房、会诊患者,特别是承担了繁重的干部保健工作,而您对此无怨无悔。您仍在时刻关心科室建设、不忘科研工作、关注人才培养。您时时刻刻忙碌着,没有一丝空闲。为了培养祖国医学人才,您奉献了五十余年并继续奉献着。您像一枝红烛,为后辈献出了所有的热和光!您的品格和精神,可以用两个字概括,这两个字就是——燃烧!不停地燃烧!

饮其流者怀其源,学其成时念吾师。时光流逝,物斗星移,恩师在我心中的地位却从不曾改变。恩师,我感谢您!感谢您的辛勤,感谢您的无私,感谢您为我们付出的一切!不论是把恩师比做春蚕还是蜡烛,都觉得轻了,在我心里,恩师是永远灿烂的阳光,给予我知识的同时也照亮了我的心房和前程!恩师桃李满天下,每个学生与恩师之间都有着不一样的故事,但都怀着一颗感恩的心。最后我还是要再次说声:衷心感谢恩师,祝愿您永远健康!也许这祝愿很俗气,远不及恩师给予的阳光,但我还是用一颗感恩的心来祝愿和祈祷。

拜 师

美国,内布拉斯加州　胡清龙

常言道,名师出高徒。孙燕先生在长达半个多世纪的行医生涯中,为中国癌症临床特别是肿瘤内科学的发展所作的贡献与建树有目共睹。从平民到高官,从中央领导人到国家元首,从中国到外国,都有他的患者。他是北京城里的名医,也是世界上的名医,他是名医也是名师,在全国各地从事肿瘤内科的专家中,我不敢讲每个人都是他的学生,但每个人都做过他的学生或聆听过他的学术讲座,可谓桃李满天下。他的徒弟们都是肿瘤学界的高徒和干将,唯有我,是个例外。

我是三十多年前在武汉认识孙燕先生的。那年冬天我刚从中山医学院毕业,被分配到湖北省肿瘤医院工作。这家医院坐落在武昌山清水秀的南湖之畔。冬天过去了,南湖的春天特别迷人,新建的病房和门诊大楼高大整洁,掩映在绿树丛中,鲜花开遍了每一个角落。傍晚漫步在南湖之畔,晚霞把湖水映得通红,眺望湖对岸耸立的山峰,憧憬未来美好的生活和事业,我这个农民的儿子心中充满了满足和快乐,并暗暗下定决心要在这里安排自己的一生。孙燕先生的到来改变了我的计划。

孙燕先生是应邀到湖北省肿瘤医院进行学术讲座的。那时候他刚从 M.D. 安德森癌症中心回国。他讲学的内容我已经淡忘了,只记得他提到那个与干扰素有关的犹太人,大概是肿瘤免疫吧。孙先生那时五十岁刚出头,因岁月的沧桑脸上已显现老年斑点。他的发音抑扬顿挫委婉流畅,报告深入而浅出,严谨而不拘泥,颇有大学者风范。我那时是仰着看他的。他讲到,向美国人学习,他们这代人似乎已为时太晚,希望将落在讲坛下的我们那批年轻人身上。孙先生走后,我决心拜孙先生为师,追随他到北京求学。

中国医学科学院肿瘤医院是我国肿瘤临床与基础科学研究的最高学府,集中了一大批杰出的医生和医学科学家。医院的楼群也更加高大,病房更宽敞整洁。我为能每天聆听大师们的教诲而欣慰,为能及时接受国际国内的最新医学科学信息而感到幸运。我从孙先生那里学到了肿瘤治疗的基本原则和方案,学到了肿瘤联合化疗时必须单药有效的基本原则,学到了肿瘤耐药性和药物的毒副作用,学到了新药试用的规则和方法。

更重要的是,我了解到了综合治疗对于肿瘤治疗的必要性,并认识到肿瘤专业的各亚专科医生之间合作的重要性。那时生活很艰苦,我们四个研究生拥挤在一间不到 15 平米的公寓里,但心中依然充满了希望和快乐。我当时身体不好,孙先生带我到另外的医院去看专科医生。可谓一日为师,终生父母。

在北京的五年,也是我心智进一步成熟的时期。北京是中国的政治和文化的中心,在这里我能感受到祖国改革开放跳动的心脏和脉搏,那时我读《世界经济导报》,欣赏中外古典音乐,并对京剧开始产生极大的兴趣。我常常到中国美术馆参观中外名家的画展。北京啊北京，你是我梦想中的第二故乡，我为能成为一个北京人、一名孙先生的学生、一名中国最大肿瘤医院的医生而自豪。

五年后我到加拿大留学，先后攻读分子生物学的研究生，做过博士后，最后在美国中部一所私立大学的医学院做了一名血液病理专科医生，我也开始成为他人的老师。我的学生来自世界各地，也有新到的中国留学生。孙先生教我的有关肿瘤临床的知识依然很有用。每当我徜徉在五彩缤纷的肿瘤病理组织学图谱的"大花园"中，心里就充满了极大的快乐和感激，感谢那些在我的前半生给我教诲和影响的先生们，他们是我学业上的师长，也是我为人的师表。今天我虽然已经定居北美，但依然心系祖国，我为她祈祷和祝福，为祖国的每一个进步与发展而自豪。我和我在美国的学者朋友们开始定期回国交流，为促进中国肿瘤学的发展作贡献。去年我在武汉亲自主持了一个国际淋巴瘤诊断与治疗的讲习班。

中秋的月亮把皎洁的月光洒在我家后院那宽大墨绿色的草坪上，月亮的倒影在池塘上折叠成一个我对北京和故乡的相思的影子。一阵阵晚风和一行行晚归的大雁可否为我捎去一个太平洋彼岸的游子对祖国老师和亲人们的思念与祝福！

学生眼中的恩师

中国人民解放军总医院肿瘤内科　焦顺昌

从师孙燕教授是我一生中最正确的选择。

大学毕业后我一直对恶性肿瘤的基础研究和临床诊治感兴趣，有幸成为他的临床肿瘤学博士研究生后，才正式踏上了为肿瘤患者贡献力量的征途。院士的熏陶使我受益匪浅。

超群的记忆力来自于不断地学习

上学前就对院士超群的记忆力有所耳闻。他们说院士年轻时过目不忘；不但对住院患者的病情熟记于心，连住院号、门诊号也随口就来。成为他的学生后对此深有体会。他领导大家查房分析病例时，对病情、病理、方案、药理等了如指掌，谈起发病机制时对病理生理、甚至胚胎发育等相关知识也记忆犹新，让刚放下书本、走出校门、进入临床的年轻学子自愧不如；大家常感叹对孙院士超群的记忆力。有一次查房时，孙院士带来了一本厚厚的英文原版书，约3 200页，书名为 *Cancer Principles & Practice of Oncology*。院士说："这是一本肿瘤学经典著作，每一版我都通读，这是第4版。我告诉你们一个秘诀，有些相关内容，每次查房前我都会再看一遍。一遍记不住，两遍记不住，反复看8遍还记不住吗？积累多了自然就能记住"。听了孙院士的话我们深受启发，院士的记忆力好，离不开不断地学习，离不开结合实际刻苦地耕耘，院士是年轻学子学习的榜样。

胸怀有多大，事业就有多大

毕业进入工作状态后难免有不顺心的事情。对此，孙院士一见我就会教诲我：胸怀要宽广，胸怀狭窄的人做不了大事；要多向长辈学习，多看到别人的优点，不要苛求别人的完美；严格要求自己，做到问心无愧；虚心接受别人的批评，即使不正确，也要作为自己进步的动力。孙院士的教诲，极大地增强了我的心理承受能力，使我能够一直沿着正确的目标前进。

规范化、个体化与综合治疗的热情倡导者、实践者

肿瘤学在我国是一门年轻的学科。作为我国临床肿瘤学创始人之一的孙院士，为我国肿瘤内科学的健康发展不遗余力。他多年来通过出版著作、发表文章、参加各种讲演等多种场合，反复强调治疗要规

范化,杜绝随意行为;牵头制定治疗指南,引进美国国立综合癌症网络(NCCN)中国版;定义并诠释了具有理论及实践指导价值的综合治疗理念;指导了无数的年轻学子,造福了无数的肿瘤患者。当然,还需要有一颗诚心诚意为患者着想、不计个人名利得失的赤子之心。

肿瘤综合治疗的艺术大师

治疗方案的确定十分重要,治疗过程中何时加量、何时减量、何时停药休息恢复体力、何时更换治疗方案均同样十分重要。没有任何两个完全相同的患者。如何准确把握治疗过程中的各个环节、兼顾最佳治疗效果与生活质量并非一时一日之功。肿瘤综合治疗是一门艺术,治病首先治人,治人的艺术离不开哲学。对此孙院士可谓炉火纯青,游刃有余,我十分愿意参加由孙院士主导的会诊,因为每次我均有新的收获。

重视传统医学,强调整体观

他热爱祖国医学,但对于社会上那些招摇撞骗的伪中医及伪中药是深恶痛绝。他的治疗理念中贯穿了中医思想的合理内核及精髓。在化疗的患者中,孙院士每每都会强调加上中医调理,特别是扶正治疗;强调化疗中的辨证施治。在分子靶向治疗异军突起的今天,孙院士敏锐地发现并阐释其与我国中医辨证具有异曲同工之妙:同病异治;异病同治。这一创造性的解释真是一语中的,使最新治疗理论与传统治疗理论同步"升华"。

重视治疗质量,引进癌症止痛的"三阶梯原则"

早在 1986 年,孙院士就组织编译了 WHO 出版的《癌症止痛三阶梯原则》,开启了我国癌症规范止痛的先河,并不断大力推动此项工作,使这一原则得以普及并深入人心。孙院士经常强调,治病更重要的是治人;要重视患者心理状态及生活质量;积极推动关于肿瘤患者生活质量的研究,体现了对患者的大仁大爱。

严师重教,医德为先

孙院士总有一副菩萨心肠、慈祥面容,患者见后疑虑顿失。但有一天,孙院士发火了,我们都很紧张。原来,一位学生有"自以为是"的表现。孙院士严肃地说:"我从来没有觉得自己有什么了不起,如果你认为自己很了不起,那你就不是我的学生!因为我每天工作结束后反思一天的工作,都有处理不够完美的事,责任心越强就越觉得自己可以做得更好。"忠言逆耳,让学子记住做人当以谦逊为本。对于目前社会上屡屡出现的不良现象,孙院士多次告诫我们,医德是行医的基础,医生受利益驱动做违背医德的事是可耻可悲的。做人比做医生更重要。对于社会上的某些误解,孙院士告诫我们管好自己,问心无愧。

长辈心态,殷殷期盼

院士不止一次地对我们讲,你们赶上了好时代,没有内耗,可以专心干事业。要抓紧时间,不要浪费大好年华;要善于总结多写论文,拿出自己的东西;要积极开展临床研究,尽早出成绩。我院肿瘤大楼建成、肿瘤中心成立后,孙院士更是倍加关注,多次谋划蓝图,制定措施,确定目标。每想到此我深感惭愧。院士眼中流露出的是"恨铁不成钢"的迫切心情,是时不我待的殷切期望。对我们是压力,更是动力。

创新旗帜,大师风范

孙院士始终站在肿瘤治疗的最前沿。孙院士的人生字典里找不到"僵化"二字。院士的爱好是广泛的,摄影、电脑等从不落伍于年轻人,思维的活跃可见一斑。同样,对于专业领域的新信息异常敏感,能够及时捕捉,与时俱进。早在20世纪90年代,院士就十分关注肿瘤血管生成抑制机制的研究,目前临床应用已十分广泛。规范化、个体化、综合治疗、循证医学、分子靶向治疗等,院士无一不是这些新概念的积极倡导者、诠释者、推广者。将最新的治疗信息迅速、正确地应用,从而尽可能挽救更多的患者。在征服肿瘤的旅途中,孙院士是一面旗帜。

我十分珍惜与老师一起的时光,因为每次均能使我有茅塞顿开之感。可惜不能一直跟随院士左右,是我最大的遗憾;大师风采,也就只能列举一二;失于偏颇,在所难免;拳拳之心,老师谅解。

在学生的眼中,恩师是一部永远也读不完的书,不断续写光辉的篇章;在学生的眼中,恩师是一面引航导向的旗帜,领导我们共同为征服肿瘤贡献毕生力量。

严师　慈父　教我做人做事

中国医学科学院肿瘤医院　　王燕

孙燕老师是中国工程院院士,协和名医,还是一些国家领导人的保健医生,他的头上有着耀眼的光环。因此我们平时很少有机会近距离接触他。刚进科的时候,他在我眼里是个前辈,有着渊博的知识,旺盛的精力和对工作满腔的热情。他看上去很慈祥,平易近人,但却感觉离我很远,查房时我一般都是带着敬畏的心情。

随着时间的推移,我开始参加一些临床研究,与孙老师的接触也逐渐增多。孙老师很注重教学育人,经常告诫我们,不能老想着做大事,要从小事做起。写文章也一样,不能光想着一举成名,需要慢慢积累。可以先从小文章写起,好文章不一定非得大样本,多中心的临床资料,但一定要先复习很多文献,挑一个好的角度来写。他举了个例子,他刚开始写作的时候,没有很多资料,也没有足够资历去写大文章,就动脑筋想办法,写了一篇有关杵状指与肺癌的相关性的小文章,结果对临床医生还挺有帮助,大家很愿意看。他还鼓励我们多看书,多观察患者,多写文章。刚开始的时候,我不知道从何下手,他还热心地帮我找来他原有的一些资料,并告诉比我年资高的老师帮助我。正是有了这样一个好的开端,我才能顺利进入临床科研的领域。

孙老师的英文很好,听说读写样样精通。他手里常有一些需要翻译的文章,为了锻炼我们,他往往把这些"小活儿"交给我们。他告诉我们,翻译是一种艺术,不仅要英文好,还要中文好,翻译的时候不能生搬硬套,要在理解的基础上进行语言加工,更重要的是多练习。在他的鼓励和帮助下,我逐渐能够比较通顺地组织语言,比较完整地表达。后来孙老师组织我们翻译一本英文手册,有一段是孙老师原来翻译过的,我想重新组织一下语言,以免有抄袭之嫌,但总感觉没有孙老师翻译得那么贴切,最后还是把孙老师原来的译文照搬了。我的总结是我的中文不够好。

再后来,我考上了协和医大的博士生,成了孙老师最后的关门弟子,真正领略到了他高尚的医德。一次,我作为助手协助孙老师出专家门诊,一位秘书来替领导加号看病,孙老师没有犹豫,写了一张加号的条子让他去挂号。不一会儿,秘书来了说号已经挂了,领导也来了,就在门外,请孙老师马上给领导看病,他们还有别的事。孙老师没有直接面露不悦之色,而是很客气地说:"噢,那你们先去办事吧。我得按顺序看。"看着秘书讪讪离去的背影,我心里有些不安。孙老师似乎看出我的心思,谆谆告诫我说:"疾病面前人人平等,医生面对的都是患者,没有高低贵贱之分。"这种不畏权贵的高风亮节着实让我折服。

他对学生既是严师又是慈父,不但教我们学习对我们的成长也关怀备至。我工作期间曾受到了一次较大的挫折,当时心情很低落。他以自己曾被错打成"右派"的经历为例,语重心长地告诫我:"在人生的旅途上要不怕挫折,要经受得住考验。塞翁失马,安知非福,早点经受挫折,反而是一种财富。人生是一本复杂的书,要冷静地去读,平静地去看,不要为一时的得宠而沾沾自喜,也不要为一时的失去而消沉低落。"他说的这些话,至今都还萦绕在我耳边。随着年龄的增长,我对人生和生活的理解也越来越深刻。

我的良师益友

北京桓兴肿瘤医院　谢秋芳

我和孙燕教授成为挚友,还要感谢霍英东先生。以孙燕教授为首的肿瘤医院医护人员把霍先生的癌症治好了,霍英东先生捐款成立了中国癌症研究基金会。1988 年中国癌症基金会为了专门解决中晚期肿瘤患者看病难、住院难的问题在基金会主席李冰及秘书长李葆荣的倡导下,决定创办一家新的肿瘤专科医院,同年 3 月医院成立,为了纪念已故的肿瘤医院老院长吴桓兴先生医院取名北京桓兴肿瘤医院。当时孙燕教授作为中国医学科学院肿瘤医院的内科学科带头人,被派过来作为组创人员并兼职指导工作。我作为组创人员之一,在那时有幸认识了德高望重的孙燕教授。现在三十年过去了,北京桓兴肿瘤医院已成为北京东南部地区一所现代化的肿瘤专科医院。这里面有着孙燕教授的心血,他为医院的发展做了大量的工作。建院初期,孙燕教授几乎每周来查房讲课,一直坚持了十几年。他凭借渊博的知识、精湛的业务、良好的医德、宽厚的为人为我院培养了一大批专业人才。住在我们这里的患者都称他为"活菩萨""大救星"。和他一起共事学习多年,他成了我的良师益友;他的言行深深地影响着我。回想往事,历历在目。

一、永不疲倦的医者

一般人很难想象一个饱经风雨,年近八十的老教授、老院士还能几十年如一日,风里来雨里去的骑个单车上班、下班,无论何时找他,他总是在忙碌着,时时刻刻在为祖国的肿瘤医学事业奔波。不是查房看患者,就是做研究报告;不是在国内进行技术研讨,就是在国外学术交流。如今依然每周出门诊看患者,像他的同龄人甚至他的学生大多都退居二线或者在家颐养天年休息。而他却孜孜不倦每天精神奕奕地忙碌着。在桓兴医院建院初期,孙燕教授他每周来查房讲课,一直坚持了十几年,并且每一个新入院的患者都要亲自看一遍才放心,有时一周新入院患者达几十人,这可就是一天的工作量;有时因外出不能到桓兴查房,他总是千方百计想办法补上,为了满足患者的要求,经常为患者加号忙到中午 12 点多还不能下班。孙燕教授不辞辛苦全心全意为每个患者服务,同时还不断钻研最前沿的肿瘤防治手段与方法。他常说,医学是实践科学,需要不断地总结、探索、学习、再实践,做人要干一行爱一行,学医是很苦的,但是治病救人也是崇高的。既然选择了当医生,就要兢兢业业的热爱这个职业,要将患者的生命当成自己的生命一样去爱护和珍惜。你有什么理由不认真负责呢? 孙燕教授是这样言传身教他的学生的,同时自己也是这样做的,所以他成为人人尊重的名医泰斗。

二、中西医结合治疗癌症的先行者

孙燕教授一直主张中西医结合治疗肿瘤,在我院治疗的患者中有很多受益者存活了 10 年甚至 20 年。刘师傅就是他的患者,小细胞肺癌治疗后 20 多年至今健在,刘师傅每年来院复查,他说:"是孙燕教授给了我第二次生命,我这 20 多年发生了很多伤心事,母亲和妻子相继病逝,我却顽强地活着,全靠孙燕教授的关怀。为感谢孙教授,我要好好活着。"山东日照有一批患者就专门找孙燕教授看病,他们虽是晚期癌症,经过多次手术、化疗,现在都还健康地活着,还在一线工作着。胜利油田的一大批患者,其中陈某上初一时诊断为睾丸恶性横纹肌肉瘤,现在上大学了;杨某胰腺癌存活了 12 年,现在大学毕业。华北油田的王某肝癌 10 年,内蒙古的刘某直肠癌 15 年……只要提到孙教授大家都竖起大拇指,不愧中国名医的称号。

三、志存高远淡泊人生的智者

孙燕教授一生起起伏伏、坎坎坷坷。出生在 1929 年的战争年代,成长于著名的协和医学院,作为中国医学科学院肿瘤医院内科学的创始人之一,20 世纪 70 年代被下放到甘肃农村,受到了许多不公正的待遇。作为名医院士他见过无数的高官名人,但他常说每个人都有各自的难处,他认为做个普通人最幸福。院士也是普通人,他如今还是在一间狭小的办公室,骑单车上下班,不要求任何特殊待遇。记得他有一次对我院全体医护人员说过这样一番话:"人们都说我孙燕是个能人,我自己不这么认为,我只是个平常人,做了我应该做好的事,当医生的要知道,医学是实践的科学、经验的积累,从来也没有什么天才,没有人是可以没有失误和不留遗憾的,关键是要严于律己,全身心地投入到工作中,希望每个人都要有责任感,要做好本职工作。在技术上要精益求精,没有什么比治病救人更快乐的事了。如果我去世了别人对我的评价是一个好医生,那我就很满足了。"

俗话说隔行如隔山,我由一个妇产科大夫改行成为肿瘤科大夫等于从头学起,虽然有时我会向孙燕教授提些很"幼稚"的问题,但他还是一一解答,直到弄懂为止,由于他的耐心我的业务进步非常快,现在也快成半个专家了。

四、民营医疗事业的推动者

北京桓兴肿瘤医院现在是一家股份制医院。孙燕教授高瞻远瞩的指出社会办医院是对公立医院有效的补充,可以解决国家财政投入不足的问题,做公立医院想做而做不到的事。比如晚期的肿瘤临终关怀工作就值得好好地区探索,既要有经济效益更要注重社会效益。国外就有很多优秀的私立医院,既能满足不同患者的需求也是对医疗服务质量的促进和提高。他也经常在主管医疗卫生事业的领导面前呼吁和要求完善医疗体制改革鼓励发展各种形式的医疗服务，要建立大小医院的互助机制，发挥各自的优势，将资源有效的整合，更好地为患者服务，促进我国医疗事业改革的发展。他经常将一些国内外优秀的民营医院的成功经验介绍给我们。尤其是在怎样培养人才和提高服务质量方面，在他的帮助指导下医院各方面发展得越来越好。

大人之道，赤子之心

中国人民解放军总医院第五医疗中心　江泽飞

时光飞逝如电，有的时候真不敢相信，自从第一次在全国肿瘤化疗大会上听孙老师讲课，我认识孙燕院士居然已经30年了。这些年来，我从一个刚毕业没多久、只能坐在台下听讲、怯生生地向传说中的前辈要签名的小医生，变成一个可以自信地走上国内外学术会议讲台，与业界顶级专家讨论癌症治疗最新理念的教授，所有这一切，不能不感谢孙燕院士多年来的言传身教和潜移默化的影响。

记得1995年，孙燕院士主持的有中国肿瘤内科临床研究黄埔一期之称的"首届全国抗肿瘤药GCP培训班"，为我们这些当时还不知GCP为何物的年轻医生打开了一个全新的窗口。那情形，就像一群从来没有正式学过交规的司机第一次上交规课，课后恍然大悟，知道了什么才是好的临床实践，由此临床思维彻底改变。当时的课程安排非常紧张，一个项目接着一个项目，大家没有时间出去吃饭，只能在医院阶梯教室吃洋快餐填肚子。然而，当时培训班上的同学，如今都已成为当今中国肿瘤临床研究的主力。

记得1998年，在孙燕院士的主持下，全国10家医院参与了辉瑞乳腺癌药物的国际临床试验，我所在的中国人民解放军307医院也有幸成为其中之一,这也是我们首次参与大型国际多中心临床药物试验。虽然我们国家加入全球项目的时间比其他国家晚,但因为有孙燕院士的高标准、严要求,我们的工作无论在数量上还是质量上,都超出了美方的预期。尽管这种药物后来没有上市,但在美国召开的全球研究总结大会上,中方的工作得到了国际同行的极大认可,我还代表中国医生登台领奖,由此也成为我们日后不断有机会参与国际临床项目的契机。

记得2003年的亚太区乳腺癌治疗高峰会议,我被邀请代表中国医生用英文做大会报告。那是我第一次在500名国内外专家面前讲演,当时孙燕院士也参加了会议,国际交流经验丰富的他特地嘱咐我,演讲8点开始,稍微提前一点到就可以,免得看到太多的听众紧张。当我走上讲台,第一眼就看到孙燕院士一早便坐在下面的听众席上,接触到他充满鼓励的眼神,所有的紧张顿时一扫而光。在那之后,我又参加了大大小小的各种国内外学术会议,做过不少次充满挑战的专题大会报告和特邀演讲,很多次是孙燕院士做大会主席,每次看到孙院士充满鼓励和信任的眼光时,总是会有一股暖意油然而生,信心倍增,总能很好地完成任务。

更记得,作为《NCCN癌症治疗指南》引入中国的积极倡导者,孙燕院士只要有时间,总是全程参加相关学术讨论,无论大小。很多时候,他只是坐在一边静静地聆听,让我们这些年轻的学者畅所欲言,激烈讨论。但是到他发言的时候,他却对每个讲者提及的关键点记得清清楚楚,而且经常找出国外专业杂志上的最新相关论文供我们参考。他对国外肿瘤内科治疗的进展是如此熟悉,常常让我们这些所谓年富力强的人都自愧不如。更让人敬佩的是,孙燕院士尽管在学术上令人仰之弥高,却从不以权威自居,总是努力将后辈推向前台。在大家对他仁心仁术的一片赞扬时,他却经常主动与后辈们分享自己50多年行医生涯中"失败"的经历,以及当年因为技术落后和各项制度不健全、对疾病认识不足而留下的遗憾。

然而,在近30年的相交中,除了这些与专业密切相连的记忆,也有一些生活中的细节,让我看到孙燕院士在一个严谨、认真、从不偷懒、时刻保持学术敏锐的权威的外表下,有一颗鲜活、充满情趣、永不拒绝新鲜事物的心。1998年在美国棕榈泉开会,年纪在代表团中最大的他,在紧张的会议议程之外,却带头拉着我们一群年轻人溜出去到小餐馆吃中餐,喝啤酒,讲故事,游泳。那之后,又有一次,在我的家乡杭州开会,会后我们一起到龙井村旅游,一转眼老爷子便不知了去向,找了一圈,原来是和我家小孩在老龙井边上打井水喝得正欢,聊得开心,也不知一个年近七旬的知名肿瘤专家和一个不满7岁乳臭未干的孩子怎么会有那么多的话说。而就在最近一次向国内外同行介绍乳腺癌治疗状况的大会上,在他亲手制作的幻灯片中,甚至出现了 *Business Week* 刊登的一位印度明星和中国演员章子怡的照片,让人不得不佩服他紧跟时代和潮流。

我想,这或许便是对《孟子》中"大人者,不失其赤子之心者也"的最好解释吧。

我要像老师一样把毕生精力献给肿瘤事业

西安交通大学附属医院 李蓉

1976年我进入中国医学科学院日坛医院(现改名为中国医学科学院肿瘤医院)进修肿瘤内科,孙燕老师时任主治医师,他给我的印象是知识渊博,教学认真负责,待人宽容热情。那一年发生了很多重大事件,但老师始终站在工作第一线,兢兢业业,严己助人。在这次进修过程中,老师对我的帮助和影响,为我今后从事肿瘤内科专业奠定了良好的基础。

40多年来,老师一直对西北地区肿瘤专业的发展和我的工作十分关心。我做的第一个临床试验就是老师推荐的。在老师的指导下,我们的试验逐步规范,规模也逐步扩大,老师在各地亲切地称我们是西北地区的李家军,还不断地寄来各种书籍、资料,这些宝贵的财富,至今我仍悉心保存。

近年来,由于工作关系,我与老师见面的机会较少。在一次见面时老师问我:"怎么好久没有见你参加会议了?"同时还提醒我要经常获取最新的学科信息,不断充实提高自己。每次参加他的学术会议,总是希望老师多讲些,但他语言简练、概括精良,从不拖延开会时间。相反,他希望与会者充分讨论,让大家多发言论、平等交流,开创了国内良好学术交流气氛的先河。

现在,老师作为院士,工作更加繁忙。但对后一辈年轻医师的指导始终如一。无论是会诊还是审稿、写序言等等,从未推脱或摆架子,这种大家风范深深地感染着我。我经常阅读老师的文章和专著,期望从中不断获取新知识。老师始终站在学科最前沿,进入21世纪,首先提出肿瘤治疗要遵循循证医学、诊治规范化、治疗个体化的观点。所有这些,我一定恪守,我也要像老师一样,活到老,学到老,把毕生精力奉献给肿瘤事业!

医者大爱:一切以患者为中心

广州南洋肿瘤医院 【日】于振洋

假如我拥有无数的专业资格,又通晓广博的医学知识,但却没有"爱",我也只不过是一部会行会走的医学文献。

假如我能掌握尖端的医疗技术,能医百病,但却没有"爱",我也只不过是一个高科技机械人。

"爱"是恒久学习,自知自重,坚守诚信,尊重隐私,恒持最高专业水平。

"爱"是用心聆听,仔细检查,详尽解释,整齐记录,推己及人,设身处地,乐于关怀,以患者利益为依归。

"爱"是不自夸,不张狂,不草率,不做过分冒险的事,不求自己的利益,不计较患者的富贵与贫贱。

"爱"是以患者为中心,给予关怀及分享,善用资源,精益求精。

一首《医者的爱》是对孙燕院士最好的写照,孙燕老师正如《医者的爱》所描述的那样:医术高明,却又充满了医者的爱,从医六十年,谱写了一曲"德润人心、慎守大爱"的辉煌篇章!

孙老医术高超,他的敬业和医德更是有口皆碑,也因此受到患者和同道的敬重。孙老常说:"一个不敬业的医生绝对不是一个好医生,因为他没有全身心的投入,就是没有用心去做,不用心去做都是做不好的。我们做医生的如果全身心地投入,也能够做一点对患者有益的事。"虽然孙老事务繁多,但他从不忽视自己的本职工作,按时查房、会诊。

"一切以患者为中心"是孙老一直坚守的准则。每次来医院会诊、查房,孙老都是要求第一时间进行,因为孙老心里记挂着的全是患者。孙老眼中患者没有高低贵贱之分,他总是面带笑容,嘘寒问暖,充满信心,所以不少患者成了他的一生朋友。因为他深知,患者在困境里最需要的是医生对他的支持。孙老常说:"穿上白大衣,就是一位救死扶伤的战士,应当努力尽到自己的责任。"他最不能容忍的行为就是在患者身上谋取私利。

孙老学识渊博,医德医风高尚,但治学却极为严谨谦虚。多年来他总是随身带着一个小本子,随时记录一些患者的情况,甚至每次在我们医院会诊、查房的时候他也不例外。而当遇到一些疑难病例时,他会一丝不苟地与其他医生进行多次沟通,尽善尽美地完成每一项医疗工作。他常告诫我们:"医学是科学,是人命关天的事情,来不得半点马虎,必须一丝不苟。处理不当,可能会因此威胁到患者生命。医疗是一把双刃剑,我们不可以有半点不谨慎。"很多接触过孙老的医生都会有一个共识,那就是在孙老身上体现着严谨、一丝不苟、有高度责任感的治学精神。

孙燕老师用半个多世纪的时间划出了他无私奉献的工作轨迹,也划出了一代精诚大医的人生轨迹。孙老对肿瘤界作出的贡献是不可磨灭的。孙老的精神、孙老的人格,无论用多么华丽的辞藻、多么优美的言语、多么深情的诗句,都是赞美不了、歌颂不完的⋯⋯

山高水长　终生难忘

——在跟随导师孙燕院士学习的日子里

河南省中医医院　黄景玉

先生之德山高水长,导师之恩终生难忘

在岁月的河流中,有许多人或事随着时光的流逝,大多变得模糊;而唯独跟随老师在临床中学习的那段日子却历历在目。老师那宽广的胸怀、渊博的知识、严谨治学的态度以及大家的风范始终令人难忘、催人自新⋯⋯长期以来,一种强烈的责任感和感恩心一直萦绕在我的心头,总想把这种感情、这段临床上的往事凝聚于笔端,以期让更多的人去领略、去感悟、去受益⋯⋯

我本想收获一缕春风,老师却给了我整个春天

中国医学科学院肿瘤医院是全国最好的,也是亚洲最大的肿瘤防

治中心医院。那里人才聚集,那里有内科界的院士泰斗、有外科、放疗科首席专家等。想去那里进修学习的人很多,这也是我多年的愿望。经过三年三次投简历,最后总算有机会去进修了。

2009年,我抱着能到全国最好的医院接受学习,能聆听顶级院士的讲课,能感受大牌专家查房就知足的初衷,来到中国医学科学院肿瘤医院。最初我的带教老师是四病区的张湘如主任和王宏宇老师,后来又在乳腺病区、高干病区等接受过徐兵河主任、王金万主任及其他老师的指导,他们都是医科院资历高深的专家。可以说,只要经过他们的带教,日后你准能成为一个很好的地方专家。从他们身上你都能感受到顶级医院老师们娴熟的技术和宽厚的为人。而这些顶级的专家老师却大多都是孙老多年培养或熏陶出来的学生。有幸的是,我们每周都能看到孙老给患者进行大查房、讲课。来到这里进修,我们最期盼的事是能跟随孙老查房、聆听他给我们分析案例等。盼望每周二的大查房对于我们来讲就如同小孩子期待着过春节。

同年,我更幸运的是有机会考上了孙老的博士。每当想起此事,我都会由衷地感激病区里的张和平老师。因为是张老师对我最初朦胧的想法给予鼓励和关怀才得以实现。记得复试前我心里总是很忐忑,而张老师却慈祥地安慰我:"不管怎样你得试试,即便不行你也不后悔。"我想也是,即便不行有个经历也会留下美好的回忆。

于是,我鼓足勇气参加了复试。当时,孙老问了我许多问题,随后他说,以前我收的学生多数是从国外回来的留学生,但是,只要有可能我还是希望给从基层来学习的人员更多机会,因为基层更需要知识、需要人才。后来我想,自己是中医出身又无留学经历,老师能收我当学生无疑就是相当于"专家下乡在扶贫"。所以,想到这一点,我就越发珍惜这一来之不易的机会。

在随后的时间里,让人意想不到是孙老给了我许多慈母严父般的关怀和教育。从门诊到病房、从临床到科研、从个人到生活等各个方面,孙老总是言传身教、严格要求。在老师的指导下,自己有幸管理了许多的疑难病例,学习承担了不少临床科研观察项目,参加了许多重大的学术活动和会议,学习并协助参与不少写作项目等,这些都给了我许多锻炼的机会,这些机会是我曾经想都不敢想而又终生受益的。

所以,我想感慨地说,我本想获得一缕春风,而老师却无私地给了我整个春天。

洒向医患都是爱,胸中常怀菩佛心

每周四上午都是孙老的特需门诊时间。这里看病的大多是来自全国各地肿瘤方面的疑难患者。所以,每次无论多忙,老师都会准时出诊,这已是他多年的习惯。

我还曾清楚地记得,第一次跟老师出诊时遇到的一位江西农村患者,老师在详细为患者看完病后,患者家属想在北京住院治疗,老师担心患者负担重,可家属说:"我们来时已借了好多钱,有思想准备。"于是,老师说:"这样吧,我给你们写个治疗方案,再给你们当地的专家写封信,你们会获得像北京一样的治疗效果,而且会省很多费用。"

患者和家属听后顿时热泪盈眶。在给患者写处方时,我怕累着老师,想替他写处方,但老师坚持亲自写;从给患者望、闻、问、切到视、触、叩、听,他边讲边做,即使是处方上的盖章也要亲自去做。当时我不明白为什么这些小事不让我替他做? 在下班的路上老师告诉我们,这些患者不容易,他们大多是去过许多地方治疗效果不佳,才早早地预约挂号,千里迢迢来到这里。所以,我们不仅要按时出诊,还要认真给人家看病。大家想想,大夫亲自写处方和大夫说由学生写效果一样吗? 患者拿着大医院专家亲笔处方回到当地,他们的病从心理学角度讲也会得到一定程度上的好转。这时,我突然明白了许多。对患者的治疗不仅仅是药疗,有时心疗也很必要。

孙老对患者是这样,对医护人员也是如此。在一次联欢晚会上,有一项抽奖互动活动,他抽到了三等奖,据说是个做饭用的炊具,而到领奖时他确要一个鼓励奖,一个塑料小板凳,说是喜欢。会后,我们笑孙老"返老还童了",然而他却非常感慨:"你们哪里知道一些刚刚参加工作的年轻同志,一个锅会成当几个锅的功能来用。"无疑,老师是想"神不知"地把那个奖品留给需要的人。

老师就是这样,他对医患的爱护总是这样自然、坦然、不求回报。

重视学生教育,俯首甘愿为人梯

记得我们进修进入到中间阶段时,教育处为了丰富大家的知识,特地为我们安排了一次"孙燕院士讲座",开始时间是下午2点。大家一听说院士要给我们作讲座,别提有多高兴了。提前半小时,我们都陆陆续续来到了会场,令我们惊讶的是孙老已经坐在前排等候大家了。于是,就有人问:"孙老,您中午不休息? 来这么早呀? "他像唠家常一样地回答道:"这我都已经习惯了,只要让我给学生们作讲座,那我是既高兴又兴奋,仔细准备,哪还有睡意,我一准会早早地来到会场。"这就如同许多家长在对待刚入学的孩子,无论家长们工作多么辛苦,放学时,也总会心情愉悦地、早早地等在孩子的校门口,期盼着早日成才的孩子。

据说有一次孙老的一名学生在一次考试中没考好,考完哭了,孙老听说后很着急,亲自到教育处问相关老师,看看到底是这位学生真的没考好,还是老师改卷子时有了误判。为此,教育处老师还埋怨孙老太护短了,什么时候总是护着自己的学生。他这哪是护短,他知道学生没考好,羞于见任课老师查找原因,而自己却不惜弓身替学生去问个究竟,以便自己的学生以后有所进步,有所提高。关于这件事,曾一度被传为佳话。孙老历来重视学生教育,俯首甘愿为人梯;他是临床中的专家,更是育人中的好老师。

重视基础知识,严格要求科研

在以往多年的研究生考试中,孙老出题除了少数前沿性、进展性的考题外，大多数是基础方面的。例如，一道小细胞肺癌方面的题几乎年年都要考学生，只是形式或问法不同。难怪一些资历老的学生会笑着说，孙老也不变变花样，总爱出"小细胞肺癌"方面的题。对此，他的回答是，小细胞肺癌是肺癌中治疗效果较好一个类型又是一个基础类型疾病，应该重视。如果一个学生对基础病不能掌握、不能重视，那何谈更复杂病种呢？这样的学生他是不会录取的。这就正如我们所知道的一样，那些经典的课文，为什么至今仍然会出现在中小学课本中，因为它们是经典、是基础，作为学生必须要掌握。

在每周二的大查房中，孙老总是认真分析每个病例。不仅如此，他还会将以往与此相关的典型病例与当日病例进行比较，不仅要讲成功的经验，也会剖析失败的案例，使大家通过一次大查房能对相关的病种做到举一反三、触类旁通。因此，大家都非常期待每次查房，认真对待。每次查房结束，我们都有一种从名山大川归来之感，饱览了"不曾见到的风光"，吃到了"不曾尝到的特产"。

医院每年总有几次申报科研的时间。每次，孙老都要在会上讲，一定要认真对待科研工作。无论是谁想投机取巧，在他那里都别想通过，他都会给删掉。科研不都是阳性结果，只要是真实的研究，阴性结果也没关系，至少说明了某种药物的作用还不够明显，这比假阳性好。正是这样，在科研的申报方面，我们这些做学生的谁也不敢找孙老师求情，如果今年报不上那么就踏踏实实明年再努力。经过老师不断地指导、反复地洗礼，大家在科研方面都取得了很大的进步，掌握了扎实的功底。

既重视西医又眷顾中医，是个开明的大家

老师在临床上不仅重视西医，同时也兼顾中医中药。他总是根据不同的患者辨证地采用个体化方法进行治疗。每次当谈到中医中药治病时，针对社会上出现的"中医无用论"言论，甚至有的大夫只重视西医而排斥中医的现象，孙老都会予以驳斥，他认为否认中医的作用，

实质上是一种无知的表现,说无知是讲持有这种观点的人,说明他们对中医中药治病方面的知识了解的还不够,他们不了解千百年来中医能生存下来是有它的道理。

长期以来,孙老经常在报纸、杂志、电台、会议等不同的媒体场所呼吁并号召大家中西医理念的融合,重视中医中药在肿瘤治疗中的防治作用,强调"以人为本",重视生活质量和远期疗效等。

他是这样说也是这样做的。例如"文革"期间,孙老困境下发现了黄芪的价值,并率领他的团队成功地研制出贞芪扶正胶囊、固元颗粒等制剂。特别是贞芪扶正胶囊的问世,启发并引领了后来许多新产品的出现,如雨后春笋一般,给广大患者带来了一定疗效,并得到国际上医学专家和学者们的共鸣,这是他眷顾中医药的一个典型范例。近年来,由他发起并组织专家编写的《黄芪的基础和临床研究》一书,是对他长期以来坚持中西结合治病理念一个最好的诠释,也是他多年来"承上启下平生志,桃李芬芳满人间"美好愿望的部分写照。

因此,我们说孙老不仅是一位医学家,也是一位开明的大家。

平凡地生活,健康的体魄

骑自行车上下班是孙老的喜好和习惯。无论是从细雨蒙蒙的早春到金阳酷热的盛夏;还是从梅雨绵绵的春日到瑞雪纷飞的冬日,都可以看到一位八十岁高龄的老人,腰板挺直地骑着自行车往返与医科院肿瘤医院上下班的路上。北京最严寒的冬季里,伴随他的永远是一件早已褪色但却十分干净的呢子大衣和一顶鸭舌帽。

我自知在北京跟随老师学习的时间是有限的,所以无论是在学习、工作,还是在生活、爱好等方面,我都想抓好每一次机会向老师询问各方面问题,以期在有限的时间内汲取更多的营养。我偶尔也会好奇地问一些与专业无关的问题,比如我问过:"孙老,您完全可以让人车接车送上下班,为什么还要骑车?""您完全可以穿着时尚一些,为什么依然穿着早已过时的衣服？"每当这时,他总是用一种和缓、自豪、又感慨的语调回答:"你们不知道啊,骑车是我的一大爱好和习惯,我平时没有时间锻炼,正好利用骑车锻炼一下,让我多少年来身体好,精力充沛;这既绿色环保,又自食其力,少给别人找麻烦;我还能把一些资料、文件带回家加加班。至于那件呢子大衣和鸭舌帽它们已伴我不知多少年了,平时除非是开会换换新衣,回来后还是觉得穿旧衣会随意舒服一些。这些旧衣服还有那辆破旧自行车就如同是我的老朋友一样,爱不释手,不离不弃。"

由此,我突然想到了马克思,他对待佣人就像对他的家人一样。伟人对人是这样,对物何尝不是如此？如物及人啊！岁月浸透着情,情系于岁月中。

老师虽然是临床学术界的泰斗,但他的生活又是那样的平凡。说真的,在医院穿上白大褂大家都知道他是名医,而下班后换上便装走在路上却少有人知道他就是院士。也许是平实气和、艰苦朴素的生活,才使他拥有了健康的体魄。

活到老学到老,始终站在肿瘤医学的前沿

无论什么时候走进他办公室,总能看到他坐在电脑旁,不是在查阅资料就是在翻阅书籍。他时常挂在嘴边的话就是:"只要一周不上网,我就觉得自己经落伍了。"在他小小的办公室里,没有华丽的摆设,取而代之的是来自国内外各种各样的书籍、杂志、信件和与医学相关的资料。

如今老师虽然已八十多高龄,但他仍然在担负着每周的查房、出诊、会诊工作,还经常要出席全国各地或国际上的会议,接受许多国内外的杂志社、出版社、电视台等各方面的邀请,撰写稿件、作演讲等,每做一件事他都会认真查阅资料、准备稿件。

通常在岁末年初时,他总会把一年来或到目前为止肿瘤方面的新进展加以总结后发表在报刊或杂志上,供大家学习。通过浏览学习他

写的"新进展"或新年寄语,大家就会很快掌握肿瘤领域目前发展状况和动向,捋顺知识的框架,抓住知识要点,弄清许多疑点,节省了大家翻书查阅资料的时间。

千言万语,巾短情长

在跟随老师学习的每一天里,我都会被以上的事情感动着,我的记忆像潮水一样在不停地奔腾着。有关临床上的往事还有许许多多,老师就像一本读不完的书,巾短情长,匮语难表。如今,我已从事肿瘤临床工作多年,但跟随老师学习的那段生活仿佛就在昨天。每每想起,温暖和幸福依然余存。啊!尊敬的老师,无论学生走到哪里,我对您的爱总会埋藏在心里,我想说声:老师,愿您健康长寿!更强烈的爱发自于内心的深处……

在鲁迅的笔下,人们知道了藤野先生其人、其事,也了解日本医学的先进;在魏巍的笔下,人们知道了谁最可爱的人;而这里,希望通过回首这段跟恩师的往事,能够让更多的人不仅仅是了解而更重要的是学习和感悟一代大师的风范。

是责任感的驱使,也是感恩之心的呼唤,时至今日,一言为快!先生之德山高水长,导师之恩终生难忘……

浓浓的乡情

——百姓不出县 得到世界水平的治疗

河北省唐山市乐亭县医院　徐学新

我为我能是一名乐亭人感到骄傲,因为我生活的乐亭县有那么多的院士。我也为我县的老百姓感到幸福,因为这些院士不仅为科学事业作出了巨大贡献,他们还时刻惦记着家乡的老百姓,孙燕院士就是其中的一位。让我、让乐亭县的许多人为之感动的一位老者、一位学者、一位智者。

乐亭县医院在 2005 年准备成立肿瘤科,院领导在进行可行性调研的时候,首先得到了孙老师的支持。孙老师在百忙中,非常关心家乡医疗卫生事业的建设,关于组建肿瘤科的问题,足足谈了一个多小时,谈了肿瘤患者增多的趋势,肿瘤治疗的希望,开展肿瘤治疗会让多少老百姓受益,目前肿瘤治疗发展等。让院领导坚定了设立肿瘤科的信心。

我在中国医学科学院肿瘤医院内科学习期间,见到孙老。孙老的第一句话便让我打消了顾虑,他说:“你来了好,乐亭县医院能成立肿瘤科,说明你们李院长很有眼光,这会让很多老百姓受益。现在肿瘤患者很多,都到大医院来,会多花很多钱。你学会肿瘤的诊断治疗,患者来大医院看完以后可以回去治疗,我也会把患者介绍回去,这样患者在家就能得到很好的治疗了,学习上有什么困难就找我。”孙老还给我讲了学习肿瘤要从解剖学开始,要打好基础,从理论上搞明白肿瘤的发生发展,肿瘤的综合治疗,各科间的协调合作。还有中医中药、支持治疗、免疫治疗、化疗、手术、放疗、等多学科的结合。孙老的话立即让我解除了很多疑惑。

在肿瘤医院学习的时候,我更感受到了别人对孙老师的敬重。在学习期间,我每到一个科室,便有人问我:“你是孙老师的老乡吗?”我真是很自豪。因为我是孙老师的老乡,所以我受到了好多老师的特殊照顾,会得到比别人更多的关爱。至今我仍感谢孙老师对我的关怀,也感谢肿瘤医院的各位专家和老师对我的照顾,使我能很快掌握一些常见的、多发肿瘤的治疗,以及肿瘤的一些综合治疗和诊断方法。孙老师每次遇到较复杂的患者,都会从病情的发展一步一步地给我讲,这对一个初学肿瘤的医生是多么重要,特别是孙老师所说的内科用药的概念,让我对肿瘤内科治疗又有了新的认识。

2006年8月8日，是一个风和日丽的日子，因为孙老师要回家乡，我们把孙老师特意从北戴河接到了乐亭，一路上他很兴奋，不停地问家乡的变化，对于家乡的一草一木都感觉是那样亲切。看到家乡有如此大的变化，孙老师很高兴，还问起老家有公路吗？房子修好了吗？老家和他一起上学的人还好吗？他上小学的学校还在吗？侯庄如今变成什么样了？家乡人有病能治得起吗？……孙老师对儿时的记忆还是那么真切，一点一滴都体现这对家乡的关心。

回到家乡，孙老师不顾辛苦，马上到院里查房。不论是什么样的患者，孙老师都耐心地查看。有一位农民，患有小细胞肺癌，已多发转移，孙老精心制定了治疗方案。孙老的伟大在于，他不仅为患者制定出目前的治疗方案，连以后患者会出现什么样的临床情况，疾病如何发展，我们到时候如何去应对，都说得很详细。在孙老师的指导下，这个患者的治疗很成功，两年后复查效果还是很好没有复发。孙老师不止对一个患者如此，只要有时间，他会认真对待每一个患者。在诊治一个淋巴瘤患者的过程中，更让我们感受到了大师的魅力，患者两个月后、四个月后、前一个疗程到后一个疗程的变化，孙老师都会考虑在内。

由于我院的肿瘤科刚成立不久，孙老师的这些教诲让我们对疾病的发展有了更深刻的认识，治疗起来更加得心应手，也让患者有更多机会享受生活。对于重症患者的治疗孙老师更是给予了细致入微的指导，有时连用药量都会很详细地告诉我们，这是连他的博士生都享受不到的待遇。每次我们遇到了疑难问题，会通过电话、电子邮件向孙老师询问，每一次他都会认真解答。我曾记得有位肿瘤医院的大专家，曾对我说："小徐，你还敢给孙老打电话，我平时都不敢打，连过年问候都不敢，我们都是在会诊的时候问他问题。"

孙老到乐亭还精心准备了讲座，这是大师级的讲课，肿瘤专业的人都知道，能听到孙老的课，这是一件多么不容易的事，而且孙老师是专场为县医院的几十位医生讲课的,这是从来不会有的事。我有幸通知了唐山市的几位专家,他们立即放下手头的工作,来县医院听课,有的还为没赶上听孙老的课而懊恼不已。

我也很惊讶我会有此殊荣能得到孙老师的呵护,也许这就是乡情吧。自从有了肿瘤科以后,每年孙老师都会到这里来看看,都会到医院肿瘤科来查房。这对我院肿瘤科的建设起到了很大的指导作用,让乡亲们在家里就能得到国家级的治疗水平,得到世界级的治疗水平。有了孙老师,使我县肿瘤治疗水平有了突飞猛进的发展,有机会和国家级接轨。

正是因为有了孙老这么多的关爱,我院的肿瘤科才有了今天的发展壮大。从我们到处找患者,到患者从北京、天津回到县城来治疗,县里的老百姓不用出县城就能得到世界级水平的治疗,这是全县人民的福气。经孙老查过房、治疗过的患者都会这样说:"我在县城能让国家的院士来看我,得到最高水平的治疗我已心满意足了。"不仅是肿瘤科发展了,我院的其他科室也随之发展起来,外科手术患者也增多了,来我院做手术然后到内科治疗的患者也增加了。大家对肿瘤治疗有了新的认识,肿瘤不再那么可怕,有的肿瘤是能得到根治的,化疗不只是让患者受罪,确实是能让患者获得生存的机会。并且随着肿瘤研究的深入,新药越来越多,患者可以得到更好的治疗。在孙老帅的指导下,许多患者延长了生存时间,提高了生存质量,给家人带来了极大的安慰,也给治疗肿瘤的医生带来了信心,使许多患者家属改变了肿瘤化疗就是受罪的旧观念。

孙老师在百忙中还积极筹划县医院与肿瘤医院的联合。孙老师多次发邮件给我们,让我们写出医院的规模与现有人口、人员等情况,极力想促成此事。

孙老师对家乡的人们特别关爱,不管多忙,他都会抽时间为他们看病,给他们解决问题。这份情,是每一位找过孙老师看病的人都会体到的。每一次去孙老师那里,孙老师都会拿出许多书送给我们,他总是说:"县里能接触这些东西不多,这些书不好买,你们拿走吧。老百姓会从你们那里受益。我有时间就到乐亭,给大家讲讲肿瘤的防治。"

这就是孙老师给乐亭县人民的厚爱,正是因为有了许许多多像孙老师这样的乐亭人,有这份对家乡浓厚的感情,大钊故乡的人民一定会越过越好。

孙燕教授和患者心连心

河南 刘诚

1984年11月,我因病来到中国医学科学院肿瘤医院就医,经胸片和病理检查,被确诊为:右上肺小细胞癌(未分化)并上腔静脉压迫症。当时病情相当严重,出现全身浮肿和皮下出血,已失去了手术机会。这时由孙燕教授和殷蔚伯教授为我制定了放—化疗的治疗方案。放疗结束后转入内科进行化疗,由于治疗需要,1985年和1986年两个春节都我都是在内科病房度过,当时的场景至今记忆犹新。最难忘的是1986年的大年初一,在内科七病区患者活动室的门厅里摆设着各色鲜花,设有谜语、套圈、垂钓等各种游艺活动。年初一的早上护士长告诉大家,孙燕教授一会儿来给大家拜年并且和大家一块参加游艺活动。听到这个消息后,内科两个病区的患者都倍受感动和鼓舞。八点孙燕教授来了,先给所有患者拜年并和大家一一握手相互问好。在孙燕教授和患者一起游艺时,得知有些患者因种种原因不能参加活动,孙燕教授亲临病房给患者们拜年。我同病室的病友因感冒发热未能参加游艺活动,孙燕教授来到他的病床前问寒问暖,并给他送来了水果,当时病友的家属感动地流下了热泪。我从内心敬仰孙燕教授,这么高格的教授能与患者心连心真是难能可贵啊!

我从患病到现在二十多年过去了,孙燕教授高超的医术和平易近人的医风医德永远铭记在我心中。

改判了我的"死刑"

中国医学科学院肿瘤医院　张万亮

1987 年我刚来到肿瘤医院时,对医院的一切都很陌生。因为工作,经常会与老专家接触,慢慢地便开始熟悉起来。但真正与孙燕教授长时间零距离接触还是从 1994 年开始。那一年,我一生都不会忘记。那一年是我生命的转折,是我新生命的开始。在那一年,我感受到了全院同事们对我的关心、爱护与照顾,同时也感受到孙燕教授对患者的热忱与他精湛的医术。我作为一名"特殊"的患者,真正感受了一把"特殊"的待遇,因为在诊断的初期、中期、后期与治疗期间,全院相关科室的同志们给我一路开绿灯。在病理学诊断为"霍奇金淋巴瘤"后,治疗就落到了内科,孙燕主任马上将我由胸外科接转到内科进行治疗。

我与孙主任的"合作"开始了。孙主任在检查和了解我的病情后,立即安排治疗,治疗方案是在孙教授的指导参与下进行的。治疗过程中,他除了向主管我的医生了解病情外,还经常到病床前察看与询问,同时还解除我爱人的忧愁,告知:"张主任的病会治好,不要担心"。除了安排治疗外,还与我交流治疗的方案和治疗后的结果。尤其是在治疗第六个周期后,孙燕主任告知我:"目前治疗效果很好。按常规是要将局部病灶的放射治疗进行巩固,但治疗会出现放射性肺炎,不可逆,就目前治疗看,你可以选择是否放疗。"经过各位医护人员和孙教授的精心治疗与呵护,改判了原来的"死刑",使我已经健康生活、工作了二十几个年头。

　　每当回想起这些，医患加同事的特殊情感使我难以忘怀。是孙教授的爱心、责任心、同情心给了我希望和信心，给了我在此生活与工作的机会。愿孙的肿瘤事业不断取得新的辉煌。

附　录

附录1 孙燕年表

1929 年 2 月 1 日（农历 1928 年 12 月 22 日） 出生于河北乐亭曹侯庄

1936 年秋 入王小庄小学（现为曹庄小学）

1939—1941 年 长春晓钟小学

1942 年春 昌黎中学（现汇文中学）附属小学

1943 年秋 北京第九中学（现汇文中学）初中

1945 年秋 日本投降，改回汇文中学高中

1948 年秋 北京燕京大学医预系

1951 年秋 北京协和医学院学习

1952 年秋 加入中国共产主义青年团

1954 年 8 月 与崔梅芳结婚

1954 年 9 月 参加中国人民解放军，开始在协和医院轮转实习

1955 年 9 月 在协和医院神经精神科专业实习

1956 年 毕业授中尉军衔开始在北京协和医院神经精神科任住院军医，当中曾于 1956 年 12 月到北京同仁医院协助赵以诚、王忠诚办"神经外科培训班"工作半年

1956 年秋 荣立二等功

1958 年 1 月 调回中国人民解放军 301 医院脑系科

1958 年 2 月 被后补为"右派分子"

1958 年 5 月　调回中国医学科学院,下放昌平上苑乡麦庄边劳动边医疗

1959 年 2 月　调中国医学科学院西山造林队当医生

1959 年 9 月　摘去"右派"帽子

1959 年 10-11 月　参加北京市造林检查

1959 年 12 月　调入中国医学科学院日坛医院与周际昌创建化疗组

1960 年 3 月　开展新药临床试验

1961 年 2 月　参加中国医学科学院中西医结合培训班,在鼓楼医院随姚孝武实习

1965 年 6 月　内科成立搬入 1 楼病房,《肿瘤学进展——化学治疗》发表

1966 年 1 月　林县医疗队,2 月组织防治脑膜炎学习班。《肿瘤》《肿瘤化疗的临床实践》发表

1966 年 7 月　回北京继续工作并参加"文革"

1970 年 1 月　下放到定西专区医院任内儿科医生

1971 年春夏　巉口气管炎防治队

1971 年秋　与余宏迢、张大为在兰州靖远、会宁开展肿瘤调查

1972 年 5 月 20 日　调回北京日坛医院重新组建内科

1975 年 3 月 5 日　云南个旧参加云锡医疗队,协助云锡职工医院成立肿瘤科参加防治肺癌工作。以后每年到个旧工作 2~4 个月

1975 年 9 月　全国肺癌会议在昆明召开

1976 年 2 月　参加安阳、阳泉三省一市食管癌会议

1976 年 7 月 28 日　唐山大地震期间协助总编编写《实用肿瘤学》

1976 年 9 月 27 日　赴云南个旧医疗队

1976 年 10 月　在宣威考察女性肺癌

1977 年 1-6 月　在个旧云锡医疗队工作

1978 年 2 月　筹备昆明云锡肺癌大会

1978 年 9 月　参加教育部出国考试

1979 年　在北京接待美国、英国、意大利和日本肿瘤学代表团

1979 年 12 月　赴美经巴黎 - 华盛顿短期学习后到休斯敦在 M.D. 安德森癌症中心 DT 学系工作

1980 年 1 月 3 日　会见 Frareich、Hersh、LeeClark。开始和 Reichman 医师查房，带医学生，下午参加实验

1980 年 5 月 25-31 日　在圣地亚哥参加 AACR & ASCO。26 日下午淋巴瘤报告

1980 年 6 月 14 日　访问乡村医生舒曼博士，写报道给北京晚报"访美国乡村医生"

1980 年 7 月 22 日　正式开始扶正中药实验研究

1980 年 8 月 25、26 日　赴 Stangford 大学参加国际淋巴瘤会议

1980 年 9 月 5 日 -10 月 4 日　赴德国 Mainz 参加国际消化道肿瘤大会做"中国食管癌防治研究"报告，会后访问 Heidelberg、Essen 癌中心，意大利米兰、威尼斯。归路经波士顿，费城，新泽西，纽约，在华盛顿参加协和同学欢迎曾宪九夫妇的聚会

1980 年 10 月 30 日 -11 月 15 日　在日本东京参加日本肿瘤会议和国际肺癌大会

1980 年 11 月 15-22 日　回京会诊，受到叶剑英和钱信忠接见

1981 年 5 月 26 日　赴华盛顿参加 ASCO 会议报告云锡肺癌防治

1981 年 6 月 6-10 日　应邀到明呢苏达大学访问

1981 年 9 月 3-7 日　在休斯敦参加美中友协大会并作中国癌症防治报告

1981 年 11 月 15-23 日　在华盛顿参加中美淋巴瘤会协作会议

1982 年 1 月 2 日　到京，上班后受到吴桓兴、李冰两位院长的热烈欢迎

1982 年 4 月 18-24 日　赴林县考察

1982 年 5 月 23-27 日　接待以 C.Mountain 为首的美国肺癌代表团来访

1982 年 11 月 21-30 日　日本爱知县太田、田岛、须知来访,讨论 T 细胞淋巴瘤合作问题

1983 年 4 月 20-25 日　接待 Hersh、Glasky、Taw 来访和筹备免疫与中药会议

1983 年 5 月 2 日　美国 B.J kennedy 教授来访

1983 年 7 月 12-18 日　美国 Rappaport、Bunn、Blattner、Jaffe 等美国淋巴瘤代表团来访

1983 年 8 月 30 日 -9 月 3 日　北京国际中医中药与免疫学会议

1983 年 9 月 25 日 -10 月 1 日　与李冰、哈献文参加日本仙台 APCC 会议

1983 年 10 月 25 日 -11 月 5 日　陪金显宅教授赴东京、名古屋参加亚洲国际化疗会议

1984 年 3 月 5-13 日　赴南宁、桂林参加抗肿瘤药物临床研究协作会议

1984 年 3 月 22-27 日　日本以青木国雄为首的临床肿瘤学代表团来访

1984 年 6 月 9-25 日　陪吴桓兴院长参加 Lugano 国际淋巴瘤会议

1984 年 9 月　晋升为主任医师并任内科主任

1984 年 9 月 24 日 -10 月 3 日　参加日本 22 届癌肿瘤会议

1984 年 10 月 14-20 日　在昆明、个旧主持国际云锡肺癌会议

1985 年 4 月 26-28 日　参加第六届科协大会,受到邓小平同志接见

1985 年 6 月 17-21 日　在北京主持国际肿瘤化疗学术会议

1985 年 6 月 22-29 日　在日本京都参加 14 届国际化疗会议

1985 年 8 月 18-21 日　香山中日临床肿瘤学会议

1985 年 10 月 25 日　光荣加入中国共产党

1985 年 11 月 9 日 -12 月 28 日　在美国夏威夷参加国际 BRM 大会并作报告获奖

1986 年 7 月 10-16 日　在兰州主持贞芪扶正协作会议

1986 年 8 月 19 日 -9 月 3 日　赴布达佩斯参加 14 届 UICC 大会

1986 年 9 月 7-12 日　在北京主持国际癌治疗及癌化疗新趋向讨论

1986 年 12 月 11-14 日　在北京主持中法临床肿瘤学术会议

1987 年 2 月 17 日 -3 月 7 日　赴瑞士、奥地利、瑞典、丹麦四国参观访问

1987 年 6 月 8-15 日　赴 Lugano 参加国际淋巴瘤会议并作报告

1987 年 7 月 17 日 -8 月 2 日　参加土耳其国际化疗会议

1987 年 11 月 4-9 日　赴汉堡参加 UICC 预备会议

1988 年 5 月 18 日 -6 月 6 日　在美国新奥尔良参加 ASCO 大会

1988 年 7 月 3-4 日　在北京参加亚太地区药理会议

1988 年 9 月 5-11 日　在北京主持 UICC 肿瘤内科高级培训班

1988 年 10 月 9-14 日　参加名古屋国际癌治疗大会并作报告

1989 年 5 月 19 日 -6 月 9 日　在旧金山参加 ASCO 大会后赴华盛顿与 NCI 谈判合作研究项目

1989 年 6 月 27 日 -7 月 2 日　在伦敦参加国际舒服宁协作会

1990 年 4 月 31 日 -5 月 10 日　赴澳大利亚 Adelaide 参加国际癌症疼痛大会

1990 年 6 月 5-14 日　在 Lugano 参加第 4 届国际淋巴瘤会议并作大会报告

1990 年 8 月 11-23 日　作为理事在汉堡参加 15 届 UICC 大会

1990 年 10 月 31 日 -12 月 5 日　在法国戛纳参加国际 Intron A 会议

1990 年 11 月 25 日 -12 月 2 日　在广州主持 WHO 与我国政府启动癌症三阶梯止痛项目

1991 年 8 月 19-25 日　在北京作为秘书组成员参加 APCC 会议

1991 年 10 月 23 日 -11 月 2 日　赴欧洲 Florance 参加第 6 届欧

洲临床肿瘤学大会

1992 年 3 月 21-28 日　在米兰参加 UINIDO 大会,并作大会报告

1992 年 4 月 24 日 -5 月 6 日　应邀赴新加坡讲学

1992 年 6 月 23 日 -7 月 6 日　赴美国纽约为 S. Ross 会诊

1992 年 11 月 13-22 日　赴新加坡为两位副总理会诊

1993 年 2 月　在法国巴黎参加国际化疗会议,会后应 Piere Fabre 邀请到法国南方交流讲学

1993 年 4 月　陪陈敏章部长赴新加坡讲学访问

1993 年 6 月 26 日 -7 月 4 日　赴瑞典参加国际化疗会议

1993 年 9 月 22-28 日　赴台北参加国际化疗会议

1993 年 11 月 13-25 日　在泰国曼谷参加 APCC 和第二届 ACOS 会议

1994 年 6 月 25 日 -7 月 10 日　在美国 Colorado Spring 参加第 7 届 IASLC 大会

1994 年 8 月 1-8 日　在日本东京参加国际癌症疼痛大会

1994 年 9 月 21-26 日　在北京主持中加肿瘤学术会议

1994 年 11 月 18-24 日　在葡萄牙参加 ESMO 会议

1994 年 12 月 17-27 日　与殷慰伯、余桂清赴平壤会诊

1995 年 6 月 16-26 日　赴法国巴黎参加德彪中国奖终审会议

1995 年 8 月 25-31 日　应西哈努克国王邀请赴柬埔寨访问

1995 年 9 月 25-29 日　在北京主持第一届抗肿瘤药物 GCP 培训班

1995 年 10 月 14-22 日　在新加坡参加 APCC 会议并讲学

1996 年 7 月 29 日　在北京为蒋孝武会诊

1996 年 8 月 13-19 日　主办第三届昆明 ACOS 会议

1996 年 8 月 26-31 日　在新加坡参加国际血液学大会并报告中国淋巴瘤的治疗

1997 年 6 月 28 日 -7 月 4 日　赴澳大利亚参加国际化疗会议

1997 年 8 月 9-15 日　在爱尔兰参加 IASLC 大会

1997 年 10 月 5 日　中国临床肿瘤学会在北京成立，当选为指导委员会主任

1997 年 11 月 15-20 日　在香港参加 14 届亚太肿瘤会议

1997 年 12 月 25-31 日　赴新加坡和马来西亚讲学

1998 年 3 月 22-27 日　带领中国代表团参加埼玉和东京日本疼痛会议

1998 年 8 月 3-10 日　赴芬兰、瑞典访问

1998 年 8 月 20-26 日　参加在巴西举办的 UICC 会议

1999 年 4 月 1 日　参加中国工程院国际肿瘤学术会议作专题报告

1999 年 8 月 3-11 日　印度尼西亚 4 届 ACOS 大会，接受吴桓兴纪念奖

1999 年 8 月 25-28 日　日本国际肺癌会议并作报告

1999 年 9 月 9-18 日　与林培中在加拿大讲学

1999 年 11 月　当选中国工程院院士

2000 年 1 月 6 日　中央电台科普讲座

2000 年 6 月 5-9 日　中国工程院、中国科学院大会

2000 年 9 月 10-15 日　日本国际肺癌会议并作报告

2000 年 10 月 10-18 日　赴法国参加 ESMO 会议

2001 年 4 月 4-11 日　赴台北参加第 5 届 ACOS 会议并作报告

2001 年 11 月 12-17 日　工程院会议

2001 年 12 月 6 日　上海肺癌会议报告

2001 年 12 月 7-15 日　代表团参加中国台湾癌症研究会，与中国台湾癌症基金会会谈合作

2002 年 1 月 23-30 日　赴墨西哥 CANCUN 参加肿瘤高峰会议

2002 年 3 月 16-23 日　赴莫斯科参加俄罗斯抗肿瘤药物会议

2002 年 6 月 28 日 -7 月 6 日　赴挪威奥斯陆参加 UICC 大会

2002 年 10 月 2-5 日　赴菲律宾马尼拉进行化疗会议讲课

2002 年 11 月 29-30 日　国家药典会议

2003 年 3 月 10-17 日　　中国癌症基金会访问中国台湾癌症基金会

2003 年 11 月 13-18 日　　韩国首尔参加 ACOS 会议

2004 年 2 月 3-7 日　　率中国代表团赴苏格兰参加吉非替尼多中心Ⅲ期研究会议

2004 年 4 月 24 日　　在天津参加金显宅 125 年诞辰纪念会并作报告

2004 年 10 月 9-17 日　　赴中国香港参加癌转译研究组织（OOTR）会议

2004 年 10 月 28-11 月 5 日　　赴维也纳参加 ESMO 会议

2005 年 6 月 24 日　　受聘郑州大学教授并讲学

2005 年 8 月 22-26 日　　赴宁夏主持第 15 届全国内科学习班

2005 年 11 月 28 日　　获第二届中国医师奖

2005 年 12 月 9 日　　在北京参加两岸三地肺癌论坛

2005 年 12 月 14 日　　保健杰出专家受奖

2006 年 1 月 9 日　　获"中华医学奖"

2006 年 3 月 23-26 日　　主持第一届 NCCN 中国版讨论

2006 年 8 月 17-20 日　　赴定西参加定西市人民医院庆典

2006 年 9 月 14-18 日　　在北京主持第 6 届 ACOS,当选为 ACOS 主席

2006 年 9 月 27-28 日　　赴重庆参加乳腺癌会议,接受"金显宅乳腺研究纪念奖"

2007 年 5 月 3-7 日　　访问中国台湾参加两岸肿瘤学大会

2007 年 6 月　　任国家新药(抗肿瘤)临床研究中心主任

2007 年 7 月 28-29 日　　第一届内科肿瘤学大会在北京召开,当选为主席

2008 年 3 月 8 日　　赴深圳参加 JCO 中文版会议,当选为主编

2008 年 7 月 24-26 日　　赴郑州参加第二届肿瘤内科大会,纪念孙燕习医 60 周年

2008 年 8 月 8 日　参加奥运开幕式

2008 年 10 月 25 日　参加国际中医肿瘤会议,被选为杰出贡献专家

2009 年 10 月 1 日　在天安门参加 60 周年国庆观礼

2009 年 12 月 14 日　赴美国费城 15 日参观 Hopkins 医院,16 日访问 NCCN 总部

2010 年 1 月 5 日　在北京中美肺癌会议报告

2010 年 3 月 9-10 日　接待日本药监局来院视察

2010 年 8 月 18-19 日　在深圳参加 UICC 大会并作报告

2010 年 8 月 23-29 日　赴日本参加 ACOS 大会

2011 年 7 月 3 日　在荷兰 IASLC 报告埃克替尼Ⅲ期结果

2011 年 11 月 4 日　当选"北京市医德楷模"

2012 年 3 月 20 日　在 CCTV 录制"大家"专访

2012 年 6 月 13-16 日　赴韩国参加 ACOS 大会

2012 年 9 月 13 日　在北京主持吴桓兴诞辰 100 周年纪念会并作报告

2012 年 10 月 24 日　荣获"吴杨奖特殊贡献奖"

2013 年 3 月 20 日　在 CCTV10 录制"养生有道"科普讲座

2013 年 5 月 23 日　在西安第四届国际癌症大会上讲课

2013 年 9 月 3 日　北京电视台"养生堂"讲座

2013 年 10 月 10-13 日　赴兰州参加第一届世界黄芪大会,在定西陇药博物馆为纪念铜像揭幕

2013 年 10 月 31 日 -11 月 1 日　在天津 APCC 大会报告荣获"J. B. Kim 奖"

2014 年 3 月 16 日　赴苏州参加两岸协作临床研究会议

2014 年 5 月 1-6 日　赴中国台湾参加 ACOS 会议

2015 年 6 月 18 日　贞芪参上市会

2015 年 7 月 3 日　科技会堂科普报告参观

2016 年 1 月 8 日　在人大会堂荣获"国家科学技术进步奖—一等奖"

2016 年 3 月 4 日　在广州肺癌南北高峰论坛

2016 年 5 月 9 日　参加中央保健委员会

2016 年 6 月 12 日　在北京主持第二届世界黄芪大会

2016 年 9 月 2 日　在北京参加中美肺癌论坛

2017 年 4 月 20 日　在北京参加国际胃癌大会

2017 年 4 月 24 日　在北京参加安罗替尼总结会

2017 年 4 月 27 日　在北京参加普纳布林Ⅲ期启动会

2017 年 5 月 20 日　在北京参加泰瑞沙上市会

2017 年 6 月 10 日　GCP 培训班讲课

2017 年 7 月 7 日　参加内科肿瘤学会议

2017 年 8 月 29 日　参加中国药典会

2017 年 9 月 26-29 日　参加 CSCO 大会,荣获"终身成就奖"

2018 年 4 月 15 日　中国医学科学院肿瘤医院建院 60 周年义诊,
院士论坛

2018 年 5 月 12 日　汉霖药业 HLX01 总结会

2018 年 5 月 19 日　百济神州泽布替尼总结会

2018 年 6 月 16 日　胃癌国际大会

2018 年 6 月 24 日　内科肿瘤学会议

2018 年 9 月 12 日　吡咯替尼总结会

2018 年 9 月 15 日　精准治疗学会成立大会

2018 年 10 月 18 日　BMJ 中文版 20 周年纪念会

2018 年 10 月 20 日　中国医学科学院肿瘤医院 60 周年院庆大会

2018 年 12 月 5 日　获人民日报环球时报"生命之尊"奖

2018 年 12 月 22 日　君实抗 PD-1(拓益)上市会

2019 年 2 月 1 日　院士退休

2019 年 2 月 26 日　信达抗 PD-1 单抗(信迪利单抗)上市会

2019 年 3 月 24 日　肺癌精准治疗峰会 Bruce Chabner 报告

2019 年 5 月 24 日　复宏汉霖药业 HLX01 日汉利康上市会

2019 年 6 月 15 日　GCP 培训班

2019 年 6 月 22 日　内科肿瘤学大会

2019 年 9 月 7 日　甘肃定西扶正药业院士工作站成立大会

2019 年 9 月 21 日　苏州电视台独墅湖杯颁奖会,荣获药促会"医院创新终身成就奖"

2019 年 10 月 1 日　荣获"庆祝中华人民共和国成立 70 周年纪念章"

2019 年 10 月 11 日　中国工程院医疗改革讨论会

2019 年 10 月 19 日　全国政协礼堂控烟大会

2019 年 10 月 26 日　第二届 NCC 中西医结合国际论坛

附录 2　孙燕科研成果及受奖

1978 年　全国科学大会奖:N—甲酰溶肉瘤素的临床试用

1981 年　卫生部甲级奖:甘磷酰芥的临床试用

1984 年　医科院成果奖:扶正中药的促免疫作用

1985 年　国际自然免疫及生物反应调节剂大会奖:扶正中药的促免疫作用

1989 年　中国医学科学院科技进步一等奖:扶正女贞素的免疫调节作用

1989 年　天津医药科学技术进步一等奖:扶正女贞素的免疫调节作用

1992 年　中国医学科学院科技成果奖:小细胞肺癌的综合治疗

1992 年　"七五"国家科技攻关重大科技成果奖:杭州医科院卡铂的研究

1996 年　"九五"国家重点科技攻关计划优秀成果奖:扶正中药促进免疫功能

1996 年　卫生部科学技术进步奖二等奖:《肿瘤化学预防及药物治疗》

1997 年　国家科学技术进步奖三等奖:抗肿瘤新药紫杉醇的研究与开发

1999 年　卫生部科学技术进步奖三等奖:《抗癌药物研究与试验技术》

2004 年　国家科学技术进步奖二等奖：O^6- 甲基鸟嘌呤 -DNA-甲基转移酶与肿瘤预见性化疗新策略

2007 年　百篇优秀论文奖（中国科学技术信息研究所）

2007 年　国家技术发明奖二等奖：血管抑制剂抗肿瘤新药的制备、千克级及临床应用

2007 年　教育部科技进步奖一等奖：肺癌高发人群筛查早诊技术及方法的研究

2008 年　中国中西医结合学会科学技术奖一等奖：基于消癥化瘀扶正法研究系列抗肿瘤植物药榄香烯及产业化技术

2009 年　教育部科技进步奖二等奖：金港榄香烯系列抗肿瘤植物研究及其应用

2009 年　教育部科技进步奖一等奖：肺癌高发人群筛查早诊技术及方法的研究肿瘤植物药榄香烯及产业化技术

2012 年　国家科学技术进步奖二等奖：榄香烯脂质体系列靶向抗癌天然药物产业化及其应用

2014 年　教育部科技进步奖一等奖：自体造血干细胞移植治疗恶性实体瘤的临床与实验研究

2014 年　中国抗癌协会科技奖一等奖：自体造血干细胞移植治疗恶性实体瘤的临床与实验研究

2014 年　中国药学会科技进步奖一等奖：抗肿瘤新药临床评价研究平台的建立及推广应用

2014 年　中华医学科技奖一等奖：抗肿瘤新药临床平均研究技术平台的建立及推广应用

2014 年　北京市科学技术二等奖：抗肿瘤新药临床平均研究技术平台的建立及推广应用

2015 年　国家科学技术进步奖一等奖：小分子靶向抗肿瘤药埃克替尼的研制、产业化和应用

（加粗字体为国家级奖项）

先进个人

1991 年　中国医学科学院、协和医科大学:教书育人先进个人

1991 年　国务院特殊津贴

1991 年　中国有色金属工业总局:云锡矿工肺癌防治荣誉奖

1993 年　中国医学科学院北京协和医学院"名医"

1994 年　全国卫生系统先进工作者

1999 年　中国工程院院士

1999 年　亚洲临床肿瘤学会 George Wu 纪念奖

2001 年　亚洲临床肿瘤学会木村喜代二纪念奖

2004 年　中国医学科学院北京协和医学院:院校精神文明建设先进个人

2004 年　中国医学科学院北京协和医学院:年度院校精神文明建设先进个人

2005 年　中国医学科学院协和医科大学:优秀共产党员

2005 年　中国医师协会:第二届中国医师奖

2005 年　中央保健委员会、国家人事部:中央保健杰出专家奖

2007 年　世界肺癌学会(IASLC):杰出贡献奖

2006 年　中国乳腺癌学会:金显宅乳腺癌研究纪念奖

2007 年　北京市医德楷模

2008 年　MBJ 总编辑杰出贡献奖

2009 年　中国抗癌协会:中西医结合杰出贡献奖

2010 年　BMJ 中文版杰出贡献奖

2010 年　2008—2009 年度中国医学科学院肿瘤医院优秀党员

2011 年　北京市首都健康卫士

2012 年　吴阶平 - 保罗杨森医学药学会:医学药学特殊贡献奖

2012 年　中国医学科学院北京协和医学院:终身成就奖

2013 年　中国抗癌协会肺癌专业委员会:第一届中国肺癌研究

终身成就奖

2013 年　中国科学技术协会:科普特别贡献奖

2013 年　22 届亚太肿瘤学会:第四届 J.B.Kim 纪念奖

2014 年　中国抗癌协会:中国抗癌事业特别贡献奖

2014 年　中国医学科学院肿瘤医院:科普难处宣传特别贡献奖

2015 年　医师报:医学特殊贡献专家奖

2017 年　中国临床肿瘤学会(CSCO)"终身成就奖"

2018 年　《生命时报》:"生命之尊"奖

2019 年　独墅湖杯"医药创新终身成就奖"

2019 年　庆祝中华人民共和国成立 70 周年纪念章

2019 年　《医师报》:2019 年度十大医学泰斗

(加粗字体为国家级奖项)

附录3 孙燕主要学术论文
（按发表年份排列）

【1】孙燕．皮促素（ACTH）及皮质酮（Cortisone）在神经病临床上的应用．中华医学杂志，1957，13：869.

【2】吴桓兴，周际昌，孙燕，等．N—甲酰溶肉瘤素治疗恶性肿瘤初步临床报告．中华医学杂志，1962，48：488.

【3】孙燕，周际昌，冯慧英，等．噻替派合并性激素治疗晚期乳腺癌53例报告．中华医学杂志，1963，49：422.

【4】孙燕，周际昌，蒋秉东，等．三乙烯硫代磷酰胺（噻替派）合并性激素治疗乳腺癌肺转移瘤30例报告．中华内科杂志，1963，11：560.

【5】吴桓兴，张大为，孙燕．胸膜间皮瘤五例报告．天津医药杂志肿瘤学附刊，1963，1：165.

【6】孙燕，蒋桂芝，吴桓兴．黑棘皮症合并胃贲门粘液腺癌．天津医药杂志肿瘤学附刊，1963，1：198.

【7】孙燕，王振纲，周际昌，等．抗肿瘤药环磷酰胺氮芥（癌得星）的初步实研和临床经验．中华医学杂志，1964，50：284.

【8】Wu HH，Chou CC，Sun Y，et al. A Preliminary clinical report on the efficacy of N-Formyl sarcolysin in the treatment of some malignant diseases.Acta UICC，1964，20：357.

【9】孙燕．抗肿瘤药物临床试用的方法问题．天津医药杂志肿瘤

学附刊,1964,2:207.

【10】孙燕.我国恶性淋巴瘤的发病情况和某些临床特点.肿瘤防治研究,1976,(2):30.

【11】中国医学科学院日坛医院内科,中国医学科学院日坛医院放射科.影响恶性淋瘤远期效果因素的探讨.肿瘤防治研究,1976,(2):46.

【12】中国医学科学院肿瘤研究所,日坛医院扶正研究组.扶正培本治则在肿瘤治疗中的探讨.医学研究通迅,1976,(4):19.

【13】中国医学科学院日坛医院内科.N—甲酰溶肉瘤素在睾丸精原细胞瘤治疗中的作用.中华医学杂志,1979,59:103.

【14】Sun Y.The incidence and some clinical features of malignant lymphomas in China. Proc AACR & ASCO,1980,21:454.

【15】孙燕.抗肿瘤新药的临床试用方法.中华肿瘤杂志,1980,2:150.

【16】孙燕,余宏迢.男性乳腺癌的某些临床特点.肿瘤防治研究,1980,(1):92.

【17】Sun Y. Epidemiological and clinical studies of lung cancer in a tin mine in China. Proc AACR & ASCO,1981,22:496.

【18】Sun Y,Status of research on esophageal cnacer in China,a brief review.Excerpta Medica Intern Congr Ser,1981,542:294-308.

【19】孙燕,张友会,余桂清,等.中医扶正治则在肿瘤治疗中的作用.中华医学杂志,1981,61:97.

【20】孙燕、殷蔚伯、王奇路,等.肺癌非手术综合治疗233例分析.中华结核和呼吸系疾病杂志,1983,6:14.

【21】Sun Y,Hersh EM,Lee SL,et al. Preliminary observations on the effects of the Chinese medicinal herbs Astragalus membranaceus and Ligustrum lucidum on lymphocyte blastogenic responses.Journal of Biological Response Modifiers,1983,2:227.

【22】孙燕，Hersh E.M，李秀如，等．扶正中药的临床和实验研究：Ⅲ、黄芪、女贞子水提剂促进免疫功能的实验研究．中华微生物学和免疫学杂志，1983，3：211．

【23】Sun Y，Hersh EM，Talpaz M，et al. Immune restoration and/or augmentation of local graft versus host reaction by traditional Chinese medicinal herbs. Cancer，1983，52：70.

【24】孙燕．扶正中药的免疫调节作用．中西医结合杂志，1984，4：368．

【25】孙燕，周际昌，王奇路，等．新抗肿瘤药甘磷酰芥（M—25，6202）临床Ⅱ期试用总结．中华肿瘤杂志，1984，6：375．

【26】孙燕，于师吉．优福定（UFT）治疗恶性肿瘤337例总结．中华瘤杂志，1986，8：373．

【27】牛福娥，董英，李群，等．云锡矿工肺癌患者高危人群癌胚抗原的测定．中华结核和呼吸系疾病杂志，1986，9：19．

【28】Sun Y. Occupational lung cancer in a tin mine in south china. Gann Monograph on Cancer Research，1987，33-38.

【29】孙燕，殷蔚伯，冯奉仪，等．COMVp方案治疗小细胞肺癌106例总结．中华肿瘤杂志，1987，9：302．

【30】孙燕，殷蔚伯，王奇路，等．小细胞肺癌综合治疗的远期结果．中国肿瘤临床，1987，14：323．

【31】孙燕，洪婉君，邓健，等．扶正中药治疗肿瘤患者的10年随访观察．中西医结合杂志，1987，7：712．

【32】孙燕，袁瑞荣，吴乃居，等．齐墩果酸的促免疫作用．中国临床药理学杂志，1988，4：26．

【33】Sun Y. The role of traditional Chinese medicine in supportive care of cancer patients. Recent Results in Cancer Research，1988，108：327-334.

【34】孙燕，王金万，冯奉仪，等．以表阿霉素为主的化疗方案治

疗晚期恶性肿瘤.150 例报告.实用肿瘤杂志,1989,4:141.

【35】孙燕,殷蔚伯.局限期肺小细胞未分化癌的治疗.中国放射肿瘤学,1989,3:178-179.

【36】孙燕,石廷章,熊辉,等.氨酚待因治疗癌症疼痛 93 例总结.实用肿瘤杂志,1989;4:12

【37】吴冠青,孙燕.自体骨髓移植治疗恶性淋巴瘤.中华血液学,1990;11:664—666

【38】Sun Y.Clinical results of BRMs in malignant diseases. European Cancer,1991,27:228.

【39】Sun Y.Cancer Pain relief Program in China. WHO Collaborating Center for Cancer Pain relief and Quality of Life,1991,44-46.

【40】吴冠青,孙燕.盐酸二氢依托啡片对癌症疼痛的镇痛效果.中华肿瘤杂志,1991,13(1):64—67.

【41】吴冠青,雷英衡,孙燕,等.大剂量放化疗合并自体骨髓移植治疗成人晚期高度恶性 T 细胞非何杰金淋巴瘤.中华肿瘤杂志,1993,15:47-51.

【42】孙燕,吴德政,邵孝洪,等.曲马多(Tramal)镇痛效果的Ⅱ、Ⅲ期临床观察.中国新药杂志,1993,2:30-34.

【43】Sun Y. China:status of cancer pain and palliative care. J pain and Symptom Management,1993,8:399-403.

【44】石远凯,孙燕.基因重组人粒细胞/巨噬细胞集落刺激因子预防化疗所致白细胞减少的临床疗效观察.中华肿瘤杂志,1994,16:356-359.

【45】吴冠青,孙燕.我国癌症患者的疼痛和生活质量的初步调查.中国疼痛医学杂志,1995,1:66-75.

【46】Sun Y,Zhang XR,Yin WB,et al.Prospective multimodality treatment of SCLC-experience during the past 18 years. Jpn J Cancer Chemother,1995,22:222-225.

【47】孙燕.癌症患者三阶梯止痛疗法的指导原则.中国疼痛医学杂志,1995,1:49-54.

【48】孙燕,李惟廉,李丽庆,等.固元冲剂扶正作用 125 例的临床观察.中国新药杂志,1996,5:29-32.

【49】孙燕,刘丽影,范魁生,等.紫杉醇治疗中晚期恶性肿瘤 121 例.中国新药杂志,1996,5:252-255.

【50】罗健,孙燕.789 例癌症患者疼痛及生活质量的研究.中国疼痛医学杂志,1996,2:152.

【51】孙燕,张湘茹,张和平,等.以表阿霉素为主的化疗方案治疗晚期恶性肿瘤 516 例.中华内科杂志,1997,36:183-186.

【52】黄镜,孙燕.熊果酸的抗肿瘤活性.中国新药杂志,1997,6:101-104.

【53】Sun Y,Zhang XR,Li WL,et al. Phase Ⅱ study of decetaxel (Taxotere) 75mg/m² in Chinese patients with satge Ⅲa/Ⅳ non-samll cell lung cancer. Ann Oncology,1998,9:475a.

【54】孙燕,李维廉,管忠震,等,泰索帝治疗晚期乳腺癌和肺癌.中国新药杂志,1998,7(3):165-167.

【55】孙燕,张弘纲,彭民,等.重组人白细胞介素 -2 治疗实体瘤及胸腹水Ⅲ期临床研究.中国新药杂志,1998,7(3):171-173.

【56】孙燕,管忠震,金懋林,等.奥沙利铂单药或与氟尿咪啶 - 甲酰四氢叶酸联合应用治疗晚期大肠癌Ⅱ期临床报告.cancer,1999,18(3):237-249.

【57】徐兵何,孙燕.硒酸酯多糖对化疗患者免疫功能调节作用的临床观察.中国肿瘤临床,1999,26(9):678-680.

【58】孙燕,何友兼,许立功,等.美罗华治疗 B 细胞淋巴瘤Ⅱ期临床验证报告.中国新药杂志,1999,8(12):822-824.

【59】Mouridsen H,Gershanovich M,Sun Y,et al. Superior efficacy of Letrozole (Femara) versus Tamoxifen as first-line therapy for postmanopausal women with advanced breast cancer:results of a phase Ⅲ study of the international Letrozole Breast Cancer Group. J Clinical Oncology,2001,19 (10):2596-2606.

【60】Mouridsen H,Sun Y,Gershanovich M. Final survival analysis of the double-blind,randomized multinational phase Ⅲ trial of letrozole (Femara) compared to tamoxifen as first-line hormonal therapy for advanced breast cancer. Breast Cancer Research,2001,69.

【61】Sun Y. Clinical trials of new anticancer agents in recent years in China. Japanese J Cancer & Chemotherapy,2002,29:86-87.

【62】Sun Y,Yin WB,Zhang XR,et al. Long-term results of multimodality treatment of SCLC. Proc 1st International Lung Cancer Conference,2002.

【63】Sun Y,Li H,Lin Z,et al. Phase I pharmacokinetic study of nemorubicin hydrochloride(Methoxymorpholino doxorubicin:PNU-152243) administered with iodinated oil via hepatic artery (IH) to patients (PT) with unresectable hepatocellular carcinoma (HCC).Proc ASCO,2003, 22:1448.

【64】孙燕,李丽庆,宋三泰,等,注射用曲妥珠单抗治疗晚期乳腺癌临床验证报告.中华肿瘤杂志,2003,25:581-583.

【65】王金万,孙燕,刘永煜,等,重组人血管内皮抑素联合NP方案治疗晚期NSCLC随机、双盲、对照、多中心Ⅲ期临床研究.中国肺癌杂志,2005,8:283-290.

【66】Sun Y,Wang JW,Liu Y,et al. Results of phase Ⅲ trial of rh-endostatin (YH-16) in advanced non-small lung cancer (NSCLC) patients. Proc ASCO,2005,23:7138a.

【67】于世英,孙燕,吴一龙,等,芬太尼透皮贴剂治疗4 492例癌痛临床疗效分析.中华肿瘤杂志,2005,27:369-372.

【68】孙燕,林洪生,朱允中,等,长春瑞滨合并顺铂(NP)加参一胶囊或安慰剂治疗晚期非小细胞肺癌的多中心双盲临床研究报告.中

国肺癌杂志,2006,9:254-258.

【69】王燕,张湘茹,朱红霞,等.吉非替尼治疗非小细胞肺癌的临床疗效预测模型的初步建立.中华医学杂志,2007,87(41):3069-3073.

【70】Kim ES,Hirsh V,Sun Y,et al,Gefitinib versus docetaxel in previously treated non-small-cell lung cancer (INTEREST):a randomized phase Ⅲ trial.Lancet,2008,372:1908-18.

【71】黄景玉,孙燕,樊青霞,等.参一胶囊辅助 GP 方案治疗进展期食管癌的随机对照试验.中西医结合学部,2009,7(11):1047-1051.

【72】孙燕.50 年来我国抗肿瘤药物临床研究的进展.中国新药杂志,2009,18:1695-1700.

【73】Herbst RS,Sun Y,Eberhardt WE,et al. Vandetanib plus docetaxel versus docetaxel as second-line treatment for patients with advanced non-small-cell lung cancer (ZODIAC):a double-blind,randomised,phase 3 trial. The Lancet Oncology,2010,11:7619-7626.

【74】孙燕,吴一龙,李龙云,等.经过治疗的非小细胞肺癌患者中评价吉非替尼与多西他赛的Ⅲ期随机开放国际临床试验(INTEREST):中国入组患者的评价.JCO,2010,28:744-752.

【75】Robert Lim,Yan Sun,Seock-Ah Im,et al. Cetuximab plus irinotecan in pretreated metastatic colorectalcancer patients:The ELSIE study. World J Gastroenterol,2011,17(14):Ⅰ-Ⅵ.

【76】Sun Y. A randomized,double-blind phase Ⅲ study of icotinib versus,gefitinib in patients with advanced non-small cell lung cancer (NSCLS) previously treated with chemotherapy (ICOGEN). Proceedings of ASCO,2011,481.

【77】孙燕,吴一龙,廖美琳,等.既往一线化疗失败的非小细胞肺癌行吉非替尼或多西他赛治疗的临床分析.中华肿瘤杂志,2011,23(5):377-380.

【78】屈凤莲,郝学志,孙燕,等.亚砷酸注射液治疗原发性肝癌Ⅱ期多中心临床研究.中华治疗杂志,2011,33:697-701.

【79】Yan Sun,Sun Rha,Se-HoonvLee,er al. Phase Ⅱ study of the safety and efficacy of termsirolimus in East Asian patients with advanced renal cell carcinoma. JJCO,2012,42:836-844.

【80】Miller VA,Hirsh V,Cadranel J,et al. Afatinib versus placebo for patients with advanced,metastatic non-small-cell lung cancer after failure of erlotinib,gefitinib,or both,and one or two lines of chemotherapy (LUX-Lung 1):a phase 2b/3 randomised trial. Lancet Oncol,2012,13:528-538.

【81】Yuankai Shi,Li Zhang,Xiaoqing Liu,et al.Icotinib versus gefitinib in previously treated advanced non-small-cell lung cancer (ICOGEN):a randomised,double-blind phase 3 non-inferiority trial.Lancet Oncol,2013,31:19162.

【82】Sun Y,Wang JW,Liu YY,et al. Long-term results of a randomized,double-blind,and placebo-controled phase Ⅲ trial:endostat(rh-endostatin)versus placebo in combination with vinorelbine and cisplatin in advanced non-small cell lung cancer. Thoracic Cancer,2013,4:440-448.

【83】Sun Y,Wu YL,Zhou CC,et al. Second-line pemetrexed versus docetaxel in Chinese patients with locally advanced or metastatic non-small cell lung cancer:a randomized,open-label study.Lung Cancer,2013,79(2):143-50.

【84】Huang Jing,Zhou Yi,Zhang Hongtu,et al.A phase Ⅱ study of biweekly paclitaxel and cisplatin chemotherapy for recurrent or metastatic esophageal squamous cell carcinoma:ERCC1 expression predicts response to chemotherapy. Medical Oncology,2013,30:3.

【85】Sun Y.The role of Chinese medicine in clinical oncology. Chin J Intrgr Med,2014,20:3-10.

【86】Xingsheng Hu, Baohui Han, Aiqin Gu, et al. A single-arm, multicenter, safety-monitoring, phase IV study of icoti inib in treating advanced non-small cell lung cancer (NSCLC). Lung Cancer, 2014, 87: 207-212.

【87】Shukui Qin, Ying Cheng, Jun Liang, et al. Efficacy and Safety of the FOLFOX4 Regimen Versus Doxorubicin in Chinese Patients With Advanced Hepatocellular Carcinoma: A Subgroup Analysis of the EACH Study. The Oncologist, 2014, 10: 1634.

【88】Xingsheng Hu, Li Zhang, Yan Sun, et al. The efficacy and safety of icotinib in patients with advanced non-small cell lung cancer previously treated with chemotherapy: a single-arm, multi-center, prospective study. PLOS ONE, 2015.

【89】石远凯,孙燕.中国抗肿瘤新药临床试验研究的历史.中华医学杂志,2015,95(2):81-85.

【90】Harrington K, Temam S, San Y, et al. Postoperative Adjuvant Lapatinib and Concurrent Chemoradiotherapy Followed by mintenance Lapatinib Monotherapy in High-Risk Patients With Resected Squamous Cell Carcinoma of the Head and Neck: A Phase Ⅲ, Randomized, Double-Blind, Placebo-Controlled Study. J Clin Oncol, 2015, 61: 4370.

【91】Youwu Shi, Shengyu Zhou, Yan Sun, et al. Autologous hematopoietic stem cell transplantation in chemotherapy-sensitive lymphoblastic lymphoma: treatment outcome and prognostic factor analysis. Chinese J Cancer Research, 2015, 27: 66-73.

【92】Huang Jing, Fan Qingxia, Sun Yan, et al. Icotinib in Patients with Pretreated Advanced Esophageal Squamous Cell Carcinoma with EGFR Overexpression or EGFR Gene Amplification: A Single-Arm, Multicenter Phase 2 Study. Journal of Thoracic Oncology, 2016, 11: 910-917.

【93】Yan Sun, Ying Cheng, Xuezhi Hao, et al. Randomized phase Ⅲ trial of amrubicin/cisplatin versus etoposide/cisplatin as first-line treatment for extensive small-cell lung cancer.BMC Cancer, 2016, 16：265.

【94】孙燕. 中国肿瘤防治进入新的时代. 科技导报, 2016, 34：14-17.

【95】Song Yan, Du Chunxia, Sun Yan, et al.A study on the association between hyperlipidemia and hypothyroidism and the response to TKIs in metastatic renal cell carcinoma.Asia-Pacific Journal of Clinical Oncology, 2016, 12 (2)：174-180.

【96】孙燕, 马军. 临床肿瘤学中西医结合进展与展望. 中国中西医结合杂志, 2018, 38：901-905.

【97】Yuankai Shi, Ying Han, Yan Sun, et al.Clinical features and outcomes of diffuse large B-cell lymphoma based on nodal or extranodal primary sites of origin：Analysis of 1,085 WHO classified cases in a single institution in China. Chinese Journal of Cancer Research, 2019, 31：152-161.

【98】秦叔逵, 苗静, 孙燕, 等. 重组人血管内皮抑素联合常用含铂化疗方案治疗晚期非小细胞肺癌的Ⅳ期临床研究. 临床肿瘤学杂志, 2019, 24：289-298.

【99】孙燕. 科技创新已经引导我国进入快速自主研发抗肿瘤药物的新时代. 科技导报, 2019, 37：25-26.

【100】孙燕. 中西医结合防治肿瘤难忘的 70 载心路历程. 中西医结合杂志, 2019, 39 (8)：902-903.

附录4　孙燕主要著作

主持编写的专著

【1】吴桓兴.肿瘤学进展——化学治疗.上海:上海科技出版社,1965.

【2】周际昌,孙燕,蒋秉东.肿瘤化学治疗的临床应用.上海:上海科技出版社,1966.

【3】李冰、孙燕.肿瘤.北京:科普出版社,1966.

【4】中国医学科学院肿瘤防治研究所日坛医院.与肿瘤病作斗争.北京:科学出版社,1973.

【5】中国医学科学院日坛医院内科,中国医学科学院药物研究所肿瘤组.抗肿瘤药物手册.北京:石油化学工业出版社,1975.

【6】张志义,孙燕.恶性肿瘤化学治疗学.上海:上海科技出版社,1981.

【7】徐昌文,吴善芳,孙燕.肺癌.上海:上海科技出版社,1982.

【8】孙燕、韩锐.肿瘤化学治疗新进展.山东:山东科技出版社,1987.

【9】中国医学科学院肿瘤医院内科.临床肿瘤内科手册.北京:人民卫生出版社,1987.

【10】孙燕.临床肿瘤内科手册.2版.北京:人民卫生出版社,

1991.

【11】徐昌文,吴善芳,孙燕.肺癌.2 版.上海:上海科技出版社,1993.

【12】孙燕.肺癌研究概况与展望.北京:联合出版社,1993.

【13】孙燕.肿瘤学临床与基础研究进展.北京:原子能出版社,1994.

【14】孙燕,余桂清.中西医结合防治肿瘤.北京:联合出版社,1995.

【15】孙燕,周际昌.临床肿瘤内科手册.3 版.北京:人民卫生出版社,1996.

【16】陈振东,孙燕,王肇炎.实用肿瘤并发症诊断治疗学.安徽:安徽科学技术出版社,1997.

【17】董守国,孙燕,储榆林.临床病案专家手记.北京:北京科学技术出版社,1998.

【18】孙燕,顾慰平.癌症三阶梯止痛指导原则.北京:北京医科大学出版社,1999.

【19】孙燕,哈献文.临床肿瘤诊疗关键.广西:广西科学技术出版社,1999.

【20】孙燕,储大同.2000 年 CSCO 教育专辑.北京:中国医药科技出版社,2000.

【21】孙燕.内科肿瘤学.北京:人民卫生出版社,2001.

【22】孙燕,顾慰萍.癌症三阶梯止痛指导原则.2 版,北京:北京医科大学出版社,2002.

【23】孙燕,周际昌.临床肿瘤内科手册.4 版.北京:人民卫生出版社,2003.

【24】周清华,孙燕.肺癌新理论新技术.四川:四川大学出版社,2003.

【25】韩锐,孙燕.新世纪癌的化学预防与药物治疗.北京:人民

军医出版社,2005.

【26】周清华,孙燕.肺癌新理论新技术.四川:四川大学出版社,
2003.

【27】全国卫生专业技术资格考试专家委员会.卫生专业技术资格考试指导:外科学与肿瘤学.山东:山东大学出版社,2004.

【28】孙燕,赵平.临床肿瘤学进展.北京:中国协和医科大学出版社,2005.

【29】罗荣城,韩焕兴,孙燕等.肿瘤综合治疗新进展.2版.北京:人民军医出版社,2006.

【30】孙燕,江泽飞,张力.乳腺癌肺癌骨转移诊疗规范建议.北京:中华医学继续教育视听杂志,2006.

【31】孙燕,于世英.恶性肿瘤骨转移及骨相关疾病临床诊疗专家共识.北京:中国协和医科大学出版社,2007.

【32】孙燕.抗肿瘤药物手册.北京:北京大学出版社,2007.

【33】孙燕,石远凯.临床肿瘤内科手册.5版.北京:人民卫生出版社,2007.

【34】孙燕,张力.非小细胞肺癌规范诊疗进展.北京:中华医学继续教育视听杂志,2007.

【35】吴孟超,孙燕.中国临床肿瘤学进展.北京:人民卫生出版社,2010.

【36】孙燕.临床肿瘤学高级教程.北京:人民军医出版社,2011.

【37】孙燕,廖美琳,周允中.肺癌.3版.上海:上海科技出版社,2012.

【38】程颖,孙燕,吴一龙.小细胞肺癌.北京:人民卫生出版社,2014.

【39】石远凯,孙燕.临床肿瘤内科手册.6版.北京:人民卫生出版社,2015.

【40】陈可冀,孙燕.黄芪基础与临床.北京:人民卫生出版社,

2015.

【41】孙燕.重组人血管内皮抑素.北京:人民卫生出版社,2017.

【42】孙燕.盐酸埃克替尼(凯美纳)论文集.北京:人民卫生出版社,2019.

主持翻译的专著

【1】孙燕.WHO 癌的药物治疗.北京:人民卫生出版社,1975.

【2】孙燕.UICC 成人与儿童肿瘤内科手册.北京:学术期刊出版社,1988.

【3】王汝宽,孙燕,翁铭庆.WHO 实体瘤的化学治疗.北京:人民卫生出版社,1979.

【4】孙燕.UICC 临床肿瘤学手册.5 版.北京:北京医科大学中国协和医科大学联合出版社,1992.

【5】孙燕.UICC 临床肿瘤学手册.7 版.长春:吉林科技出版社,2001.

【6】毛伟征,苏东明,孙燕,等.AJCC 癌症分期手册.6 版.沈阳:辽宁科学技术出版社,2005.

【7】孙燕,汤钊猷.UICC 临床肿瘤学手册.8 版.北京:人民卫生出版社,2006.

【8】周清华,孙燕.恶性肿瘤 TNM 分期.7 版.天津:天津科技翻译出版社,2012.

【9】周清华,孙燕.肺癌.4 版.北京:科学技术出版社,2013.

【10】黄洁夫,孙燕,石远凯.癌症医学.8 版.北京:人民卫生出版社,2013.

【11】孙燕.Abeloff 临床肿瘤学.5 版.北京:人民军医出版社,2016.

附录5　孙燕主要媒体访谈

文字访谈

【1】景星.螃蟹还能恣意横行吗.中国青年报1986年9月27日,第4版.

【2】关春芳.世界多位著名肿瘤专家来京共商治癌大计.北京晚报,1986年9月8日.

【3】肿瘤医院党办.甘洒汗水育新苗.中国医学科学院报,1986年11月21日.第4版.

【4】癌症不等于死亡.中国医药报,1987年2月19日,第2版.

【5】孙乃强.如何科学地看待中医西医.医药信息论坛,1993年2月25日,第7版.

【6】马信林.定西制药厂走上腾飞之路.医药科技市场报,1993年8月30日,第1版.

【7】周寰.二十四位医师获名医称号.健康报,1993年12月30日,第1版.

【8】院校隆重召开名医称号授予大会.中国医学科学院院报,1994年1月11日.

【9】孙乃强.情有独钟.中国医学论坛报,1994年1月27日,第8版.

【10】涂新山.化疗不再是配角.大众卫生报,1994年9月17日,第1版.

【11】郭力.绝对不能和患者发脾气.大众健康,1994年10月.

【12】化疗不再是配角.健康报,1994年11月11日,第3版.

【13】艾迪,并非危言耸听.中国人口报,1994年12月9日,第4版.

【14】鲁正葳.报春的燕子.兰州晚报,1994年12月24日.

【15】王庚南,艾笑.学会选择治疗.市场报,1995年7月8日,第3版.

【16】江滬滬.伉俪情深.健康报,1995年12月9日,第3版.

【17】江滬滬,肿瘤专家——孙燕.健康报,1996年1月10日,第4版.

【18】郭力.科学评定肿瘤防治水平,罗健创编癌症患者生活质量量表.人民日报海外版.1997年1月25日,第3版.

【19】郭力.肿瘤医院探索肿瘤发展不同阶段抑癌基因变化规律取得进展.中国医学科学院报,1999年2月1日.

【20】宜秀萍.全国肿瘤化疗学习班及研讨会在兰州举办.甘肃日报,1999年8月23日,第1版.

【21】本报专讯.中西荟萃抗癌之道研讨会,专家畅谈防癌及治疗方法.星岛日报,1999年9月13日.

【22】齐新爱.新增院士介绍.中国医学科学院院报,2000年2月1日,第670期.

【23】刘凯.努力争当国际制药巨人(国产表阿霉素临床研讨会在京举行).科技日报医药与健康,2000年3月31日.

【24】张沂平.国产表阿霉素.科技日报,2000年3月17日,新赠院士介绍.

【25】林树文.孙燕院士来津开展学术交流.天津日报,2000年5月10日,第1版.

【26】郭力.无悔人生.中国卫生人才,2000年7月28-30日.

【27】关注患者的"思想问题".健康报,2000年10月19日.

【28】姚永福,程培祥.孙燕教授在定西.定西日报,2000年7月24-25日.

【29】赵雯.攻坚无悔克癌有日.中华英才,2001,171:64-86.

【30】李国君.骏马秋风冀北杏花春雨江南.世界药品信息,2001,4:41-45.

【31】江滹滹.人生如歌.走近孙燕院士.科学新闻2001,48:20-21.

【32】工程院院士孙燕解惑:人为何会得癌症呢?科技前沿,2001,A02.

【33】张雪梅.北京四分之一亡者死于癌症.科教新闻,2001年8月18日,第11版.

【34】江滹滹.孙燕奏响人生主旋律.健康报,2001年10月16日,第8版.

【35】李树人.孙燕——癌疗第一把交椅连蒋孝勇都找他.台湾日报,2001年12月23日.

【36】孙燕.新世纪里肿瘤会不会低头.健康报,2002年5月16日(癌症康复2002年7月15日转载).

【37】丁锡国.本世纪人类能够让肿瘤低头.北京日报,2002年10月30日,第16版.

【38】汽车要年检健康要体检——肿瘤专家提出防癌四建议.北京日报,2002年10月30日,第16版.

【39】没病找病预防癌症.星岛日报,2002年11月2日,第E14版.

【40】黄楠.承上启下平生志,逃离纷飞后当先.中国处方集,2002,(6):83-84.

【41】王政清.打一针止痛4个月.北京晚报,2003年6月12日.

【42】王政清.癌症止痛研究有新进展.北京晚报,2003年6月

12 日.

【43】周寰.争取在学术上对等.健康报,2003 年 6 月 18 日,第 5 版.

【44】张和平,江滟滟.普通人的心态.院士通讯,2004,14:21-26.

【45】张荔子.多数肿瘤不能单靠药物治.健康报,2004 年 6 月 18 日,第 1 版.

【46】张荔子.靶向治疗:抗肿瘤药物新视点.健康报,2004 年 7 月 22 日,第 8 版.

【47】《搏》编辑部.承上启下平生志,桃李纷飞后当先.搏,2004 年 10 月 15 日,第 1、3 版.

【48】孙燕.拿出对临床有影响的成果.健康报,2004 年 12 月 29 日,第 7 版.

【49】The Chinese Society of Clinical Oncology visits ASCO headquarters. ASCO News,2004,23.

【50】冯薇.以医报国矢志不渝——访我国著名临床肿瘤学家、中国工程院院士孙燕.中国医院,2005,9(1):69-72.

【51】袁庆峰,李衍.聆听癌痛治疗的权威声音.家庭医药,2005,9:10-11.

【52】江楠,癌症,何时向人类低头.家庭医药专,2005,8-9.

【53】Sun Yan-A prominent oncologist of internal medicine. Chinese J Integr Med,2005,11(4):303-304.

【54】孙燕.肿瘤的预防需要提前安排.科学与无神论,2005,5-7.

【55】女性乳房自我保健专家答读者问.北京日报,2005 年 10 月 21 日.

【56】王永杰.中国造成新型抗癌药.环球时报,2005 年 11 月 1 日,第 1 版.

【57】郝新平.重组人血管内皮抑素新药在我国诞生.中国医学论坛报,2005 年 11 月 17 日,第 2 版.

【58】闫丽新 .65 位医师获"中国医师奖". 健康报,2005 年 11 月 29 日,第 1 版 .

【59】方彤 . 医生要处处为不然着想 . 健康时报,2005 年 12 月 12 日,第 1-2 版 .

【60】王淑军 . 恩度:抗癌新药中国造 . 人民日报,2005 年 12 月 30 日,第 6 版 .

【61】冯国萍,贺栋 . 名医访谈:孙燕战胜肿瘤任重道远 . 中国健康月刊,2006,225:8-9.

【62】徐罡 . 为末代皇帝看过病的肿瘤学家 . 首都医药,2006,13(2):45-48.

【63】吴怀申,林志良 . 第 7 届亚洲临床肿瘤学大会暨第 9 届全国临床肿瘤学大会在北京举行 . 澳门医学杂志,2006,6(4);308-310.

【64】中国工程院院士中国医学科学院肿瘤医院孙燕——防治肺癌要讲策略 . 环球时报,2006 年 1 月 3 日,第 21 版 .

【65】真诚奉献一片爱心健康路上我们同行,百名癌症专家致信读者 . 环球时报,2006 年 1 月 3 日,第 20 版 .

【66】侯燕 . 人类 21 世纪能够让肿瘤低头——访中国工程院院士我国著名内科肿瘤学家孙燕 . 乐亭潮音,2006 年 1 月,第 2 版 .

【67】陈勇 . 新药物有望降低癌症危害 . 参考消息,2006 年 6 月 15 日,第 10 版 .

【68】关春芳 . 阻断肿瘤生长通道,征服肿瘤新的希望 . 北京晚报,2006 年 6 月 16 日 .

【69】王煜章,杨晓军 . 跨越与突破——定西市人民医院发展纪实 . 定西日报,2006 年 8 月 8 日,第 4 版 .

【70】王莉 . 为一方百姓撑起健康"保护伞"——定西市人民医院发展纪实 . 甘肃日报,2006 年 8 月 16 日,第 3 版 .

【71】褚庆光 . 孙燕院士莅临我院指导工作 . 乐亭县医院院报,2006 年 9 月 28 日 .

【72】张晓红,黄向东.在抗击肿瘤的征途上不断探索——访第七届 ACOS 暨第九届 CSCO 大会主席、中国工程院院士孙燕.中国医学论坛报,2006 年 10 月 26 日,第 11 版.

【73】让中医中药为世界作出民族贡献——访中国工程院院士孙燕.中国医学论坛报,2006 年 10 月 26 日,第 12 版.

【74】李玉衡.癌症不是绝症——国内著名内科肿瘤专家、中国工程院院士孙燕纵论肿瘤.首都医药,2007,3:30-32.

【75】方皓.抗癌智者——亚洲临床肿瘤学会主席、中国工程院院士孙燕访谈录.中国医疗前沿,2007,70-75.

【76】李玉衡.癌症不是绝症——国内著名内科肿瘤学家、中国工程院院士孙燕纵论肿瘤.首都医药,2007,30-32.

【77】刘之灵.成就一生梦想书写千秋之功.科学中国人,2007,7:1-6.

【78】张兴杰.院士们也都是普通人.报告文学,2007,86:46-61.

【79】靶向治疗催生肿瘤临床的变革.治疗进展,2007.36.

【80】王蕾,孔筱龙.医学伦理的实践与思考.医师报,2007 年 3 月 8 日,第 20 版.

【81】于海玲.一周医影.医师报,2007 年 5 月 24 日.

【82】黄向东,李俊强.承上启下平生志桃李纷飞满人间——第一届内科肿瘤学大会召开前夕访孙燕院士.医师报,2007 年 7 月 19 日,第 17 版.

【83】黄向东.承前启后,开创肿瘤内科学发展新纪元——访中国医学科学院肿瘤医院孙燕院士.医师报,2007 年 8 月 16 日,第 14 版.

【84】赵振宇.治疗肿瘤,废弃中医很无知.新晚报,2007 年 9 月 20 日,A05 版.

【85】吴长鸿.《临床肿瘤内科手册》:临床规范化治疗的指南.医师报,2008 年 5 月 8 日,A6 版.

【86】沐雨.孙燕院士谈分子靶向治疗.中国医学论坛报,2008

年 6 月 12 日, B5 版.

【87】张小边. 如歌岁月, 令人感怀. 中国医学论坛报, 2008 年 8 月 28 日, B3 版.

【88】赵洪山. 汇育英才燕翔蓝天——记汇文 1948 届校友、中国工程院院士孙燕. 汇文校友, 2008 年 8 月, 16.

【89】如歌岁月. 中国抗癌协会(CACA)通讯, 2009, 69-78.

【90】张晓丹. 孙燕: 肿瘤是可控慢性病. 抗癌之窗, 2009, 20: 14-16.

【91】孙燕. NSCLC 二线治疗: 分子靶向药物扮演重要角色. 医师报, 2009 年 1 月 1 日, 第 13 版.

【92】张凌. 在循证医学时代倡导个体化治疗. 医师报, 2009 年 3 月 5 日, 第 14 版.

【93】白轶南. 孙燕院士的防癌心得. 健康时报, 2009 年 5 月 11 日.

【94】潘锋. 分子靶向治疗成果是"同病异治"的典范. 科学时报, 2009 年 7 月 24 日, A2.

【95】孙燕. 积极预防肿瘤开展多学科综合治疗. 医师报, 2009 年 8 月 20 日, 32 期第 11 版.

【96】庆祝中华人民共和国成立 60 周年. 生命时报——国庆专刊, 2009 年 10 月 2 日.

【97】蒋乃珺. 全球抗癌有了中国声音. 生命时报, 2009 年 10 月 2 日, 第 8 版.

【98】李晓雅, 王天鹏. 中华人民共和国成立 60 周年听他们讲述那些鲜为人知的故事. 医师报, 2009 年 10 月 15 日, 第 24 版.

【99】杨进刚. 孙燕院士畅想未来. 医师报, 2009 年 10 月 22 日, 第 11 版.

【100】熊萍. 如歌岁月大医情怀. 大众医学, 2009 年 11 月, 16-18.

【101】代妮, 刘凯. 肿瘤防治聚焦个体化和标准化. 医师报, 2009

【102】韩同伟, 冯婕. 孙燕院士：一心做好医生、好老师的爱国者——访中国内科肿瘤学靠拓展和奠基人孙燕院士. 中国医药导报, 2010, 7(35): 1-3.

【103】彭贤文. 回顾中国姑息止痛 20 年：承前启后继往开来——访中国医学科学院肿瘤医院孙燕院士. 全球肿瘤快讯, 2010, 特别报道 28 页.

【104】张小边. 孙燕院士谈临床肿瘤学研究. 中国医学论坛报, 2010 年 7 月 22 日, 第 6 版.

【105】代妮, 张哲. 传承与创新发展中国特色的临床肿瘤学——访中国医学科学院肿瘤医院孙燕院士. 医师报, 2010 年 9 月 16 日, 第 2 页.

【106】代妮. 2010 年读临床肿瘤学十二大研究进展——访中国医学科学院肿瘤医院孙燕院士. 2010 年 11 月 26 日, 第 4 版.

【107】胡卫娜. 俯仰流年几十春——记我国内科肿瘤学的开拓者和奠基人孙燕院士. 中国科学奖励, 2011, 143: 58-61.

【108】小荷已露尖尖角枝繁叶茂犹可期——专家共话肿瘤学科建设与发展蓝图. 医师在线, 2011 年 1 月 3 日.

【109】孙燕. 纪念国际临床肿瘤学大师 Mathe 教授. 医师报, 2011 年 1 月 20 日, 第 11 版.

【110】红岩. 三位院士教您如何不得癌. 北京电视周刊, 2011 年 4 月.

【111】孙燕. 老骥伏枥, 志在千里——喜读 Holland J 访谈录. 2011 年 5 月 22 日, 第 11 版.

【112】万江. 凯美纳在第 14 届 WCLC 上倍受关注. 医师报, 2011 年 8 月 4 日, 第 29 版.

【113】李越. 肿瘤学界"家庭聚会"庆祝管老八十大寿. 羊城晚报, 2011 年 11 月 6 日, A2.

【114】刘之灵.传承与创新是临床医学永恒的主题.科学中国人,2012,(7):1.

【115】袁莹.难舍乡情.甘肃省卫生厅:历史不会忘记(二),2012年2月,3-7.

【116】潘波.多数肿瘤可通过查体早期发现并治愈.新京报,2012年8月28日,D08.

【117】姬广武.历史深处——"六·二六"医疗队在陇原.丝绸之路,2012年8月.

【118】刘端祺.前辈的心声.论坛报,2012年11月8日,B6.

【119】郑彩云.医科院五位专家获终生成就奖.医科院院报,2012年12月13日.

【120】费菲.孙燕院士:一部中国肿瘤内科发展史.中国医药科学,2012,2:23.

【121】姬广武.历史深处——"六·二六"医疗队在陇原.大众建设,2013,1:19-22.

【122】石远凯,张和平.我国临床肿瘤学的开拓者与实践者——记中国工程院院士、著名临床肿瘤学家孙燕。科技成果管理与研究,2013,80:1-3.

【123】费菲.控烟与肺癌防治,中国医师同声同气在奋斗.中国医药科学,2013,(3)23:4-8.

【124】费菲.孙燕院士:一部中国肿瘤内科发展史.中国医药科学,2013.

【125】顾方舟、孙燕登上央视《大家》栏目.中国医学院、中国协和医科大学院校报,2013年1月23日,第3版.

【126】军晓莹.乐观、包容、家和、烦恼就少.北京青年报,2013年2月25日,第3版.

【127】程磊.肺癌是一种"人造癌".法制晚报,2013年3月18日,第44版.

【128】吴红月.国家重大新药凯美纳Ⅳ期临床效果超预期.科技日报,2013年4月18日,第9版.

【129】小荷.癌症紧追老年人吗.中国老年,2013年5月,第10期.

【130】陈芸."百姓少得癌"是我的中国梦.生命时报,2013年5月10日,第22版.

【131】2013全国肿瘤防治宣传周:认识癌症可行防癌——专访孙燕教授.抗癌之窗,2013年5月,5-9.

【132】范宏博.听听院士的"防癌经".健康时报,2013年6月20日,第1版.

【133】吴娟娟.癌症并非不治之症——对话中国工程院、世界卫生组织癌症专家顾问委员孙燕.现代苏州,2014,(23):42-45.

【134】刘林,苗小芹.孙燕——中国抗癌符号.健康大视野,2014,302:66-75.

【135】俯仰流年如歌岁月——孙燕院士访谈录.肿瘤医学论坛,2014,2:2-3.

【136】孙燕.期待马年——为我们的梦想而不懈努力.全球肿瘤快讯,2014,105-106:1-2.

【137】俯仰流年如歌岁月——孙燕院士访谈录.肿瘤医学论坛,2014年2月17日,1-3版.

【138】孙燕院士访谈:我与ASCO的故事.中国医学论坛报,2014年5月9日,B1版.

【139】感悟中国内科肿瘤学发展55周年.肿瘤医学论坛,2014年7月6日,第4版.

【140】孙燕.感谢、欣慰与期待——祝贺2014年CSCO年会胜利召开.中国医学论坛报,2014年9月17日.

【141】徐奉彦.孙燕:细数肿瘤家事、国事、天下事.医师报,2014年9月18日,1-2版.

【142】孙燕.往事钩沉话肿瘤:我与肿瘤学相伴的这50

年 .CCNTV 临床频道,2015.

【143】贾春实 . 孙燕院士独家专访:CSCO 是我一生为之奋斗的事业,我很幸福 . 中国医学论坛报,2015 年 8 月 26 日 .

【144】刘立夏 . 扶正固本中西医结合防治肿瘤前景广阔——访中国临床肿瘤学会(CSCO)名誉主席、中国工程院孙燕院士 . 健康报,2015 年 12 月 8 日 .

【145】贾春实 . 栉风沐雨战肿瘤,砥砺奋进创辉煌——2015 年国家科学技术奖肿瘤领域专家访谈 . 中国医学论坛报,2016 年 1 月 21 日,B2 版 .

【146】2015 年临床肿瘤学的丰硕成果——放我国著名临床肿瘤学家孙燕院士 . 中国医学论坛报,2016 年 2 月 1 日,B2 版 .

【147】贾春实 . 临床肿瘤学医生的责任——访大会名誉主席孙燕院士 . 中国医学论坛报,2016 年 9 月 15 日 .

【148】贾春实 . 孙燕:用一生做爱国者、好医生、好老师 . 医学论坛报编,2018 年 7 月 5 日 .

【149】戴志悦 . 自知者得自由 . 医生往事 遇见肿瘤名医,2018 年 6 月 9 日 .

【150】齐方安 . 孙燕 - 不让肿瘤患者感到"委屈" . 英国医学杂志中文版,2018,21 :570–571.

【151】赵永新 . 我国抗癌药研发进入快车道 . 人民日报,2019 年 2 月 24 日,04 版

【152】科技创新已经引导我国进入快速自主研发抗肿瘤药物的新时期 - 访中国工程院院士孙燕 . 科技导报,2019,37:25-26.

【153】刘婧婷 . 耄耋之年初心在 老骥伏枥志尤坚——专访我国内科肿瘤学开创者、中国工程院院士孙燕 . 人民网 - 教育频道,2019 年 05 月 31 日 .

【154】张海磊 . 他,中国肿瘤内科历史的书写者 . 新华社中国网事,2019 年 6 月 6 日 .

【155】佟彤,孙燕.见证中国肿瘤治疗的前世今生.肿瘤多学科综合治疗平台,2019 年 7 月 19-21 日.

【156】张芳.抗击肿瘤,中国贡献很大.生命时报.2019 年 8 月 18 日.

视频采访

节目名称	媒体	采访日期
淋巴瘤防治	新加坡电视台	1992 年 11 月 18 日
中国院士	CCTV 10	2003 年 12 月 1 日
情系定西	甘肃电视台	2006 年 8 月 7 日
感动甘肃	甘肃电视台	2012 年 1 月 20 日
大家	CCTV 10	2012 年 3 月 28 日
正视癌症、远离癌症	癌症救助网	2012 年 1 月 6 日
养生有道——天涯共此时	CCTV4	2013 年 7 月 7 日
养生堂	BTV	2013 年 9 月 3 日
肿瘤防治	人民网好医生	2017 年 1 月 13 日
人民的医生——我从医这70 年(第 42 集): 孙燕——举起双手发展中国肿瘤学	新华网	2019 年 12 月 13 日
院士的防癌箴言,这才是防癌的头等大事	小大夫漫画	2019 年 12 月 24 日

附录6 访谈选录

一、孙燕:自知者得自由

戴志悦

医生往事 遇见肿瘤名医 2018年6月9日

这几年采访肿瘤医生,孙燕的名字是被提及最多的,当我第一次坐在他面前一对一的采访时,却是他要淡出肿瘤圈的时间了。

在2018年3月一个周三的上午,中国医学科学院肿瘤医院的内科老楼里,这位开创中国肿瘤内科学的老院士,在一间仅几平米的老旧办公室里,这位老人和我聊起往事。

他生于民族忧患时期,一懂事就是国土沦丧。因之从高小就立志习医报国,1948年从北京汇文中学毕业后进入燕京大学医预系,1951年唱着《歌唱祖国》进入协和医学院,1954年参军,1956年毕业获MD学位,1959年调入日坛医院(肿瘤医院),并在这里工作至今。在此期间,他下过乡,下过矿,并在甘肃定西和美国休斯敦各工作两年。

孙燕院士就像肿瘤圈的一棵长青树,是中国内科肿瘤学的一部历史,对于中国的肿瘤医生来说,是领路人,是奔跑的标杆。他的经历和故事,媒体有无数的报道,又厚又重的中国医学院士文库《孙燕院士文集》,对他所经历的半个多世纪的从医生涯,有详细的记载。

孙燕院士的助理张和平老师,依然习惯叫他"孙主任"。她说,孙主任就怕记者太年轻理解不了,所以会不厌其烦地把来龙去脉讲得清清楚楚。遇上记者采访要写科普文章,他更是心疼孩子们学习、理解专业知识太困难,甚至会对他们说:"我帮你写好,你修订以后署上名字发表就行"。

五十杖于家,六十杖于乡,七十杖于国,八十杖于朝。九十者,天子欲有问焉,则就其室,以珍从。近九十者,再多的赞美都是苍白的,他的人生总结、体验和感悟,是对我们所有晚辈最珍贵的礼物。就如不久前,军事医学科学院307医院乳腺癌专家江泽飞教授曾对我说:"孙燕教授应邀参加一次青年医生的学术会议时,讲的是自己这些年失败的经验。"前辈的失败经验,对年轻医生的成长是最宝贵的财富。孙燕十分庆幸赶上改革开放,这40年是中国的临床肿瘤事业飞速发展的黄金时代,这位被称为"中国抗癌符号"的肿瘤医生说:"没有改革开放我虽然也能治病救人,但不可能取得今天的成果;也可以告慰中国临床肿瘤学的几位元老,我的老师们,他们几十年为之奋斗的目标,我们这几代人正在慢慢地实现。"

而对于不可抗拒的生命规律,他也如此接纳:"这个世界是年轻人的了,是时候放心地退出了。"然后笑着说:"我的老师交给我的任务,我基本算是完成了。我已经奔90岁了,要接受我生命的最后时光。但我很欣慰,我有很多学生,我的学术生命会延续下去。

"我很欣赏季羡林最后说的,'多活了这么多年了,我想看的书都差不多看完了,没有遗憾了'。我也想和他一样,给自己留点时间,看我想看的书,听听好音乐。"

孙燕院士,除了饱含着对事业和老师的深情,更因着这份清晰的界线感而对生命如此豁达和坦然。

孙燕院士曾说过:自知者得自由。

对话:

戴: 您 60 多年从医的最大体会是什么?

孙: 我最大的体会就是医乃仁术,这也是自古以来无论东西方都受尊重的职业的原因,但也从来就有一定约束和要求。

我们都熟悉希波克拉底誓言和 1948 年在此基础上世界医学会制定的《日内瓦宣言》。从这两个誓言我们可以看出时代的烙印。因此,在那之后,1988 年美国医学伦理学家整理细化出 "一个医生所承诺的促进病人利益的义务",被很多西方国家用来作为医学生毕业时背诵的 "后希波克拉底誓言"。

中国更加重视对医生的道德要求。我知道在中医学习之后,包括我拜一位三代世医为师的时候,都需要学习《大医精诚论》,宣誓不用学到的医术做违背医德的事。所以,中外自古以来都对医生这一职业有特定要求。"医乃仁术",患者以生命相托,不单单是学习医术,还必须有爱心和人文修养才能成为一个称职的医生。

说实话,我对近几年来不正常的医患关系感到非常难过。自古以来,医患是朋友,是共同和疾病作斗争的 "同一战壕里的战友",而不是对立或买卖关系。我也有很多患者朋友,他们对我的爱护成为我更好地为患者服务的动力。所以,一有机会我就会不断表达我的看法:我国多数医务人员是好的,不是 "白衣狼"。当然,当中也有败类,应当教育、改正、提高荣誉感。

医乃仁术,医德很重要。医生只有具备人文知识,对人的心理、生理、病理都有深入的理解,才能把工作做好。因此,要重视献身教育,人文教育。现阶段,这句话无论强调多少遍都不过分。

医学是建筑在人文和生物科学基础上的学科,既有人文修养的特征,同时又借鉴了物理学、化学等各学科的成果。例如,CT 等用的就是物理学的成果,化疗药物包括靶向药物都和化学和分子生物学的发展分不开。医生如果只知道怎样利用,而对原理一无所知,那么就只能成为 "匠"。所以,技术学习和提高也很重要。

需要强调的是,并非所有人的性格都适合当医生,不是所有的医学生都能成为好医生。从这个角度来说,性格也是决定能否成为一名好医生的一个必要条件。有的人不喜欢与人打交道,愿意关在屋子里计算难题,那么在选择职业时,最好选择医学研究工作;而不喜欢小孩的医学生最好不要选择从事儿科工作。我也常常告诫我的学生,临床肿瘤学目前仍然处于发展中,不是一个成熟的学科,需要不断学习创新,从事这样的学科需要对患者有同情心、有耐心,更要喜欢接触新事物,天天学习。

我热爱医生工作。在帮助患者、挽救患者、教育学生和发展学科中找到自己的快乐。我认为医术和艺术是相通的,治疗患者其实和艺术一样体现一种人性和仁术的美。没有这种美就不是艺术,没有体现患者生命的顽强和医护人员的爱心,医学就没了灵魂。

不知道大家是否注意到一个历史现象,很多医生可以同时是政治家、文学家,但很少能够同时当商人。在我看来,这是因为思维方式的不同:一位患者来了,医生考虑的是怎样帮助他摆脱病痛,怎样为患者做奉献;而不是思考如何从对方身上攫取好处。这一点恰恰与一般商人的思维方式相反,如果医生的这一品质变了,也就不再适合当医生了。从这种意义来说,为了拿回扣而给患者开一些不必要的药,以及医院为了收入要求医生必须完成"额度"等,都是违背医德的,腐蚀了医生的灵魂。

第二个体会就是,目前,如果把工作做到位,是能挽救很多肿瘤患者的。如果国家有能力,在每个县都有肿瘤防治的专科机构,再把医生培训好,有一些简单的设备就可以挽救很多患者。比如,把幽门螺杆菌感染治好了,胃癌发病率就会下降,再把胃镜筛查做好,治疗癌前病变和早期胃癌,胃癌的治愈率会大大提高。

第三,医生的能力是有限的,必须谦虚谨慎对待每一位患者。就连张孝骞教授那么有经验的医生,他在患者面前永远要当小学生。医学没有百分之百,如果有人说"孙燕一点本事没有",我觉得他说得很对,我真的没什么本事。如果我有本事,我就能把我想治好的人都治好,把我的父母留下,但是我留不住啊。

你治好一万个患者,可能第10001个就失败了。这就是为什么张孝骞教授要提醒我们要"如临深渊、如履薄冰"。每个患者都是新的,医学不像其他学科可以通过定律进行推导、通过公式进行演算。同一种疾病,在不同人的身上有不同的表现。

现在国家出台了肿瘤诊疗规范,规范就是给患者提供的"最新、最好的诊疗选择"。但是,现实中没有完全一样的患者,所以即便有了规范,具体在临床上时还是要个体化治疗。

我越来越觉得肿瘤诊疗难度是很大的,现在我已经奔90岁了,但是仍然觉得很多都不会。因为肿瘤太复杂了,你解决了一个问题,又有新的问题不断出现。现在已有的治疗,你通过随访能搞清楚一些问题,但还有很多不知道的。所以,我也常常开玩笑说:"那些说什么都会的专家一定不是孙燕的学生,因为孙燕本人就常常觉得不会。"

戴:真正的好医生,是当医生时间越久,越会觉得自己能为患者做的事情有限,再有经验的医生也会有失误。

孙:对,医学就是如此,没有患者的合作耐受治疗的痛苦和提高抗病能力是不会成功的。但有一点是我们随时可以做到的事情,就是理解患者、安慰与鼓励患者,给患者温暖。这就是特鲁多墓碑上写的:有时治愈,常常是帮助,总是去安慰。

戴:现实中因为一些复杂的原因,有些医生反而对患者很冷漠。

孙:所以,我一直觉得不是所有人都适合做医生的。我曾经经历过协和医学院残酷的淘汰制,残酷到什么程度,我跟你说我的亲历。我1948年考进燕京大学医预系,是为协和培养医学生的预科。我那一年的录取率是40:1,全班共70多人。到1949年第一年考试后淘汰一半,全班只剩下不到40人。当时总分10分,淘汰线是6.5分,我只有6.8分刚刚过线。第一年本来还挺潇洒地打球、唱歌,什么都玩,一看离被淘汰不远了,我就紧张了。如果没有解放,毕业时还要淘汰一半,进入协和医学院到毕业时又要淘汰一半。实际上,被淘汰的人中,也有后来成为著名医学家的。所以,我并不同意这样的制度。但没有淘汰也不行,因为不是所有人都适合学医。比如说陈景润,他可以成为大数学家,但绝对不能做医生,因为他不愿意跟人打交道,当医生首先得愿意跟患者接触。医学是科学和人文相结合的学科,人文教育对医生来说非常重要。

戴:它不是一个补充,而应该是一个基础。

孙:没错。中国人不知道陶渊明、李白、杜甫、苏东坡是很亏的,缺了自己的文化基础。我国的中医有很好的人文基础,比如唐代《大医精诚》里写的比西方的医学誓言还要精彩。

医生需要这样的人文文化基础,甚至艺术素养。我觉得做医生做到最后,慢慢就跟艺术很接近了。不是说你有本手册就会做医生了,你一板一眼按手册去做就可以成为工程师,因为钢铁机械是死的,可是医生面对的人是活的。我每次在编完手册都会写:"手册只是基础,你要根据患者的具体情况作具体处理,要有你自己的加工过程,不可以照搬手册,否则你成不了一名医生。"我也信奉陈云说的:"尽信书不如无书。"靠看书成不了好医生。我们有些博士学问很大,但没有实践经验,需要好好在临床上磨练才能成为一位"临床医生"。

戴:以前采访过一位医生,她说在国外挑医生最主要是挑人性。

孙:对,同意。医生的个人素养非常重要,尤其诚信和仁心非常重要,我个人认为,造反派、见风使舵的人不适宜做医生;太富有、太有权势的人,也不适合做医生,因为他们机会太多了,不需要受医生的苦,外面的吸引力太大了。

医生不一定需要智商非常高的,中等以上就可以,但需要刻苦、勤奋。最重要的是,医生要有爱心,斗争哲学不适用于医学。如果遇到患者还要考虑他的什么出身,还怎么照护患者呢? 所以"文革"初期,老院长就告诉我 "That's not our business(那不是我们的事)",我们不介入政治斗争,否则医生就没法做了。在医生眼里都一视同仁,患者就是患者,是我的服务对象。在"文革"期间,吴桓兴和李冰帮助了很多被迫害的人,他们得了肿瘤,就接到日坛医院尽心尽力照顾,当时很多具体工作都是我在做。

到现在,从南到北的肿瘤医生们,我们的关系很好,成为一个和谐的群体。我常说,我们之间没有敌我矛盾,最多只是意见分歧,每个人都有长处也有缺点。我们共同的事业就是要促进临床肿瘤学的发展实现我们的中国梦,因为一个共同的目标走到一起来是一种缘分,就应该互相爱护、互相帮助,像我们的前辈之间一样。所以,我成为CSCO 里最大的"和事佬",甚至他们要争论的时候,都不敢让我出席,主要也是怕我心里难受。

戴:您希望年轻一辈如何努力和对待竞争?

孙:传承创新,和谐发展。对"和谐发展"我多说一句,鲁迅说"fairplay",光明正大的公平竞争。你要是想和我竞争,我工作 8 小时,你就工作 12 小时;我发表 3 篇文章,你就发 6 篇。所以,勤奋地工作,在竞争中提高,和谐竞争,和谐发展,不要彼此排斥,不要我看不上你、你看不上我。

我这个年龄的人很习惯于自我批评,就像周恩来总理说的,要勤奋学习一辈子,检讨一辈子。人总有缺点,大家都谦虚下来以后,就不会有什么实质性的矛盾。

每个人追求不同,我热爱自己的医生职业,也从中得到欢乐。不羡慕人家当领导。国家和大家给了我很多的荣誉,而我心里明白我是个既有缺点又有弱点的人,真是没你们说的那么好。

戴:前段时间看到一句话,人生的最高峰,不是不停去攀登,而是向下。这是一位来中国帮助贫穷人们的美国医生说的,我在您身上也看到了这种"向下"。

孙:我不喜欢当 VIP,多不自由啊,到哪都有人跟着,还是当普通人最自由,想去哪儿去哪。就像当年末代皇帝溥仪晚年时跟我私下聊的,他说:"到晚年时当个普通人我很高兴,我很喜欢这种自由。"所以,就像钱钟书说的围城,里头的人想出来,外面的人想进去。我不羡慕VIP,不羡慕当官,因为都是这一切都是有任期的,只有当老师、当医生没有任期。

我一生的三个追求就是,做一个爱国者,做一个好老师,做一个好医生,这就够了。

人要有点自知之明。当学科带头人是很辛苦的,要不停地学习,必须不能落后。今年我已经89周岁了,我越来越觉得自己力不从心,学习非常吃力,已经跟不上现在这么快的发展速度了。

戴:您还有什么想去而没去成的地方吗?

孙:我去过很多地方,唯一想去而没去成的就是耶路撒冷。

戴:为什么那么向往耶路撒冷?

孙:因为那里是三教的发源地,有很多历史遗迹,像歌中唱到的"美哉小城小伯利恒"。我中学和大学都在教会学校学习,我同时还受到了西方和东方很多传统影响。司徒雷登老校长给燕京大学定的校训"因真理,得自由,以服务",影响了我们这些燕大毕业生的一生。我对佛教的"禅"也很感兴趣,达到这种境界不容易,我觉得很多僧人都非常智慧。

我们中国的知识分子从屈原开始就非常忧国忧民,也非常重视自己的节操。我常常开玩笑说我们要保持晚节,别人说你又不是什么大人物,保持什么晚节。虽然是玩笑,但我真的认为,我们就算老了,也不能随意乱来,还是要保守住自己。

戴:难怪您以前有很多话让我印象深刻,凡事自省、谦卑的心,您的做人道理、原则、行为,与基督教的教义有很多的共性。

孙:是的,我对孔夫子和佛教的教义也很敬重,这方面东西方都是相通的。

戴:您也有一句话叫"自知者就是解放"。

孙:对,认识了自己,就会知道做什么,不做什么。

小的方面,比如乘飞机坐头等舱,其实我一直都不愿意的,因为我觉得人和人都是一样的,是平等的。以前在外国的飞机上,遇到需要医生救助时，我马上就冲上去，处理完后，机长特别客气地请我到头等舱去坐，我都是婉拒，还是回去经济舱。

在中国的飞机上，遇到这种紧急情况，我也是马上去参加抢救。从来没考虑过有什么风险，会不会被投诉？对我来说，投诉不投诉是人家的事，我尽到医生的责任就够了。

戴：您是中国临床肿瘤学的一个"符号"。

孙：我希望是好的符号。去年 CSCO 给我颁了一个特殊贡献奖时，我就说，世界是你们的了，我已经跟不上了，很累很吃力了，所以要退出了。

我经常和吴孟超教授说，这些年轻人真棒，他们真的比我们当年强得多了，他们在国际上舞台上比我表现好多了，我在他们这样的年龄没有他们现在的水平。

我曾说过，我在中国临床肿瘤学发展中是一个承上启下的人。我很荣幸得到三位老师的传授，再把他们的教导传授给下一代。很可惜，我的三位老师吴桓兴教授在 1986 年过世，金显宅教授在 1989 年过世，李冰在 2002 年过世，他们都没看见我们现在临床肿瘤学的繁荣。在他们生命的最后阶段，我都有机会和他们谈到未来的工作。他们三位留给我们的任务就是，继续在全国倡导发展临床肿瘤学和推广综合治疗理念；另一个共同遗愿就是，希望我们重视国际间的交流，尽快作出成绩能够赶上发达国家。

改革开放 40 年来，尤其是近二十多年全国同行的共同努力，我们的肿瘤诊疗水平大大提高，很多肿瘤可防可治，我国的学术地位在国际上，也有了很大的提高。

所以，60 年前，组织让我来到这个岗位开创一个新的学科，我无悔无怨地服从分配，我努力了。60 多年了，肿瘤内科发展很快，已经成为肿瘤治疗里的一个主力学科，我培养了很多年轻人；在帮助中国学术界与国际建立联系上也尽了力；当年老院长们提倡的综合治疗的概念，现在也已深入人心了。

戴：我想起陆游那首诗，家祭无忘告乃翁。

孙：是啊。我想，我可以告慰这几位元老、我的老师们了，他们几十年为之奋斗的目标，在习近平中国特色社会主义新时代经过我们的努力一定会实现。

戴：我很感恩，采访您这样的智者，收获了很多的人生智慧。

孙：我只是个普通人，我的人生很坎坷，在我困难的时候，有贵人相助，我心存感激。吴桓兴、金显宅、李冰教授是我生命中的贵人，没有他们给我机会工作，没有他们毫无保留地培养，我不会有今天。我还清楚地记得，金教授80多岁时，有一次他提到从事肿瘤事业的体会，他说，干事业就得胸有大志投入毕生精力，而且看准就应当无怨无悔。由于我们都曾经在教会学校就读，对圣经里的故事比较熟悉，他用一句"手扶着犁向后看的人不配进天国"来鼓励我。

60多年过来了，我的老师给我的任务，发展临床肿瘤学，提倡综合治疗，提倡中西医结合，我基本算是完成了。我要享受我生命的最后时光了。

孙燕：

我是中国第二代的临床肿瘤学家，我的老师们是第一代，张嘉庆比我大几岁，是我的学长和挚友。第一代中国临床肿瘤学真正的开始是在1933年，他们这一代人十分艰苦。

孙中山先生1925年因肝癌逝世后，全国震惊。8年后，北京协和医院外科成立一个临床肿瘤学组，1941年时发展成为肿瘤科，从美国留学回国的金显宅教授担任主任，我国肿瘤学发展史上的第一很多都是他开创的。金教授在协和关门以后去了天津，在天津马大夫医院成立瘤科，专门治疗肿瘤。

另一个是1931年创建的上海圣心医院，在中国最早开始应用镭锭治疗肿瘤，这是比利时的一个小医院，后来就改成了中比镭锭医院，1954年改名为上海市肿瘤医院，是我国第一个肿瘤专科医院。吴桓兴教授专攻放射肿瘤学,在 1946 年抗战胜利以后回国,担任中比镭锭医院院长。

这是在中华人民共和国成立前,中国临床肿瘤学科创建的两条主要的线,1958 年日坛医院建院时,这两条线相交了。

中华人民共和国成立后,中央敏锐地感觉到肿瘤在卫生工作中越来越重要,决定筹建一个肿瘤专科医院,日坛医院,是协和分院,就是中国医学科学院肿瘤医院的前身。1956 年将曾经当过八路军医疗队长的李冰调来筹建医院,开院后任党委书记兼副院长;1958 年吴桓兴调任日坛医院首任院长;金显宅教授担任顾问。

中国肿瘤学的这三位元老,因为共同的事业和使命走到了一起,从此他们几十年互相尊重、支持、爱护的友谊,成为中国肿瘤学的另一笔珍贵财富。

当时,同期从协和医院抽调来的,还有谷铣之、曾绵才、刘炽明、杨大望、赵恩生等一批专家,100 张病床。这几乎就是全部的家底,1958年,日坛医院仓促地开院了。

日坛医院开院后,三位前辈和谷铣之、赵恩生等一起,共同讨论医院的发展模式。大家一致认为要建立一个以综合治疗为模式的肿瘤医院。金显宅教授是外科,吴桓兴院长是放射治疗,他们共同支持建立一个内科专业。

但那个时候全中国都没有搞肿瘤内科的人,所以就从协和调来了只有 30 岁的孙燕与比他小一岁的周际昌共同创建了"化学治疗组",给他们 5 张床加上每天上午的门诊收治患者。

孙燕:

来日坛以后我非常想搞外科,吴桓兴院长就教导我说:"这是个新兴学科,多好的学习机会,我亲自带你们";李冰书记则批评说:"调你来就是要创建一个新兴学科,你真没出息。"

见到金显宅教授时,他说:"热烈欢迎,我们已经等待多时了"。金教授还分享了自己刚毕业时创建我国第一个临床肿瘤专业时的心情，"总是要有人开创一些新学科的。难是难，但是很有味道。"那时候的青年人头脑很简单，组织安排做什么就做什么了，后来也就无悔无怨地做了下来。

内科治疗，欧洲是在放射治疗的基础上发展的，美国是从外科发展的，中国的孙燕和周际昌则同时得到这两个专业最好的两位好老师指导，吴院长亲自带着他们查房，定治疗方案。孙燕和周际昌两个毕业不久幸运的年轻人，就这样成了肿瘤内科的元老了。

那几年肿瘤内科发展很快，到"文革"前，1965年时化学治疗组已经成为肿瘤内科了，有独立的病区，30多张床，有8位护士，医生增加到了五人。

孙燕：

起初我们手里只有四个药，的确很困难。我们能够坚持下来，也跟新药临床研究的发展有关系，来这里上班没几个月就开始做新药的临床研究了。

我们很幸运，从1960年到1962年，试到第三个新药N-甲酰溶肉瘤素的时候就获得很好的疗效。

N-甲酰溶肉瘤素是中国医学科学院药物研究所开发的，孙燕他们通过临床研究发现，它对于睾丸精原细胞瘤的治疗效果非常好。1962年，在莫斯科召开第八届世界肿瘤会议上，吴桓兴院长报告了这篇论文引起轰动，与宋鸿钊教授高剂量化疗治疗绒毛膜上皮癌的研究被誉为"药物治疗有效控制肿瘤的典范"。

那些年，中国的临床肿瘤学发展很迅速，仅仅几年，全医院就增加到200多张病床，人才也补充很多，并取得一些研究成果。

就在这时期，"文革"开始，中国临床肿瘤发展停止了。

孙燕：

"四人帮"胡说肿瘤是"高精尖"不能搞，我们医院几乎就被拆散了，业务骨干 1970 年大部分都被下放。周际昌去了山东，我去了甘肃定西，谷铣之教授到了河南林县。金显宅教授被打成"反动学术权威"，吴桓兴院长是华侨，虽受到了保护，但"靠边站"了；李冰教授被打成"走资派"……

1972—1973 年，周恩来总理立场鲜明地说："肿瘤是多发病，常见病。"吴李两位院长抓住机会，把下放人员调回来；还把医科院其他院所下放的有关专家调回来，建立了肿瘤研究所。

在总理的关怀下，这群肿瘤医生们在短短几年做好几件事，包括编一本中国自己的《实用肿瘤学》；绘制中国自己的肿瘤分布图，摸清了我们国家肿瘤发病的分布情况；还有河南林县的食管癌调研点，云南的个旧肺癌调研点等等。

改革开放后，各专业领域马上派人出国，去看世界，去与世界建立联系。1979 年 12 月，孙燕通过考试作为第一批访问学者赴美，在休斯敦 M.D. 安德森癌症中心学习，当时他已经 50 岁了。

孙燕：

去了以后，我大吃一惊，我们在"文革"封闭的 10 年里，国外的临床进展已经这么快了。那个时候组织给我的任务就是不但要学习，要还要跟国外建立关系，把国际交流的路打通。由于我年资较高，表现也不错，半年以后就被聘为客座教授，参与了很多的在休斯敦召开的国际会议和扶正中药促进免疫功能的研究。

1982 年，孙燕教授回国，很快利用这两年内建立的关系，举办了很多国际学术会议，欧美国家、日本的专家都纷纷来到中国交流，其中亚洲肿瘤年会在中国举办了两次，规模很大；还有国际抗癌联盟的亚太学习班和世界卫生组织的癌症疼痛会议等等。国内同行眼界开阔了，出国交流的机会也越来越多，青年一代很快就成长起来了。改革开放的 40 年，是我国肿瘤事业快速发展的"黄金时代"，也是孙燕举起双臂为我国临床肿瘤学发展出力的 40 年。1997 年中国临床肿瘤学会（CSCO）成立，2011 年开始筹备国家癌症中心（NCC）更是里程碑式的飞跃。

二、我国抗癌药研发驶入快车道

赵永新

《人民日报》 2019 年 2 月 24 日 04 版

"作为一个与癌症斗争了一辈子的老医生，我感到特别激动、特别欣慰！"在 2 月 22 日上午举行的免疫抗癌新药上市发布会上，年逾九旬的中国工程院院士孙燕的发言赢得阵阵掌声。

由信达生物和礼来制药共同研发的达伯舒（学名"信迪利单抗注射液"）是我国首批自主研发的免疫治疗抗肿瘤药物，具有高亲和力、持久稳定、靶点占位率高等特点。由中国医学科学院肿瘤医院副院长石远凯主持的临床试验结果表明，采用该药免疫治疗复发难治性霍奇金淋巴瘤的效果，不亚于国际医药巨头的同类创新药物。

我国于 2008 年启动实施了"重大新药创制"科技重大专项（以下简称"新药专项"），达伯舒等一批新药均得到"新药专项"的支持。据"新药专项"技术总师桑国卫院士和"新药专项"实施办公室主任杨青介绍，"新药专项"实施以来立项 1 900 余项，中央财政已累计投入近 200 亿元，引导地方财政、企业等其他来源的资金投入近 2 000 亿元。按照"培育重大产品、满足重要需求、解决重点问题"的原则，"新药专项"坚持聚焦发展策略、加快创新研发，突破了一批核心关键技术，产出了一批重大创新药物品种，显著提升药物自主创新能力,促进我国医药产业快速发展。截至目前,"新药专项"共产出38个1类新药,数量超过专项实施前的7倍;初步建成以各类创新技术平台为主体的创新体系,显著提升了我国药物自主创新能力,在保障和改善民生、促进产业发展、支撑服务医改等方面发挥了重要作用。

三、孙燕,见证中国肿瘤治疗的前生今世

佟 彤

肿瘤多学科综合诊治学术平台 2019年7月19-21日

编者按:2019年第十届肿瘤多学科综合诊治学术大会将于7月19-21日在成都召开。为庆祝多学科大会的召开,并助力国家卫生健康委员会在全国范围内开展肿瘤多学科诊疗试点的工作,大会决定制作"肿瘤多学科10年庆视频"及编写"肿瘤多学科10年专家访谈录"。我们将邀请国内著名肿瘤专家谈谈对肿瘤多学科综合治疗的认识和临床实践,并寄语大会,寄语视频将在大会开幕式播放。专家访谈录将挖掘、记录我国肿瘤届顶尖专家的成长历程、思想、临床经验、发人深思的观点和人生感悟,以期传承、启发、激励后辈。访谈文稿编辑后编入大会会刊,并在国际肿瘤学杂志及网站、大会网站、大会微信号等线上平台发布。向学者致敬!向领航者致敬!向思想者致敬!

孙燕,见证中国肿瘤治疗的前生今世

已经九十岁的孙燕院士,在他不大的院士办公室里接受采访。说起中国癌症治疗,老人清楚流畅的讲述,了然于怀,如数家珍。作为中国内科肿瘤学的开拓者和学科带头人,孙老见证了中国肿瘤治疗的过往和现在,应了人们常说的一句话:正在脚踏实地仰望星空……

肿瘤医院，就是"多学科治疗"的"缩微版"

建国初期，中国肿瘤学几乎一张白纸。被尊为"中国临床肿瘤学之父"的金显宅教授 1942 年在天津恩光医院和马大夫医院首创的"瘤科"，床位只有 60 张，仅以外科为主；被尊称为"中国放射生物学之父"的吴桓兴教授，1947 年从欧洲回到上海中比镭锭医院做院长时，床位也只有 40 张，直到 1954 年改建为上海肿瘤医院，虽然床位和人员增多，但仍学科不全。

1958 年中国医学科学院肿瘤医院（当时称日坛医院）建院之初，在金显宅顾问、吴桓兴院长和来自八路军医疗队的李冰书记领导下，有个影响深远的讨论："把医院建成什么样的模式"？结论是：必须改变以前单科治疗为主的模式，建成一个"多学科综合治疗"的模式。这一论证不仅正确地给当时的肿瘤医院定了位，而且就此决定和推动了中国临床肿瘤学的发展。

1959 年，孙燕和周际昌两位青年医师开始创建中国肿瘤内科学专业，经过 5 年的努力，终于从 5 张病床、4 种抗癌药物、2 个医生，发展到了 1965 年的 35 张床位的独立病房。但随即开始的"文化大革命"，肿瘤被错误地认定为"高精尖"，初具规模的医院被拆散，孙燕被下放到甘肃定西。

情况：1947 年，北平协和医学院公卫系资料显示，肿瘤排在北京市东城区居民死因的第十一位。等到了医院恢复重组后，1972 年孙燕因编写《与肿瘤病做斗争》一书再次去卫生局查阅时，肿瘤已经在北京市居民死因中，跃升到了第四位。

严峻的肿瘤发病情况，根据周恩来总理指示李冰开始组织全国肿瘤死亡回顾调查，并绘制了第一张《中华人民共和国癌症死亡分布图》，作为国礼赠送外国元首；并由吴桓兴、金显宅组织编写了中国第一本肿瘤参考书《实用肿瘤学》。

改革开放后，孙燕被派去美国 M.D. 安德森癌症中心学习、工作。

他带着报国之志如期回国,并就此尽全力开始对国内医生进行培训,因为他知道,人才才是改变中国肿瘤治疗落后的关键。迄今为止,孙老已经培养肿瘤内科人才千余人,在国内外发表学术论文 480 余篇,开发抗肿瘤新药 80 多种。

1996 年,孙老主持了在我国举办的第三届"亚洲临床肿瘤学大会(ACOS)"时根据中青年同道的要求,经过一年的筹备,于 1997 年推动成立了中国抗癌协会临床肿瘤学协作专业委员会(CSCO),当选为 ACOS 指导委员会主任。由于他曾经担任 WHO 癌症部咨询委员会成员、为国际抗癌联盟(UICC)举办"亚太区肿瘤内科培训班",在国际上也有一定声誉,多次受邀参加 ASCO "国际肿瘤学领袖会议"。他抓住一切机会介绍中国肿瘤内科的成就,这个努力终结硕果:2015 年,中国临床肿瘤学会被正式定为一级学会,是国际上仅次于美国 ASCO 的第二大专业学会。

如今,每年都有多个孙老的中国同行,在国际会议上作报告,传递中国肿瘤治疗的好声音。今年 ASCO 大会,来自中国的论文摘要数目仅次于美国,让孙老特别欣慰的是:中国的肿瘤研究,已经成了不可忽视的创新力量。

中国的肿瘤新药,得到国际认可

孙老自己说过:"肿瘤是一个古老的病,但肿瘤内科是一个全新的幼稚学科。"这个差距就是激励中国肿瘤药物研发的动力。1960 年,孙老就开始了抗肿瘤新药的研发工作,那时,中国医学科学院药物研究所研制的 N- 甲酰溶肉瘤素,1962 年在莫斯科召开的第八届国际肿瘤大会上,与高剂量化疗治疗绒毛膜上皮癌的研究一起,引起了世界同行的赞誉,被称为"药物治疗有效控制肿瘤的典范"。

1998 年以后,欧美国家研制的靶向药物开始进入我国审批,2004 年,孙燕等一行 7 人赴苏格兰参加多国多中心 INTEREST 试验的启动会,当时他就说:"什么时候能主持我们自己研制的抗肿瘤新药的发布？"所幸的是，这一愿望很快就实现了。

在国家"医药创新重大专项"的支持下，很多在国外学有所成的学者回国创业，"十五"期间研发出了重组血管内皮抑制素（恩度），"十一五"期间的埃克替尼（凯美纳）上市，"十二五"的原创新药西达本胺和阿帕替尼上市，都受到国际广泛关注。其中，西达本胺已经进入国际应用最广的《NCCN 诊疗规范》……谈及这些，孙老信心满满："'十三五'期间，我们有希望上市的原创抗癌新药数目将会超过过去15 年的总和！而且这些新药的其他适应证正在不断开发。"

经年已久，时过境迁，中国肿瘤研究的艰辛付出，终于得到了回报：在创新引领之下，中国的肿瘤药物研发，正在进入快车道，这条道路开始通向国际了。2017 年，中国正式加入原来只有欧美国家和日本组成的互相承认临床试验数据的组织——人用药品注册技术要求国际协调会（ICH），成为创新国家的成员。

对此，孙老特意仔细解释说：这一举动意义非凡！因为临床试验的数据互相承认以后，中国研发的新药可以得到国外的认可，连新任的 FDA 主任 Richard Padzur，也在美国 AACR 大会的报告中特别提出："应当把中国的抗 PD-1/PD-L1 新药引入美国……"。至此，中国肿瘤人，终于可以与国际平等的对话了。

爱国，行医，为师，一生只这三个追求

孙老出生在中华民族危亡时期，"爱国"是那个时代青年人的人生底色，"救国救民"是他从小的心愿。从在高小寄宿学习时，他就萌生了"学医报国"的想法，在这个理想的驱动下，克服重重困难，终于在 1948 年考入燕京大学医预系，又在 1956 年顺利获得北京协和医院的医学博士学位，30 岁时，孙老转到中国医学科学院肿瘤医院。

孙老现任国家癌症中心（NCC）国家新药（抗肿瘤）临床研究中心主任，兼任中国癌症基金会（CCF）副主席、亚洲临床肿瘤学会（ACOS）及中国临床肿瘤学会（CSCO）名誉主席和中国抗癌协会（CACA）名誉

理事长。

作为中国内科肿瘤学开拓者和学科带头人之一，孙老从 1960 年开始从事抗肿瘤新药的开发到现在，已经半个多世纪。由他主持临床研究的我国自主研发的新药，包括 N- 甲酰溶肉瘤素、rh 血管内皮抑素、参一胶囊、榄香烯注射液和盐酸埃克替尼均已上市，并因此获得科学大会奖、国家"七五""八五"公关成果奖、国家发明二等奖、科学技术进步奖一等奖、科学技术进步奖二等奖两次和省部级奖多项……

虽然早就荣誉等身，成就赫然，但老人的高远境界，始终流露在谦和的表情和豁达的话语中，他不厌其烦地解释日益受到关注的肿瘤"多学科综合治疗"，他认为，就是在"以人为本"的前提下规范诊治。为了实现这个"规范"诊治，中国已经完成了 12 个肿瘤的规范制定，对此，孙老仍旧不放心的强调说：因为肿瘤性质的不同，有的肿瘤需要一年变更两次"规范"，非此不能实现"以人为本"的治疗初衷。

孙老说：他一生只有三个追求，做一个爱国者，做一个好医生，做一个好老师。回顾孙老 60 年的事业之路，这些他都做到了，在他践行了自己信念和理想的同时，中国的肿瘤治疗，也到了可以仰望星空，冀望幸福的时候。他晚年能为构筑"健康中国"宏伟计划贡献微薄力量，感到是毕生的光荣。

四、科技创新已经引导我国进入快速自主研发抗肿瘤药物的新时期——访中国工程院院士孙燕

卫夏雯

《科技导报》 2019 年第 10 期

党的十八大以来，以习近平同志为核心的党中央开启了健康中国建设新征程，十九大把科技创新摆在了至关重要的位置，科技人才对科技创新起到关键主导作用。将科技创新摆在重要位置，是党中央吸

取中华人民共和国成立以来正反经验教训提出的正确方向。我从事临床肿瘤学工作转眼近 60 年了,对此有深刻的理解和体会。我们在"大跃进"、"文化大革命"和改革开放初期的浮夸、浮躁,给我们带来的损失太大了,强调科技创新把科技工作引领到正确的路上,必然会导致我国在很多领域内取得丰硕成果。

我国临床肿瘤学的真正发展是在改革开放以后。那时国家派遣很多中青年学者到发达国家进修访问,才知道我们已经比人家落后太多了。回来后为了尽快赶上,我们大力在国内举办国际和全国会议,引进当时的新技术和新药,内科肿瘤学得到很大的发展。

1985 年,我国《药品法》颁布以后,在原卫生部药政局领导下成立了"药品审评委员会"。第一届是全体委员一同审评,由于学术领域不同遭遇很大困难。从 1986 年开始分科审评,成立"抗肿瘤药物审评小组",由我和管忠震教授负责筹建了包括几位化学家、药理学家和临床专家大团结的小组。我们并起草了《抗肿瘤新药临床试用规范》,一直到 1994 年成立中国药品管理局。但那时主要是仿制药,原创药品很少。

为了发展学科,我们在 1985—2006 年共同举办了 15 次"全国肿瘤化疗学习班"到各地推广肿瘤化疗的知识和实践。并从 1995 年开始共同举办"抗肿瘤药物 GCP 学习班"。主要原因是由于新药不断涌现,临床试验方法和要求也有差异,药政局要求分科培训。那时,原卫生部药政局长亲自来授课,我们也邀请了几位外宾,推广科学的临床试验方法,所以被誉为内科肿瘤学的"黄埔学校"。随着新药的不断增多,GCP 培训班已经连续举办 13 次。为正确开展转化研究培养了大批人才,其中包括近百位能设计主持担任 PI 的临床肿瘤学家。这无疑给我国抗癌药的创新的临床转化研究提供了坚实的基础。

20 世纪末分子靶向治疗进入临床,1998 年以后欧美国家研制的靶向药物来我国审批,最早的是伊马替尼、美罗华、赫赛汀和西妥昔单抗。我们组织了多中心的临床验证后迅速进入我国市场。我特别记得，2004 年我们一行 7 人赴苏格兰参加多国多中心 INTEREST 试验（吉非替尼和多西紫杉醇对比治疗晚期非小细胞肺癌）的启动会。大家就热切期盼："何时能主持我们自己研制的新抗肿瘤药开展临床试验？"

进入 21 世纪以来，在国外从事研究的学者陆续回国创业，国内药企也开始研制新药，我国自主研发的抗肿瘤新药迅速增多。政府也制定了"医药创新重大专项"给予支持。"十五"期间我们走出了重组血管内皮抑素（恩度），"十一五"期间走出了埃克替尼（凯美纳），"十二五"走出了西达本胺和阿帕替尼，开始受到国际广泛关注。其中，西达本胺已经进入国际应用最广的《NCCN 诊疗规范》。"十三五"以来，仅 2018 年后半年和 2019 年第一季度，我们已经陆续上市了正大天晴药业开发治疗非小细胞肺癌的安罗替尼、恒瑞药业治疗乳腺癌的吡咯替尼、记黄埔药业治疗大肠癌的呋喹替尼三个靶向新药；三个抗 PD-1 新药——君实生物开发治疗黑色素瘤的特瑞普利单抗（拓益）、信达生物与礼来药业联合开发治疗霍奇金淋巴瘤的信迪利单抗注射液（达伯舒）和恒瑞药业开发治疗淋巴瘤的卡瑞利珠；由复宏汉霖药业自主研发的抗 CD20 单抗 HLX01（汉利康）也在 2019 年初上市，还有几款新药正在等待批准。这些卓越的成就说明："十三五"期间我们有希望上市的原创抗癌新药数目将会超过过去 15 年的总和。而且这些新药的其他适应证正在不断开发。创新已经引导我国进入快速自主研发抗肿瘤药物的快车道，并正在通向国际。

2017 年我国正式加入原来只有欧美和日本组成的互相承认临床试验数据的组织——人用药品注册技术要求国际协调会（ICH），成为医药创新国家的成员。最近，新任的 FDA 主任 Richard Padzur 在美国 AACR 大会的报告中特别提出应当把我国的抗 PD-1/PD-L1 新药引入美国。

由于分子生物学的发展，21 世纪我们已经进入靶向治疗的时代，2014 年新的免疫治疗崛起，2015 年又提出精准治疗的概念。内科肿瘤学进入一个新时代,不但有内分泌治疗、化疗,还有分子靶向治疗和免疫治疗,在临床上的地位也越来越重要,我们正在拥抱我国抗肿瘤药物发展的新时代,希望大家更加努力在此领域内做出更加优异的成绩,给全球肿瘤患者带来裨益。

五、壮丽 70 载——我国自主研发抗肿瘤药进入快车道

《医师报》 2019 年 9 月 19 日

抗肿瘤药的研发始于 20 世纪 50 年代末。中国医学科学院药物研究所的黄量教授合成了 N- 甲酰溶肉瘤素通过药理学研究送到刚刚成立一年多的日坛医院(中国医学科学院肿瘤医院),并于 1960 年 4 月开展临床试验,在治疗睾丸精原细胞瘤上取得令人鼓舞的疗效。结果在 1962 年莫斯科第八届世界肿瘤大会上报告,和宋鸿钊教授的高剂量化疗治疗绒毛膜上皮癌被誉为"药物治愈诊疗的典范"。

很多年间抗肿瘤药研制受到干扰,几乎处于停滞状态。改革开放初期主要是引进和仿制国家常用药物。但在这一时期我们培养了大量中青年临床肿瘤学家,为以后的发展储备了人才,给我国抗癌药创新的临床转化研究提供了坚实基础。

党的十八大以来,以习近平同志为核心的党中央开启了健康中国建设新征程,十九大把科技创新摆在了至关重要的位置。将科技创新摆在重要位置,是党中央吸取中华人民共和国成立以来正反经验教训提出的正确方向。

进入 21 世纪,在国外从事研究的学者陆续回国创业,国内药企也开始研制新药,我国自主研发的抗肿瘤新药迅速增多。政府也制定了"医药创新重大专项"给予支持。"十五"期间我们走出了重组血管内皮抑素,"十一五"期间走出了埃克替尼,"十二五"走出了西达本胺

和阿帕替尼,开始受到国际广泛关注。其中,西达本胺已经进入国际应用最广的《NCCN 诊疗规范》。"十三五"以来,仅 2018 年后半年和 2019 年第一季度,我们已经陆续上市了开发治疗非小细胞肺癌的安罗替尼、治疗乳腺癌的吡咯替尼、治疗大肠癌的呋喹替尼三个靶向新药;和三个抗 PD-1 新药——治疗黑色素瘤的特瑞普利单抗、治疗霍奇金淋巴瘤的信迪利单抗注射液和治疗淋巴瘤的卡瑞利珠,抗 CD20 单抗 HLX01 也在 2019 年初上市,还有几款新药正在等待批准。

这些卓越的成就说明:"十三五"期间我们有希望上市的原创抗癌新药数目将会超过过去半个多世纪的总和。而且这些新药的其他适应证正在不断开发。创新已经引导我国进入快速自主研发抗肿瘤药物的快车道,并正在通向国际。

2017 年我国正式加入原来只有欧美和日本组成的互相承认临床试验数据的组织——人用药品注册技术要求国际协调会(ICH),成为医药创新国家的成员。最近,新任的 FDA 主任 Richard Padzur 在美国 AACR 大会的报告中特别提出应当把我国的抗 PD-1/PD-L1 新药引入美国。

由于分子生物学的发展,21 世纪已经进入靶向治疗的时代,2014 年新免疫治疗崛起,2015 年又提出精准治疗概念。内科肿瘤学进入一个新时代,不但有内分泌治疗、化疗,还有分子靶向治疗和免疫治疗,在临床上的地位也越来越重要,我们正在拥抱我国抗肿瘤药物发展的新时代。希望大家珍惜来之不易的机遇,努力在此领域内做出更加优异的成绩,给全球肿瘤患者带来裨益。

跋

经过近五年的数次补充、修订。《中国工程院院士传记——孙燕传》即将付梓。读懂和进入孙燕的思想世界并不容易。倒不是我和他不够熟悉也不是他很难接近，恰恰相反他是个喜欢与人交往，也很爱谈谈过去和各个阶段思想变化，聊聊自己许多过错与缺憾的普普通通的北京老人。

孙燕成长的主线是他常说的"与同时代青年一样的报国思想"。他用一生书写了他的人生追求——成为一个爱国者的过程。因之他总是比较勤奋，由于家庭环境和以后的遭遇，他总是比其他人更为勤奋地读书；花更多精力兢兢业业像"苦行僧"一样地完成自己的工作；他为了集中精力学习，从小学就谨遵父训戒掉下棋的爱好，从不打牌包括扑克牌，更不接近烟酒，到中学毕业还没有进过电影院；到了1958年被打入"另册"以后，他总是不求名利辅助老师和他人做更多工作；甚至在改革开放以后，他宁可"夹着尾巴做人"，甘当副手、顾问而不与任何人争地位；正因如此，他能包容全国同道一道工作，受到爱戴，成为业内的泰斗和一代宗师。

但你可千万别把孙燕看成是一个严肃、刻板、不食人间烟火的书呆子。他热爱生活，喜欢文学、音乐、体育和到世界各地观光。在中学和大学他就是学校合唱队、歌诗班和篮球队队员，在协和还是团支部副书记和文艺骨干。至今还经常去听音乐会、歌剧和看话剧，经常游泳锻炼身体。他很喜欢和年轻人交往、谈心，他是一个既会学习、工作又会生活的人。这使他具备做一位好老师的素质。

他人生另一突出的特点就是具有炙热的仁爱之心。他所受到的教育几乎使他能将儒学、佛学和基督教的教义融为一体，就是体现在"仁"之中。他信奉我国自古以来的"医乃仁术"，把学习医学当成自己借以报国、报效人民的途径。所以他从来都把患者"以生命相托"看作最重要的事，认真对待，十分敬业。正因如此，他一生都得到患者的爱护与尊重。他把患者尤其是老患者当成挚友，因为他们共同与癌症做过斗争，靠着相互信赖、共同努力取得胜利。每次在他受到表彰的时候，他总要提到感谢患者。很多人不解，他会说："没有患者的合作与受苦你将一事无成"。对于目前医患关系不好，他十分遗憾。他认为做医生有个最主要的底线就是不能触犯患者的利益。如果违背了那就亵渎了医生的称号。他甚至训斥学生说："你这么爱钱，何必受这么多年的苦学医，还不如去从商！"他的逻辑是：医生与经商的思路是不同的。患者来到你面前是寻求帮助，你的回应就是如何根据他的需要提出"最新、最好的诊疗选择"；而商人面对客户想的是如何从对方牟利。如果一个医生在患者面前哪怕有一闪念想到从中攫取一点利益，就违背了救死扶伤的职责。所以他痛恨药厂给医生回扣，因为这样会腐蚀医生的灵魂，破坏他的团队。以至在他当主任期间，曾经将一个大的跨国公司的药物开除。对于后来大环境的关系一度回扣泛滥，他感到十分痛苦，所以他举双手支持国家坚决杜绝药品回扣的措施。

孙燕毫不掩饰他有很多缺点。他不怕上级或同行的批评训斥，能平心静气地思考"有则改之"；但他怕其他人在他面前流泪或苦苦哀求，有时就感情用事失去原则。

我希望这本书能帮助大家读懂孙燕，更希望读者能了解他的人生经历和信仰，从而达到提高自己的目的。

李更义

2019 年冬于北京

作者简介

李更义，1953 年 11 月出生于北京，当过工人，1990 年在北人集团党委宣传部任《北京印机报》编辑室主任。1994 年毕业于中国记协新闻学院，在《北京工人报》（后更名为《劳动午报》），先后从事记者、编辑、审读，曾任维权部副主任，新闻部副主任。新闻从业 20 余年，多次获得市级、国家级新闻奖。1998 年 4 月被北京市新闻学会评为"深入实际好记者"荣誉称号。参与撰写北京市委宣传部和市总工会组织出版的《京华群英》文献丛书。

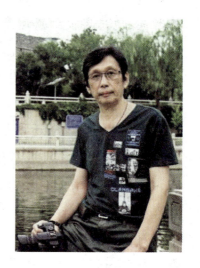